The Comorbidities of Epilepsy
癫痫共患病

原著　[英] Marco Mula

主审　戴宜武

主译　张鹏飞　成　睿

中国科学技术出版社

·北 京·

图书在版编目（CIP）数据

癫痫共患病 / (英) 马可·穆拉 (Marco Mula) 原著；张鹏飞，成睿主译 . — 北京：中国科学技术出版社 , 2023.8
书名原文：The Comorbidities of Epilepsy
ISBN 978–7–5236–0094–8

Ⅰ . ①癫… Ⅱ . ①马… ②张… ③成… Ⅲ . ①癫痫—并发症—诊疗 Ⅳ . ①R742.106

中国国家版本馆 CIP 数据核字 (2023) 第 040183 号

著作权合同登记号：01-2022-6437

策划编辑	靳　婷　焦健姿	
责任编辑	靳　婷	
文字编辑	汪　琼	
装帧设计	佳木水轩	
责任印制	徐　飞	

出　　版	中国科学技术出版社
发　　行	中国科学技术出版社有限公司发行部
地　　址	北京市海淀区中关村南大街 16 号
邮　　编	100081
发行电话	010-62173865
传　　真	010-62179148
网　　址	http://www.cspbooks.com.cn

开　　本	889mm×1194mm　1/16
字　　数	442 千字
印　　张	17
版　　次	2023 年 8 月第 1 版
印　　次	2023 年 8 月第 1 次印刷
印　　刷	北京盛通印刷股份有限公司
书　　号	ISBN 978–7–5236–0094–8/R·3026
定　　价	258.00 元

版权声明

注　意

本书涉及领域的知识和实践标准在不断变化。新的研究和经验拓展我们的理解，因此须对研究方法、专业实践或医疗方法作出调整。从业者和研究人员必须始终依靠自身经验和知识来评估和使用本书中提到的所有信息、方法、化合物或本书中描述的实验。在使用这些信息或方法时，他们应注意自身和他人的安全，包括注意他们负有专业责任的当事人的安全。在法律允许的最大范围内，爱思唯尔、译文的原文作者、原文编辑及原文内容提供者均不对因产品责任、疏忽或其他人身或财产伤害及（或）损失承担责任，亦不对由于使用或操作文中提到的方法、产品、说明或思想而导致的人身或财产伤害及（或）损失承担责任。

译者名单

主　审　戴宜武　中国人民解放军总医院

主　译　张鹏飞　中国人民解放军总医院

　　　　成　睿　山西省人民医院

副主译（以姓氏笔画为序）

　　　　王三梅　中国人民解放军总医院

　　　　王玉峰　山西省心血管病医院

　　　　申剑波　山西省晋城市人民医院

　　　　刘震洋　山西白求恩医院

　　　　李　健　山西省长治市人民医院

　　　　药天乐　山西医科大学第一医院

译　者（以姓氏笔画为序）

　　　　王齐齐　华中科技大学同济医学院附属武汉中心医院

　　　　申宝玺　中国人民解放军总医院

　　　　冯　昕　山西省心血管病医院

　　　　刘　鹏　北京大学第三医院

　　　　刘艳平　山西省长治市人民医院

　　　　孙移坤　中国人民解放军战略支援部队特色医学中心

　　　　杜少鹏　中国人民解放军总医院

　　　　李广峰　聊城市人民医院

　　　　李晓冬　中铁十七局集团有限公司中心医院

　　　　李瑞龙　山西医科大学第一医院

　　　　张　宇　北大医疗潞安医院

　　　　陈海燕　中国人民解放军总医院

　　　　林和璞　中国人民解放军总医院

　　　　宗　华　山西省长治市人民医院

　　　　郝　强　首都医科大学附属北京天坛医院

　　　　郜彩斌　宁夏医科大学总医院

　　　　裴喜乐　山西医科大学第一医院

内容提要

　　本书引进自 Elsevier 出版社，由英国神经病学和癫痫病顾问 Marco Mula 组织编写，全书共 19 章，系统讲解了癫痫共患病的发病机制、诊断、治疗，以及癫痫共患病对患者本身的危害、对护理的要求、对社会的影响。癫痫作为一种神经系统常见疾病已引起神经科医生的充分重视，但是发生率高达 50% 的癫痫共患病却并未引起人们的足够关注。本书阐述详尽，可帮助临床医生识别癫痫共患病，避免误诊与误解，使医生对癫痫诊疗工作有一个全新的认识，进而全方位关注癫痫患者的健康。

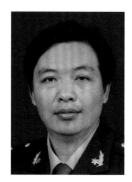

戴宜武

医学博士，主任医师／教授，博士研究生导师，神经外科知名专家。中国人民解放军总医院第一医学中心神经外科学部派驻第七医学中心神经外科主任、党支部书记，原陆军总医院附属八一脑科医院科室主任、脑科院长、书记。国际神经修复学会副主席，中华医学会神经外科分会第八届全国委员，中国神经科学学会神经肿瘤分会副主任委员、神经创伤与修复分会副主任委员，中国医药教育协会常务理事及医疗器械管理专业委员会副主任委员（兼神外器械分会主任委员），北京医师协会神经修复专家委员会副主任委员，全国卫企管理协会细胞治疗与干细胞移植治疗分会副会长，中华医学会北京分会暨北京医学会神经外科专业委员会常委（兼神经肿瘤副组长、人工智能副组长），北京神经内科学会脑科学与人工智能分会副主任委员，北京肿瘤学会神经肿瘤专业委员会常务委员，中国医药卫生期刊评价体系建设组委会专家组主任委员，北京市及浙江省自然科学基金委、国家自然科学基金委项目评审专家，《中华神经医学杂志》《中华神经外科创伤电子杂志》等期刊编委。从事神经外科 30 余年，擅长脑胶质瘤、垂体肿瘤、颅底肿瘤、脑干肿瘤、脑动脉瘤、血管畸形、三叉神经痛、面肌痉挛微创手术等；率先在国际上开展神经干细胞移植治疗神经系统疾病技术及肿瘤干细胞分子靶向治疗胶质瘤技术。获得军队科技进步二等奖 2 项、军队科技进步三等奖 4 项、北京市科学技术奖二等奖 1 项，中华医学会优秀论文奖 2 项。"十五"至"十四五"期间共主持国家、军队重点项目及国家自然科学基金面上项目等 8 项课题；承担国家"973"、军队及省部级科研课题 20 余项，国际横向课题 2 项。发表核心期刊论文 100 余篇，SCI 收载论文 20 余篇；主编专著 4 部、参编 6 部。

主译简介

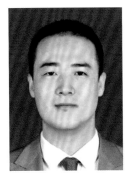

张鹏飞

中国人民解放军总医院神经外科学部派驻第七医学中心神经外科功能亚专业主任、电生理监测室主任。北京脑科学与人工智能专业委员会委员，中国医药教育协会医疗器械管理专业委员会神经外科分会委员。擅长难治性癫痫的诊断、术前评估，颅内立体定向电极（SEEG）植入，癫痫病灶微创射频热凝毁损，迷走神经刺激术（VNS）治疗癫痫，迷走神经刺激术（VNS）促醒治疗合并癫痫的意识障碍，电生理导航精准切除功能区占位病变。对显微血管减压术（MVD）治疗面肌痉挛、三叉神经痛、咀嚼肌痉挛、舌咽神经痛有独特见解和手术技巧，创单日 7 台 MVD 手术记录。

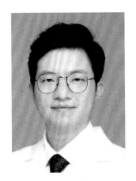

成　睿

智能大数据数字化神经外科山西省重点培育实验室副主任，山西省脑卒中 5G 大数据分析及人工智能工程研究中心秘书。国家神经疾病医学中心脑胶质瘤 MDT 专科联盟理事会理事，山西省医学会神经外科学专业委员会神经内镜学组委员兼秘书，山西省医师协会神经外科医师分会委员会委员，山西省抗癫痫协会理事会理事。致力于神经系统肿瘤、神经系统功能性疾病、神经内镜等，尤其是神经导航、脑功能研究、精准神经外科、人工智能在神经外科应用等方面的深入研究。在山西省完成多项"第一例"，如神经导航手术、无框架立体定向活检、外视镜手术、白质束示踪、脑功能连接组学、神经外科 3D 打印技术、术中磁共振手术、神经外科人工智能大数据研究等。

原著者名单

Niruj Agrawal

Department of Neuropsychiatry, St George's Hospital, London, United Kingdom

Stéphane Auvin

Pediatric Neurology Department, Robert-Debre University Hospital, Paris, France

Prisca R. Bauer

Lyon Neuroscience Research Center, Brain Dynamics and Cognition Team, INSERM UMRS 1028, CNRS UMR 5292, Université Claude Bernard Lyon 1, Universite de Lyon, Lyon, France

Ettore Beghi

Department of Neuroscience, Istituto di Ricerche Farmacologiche Mario Negri IRCCS, Milano, Italy

Charles E. Begley

Center for Health Services Research, School of Public Health, University of Texas Sciences Center, Houston, TX, United States

Jessica M. Bordenave

Department of Neurology, University of Wisconsin School of Medicine and Public Health, Madison, WI, United States

Christian Brandt

Department of General Epileptology, Bethel Epilepsy Centre, Bielefeld, Germany

Shelly Brett

Department of Neurology, Kingston Hospital NHS Foundation Trust, London, United Kingdom

Paolo Calabresi

Neurology Clinic, University of Perugia—S. Maria della Misericordia Hospital, Perugia; IRCCS "Santa Lucia", Rome, Italy

Stefano Caproni

Azienda Ospedaliera S. Maria, Terni, Italy

Hannah R. Cock

Epilepsy Group, Atkinson Morley Regional Neuroscience Centre, St George's University Hospitals NHS Trust; Institute of Medical & Biomedical Education, St George's University of London, London, United Kingdom

Cinzia Costa

Neurology Clinic, University of Perugia—S. Maria della Misericordia Hospital, Perugia, Italy

Blandine Dozières-Puyravel

Pediatric Neurology Department, Robert-Debre University Hospital, Paris, France

Filippo Sean Giorgi

Department of Clinical and Experimental Medicine, Section of Neurology, University of Pisa and Pisa University Hospital, Pisa, Italy

Fabio Giovannelli

Department of Neuroscience, Psychology, Pharmacology and Child Health (NEUROFARBA), University of Florence, Firenze, Italy

Giuseppe Gobbi

IRCCS—Institute of Neurological Sciences of Bologna, Bologna, Italy

Bruce Hermann

Department of Neurology, University of Wisconsin School of Medicine and Public Health, Madison, WI, United States

Nathalie Jetté

Department of Neurology; Department of Population Health Science and Policy, Icahn School of Medicine at Mount Sinai, New York, NY, United States

Jana Jones

Department of Neurology, University of Wisconsin School of Medicine and Public Health, Madison, WI, United States

Mark Keezer

Research Centre of the University of Montreal Hospital Centre (CRCHUM); Department of Neurosciences, University of Montreal, Montreal, QC, Canada

Rachel Friefeld Kesselmayer

Department of Neurology, University of Wisconsin School of Medicine and Public Health, Madison, WI, United States

Churl-Su Kwon

Department of Neurology; Department of Population Health Science and Policy, Icahn School of Medicine at Mount Sinai, New York, NY, United States

Lady Diana Ladino

Epilepsy Program, Hospital Pablo Tobón Uribe—University of Antioquia, Neuroclínica, Medellín, Colombia

Anna Loussouarn

Pediatric Neurology Department, Robert-Debré University Hospital,

Paris, France

Paolo Mainardi
Independent Researcher

Sofia Markoula
Department of Neurology, University Hospital of Ioannina, Ioannina, Greece

Gloria M. Morel
Department of Neurology, University of Wisconsin School of Medicine and Public Health, Madison, WI, United States

Marco Mula
Institute of Medical and Biomedical Education, St George's University of London and Atkinson Morley Regional Neuroscience Centre, St George's University Hospitals NHS Foundation Trust, London, United Kingdom

Daniel Navin Olschewski
Department of Neurology, University Hospital of Cologne, Cologne, Germany

Alberto Preda
Pediatric Neurology and Muscular Diseases Unit, DINOGMI-Department of Neurosciences, Rehabilitation, Ophthalmology, Genetics, Maternal and Child Health University of Genoa, "G. Gaslini" Institute, Genova, Italy

Markus Reuber
Academic Neurology Unit, University of Sheffield, Royal Hallamshire Hospital, Sheffield, United Kingdom

Bastien Rioux
Research Centre of the University of Montreal Hospital Centre (CRCHUM); Department of Neurosciences, University of Montreal, Montreal, QC, Canada

Michele Romoli
Neurology Clinic, University of Perugia—S. Maria della Misericordia Hospital, Perugia, Italy

Josemir W. Sander
NIHR University College London Hospitals Biomedical Research Centre, UCL Queen Square Institute of Neurology, London; Chalfont Centre for Epilepsy, Chalfont St Peter, United Kingdom; Stichting Epilepsie Instellingen Nederland (SEIN), Heemstede, Netherlands

Paola Sarchielli
Neurology Clinic, University of Perugia—S. Maria della Misericordia Hospital, Perugia, Italy

Sharon Shmuely
Stichting Epilepsie Instellingen Nederland—SEIN, Heemstede, The Netherlands; NIHR University College London Hospitals Biomedical Research Centre, UCL Institute of Neurology, London, United Kingdom

Pasquale Striano
Pediatric Neurology and Muscular Diseases Unit, DINOGMI-Department of Neurosciences, Rehabilitation, Ophthalmology, Genetics, Maternal and Child Health University of Genoa, "G. Gaslini" Institute, Genova, Italy

Jose Francisco Tellez-Zenteno
Saskatchewan Epilepsy Program, Department of Medicine, Division of Neurology, University of Saskatchewan, Saskatoon, SK, Canada

Evangelia G. Theochari
Epilepsy Group, Atkinson Morley Regional Neuroscience Centre, St George's University Hospitals NHS Trust, London, United Kingdom

Roland D. Thijs
Stichting Epilepsie Instellingen Nederland—SEIN, Heemstede, The Netherlands; NIHR University College London Hospitals Biomedical Research Centre, UCL Institute of Neurology, London, United Kingdom; Department of Neurology, LUMC Leiden University Medical Centre, Leiden, The Netherlands

Matthew C. Walker
UCL Institute of Neurology, Queen Square, London, United Kingdom

Joanna Whitson
Department of Neuropsychiatry, St George's Hospital, London, United Kingdom

Mahinda Yogarajah
Atkinson Morley Regional Neuroscience Centre, St George's University Hospitals NHS Foundation Trust; Institute of Medical and Biomedical Education, St George's University of London, London, United Kingdom

Gaetano Zaccara
Regional Health Agency of Tuscany, Florence, Italy

中文版序

近 20 年来，癫痫治疗取得了跨越式进展，其中二代、三代抗癫痫药物的研发，开颅切除癫痫病灶术中皮质定位、术中唤醒等技术的应用，SEEG 引导癫痫病灶切除或射频毁损、MR 引导激光间质消融技术的出现和发展，无不让人欢欣鼓舞。

癫痫共患病发生率高与癫痫的病因、病理机制有关，而癫痫共患病又增加了癫痫的治疗难度，部分癫痫共患病的发作形式甚至与癫痫发作难以鉴别。一些特殊的病例往往需要反复讨论才能慎重诊断，只有判断出癫痫及其共患病的关系才能慎重选择其共患病治疗策略，以期提高远期疗效与生活质量。早期对癫痫共患病的处理往往没有经验可借鉴。

随着生物 – 心理 – 社会 – 工程医学模式的完善与转变，癫痫共患病逐步为临床所重视。《癫痫共患病》一书中涵盖了癫痫共患偏头痛、睡眠障碍、孤独症谱系障碍、注意缺陷多动障碍、焦虑、抑郁、双相情感障碍、分离转换障碍、精神病性障碍等常见神经精神共患疾病，提供了共患病的发病理论、谱系分类、诊断、治疗策略，可为我们临床工作借鉴。

南宋史崧校注版的《黄帝内经·灵枢》在序中提到，"夫为医者，在读医书耳。读而不能为医者有矣，未有不读而能为医者也。"另《四圣心源》吴县曹元恒序中所言："若拘执方隅，是丹非素，则天下亦岂有无弊之书哉？"读医书无疑是我们临床医生学习知识的重要途径，但更要学会选书。本书翻译力求精准表达、易于理解，由信致达，由达致雅，力求为推动我国临床医生对癫痫共患病的规范化诊治提供可靠参考。然现代医学的发展日新月异，望读者不拘泥于本书内容，在临床工作中践行个体化、辨证分析，是为"治学之道"。

采摭群言，择善从之；研精覃思，箓缕百家。恳请各位同道批评、指正！

中国人民解放军总医院

原 书 序

众所周知，躯体和精神共患病在癫痫患者中非常普遍。在新的癫痫分类中，国际抗癫痫联盟强调了在分类过程中每个阶段共患病的重要性。此外，处理共患病不仅是癫痫诊断和分类中不可或缺的，而且在癫痫患者的管理和咨询中也是必不可少的。然而，低年资的癫痫临床医生可能缺乏对这一更广泛观点重要性的认识。在某些情况下，临床医生的注意力可能主要集中在对癫痫发作本身的治疗上，而共患病可能被视为对患者健康影响不大的次要事件；在另一些情况下，可能没有足够的专业知识来处理一些复杂的共患病，最终导致对高风险诊断不足和次优管理的共患病。本书提供了癫痫共患病的全面观点。

癫痫共患病的研究对我们理解癫痫具有至关重要的意义，它们不仅对关联性和因果关系、疾病生物学和药物效果（好和坏）提出疑问，而且还会影响我们对癫痫本身及共存临床症状进行全面、合理管理的能力。正如本书开篇所述，癫痫与共患病的关系是复杂的。我们越来越了解到，这些关联可能指向共同的易感遗传和环境因素，它们可能揭示了双向风险，或者可能是疾病及其治疗的直接后果，这种方法强调了预防、诊断和治疗的重要途径。

不同的共患病会影响不同的癫痫患者群体，而有些共患病对一些患者来讲是常见的，这一点在关于不同类型疾病及其治疗的内容中均有说明。本书强调了与癫痫治疗高度相关的常见公共卫生问题，如肥胖、疼痛、代谢紊乱、骨骼健康和肿瘤，但没有直接处理传染性疾病。心理健康、行为和认知问题的中心地位也得到承认和解决。

本书中，Marco Mula 召集了一个由顶尖专家组成的团队，以全面的方式解决癫痫共患病的问题，主题范围从流行病学、经济学方面到临床医生的诊断和管理指导。重要的是，本书解决了当前证据的方法学问题，并指出了进一步科学研究的方向。

本书的目标受众广泛，从临床医生、研究人员到护理人员和政策制定者均可受益。所有人都将对疾病的范围、后果和管理有更好的理解。我们希望癫痫患者能从集体智慧中受益。

Samuel Wiebe, MD

University of Calgary
President International League Against Epilepsy

译者前言

The Comorbidities of Epilepsy 一书由英国 Marco Mula 教授编著，Elsevier 出版社出版，是一部针对癫痫及其合并或伴随疾病的专著。书中介绍了癫痫与功能障碍及疾病的联系，如骨骼运动系统、性功能、内分泌疾病、腹腔疾病、肥胖、心脏疾病、肿瘤、头痛、睡眠、认知能力、智力、自闭症、情绪障碍、精神疾病、心身疾病等，包括共患病的发病机制、诊断、治疗等，还介绍了护理、社会成本等同样值得关注和重视的问题。本书对癫痫共患病进行了全面详细的论述，并且引入大量历史及最新的统计数据，让广大国内神经内科和神经外科医生、科研人员乃至护理人员能对其有新的认识，为癫痫共患病诊断和临床研究提供帮助。

参与本书翻译的主要成员来自北京、山西、湖北、宁夏等众多针对癫痫疾病诊疗的三级医疗中心，大部分译者为国内著名医学院校毕业的优秀医生，感谢他们在繁忙的临床工作之余，认真完成了本书的翻译工作。书中可能遗有欠妥之处，请各位专家和读者批评指正。

相信本书对癫痫疾病医生来说是一部极具参考价值的著作！

中国人民解放军总医院　张鹏飞

山西省人民医院　成　睿

原书前言

癫痫是最常见的神经系统疾病之一，影响到全世界约 5000 万人。1970 年，Alvin Feinstein 将患有指数疾病患者临床过程中存在的明显额外临床实体定义为"共患病"。2014 年，国际抗癫痫联盟发布的癫痫实用定义明确承认癫痫的神经生物学、认知、心理和社会后果。然而，越来越明显的是，由于癫痫本身或癫痫与其他疾病存在某些生物学联系，或者由于抗癫痫药物长期治疗的后果，癫痫患者出现了一系列医疗问题。

在过去 15 年中，一些研究集中在癫痫共患病问题上，表明与一般人群相比，癫痫患者确实更容易出现某些共患疾病。这些发现导致了一些关于癫痫与某些疾病的共同病理生理学假说，刺激了这一领域的研究，并强调了认识这一特定共患病的重要性。事实上，尽管发作自由度始终是癫痫治疗的主要目标，但共患病是生活质量的重要预测因素，尤其是在癫痫发作自由度无法维持的患者中。即使在完全缓解的患者中，如果不解决共患病，或以不可接受的长期并发症为代价实现癫痫发作自由，那么治疗依从性和生活质量仍然很差。

多年来，癫痫病学仍然是一个高度专业化的亚专业，专注于有限的技术问题，如癫痫手术的颅内监测或遗传和先进的神经成像技术。卫生专业人员开始意识到癫痫共患病的重要性，以及癫痫中心在癫痫护理的整体方法中解决这些问题的关键作用。本书是对癫痫共患病（躯体、神经和行为）的最新概述，由临床癫痫学领域活跃的国际权威人士编写，重点是流行病学、病理生理学、诊断和管理。本书还从公共卫生的角度探讨了癫痫共患病的问题，并提供了癫痫专科护士的观点，他们在管理患有多种慢性病复杂患者方面的作用非常宝贵。本书具有很强的临床视角，是由临床医生为其他相关领域专业人员编写的，目的是为了改善癫痫管理和患者的生活质量。

Marco Mula

Institute of Medical and Biomedical Education,
St George's University of London and
the Atkinson Morley Regional Neuroscience Centre,
St George's University Hospitals NHS Foundation Trust,
London, United Kingdom

目　录

第 1 章　癫痫共患病：理论框架
The comorbidities of epilepsy: A conceptual framework

Daniel Navin Olschewski　Prisca R. Bauer　Josemir W. Sander　著

缩略语		
AED	antiepileptic drug	抗癫痫药物
ICD	International Classification of Diseases	国际疾病分类
ILAE	International League Against Epilepsy	国际抗癫痫联盟
QOLIE-10	quality of life in epilepsy questionnaire-10	癫痫患者生活质量问卷 –10
SCN1A	gene that codes for the alpha subunit of the voltage-gated sodium ion channel	编码电压门控钠离子通道 α 亚基的基因
SUDEP	sudden unexpected death in epilepsy	癫痫猝死

癫痫是一种相对常见的神经系统疾病，也是一种很少独立出现的复杂症状。几项基于人群的大型研究表明，多达 50% 的癫痫患者都患有癫痫共患病[1, 2]。在癫痫中，共患病意味着在癫痫诊断之前、同时或之后发生，与潜在的或推定的癫痫病因有关或无关。

癫痫共患病包括躯体疾病和精神疾病，其中一些疾病在癫痫患者中的患病率是普通人群的 8 倍[3-5]。共患病可能主要由于归因问题而影响癫痫的诊断。它们常会影响治疗决定，因为抗癫痫药物的选择往往会对共患病产生积极或消极的影响，从而使个体的整体治疗方法复杂化。共患病还会影响生活质量和预后，并导致癫痫患者更频繁地求诊于医疗卫生专业人员，并使医疗机构支出更高的卫生保健相关费用[6]。

本章为癫痫的共患病关联提供了一定的理论框架。癫痫共患病是给个人和社会带来负担的主要原因。本章可被视为这本癫痫相关共患病专题书的前言。同时，本章还简要地概述了癫痫和共患病关联的不同潜在机制，以及一些最近可能解释关联路径的生理学证据。下文中提到的大多数癫痫共患病关联将在其他章中进行更详细的讨论。

一、癫痫与共患病条件的关联机制

与癫痫相关的共患病可按受影响的器官系统和国际疾病分类进行细分[4, 5]。根据目前对疾病机制和时间关联的理解，癫痫相关的共患病可分为 5 种机制类别。这种分类方法最初是为偏头痛的相关共患病分类而提出的[7]。这些类别包括致病机制、结果机制、共同的危险因素、双向效应、机会和人为的共患病[4, 5]。表 1–1 总结了与癫痫相关的情况。

接的关联机制；例如，卒中、创伤性颅脑损伤和肿瘤为症状性癫痫[4] 的最常见原因之一。如脑瘤[8]、酒精依赖[10]、多发性硬化症[11–13]、脑血管疾病[9]，这些情况似乎与癫痫有直接的因果关系，而心脑血管疾病的危险因素和脑转移间接增加癫

（一）致病机制

有些疾病会导致癫痫。这种因果关系是最直

表 1–1　癫痫与其他疾病的关联机制

关联机制		疾　病	病理生理学联系（参考文献）
致病机制	直接	脑瘤（原发性、继发性）	直接因果关系[8]
		脑血管疾病	直接因果关系[9]
		酒精依赖	脑功能的改变 / 癫痫发作阈值的降低[10]
		多发性硬化症（MS）	局灶性 MS 病理引起的局灶性癫痫发生率高；广泛的皮质炎症[11–13]
	间接	脑血管和心血管疾病的危险因素	卒中和高血压的所有危险因素也可能有独立的影响[14, 15]
		脑肿瘤的危险因素（转移瘤）	
结果机制	由药物引起	骨骼健康和密度	抗癫痫药物影响骨骼健康[16, 17]
	由癫痫引起	骨折	由于癫痫发作引起的损伤[18]
		头痛	50% 的癫痫患者发作后头痛[19]
		肺炎	与潜在的发病率和癫痫发作相关，可能是由于误吸[3]
		尿失禁	与癫痫有关的或由潜在疾病引起的[20]
共同的危险因素	生物 / 结构因素	痴呆（阿尔茨海默病、血管性痴呆）	可能是由治疗痴呆症的药物介导的[21]
		偏头痛	皮质的过度兴奋，可能是由于膜通道和神经递质的功能改变[19]
		系统性红斑狼疮（SLE）	甘露糖结合凝集素（MBL）的能力可能介导促炎细胞因子的产生，如 IL-6[22]
		1 型糖尿病	抗谷氨酸脱羧酶（GAD）抗体与颞叶癫痫并发相关[23]
	遗传	Dravet 综合征	*SCN1A* 突变导致癫痫和共济失调的进展[24]
		阿尔茨海默病	*APP*、*PSEN1*、*PSEN2* 突变；*APP* 复制[25, 26]
		偏头痛	与癫痫相关的 FHM 基因突变（*CACNA1A*、*ATP1A2* 和 *SCN1A*）；与 BECTS 有共同的遗传风险因素[4, 27, 28]
		创伤性脑损伤	*APOE e4* 等位基因的遗传与创伤后癫痫发作晚期风险增加有关[29]

（续表）

关联机制	疾　病	病理生理学联系（参考文献）
双向效应	抑郁	可能导致皮质兴奋性改变的神经递质、内分泌和免疫紊乱 [30, 31]
	焦虑、自杀	降低癫痫发作阈值的可能共同病理生理机制 [30]
	精神疾病 / 精神分裂症	通过 *LGI1* 和 *CNTNAP2* 基因，精神分裂症和癫痫之间可能存在神经病理或遗传联系 [32]
	自闭症谱系障碍	遗传、环境因素、改变的神经元传递和结构异常 [31, 33, 34]
	注意缺陷多动障碍	环境和遗传因素 [35]
机会和人为因素	关节炎、风湿病 / 背部问题	可能是人为的，因为在慢性关节炎和风湿病的报告中放射性骨关节炎的特异性低 [36]
	慢性疲劳	可能的病因有发作、抑郁症、抗癫痫药 [37, 38]
	哮喘	吸烟和（或）生活条件 [39, 40]
	消化性溃疡和胃肠道出血	可能通过联合用药（阿司匹林、非甾体抗炎药）引起 [3]

痫的风险 [14, 15]。

（二）结果机制

有些情况可能是由癫痫引起的。这类药物包括抗癫痫药物（antiepileptic drug，AED）和其他用于癫痫药物 [4] 的效果。AED（特别是酶诱导剂），可能在这种关联机制中发挥关键作用，并可导致骨健康和密度受损 [16, 17]。癫痫发作的后果包括骨折 [18]、吸入性肺炎 [3]、头痛 [19] 和尿失禁 [20]。

（三）共同的危险因素

共同的危险因素是一个潜在的因素或条件，它导致两种或更多不同的条件的发展。共同的危险因素可以是环境、遗传、神经化学、生理或结构来源的 [4]。例如，有研究表明，1 型糖尿病和某些类型的颞叶癫痫同时发生是通过抗谷氨酸脱羧酶（glutamic acid decarboxylase，GAD）抗体

的存在来介导的 [23]。生物学和结构上的系统性红斑狼疮 [22] 和痴呆 [21, 25, 26] 也有其他共同的危险因素。不同形式的偏头痛和癫痫可能是由环境、生物或遗传共同的危险因素引起的 [4, 19, 27, 28]。

（四）遗传学

遗传因素可以通过多种方式影响癫痫和共患病之间的关系。它们可以是癫痫的发展或共患病的基础，也可以是癫痫和共患病的共同危险因素的来源。例如，*SCN1A* 是一种电压门控钠离子通道 α 亚基的编码基因，它的突变可导致 Dravet 综合征（婴儿期严重的肌阵挛性癫痫）的发展及运动障碍 [24]。遗传因素也影响癫痫和共患病 [41] 的关系。例如，*APOE e4* 等位基因的携带者在创伤性脑损伤后患癫痫的风险似乎更大 [29]。因此，遗传易感性可能在共患病条件的聚集中发挥重要作用，理解这些可能对以人为本的整体管理方法至关重要。

（五）双向效应

当一种情况可能导致另一种情况时，就会产生双向的或互惠的关联，反之亦然。这两种情况没有严格的时间顺序，这意味着任何一种都不需要先于另一种，对于共同的风险因素也可能如此。相反，它通过病理生理学、遗传学和环境，涉及两种情况之间的复杂关系[5]。抑郁症、焦虑症、精神病、自闭症谱系障碍、偏头痛、注意力缺陷和多动障碍与癫痫有双向相关性[30-35]。

（六）机会、人为或伪联系

在某些情况下，癫痫患者的患病率或发病率与一般人群相同[42]。信息或选择偏差可能导致错误地将癫痫与其他疾病联系起来[42]。

选择偏差是研究人群中对一般人群的错误描述的结果，导致了条件之间的误导关系。这包括参考偏倚、无反应偏倚和发表偏倚[42-44]。如关节炎[36]、慢性疲劳[37, 38]、哮喘[39, 40]、消化性溃疡和胃肠出血[3]可能与癫痫有人为关联。

二、共患病的困难

（一）诊断

了解癫痫和其他疾病的联系对于改善癫痫患者的护理是必要的[39, 45]。对癫痫的阳性诊断应始终增加对可能存在其他精神或躯体疾病的怀疑，因为它经常导致这两个领域的疾病。在癫痫患者中，认知、精神和躯体共患病经常被误诊和治疗不足[17, 46, 47]。早期诊断和治疗共患病是非常重要的[48]。因此，定期筛查癫痫患者的共患病，就像筛查普通人群中的抑郁症和骨质疏松症一样非常重要[5, 48]。

整体癫痫治疗的一个重要驱动因素应该是对共患病的识别和正确诊断，因为癫痫门诊的评估主要是关于癫痫控制（而不是共患病）。专门针对癫痫共患病的筛查工具尚未开发和实施。

（二）治疗

共患病可强烈影响治疗和结果。理想情况下，在治疗癫痫和共患病时，应该选择一种针对两者的治疗方法。例如，偏头痛和癫痫患者可能受益于托吡酯治疗，而拉莫三嗪可能是癫痫和情绪障碍患者的首选[49, 50]。相反，一些 AED 对某些情况有负面影响。在有癫痫和精神疾病共患病的患者中，抗癫痫药吡仑帕奈可引起精神不良反应[51]。研究表明，偏头痛或精神疾病与癫痫患者药物抵抗的高风险有关[52]。

（三）生活质量

在癫痫患者中，共患病的存在与生活质量降低相关[39]。通过癫痫患者生活质量问卷 -10[53] 测量，超过 50% 的癫痫和共患抑郁症的患者有生活质量下降。抑郁症和注意缺陷多动障碍是生活质量的重要预测因素，独立于癫痫及其严重程度[54]。首要的目标应该是无癫痫发作，因为无癫痫发作的患者与一般人群具有相同的生活质量，但共患病的预防和有针对性的治疗对于恢复生活质量也是必要的[39, 55]。

（四）死亡率

与一般人群相比，癫痫患者的过早死亡率总体上增加了 2～3 倍[56, 57]。过早死亡的风险在第一次癫痫发作后不久即最高，即使在无癫痫发作和停用抗癫痫药物后也会继续升高[58, 59]。这种死亡率增加的持续风险，似乎与癫痫发作和药物治疗无关，很可能是多因素的，但可能是共患病在其中发挥了重要作用。这还需要进一步的调查。

癫痫猝死（sudden unexpected death in epilepsy, SUDEP）是癫痫相关死亡的最常见原因，估计占癫痫低风险人群死亡人数的 4%[37, 60]。只有一次癫痫发作的人被归因于低风险组[61]。SUDEP 可能与所谓的成人突然死亡有一些共同之处，这也需要进一步的研究。

在有症状的癫痫发作患者中，癫痫发作后 1 年内死亡的大多数是由于潜在的疾病而不是癫痫发作本身[62]。大多数死亡是由于躯体共患病，如心脑血管疾病、恶性肿瘤或肺炎，这些疾病在癫痫患者中比在一般人群中更容易发生[58]。癫痫患者潜在的抑郁和药物滥用也会导致自杀死亡率的增加[63]。抗癫痫药是否也对癫痫患者的自杀行为有影响仍存在争议[64]。

（五）花费

癫痫患者的直接医疗费用很大程度上（80%）与共患病有关，而非与癫痫有关[65]。住院的风险增加，使医疗费用几乎比无共患病的癫痫患者高 50%[66]。

因此，早期发现和干预也可降低受共患病影响的患者的医疗费用。

三、癫痫是一种全身性疾病

癫痫患者共患病发病率的增加和过早死亡终身风险的升高表明，在某些病例中可能存在潜在的全身功能障碍[67]。全身功能障碍可能是一个共同的危险因素，导致观察到与其他疾病的关联[67]。

通过实施有效的筛查工具，共患病可作为疾病病程的指标和预后因素。这方面的进展已很明显，2017 年国际抗癫痫联盟将学习困难和精神疾病等共患病纳入了修订的癫痫分类方案，以确保对患者的护理采取整体方法[68]。

在未来，更好地理解癫痫和其他疾病之间的关系，可能会使以人为中心的治疗成为可能。因此，本章所述的病理生理机制需要更多的研究。事实上，可以认为，未来所有癫痫表型分层的一个重要部分应该是识别共患病，因为这些疾病的聚类可以提供对共同机制，特别是共同的遗传易感性的洞察。

参 考 文 献

[1] Forsgren L. Prevalence of epilepsy in adults in northern Sweden. Epilepsia 1992;33:450–8.

[2] Novy J, Bell GS, Peacock JL, Sisodiya SM, Sander JW. Epilepsy as a systemic condition: link with somatic comorbidities. Acta Neurol Scand 2017;136:352–9.

[3] Gaitatzis A, Carroll K, Majeed A, Sander JW. The epidemiology of the comorbidity of epilepsy in the general population. Epilepsia 2004;45:1613–22.

[4] Gaitatzis A, Sisodiya SM, Sander JW. The somatic comorbidity of epilepsy: a weighty but often unrecognized burden. Epilepsia 2012;53:1282–93.

[5] Keezer MR, Sisodiya SM, Sander JW. Comorbidities of epilepsy: current concepts and future perspectives. Lancet Neurol 2016;15:106–15.

[6] Starfield B, Lemke KW, Bernhardt T, Foldes SS, Forrest CB, Weiner JP. Comorbidity: implications for the importance of primary care in "case" management. Ann Fam Med 2003;1:8–14.

[7] Lipton RB, Silberstein SD. Why study the comorbidity of migraine? Neurology 1994;44(10 Suppl 7): S4–5.

[8] Japp A, Gielen G, Becker A. Recent aspects of classification and epidemiology of epilepsy-associated tumors. Epilepsia 2013;54:5–11.

[9] Jungehulsing G, Heuschmann P, Holtkamp M, Schwab S, Kolominsky-Rabas P. Incidence and predictors of post-stroke epilepsy. Acta Neurol Scand 2013;127:427–30.

[10] Samokhvalov A, Irving H, Mohapatra S, Rehm J. Alcohol consumption, unprovoked seizures, and epilepsy: a systematic review and meta-analysis. Epilepsia 2010;51:1177–84.

[11] Benjaminsen E, Myhr KM, Alstadhaug KB. The prevalence and characteristics of epilepsy in patients with multiple sclerosis in Nordland county, Norway. Seizure 2017;52:131–5.

[12] Calabrese M, De Stefano N, Atzori M, Bernardi V, Mattisi I, Barachino L, et al. Extensive cortical inflammation is associated with epilepsy in multiple sclerosis. J Neurol 2008;255:581–6.

[13] Burman J, Zelano J. Epilepsy in multiple sclerosis: a nationwide population-based register study. Neurology 2017;89:2462–8.

[14] Ng SK, Hauser WA, Brust JC, Susser M. Hypertension and the risk of new-onset unprovoked seizures. Neurology 1993;43:425–8.

[15] Hesdorffer DC, Hauser WA, Annegers JF, Rocca WA. Severe, uncontrolled hypertension and adultonset seizures: a case-control study in Rochester, Minnesota. Epilepsia 1996;37:

736–41.

[16] Pack A. Bone health in people with epilepsy: is it impaired and what are the risk factors? Seizure 2008;17:181–6.

[17] Lado F, Spiegel R, Masur JH, Boro A, Haut SR. Value of routine screening for bone demineralization in an urban population of patients with epilepsy. Epilepsy Res 2008;78:155–60.

[18] Mahler B, Carlsson S, Andersson T, Tomson T. Risk for injuries and accidents in epilepsy: a prospective population-based cohort study. Neurology 2018;90:e779–89.

[19] Bauer PR, Carpay JA, Terwindt GM, Sander JW, Thijs RJ, Haan J, et al. Headache and epilepsy topical collection on secondary headache. Curr Pain Headache Rep 2013;17(8).

[20] Tellez-Zenteno JF, Matijevic S, Wiebe S. Somatic comorbidity of epilepsy in the general population in Canada. Epilepsia 2005;46:1955–62.

[21] Imfeld P, Bodmer M, Schuerch M, Jick S, Meier C. Seizures in patients with Alzheimer's disease or vascular dementia: a population-based nested case-control analysis. Epilepsia 2013;54:700–7.

[22] Cieslinski J, Skare T, Nisihara R, De Messias-Reason I, Utiyama S. Mannose-binding lectin serum levels in patients with systemic lupus erythematosus: association with thrombocytopaenia and seizure. Lupus 2017;0:1–8.

[23] Malter MP, Frisch C, Zeitler H, Surges R, Urbach H, Helmstaedter C, et al. Treatment of immunemediated temporal lobe epilepsy with GAD antibodies. Seizure 2015;30:57–63.

[24] Brunklaus A, Ellis R, Reavey E, Forbes GH, Zuberi SM. Prognostic, clinical and demographic features in SCN1A mutation-positive Dravet syndrome. Brain 2012;135(8):2329–36.

[25] Minkeviciene R, Rheims S, Dobszay MB, Zilberter M, Hartikainen J, ülöp L, et al. Amyloid betainduced neuronal hyperexcitability triggers progressive epilepsy. J Neurosci 2009;29(11):3453–62. https://doi.org/10.1523/JNEUROSCI.5215–08.2009.

[26] Noebels J. A perfect storm: converging paths of epilepsy and Alzheimer's dementia intersect in the hippocampal formation. Epilepsia 2011;52(Suppl. 1):39–46.

[27] BianchinMM, Londero RG, Lima JE, Bigal ME. Migraine and epilepsy: a focus on overlapping clinical, pathophysiological, molecular, and therapeutic aspects. Curr Pain Headache Rep 2010;14(4):276–83.

[28] Clarke T, Baskurt Z, Strug LJ, Pal DK. Evidence of shared genetic risk factors for migraine and rolandic epilepsy. Epilepsia 2009;50(11):2428–33.

[29] Diaz-Arrastia R, Gong Y, Fair S, Scott KD, Garcia MC, Carlile MC, et al. Increased risk of late posttraumatic seizures associated with inheritance of APOE e4 allele. Arch Neurol 2003;60 (June):818–22.

[30] Hesdorffer DC, Ishihara L, Mynepalli L, Webb DJ, Weil J, Hauser WA. Epilepsy, suicidality, and psychiatric disorders: a bidirectional association. Ann Neurol 2012;72:184–91.

[31] Kanner AM, Scharfman H, Jette N, Anagnostou E, Bernard C, Camfield C, et al. Epilepsy as a network disorder: what can we learn from other network disorders such as autistic spectrum disorder and mood disorders? Epilepsy Behav 2017;77:106–13.

[32] Chang Y-T, Chen P-C, Tsai I-J, Sung F-C, Chin Z-N, Kuo H-T, et al. Bidirectional relation between schizophrenia and epilepsy: a population-based retrospective cohort study. Epilepsy 2011;52:2036–42.

[33] Su C-C, Chi MH, Lin S-H, Yang YK. Bidirectional association between autism spectrum disorder and epilepsy in child and adolescent patients: a population-based cohort study. Eur Child Adolesc Psychiatry 2016;25:979–87.

[34] Besag FMC. Epilepsy in patients with autism: links, risks and treatment challenges. Neuropsychiatr Dis Treat 2018;14:1–10.

[35] Brikell I, Ghirardi L, D'onofrio BM, Dunn DW, Almqvist C, Dalsgaard S, et al. Archival report familial liability to epilepsy and attention-deficit/hyperactivity disorder: a nationwide cohort study. Biol Psychiatry 2018;83:173–80.

[36] Szoeke CEI, Dennerstein L, Wluka AE, Guthrie JR, Taffe J, Clark MS, et al. Physician diagnosed arthritis, reported arthritis and radiological non-axial osteoarthritis. Osteoarthr Cartil 2008;16(7):846–50.

[37] Téllez-Zenteno JF, Ronquillo LH, Wiebe S. Sudden unexpected death in epilepsy: evidence-based analysis of incidence and risk factors. Epilepsy Res 2005;65(1–2):101–15.

[38] Şenol V, Soyuer F, Arman F, öztürk A. Influence of fatigue, depression, and demographic, socioeconomic, and clinical variables on quality of life of patients with epilepsy. Epilepsy Behav 2007;10:96–104.

[39] Elliott JO, Lu B, Shneker B, Charyton C, Moore JL. Comorbidity, health screening, and quality of life among persons with a history of epilepsy. Epilepsy Behav 2008;14:125–9.

[40] Hinnell C, Williams J, Metcalfe A, Patten SB, Parker R, Wiebe S, et al. Health status and health-related behaviors in epilepsy compared to other chronic conditions—a national population-based study. Epilepsia 2010;51:853–61.

[41] Greenland S, Rothman KJ, Lash T. Measures of effect and measures of association. In: Rothman KJ, Greenl S, Lash TL, editors. Modern Epidemiology. Philadelphia, PA: Wolters Kluwer/Lippincott, Williams & Wilkins; 2008. p. 51–70.

[42] Keezer MR, Sander JW. Comorbidity as an epidemiological construct. Lancet Neurol 2016;15:32.

[43] Delgado-Rodriguez M. Bias J Epidemiol Community Health 2004;58:635–41.

[44] Sica GT. Bias in research studies. Radiology 2006;238:780–9.

[45] Gilliam FG, Mendiratta A, Pack AM, Bazil CW. Global care of patients with drug resistant epilepsy epilepsy and common comorbidities: improving the outpatient epilepsy encounter health care considerations in epilepsy. Epileptic Disord 2005;7:27–33.

[46] Barry JJ. The recognition and management of mood disorders as a comorbidity of epilepsy. Epilepsia 2003;44(s4):30–40.

[47] Ott D, Siddarth P, Gurbani S, Koh S, Tournay A, Shields WD, et al. Behavioral disorders in pediatric epilepsy: unmet psychiatric need. Epilepsia 2003;44:591–7.

[48] Institute of Medicine (US) Committee on the Public Health Dimensions of the Epilepsies, England MJ, Liverman CT, Schultz AM, Strawbridge LM, editors. Epilepsy across the spectrum: promoting health and understanding. Washington: National Academies Press; 2012. ISBN-13: 978–0–309–25506–6.

[49] Spritzer SD, Bravo TP, Drazkowski JF. Topiramate for treatment in patients with migraine and epilepsy. Headache 2016;56(6):1081–5.

[50] Šepić-Grahovac D, Grahovac T, Ružić-Baršić A, Ružić K, Dadić-Hero E. Lamotrigine treatment of a patient affected by epilepsy and anxiety disorder. Psychiatr Danub 2011;23(1):111–3.

[51] Kim DW, Oh J. One-year retention study of adjunctive Perampanel treatment in epilepsy patients. Clin Neuropharmacol 2017;0:1–4.

[52] Hitiris N, Mohanraj R, Norrie J, Sills GJ, Brodie MJ. Predictors of pharmacoresistant epilepsy. Epilepsy Res 2007;75:192–6.

[53] Rocamora R, Ley M, Molins A, Toledo M, Sansa G, Bertol V, et al. Effect of lacosamide on depression and anxiety symptoms in patients with focal refractory epilepsy: a prospective multicenter study. Epilepsy Behav 2018;79:87–92.

[54] Boylan L, Flint L, Labovitz D, Jackson S, Starner K, Devinsky O. Depression but not seizure frequency predicts quality of life in treatment- resistant epilepsy. Neurology 2004;62:258–61.

[55] Leidy NK, Elixhauser A, Vickrey B, Means E, Willian MK. Seizure frequency and the health-related quality of life of adults with epilepsy. Neurology 1999;53:162–6.

[56] Cockerell OC, Johnson AL, Sander JWAS, Shorvon SD. Prognosis of epilepsy: a review and further analysis of the first nine years of the British National General Practice Study of epilepsy, a prospective population-based study. Epilepsia 1997;38:31–46.

[57] O'Donoghue MF, Sander JWAS. The mortality associated with epilepsy, with particular reference to sudden unexpected death: a review. Epilepsia 1997;38(s11):S15–9.

[58] Neligan A, Bell GS, Johnson AL, Goodridge DM, Shorvon SD, Sander JW. The long-term risk of premature mortality in people with epilepsy. Brain 2011;134:388–95.

[59] Bell GS, Neligan A, Giavasi C, Keezer MR, Novy J, Peacock JL, et al. Outcome of seizures in the general population after 25 years: a prospective follow-up, observational cohort study. J Neurol Neurosurg Psychiatry 2016;87:843–50.

[60] Surges R, Sander JW. Sudden unexpected death in epilepsy: mechanisms, prevalence, and prevention. Curr Opin Neurol 2012;25(2):201–7.

[61] Kim LG, Johnson TL, Marson AG, Chadwick DW. Prediction of risk of seizure recurrence after a single seizure and early epilepsy: further results from the MESS trial. Lancet Neurol 2006;5:317–22.

[62] Loiseau J, Picot M-C, Loiseau P. Short-term mortality after a first epileptic seizure: a population-based study. Epilepsia 1999;40:1388–92.

[63] Fazel S, Wolf A, Långström N, Newton CR, Lichtenstein P. Premature mortality in epilepsy and the role of psychiatric comorbidity: a total population study. Lancet 2013;382: 1646–54.

[64] Mula M, Hesdorffer DC. Suicidal behavior and antiepileptic drugs in epilepsy: analysis of the emerging evidence. Drug Healthc Patient Saf 2011;3:15–20.

[65] Ivanova JI, Birnbaum HG, Kidolezi Y, Qiu Y, Mallett D, Caleo S. Economic burden of epilepsy among the privately insured in the US. PharmacoEconomics 2010;28(8):675–85.

[66] Lee WC, Arcona S, Thomas SK, Wang Q, Hoffmann MS, Pashos CL. Effect of comorbidities on medical care use and cost among refractory patients with partial seizure disorder. Epilepsy Behav 2005;7:123–6.

[67] Yuen AWC, Keezer MR, Sander JW. Epilepsy is a neurological and a systemic disorder. Epilepsy Behav 2018;78:57–61.

[68] Scheffer IE, Berkovic S, Capovilla G, Connolly MB, French J, Guilhoto L, et al. ILAE classification of the epilepsies: position paper of the ILAE Commission for Classification and Terminology. Epilepsia 2017;58:512–21.

第 2 章　癫痫的经济成本：共患病的影响

Costs of epilepsy: The impact of comorbidities

Churl-Su Kwon　Charles E. Begley　Nathalie Jetté　著

缩略语		
AED	antiepileptic drug	抗癫痫药物
COI	cost of illness	疾病花费
ILAE	International League Against Epilepsy	国际抗癫痫联盟
PPP-US$	United States Dollar purchasing power parities	美元购买力平价
QOLIE-10	quality of life in epilepsy inventory-10	癫痫患者生活质量问卷 –10

癫痫是第二大最常见的神经系统疾病，据估计影响着全球 5000 万人[1]。最近一项对国际研究的系统回顾和 Meta 分析报道，终身癫痫的年患病率为 7.60（95%CI 6.17～9.38）/1000，年发病率为 61.44（95%CI 50.75～74.38）/10 万[2]。癫痫会对健康造成严重的后果，并与全球范围内医疗和社会服务费用增加及患者生产力下降有关[3]。既往的研究已经认识到低资源和高资源国家的全球癫痫负担，加强了我们对癫痫的经济负担与流行病学、躯体 / 精神共患病、病耻感和卫生政策关系的理解[3-9]。

在美国，直接或间接的癫痫费用估计每年从 96 亿美元（2004 年的美元）到 125 亿美元（1995 年的美元）[10]。2004 年欧洲癫痫的估计费用为 155 亿欧元[11]。最近对癫痫疾病花费（cost of illness，COI）研究的系统回顾指出，与癫痫相关的直接平均年医疗费用为低资源国家的 40 国际美元购买力平价（United States Dollar

purchasing power parities，PPP-US$）到高资源国家的 4748 PPP-US$[12]。这一估计并不包括癫痫的所有直接费用，也不包括间接费用，而后者可占总费用的 85%[12]。癫痫治疗直接成本的驱动因素是多方面的。癫痫的诊断可能涉及多项检查、程序、医疗管理和多种药物，对更严重的癫痫进行手术和（或）其他替代疗法的检查和实施是高成本的。一旦癫痫发作得到控制[13]，从诊断开始的 4 年时间内，平均直接医疗费用将减少近 8 倍[13]。癫痫手术成功后，医疗保健费用也下降[14]。

由于治疗差距的差异，很难进行国际费用比较。据估计，在一些国家，90% 的癫痫患者没有得到治疗或治疗不足[12, 15, 16]。2002 年，由于对疾病花费（COI）的研究不一致，国际抗癫痫联盟癫痫负担委员会、癫痫经济负担小组委员会发表了一份报告，为癫痫的经济分析提供了方法学建议[17]。该建议如下：① COI 研究应以人口为基础；②需要进行前瞻性研究；③回顾性研究是有价值的，需要以人群为基础，而不是聚焦于这些队列的子集；④经济分析研究必须是全面的，包括可归因于癫痫的直接和间接成本。

在提供卫生保健中强调成本控制和管理式护理，提高了我们对癫痫病经济评估重要性的认识。COI 分析包括疾病对个体患者、卫生保健系统和整个国家健康结果影响的各个方面。COI 可能侧重于疾病从发病开始对发病率、死亡率和生活质量的纵向影响，或疾病在流行病例中的年度影响。估算 COI 对于帮助患者和提供者优先考虑医疗和社会服务决策，并为卫生决策者确定适当的资金分配提供信息十分重要。人们一致发现，与非癫痫患者相比，癫痫患者有更高的躯体和精神共患病患病率，他们通常经历健康和社会差异、生活质量下降和较差的社会经济地位[18-21]。

与癫痫相关的共患病及其纳入/排除癫痫的成本研究解释了成本研究之间的一些差异，因为它们对癫痫患者的服务需求和功能有影响。虽然有许多研究调查了癫痫的成本，但只有少数研究从公共卫生角度评估共患病（医疗、神经和精神疾病）的影响，以及从公共卫生角度评估预防战略对癫痫成本的潜在影响。在本章中，我们回顾了癫痫中 COI 的一些基本概念，以及共患病对癫痫成本的影响。

一、如何衡量成本

癫痫 COI 研究具有挑战性，因为理想情况下，它们应该从各个角度（即个人、照护者、第三方付款人和社会角度）考虑直接、间接和无形成本[22]。包含直接、间接和无形成本的 COI 研究很少。大多数研究都集中于直接成本，即使是在处理间接和无形成本时，研究中分析的组成部分也各不相同。由于地理区域和卫生保健系统的不同，COI 研究也具有异质性，这导致研究之间

的卫生保健费用存在差异。即使是在同一国家进行的研究报告的癫痫成本估计也存在很大差异[4, 23, 24]。例如，在英国，Swingler 等[23]研究了参加癫痫专科服务的患者，而 Cockerall 等[4]和 Jacoby 等[24]则侧重于社区研究。因此，在不同研究之间进行比较是极其困难的，特别是在对卫生资源的总体利用存在知识差距的情况下。此外，由于严格的前瞻性队列研究具有挑战性且成本高昂，大多数终身 COI 研究都是基于统计建模的。

（一）直接成本

癫痫治疗的直接费用是指用于诊断、治疗、康复和预防残疾的医疗和社会服务费用。这包括门诊、住院、调查、内科、外科和其他替代疗法、住宿护理等。医疗服务费用通常报道为支付给保健提供者和（或）设施的平均费用。如果从患者（在服务点的自付费用）或保险公司（支付计划所涵盖的服务）的角度报告，直接成本的估计可能会有所不同。在美国，参加政府资助计划的患者（老年人和残疾人的医疗保险，以及低收入和残疾人的医疗补助）通常比那些有私人保险的患者要少花很多钱。由于数据的可用性，大多数 COI 研究都是从付款人的角度来调查成本的。

采用"自下向上"和"自上向下"两种方法来估计癫痫的直接医疗保健费用[22]。"自下向上"方法使用单个患者记录或保险索赔，尤其当需要对不同的亚群体进行准确的成本估算时，建议使用这种方法。通过比较癫痫患者和非癫痫患者，它可以根据社会人口特征和病程估计癫痫特定的成本和成本变化。然而，这类研究是艰巨的，而且可能会很昂贵，因为必须收集和分析每个癫痫患者的个人医疗记录和（或）索赔数据。除非在代表癫痫多样性的大量人群中完成，否则此类研究可能无法推广[17]。"自上向下"的方法对于在全国人口或提供者调查中具有良好代表性的高度流

行的疾病是有用的。这类研究利用诊断和程序编码对卫生资源使用进行分类，并允许在跨疾病条件下进行比较。这种方法在估算反映整个人口的医疗保健成本方面是有用的。这类研究的一个局限性是，按患者和临床特征进行成本分层通常是不可行的[17]。

（二）间接和社会服务成本

间接成本是指仅次于发病率和死亡率（失业、就业不足）的生产力损失，社会服务成本是指照顾者（正式或非正式）通过提供时间和实物或有偿服务而承受的成本。间接成本研究通常采用"人力资本"方法，根据患者的经济能力对其进行量化。这种"人力资本"方法估计了患者未来收入的现值，假设我们使用未来收入作为未来生产力的代表，但事实往往并非如此。这种方法还假设，如果失业率很高，一个工人就不能被取代，这将因此高估价值损失[25]。即使存在这些问题，大多数 COI 研究人员还是实施了"人力资本"方法，因为这方面存在标准化的经济模式。与"人力资本"模型相比，不同的经济方法是"支付意愿"策略，通过估计消费者将花在单位商品/服务上的花费来考虑间接和无形成本，也就是说，患者为预防或减少疾病的可能性愿意支付的金额[22]。无形成本是指那些具有非金融性质的成本。这些反映在患者的生活质量、药物的不良反应，以及与疾病和治疗过程相关的压力和焦虑上。癫痫对患者生活质量的影响已被充分证明。丧失独立性、并存的精神疾病共患病、污名感、低福利、社会限制和失业等，这些都是影响癫痫患者的一些因素。虽然这很重要，但由于难以获得此类数据，估计无形成本是困难的。

对癫痫患者的日常社会护理可能是整个家庭的重大负担[26, 27]。由于癫痫的不可预测性，与伤害、共患病、病耻感甚至猝死[28]的相关性，癫痫对正式和非正式照顾者具有破坏性。社会服务成

本在癫痫治疗中的重要性，虽然被普遍承认，但由于难以估计其货币价值，很少加以衡量。

二、现有费用估算

就卫生资源占用和生产力损失方面，美国和许多其他国家（主要是高收入国家）评估了癫痫对经济的影响。在关于这一主题的一项早期研究中，Begley 等估计美国癫痫的社会终身成本为 30 亿美元（1990 年的美元），其中耐药癫痫占总成本的 59%[29]。终身费用受癫痫类型、神经功能缺损和药物反应的影响。总生活费用（1990年的美元）从 4272 美元（诊断后缓解患者）到138 602 美元（严重癫痫患者）。1995 年，癫痫的总费用估计为 125 亿美元，其中 17 亿美元是两个大都市地区 608 名患者的直接医疗费用，108 亿美元是 18 个癫痫病中心的 1168 名接受调查的个人的生产力损失[10]。然而，总的来说，癫痫的总成本在不同的研究之间有很大的差异。这部分差异是由于这些研究中使用的方法的异质性（如不同的来源人群、合格标准、确定方法等）。

（一）癫痫的直接成本

美国和欧洲对癫痫的直接成本进行了特别研究[29-33]。最近的一项系统性回顾研究了美国癫痫的直接成本[31]。不仅研究方法差异很大，不同研究的成本估计也明显不同。对于一般癫痫人群（包括所有临床定义的亚组），人均直接医疗成本为 10 192～47 862 美元（总成本根据2013 年的美元调整）。癫痫的具体治疗费用为1022～19 749 美元[31]。最近其他使用索赔数据的基于人群的研究显示，美国癫痫相关的费用估计为 8412～11 354 美元[32-35]。不出意料，上述系统性回顾指出，耐药癫痫患者的成本持续较高[31]。一项回顾了 15 项国际研究的叙述性综述指出，流行癫痫的年度直接成本在印度为 55 美元，而

在英国为 3065 美元[36]。

抗癫痫药物（antiepileptic drug，AED）和住院治疗一直被认为是导致直接费用的最大因素，占癫痫患者总费用的 2/3[36]。这在那些难以治疗或新诊断的癫痫患者中尤为明显[12, 37]。大多数药物经济学调查评估了住院、门诊、急诊和药物使用方面的直接成本。即使在高收入国家之间，癫痫费用的差异也很大。在一项对 8 个欧洲高收入国家的研究中，类似的 AED 的成本变化高达 4.4 倍[30]。方法学上的问题很可能造成估算数的差距[30]。用来评估间接成本的方法通常并不明确。量化无形成本是复杂的，癫痫的总社会成本往往仍未被确定[38]。

（二）癫痫间接成本

很少有研究对癫痫患者的间接成本提供货币估算。在一项研究中，研究人员使用索赔数据来观察受雇的癫痫患者，并从雇主的角度确定他们患癫痫的间接成本，特别关注残疾和与医疗相关的缺勤情况[32]。癫痫患者的平均未经调整的年度间接成本高于非癫痫患者［癫痫患者（person with epilepsy，PWE）3192 美元 vs. 对照组 1242 美元；$P < 0.0001$）][32]。在调整了患者的人口统计学特征和共患病等因素后，癫痫患者的平均间接成本仍然显著更高（PWE 2793 美元 vs. 对照组 1578 美元；$P < 0.001$）[32]。与本研究类似，与没有癫痫发作的员工相比，有局灶性癫痫发作的员工与旷工相关的间接成本显著增加（PWE 3431 美元 vs. 对照组 1511 美元；$P < 0.001$）[39]。几项欧洲研究计算了生产力损失的平均年成本估计数[40, 41]。一个西班牙研究小组研究了失业的患者和护理人员的情况，并提供了平均每年花费 1528 欧元的成本估计[40]。德国的一项研究根据患者的失业情况估计，生产力损失的总成本为 1610 欧元（为期 3 个月）[41]。有充分的证据表明，癫痫影响人们的工作能力。与一般人群相比，癫痫患者面临更大的失业和就业不足风险[42]。虽然通过索赔数据能够说明和计算旷工率，但其他微妙的就业结果，如为弥补失去的时间而提高的工作产出、癫痫发作后恢复时的工作效率下降（但决定继续工作），以及对职业轨迹的影响，这些都是无法量化的。成本也可能被高估了，因为索赔数据不能总是根据潜在的社会经济混杂因素进行调整。为了准确地确定和理解间接成本，未来的研究将需要使用混合方法，除了定量数据外，还需要收集定性数据，以研究癫痫对就业的相关影响。为了克服间接成本报告的异质性，经济分析的标准化和发展是必要的。

（三）癫痫的无形成本

无形成本，如与病耻感相关的成本，被认为构成了癫痫治疗成本的很大一部分[43]。对于癫痫患者，社会孤立和缺乏独立性可能会对发展和自尊产生负面影响。他们不太可能完全融入社区，这可能会导致严重的经济后果[44-46]。其他无形的负担包括癫痫引起的人身伤害。与非癫痫患者相比，癫痫患者的受伤率增加[47]。伤害不仅对患者来说是一种经济负担，而且对护理人员来说也是一种经济负担，因为护理人员必须学会应对这种疾病不可预测的性质及其与伤害和共患病的关系。不幸的是，我们不能准确地评估这种成本的货币价值，最多只是从理论上进行估计。一些研究试图使用癫痫患者生活质量问卷 –10（QOLIE-10）来评估疾病负担对患者健康状况的影响[40, 48]。然而，目前还没有研究能够真正捕捉到癫痫病的无形成本。

三、共患病如何影响癫痫的成本

共患病显著增加了医疗费用，随着额外的共患病，每年的调整费用呈指数级增长[49]。据估计，多达 50% 的成人癫痫患者同时患有共患病[50]。在基于人群的横断面队列中,已经描述了癫痫患者的精神疾病和躯体共患病的频率[18, 19]。在一项研究中,精神疾病和神经系统共患病影响了30%~50%的癫痫患者[18]。另一项研究报道称,癫痫患者一生中精神障碍的患病率为36%,包括自杀意念(25%)、情绪障碍(24%)、焦虑障碍(23%)和重度抑郁症(17%)[19, 20]。在疾病控制和预防中心的一项研究中,癫痫患者最常见的神经系统共患病是严重头痛或偏头痛(发病率为34.7%),一般人群发病率为16.2%;卒中在癫痫患者中为14.3%,在普通人群中为2.4%[51]。与一般人群相比,癫痫患者也有更高的医学共患病发病率,包括哮喘、骨质疏松症、肥胖症和心脏病等[21, 52, 53]。

美国的一项研究分析了私人投保的索赔数据,结果表明癫痫相关的直接费用平均占总费用的20%,而治疗躯体和精神共患病的费用占80%[32]。在一项患有耐药局灶性癫痫的成人患者研究中,与无共患病[54]的患者相比,Charlson共患病指数≥1的患者住院率高3.7倍,所有医疗护理的治疗费用高136%[54]。抑郁症被认为与住院的可能性和费用有最大的边际效应;然而,躯体共患病(如高血压、贫血、头痛和脑肿瘤等)也被发现有更高的相关医疗资源使用和成本[54]。这得到了其他研究的支持,其中癫痫共患病与较高的医院治疗费用相关[34, 35, 55]。

一项关于美国普通人群医疗保险按次付费(Medicare fee-for-service)受益者的直接医疗成本调查显示,65%的参与者有两种或两种以上的慢性疾病,占医疗保险支出的95%[56]。其他研究也发现,在癫痫病患者中,随着老龄化人口的增加,共患病的数量也随之增加[33]。共患病会影响诊断和后续治疗,也会增加住院时间,从而增加总费用[33]。Wilner等研究了共患病的医疗计划的费用,指出正如预期的那样,共患病数量的增加显著地提高了癫痫病患者的总体医疗成本[33]。在65岁以上的患者中,因意外再次入院的发生率最

高;其次是因存在的并发症,这进一步提高了医保成本[55]。作为在美国退伍军人中开展的老年癫痫治疗研究的一部分,新发癫痫患者被发现入院治疗的概率是那些没有癫痫的患者的5倍[57]。导致这些入院治疗的最重要的疾病包括并发性胆囊疾病、心肌梗死、心绞痛和贫血。之前的研究表明,和入院治疗相关的重要的精神疾病包括酒精依赖和精神分裂症[57]。

那些患有新发癫痫及其共患病的儿童面临生活质量下降的风险[27]。抑郁症和注意缺陷多动障碍被认为会导致较低的社会融入程度和知识水平,这与疾病的发作类型及严重程度无关[58]。类似的,患有抑郁症和其他精神类并发症的成人忍受着病耻感、自卑、低自信心,这些又和导致失业及就业不足的因素密切相关,从而导致癫痫的间接成本增加。

共患病无疑会改变癫痫患者的治疗计划。和没有以下共患病的患者相比,对于那些患有肝脏或者肾脏共患病及有潜在精神疾病的患者来说,必须考虑到不同的抗癫痫药物治疗决策。精神类共患病与缺乏对抗癫痫药物的反应及耐药性的发展相关[59]。不受控制的癫痫与自我认知下降、社会对个人的心理影响、发病率增加有关,其又可导致医疗费用支出的上升[60]。在成功的癫痫手术后,应减少有因手术而使认知能力下降风险的患者再次接受手术[14]。

癫痫和自身免疫功能的关系被不断发现。一项针对人群层面索赔的研究表明,有自身免疫性疾病(1型糖尿病、银屑病、类风湿关节炎、Graves病、桥本甲状腺炎、克罗恩病、溃疡性结肠炎、系统性红斑狼疮、抗磷脂综合征、干燥综合征、重症肌无力、乳糜泻等)[61]的患者其癫痫风险显著放大。癫痫和自身免疫系统疾病经常并存,监测这两种情况往往是必要的。对自身免疫疗法患者的成功治疗会提升癫痫患者的治疗费用[62]。

药物的不良反应情况通常会增加医疗费用[63]。要实现良好的癫痫发作控制，AED 在服药依从性差或从治疗过程中退出的负面影响是必须克服的障碍[64]。癫痫患者的不良反应与 25% 的早期治疗时停药有关，也是导致患者缺乏坚持治疗的原因[65]。不论癫痫的发作结果是什么，AED 的不良反应一直被认为是生活质量差的最强预测因素之一[66]。这可能在老年癫痫患者中尤为突出。老年人发生不良反应的风险持续增加，这不仅是因为与年龄相关的药代动力学和药效学有关，还与共患病的药物相互作用有关。例如，AED 引发的认知并发症会加重之前存在的精神疾病，损害协调能力，并诱发损伤和跌倒[67]。

20% 的成人癫痫患者存在智力障碍[68]。在智力残疾儿童中，最常见的慢性疾病是癫痫。根据研究类型和人群的不同，癫痫的患病率为 5.5%～35%[69]。许多癫痫患者是耐药的。伴有智力残疾的癫痫患者同时还具有导致 AED 不良反应的特性（如潜在的脑损伤、遗传性代谢紊乱等），并且多与过度治疗和多重用药有关[70]。这些并发的智力缺陷和行为异常会妨碍对这些人群的医疗评估 / 治疗，而这些群体属于社会上药物暴露最多的人群[71]。

四、护理和知识方面的差距

癫痫共患病的诊断和治疗是 2012 年美国医学研究所癫痫报告确定的重要优先事项[72]。癫痫患者的共患病、监测和及时治疗的重要性不能被低估[72]。共患病使癫痫的整体治疗复杂化，并可进一步加剧癫痫发作，并对患者造成进一步伤害。早期发现共患病将带来及时的干预和显著的医疗收益。躯体共患病，如骨质疏松症、偏头痛和精神共患病等，经常被忽视和未受到适当的治疗[73-76]。美国医学研究所 2012 年的报告指出，

为了改善对癫痫的监测和预防，需要解决的关键领域之一包括建立和传播标准的共患病筛查工具[72]。当然，对于一般人群中的疾病（如骨质疏松和抑郁症），有效的筛查工具和指南是存在的；然而，在癫痫患者中却并非如此[72]。更好地控制癫痫发作，减少因癫痫发作而产生的住院和急诊的需求，及早发现、治疗和预防这些共患病，可能会节省成本。有效的管理同样也取决于早期识别那些共患病风险最高的人并且选定合适的疾病管理干预措施。这些干预措施必须通过完善的临床试验来评估。

将癫痫的成本与原发性癫痫的成本分开是一个挑战。需要对每一种癫痫病因进行精心设计的前瞻性研究[17]。区分真正的癫痫共患病和引起癫痫的疾病也是一个重要的挑战，反之亦然。要决定将一个癫痫患者面对的费用应该完全 / 部分归因于癫痫还是归因于另一种潜在的共患病也是个困难。更好地了解癫痫患者的经济状况有利于改善癫痫患者的医疗款项分配[77]。根据最近 Begley 和 Durgin 对美国癫痫直接成本的系统回顾，发现很少有研究去关注癫痫人群中的亚群（如成人、儿童、控制良好的发作、耐药癫痫、存在共患病等），即便有这样的研究，也会由于过于杂乱和具有挑战性，而无法进行任何类比分析[31]。进行进一步的研究来描述癫痫患者的总体经济负担和不同亚人群的经济负担有何不同也是非常必要的。

为了更好地定义医疗资源利用的驱动因素、癫痫治疗的成本，以及它们和癫痫共患病的关系，还需要进行更多的研究。在这一领域存在知识空白，特别是缺乏有前瞻性的长期研究，同时能使用合适的效用权重及包含 COI 各个方面（如直接、间接或无形成本）的研究也非常少。癫痫病学家、经济学家和医疗服务研究人员采取一种更加协同合作的方法来克服癫痫病管理成本评估中出现的方法学问题至关重要。

参考文献

[1] Dua T, Saxena S. Atlas: country resources for neurological disorders. 2017. Geneva, Switzerland: World Health Organization; 2017.

[2] Fiest KM, Sauro KM, Wiebe S, Patten SB, Kwon CS, Dykeman J, et al. Prevalence and incidence of epilepsy: a systematic review and meta-analysis of international studies. Neurology 2017;88(3):296–303.

[3] de Boer HM, Mula M, Sander JW. The global burden and stigma of epilepsy. Epilepsy Behav 2008;12(4):540–6.

[4] Cockerell OC, Hart YM, Sander JW, Shorvon SD. The cost of epilepsy in the United Kingdom: an estimation based on the results of two population-based studies. Epilepsy Res 1994;18(3):249–60.

[5] Hamer HM, Spottke A, Aletsee C, Knake S, Reis J, Strzelczyk A, et al. Direct and indirect costs of refractory epilepsy in a tertiary epilepsy center in Germany. Epilepsia 2006;47(12):2165–72.

[6] Thomas SV, Sarma PS, Alexander M, Pandit L, Shekhar L, Trivedi C, et al. Economic burden of epilepsy in India. Epilepsia 2001;42(8):1052–60.

[7] Hong Z, Qu B, Wu XT, Yang TH, Zhang Q, Zhou D. Economic burden of epilepsy in a developing country: a retrospective cost analysis in China. Epilepsia 2009;50(10):2192–8.

[8] Forsgren I, Beghi E, Ekman M. Cost of epilepsy in Europe. Eur J Neurol 2005;12(Suppl 1):54–8.

[9] Leonardi M, Ustun TB. The global burden of epilepsy. Epilepsia 2002;43(Suppl 6):21–5.

[10] Begley CE, Famulari M, Annegers JF, Lairson DR, Reynolds TF, Coan S, et al. The cost of epilepsy in the United States: an estimate from population-based clinical and survey data. Epilepsia 2000;41(3):342–51.

[11] Pugliatti M, Beghi E, Forsgren L, Ekman M, Sobocki P. Estimating the cost of epilepsy in Europe: a review with economic modeling. Epilepsia 2007;48(12):2224–33.

[12] Strzelczyk A, Reese JP, Dodel R, Hamer HM. Cost of epilepsy: a systematic review. PharmacoEconomics 2008;26(6):463–76.

[13] Begley CE, Lairson DR, Reynolds TF, Coan S. Early treatment cost in epilepsy and how it varies with seizure type and frequency. Epilepsy Res 2001;47(3):205–15.

[14] Langfitt JT, Holloway RG, McDermott MP, Messing S, Sarosky K, Berg AT, et al. Health care costs decline after successful epilepsy surgery. Neurology 2007;68(16):1290–8.

[15] Mbuba CK, Ngugi AK, Newton CR, Carter JA. The epilepsy treatment gap in developing countries: a systematic review of the magnitude, causes, and intervention strategies. Epilepsia 2008;49(9):1491–503.

[16] Meyer AC, Dua T, Ma J, Saxena S, Birbeck G. Global disparities in the epilepsy treatment gap: a systematic review. Bull World Health Organ 2010;88(4):260–6.

[17] Begley CE, Beghi E, Beran RG, Heaney D, Langfitt JT, Pachlatko C, et al. ILAE Commission on the Burden of Epilepsy, Subcommission on the Economic Burden of Epilepsy: final report 1998–2001. Epilepsia 2002;43(6):668–73.

[18] Gaitatzis A, Carroll K, Majeed A, Sander JW. The epidemiology of the comorbidity of epilepsy in the general population. Epilepsia 2004;45(12):1613–22.

[19] Tellez-Zenteno JF, Matijevic S, Wiebe S. Somatic comorbidity of epilepsy in the general population in Canada. Epilepsia 2005;46(12):1955–62.

[20] Tellez-Zenteno JF, Patten SB, Jette N, Williams J, Wiebe S. Psychiatric comorbidity in epilepsy: a population-based analysis. Epilepsia 2007;48(12):2336–44.

[21] Strine TW, Kobau R, Chapman DP, Thurman DJ, Price P, Balluz LS. Psychological distress, comorbidities, and health behaviors among U.S. adults with seizures: results from the 2002 National Health Interview Survey. Epilepsia 2005;46(7):1133–9.

[22] Hodgson TA, Meiners MR. Cost-of-illness methodology: a guide to current practices and procedures. Milbank Mem Fund Q Health Soc 1982;60(3):429–62.

[23] Swingler RJ, Davidson DL, Roberts RC, Moulding F. The cost of epilepsy in patients attending a specialist epilepsy service. Seizure 1994;3(2):115–20.

[24] Jacoby A, Buck D, Baker G, McNamee P, Graham-Jones S, Chadwick D. Uptake and costs of care for epilepsy: findings from a U.K. regional study. Epilepsia 1998;39(7):776–86.

[25] Mincer J. Investment in human-capital and personal income-distribution. J Polit Econ 1958;66(4):281–302.

[26] Lv R, Wu L, Jin L, Lu Q, Wang M, Qu Y, et al. Depression, anxiety and quality of life in parents of children with epilepsy. Acta Neurol Scand 2009;120(5):335–41.

[27] Taylor J, Jacoby A, Baker GA, Marson AG. Self-reported and parent-reported quality of life of children and adolescents with new-onset epilepsy. Epilepsia 2011;52(8):1489–98.

[28] Ellis N, Upton D, Thompson P. Epilepsy and the family: a review of current literature. Seizure 2000;9(1):22–30.

[29] Begley CE, Annegers JF, Lairson DR, Reynolds TF, Hauser WA. Cost of epilepsy in the United States: a model based on incidence and prognosis. Epilepsia 1994;35(6):1230–43.

[30] Heaney DC, Sander JW, Shorvon SD. Comparing the cost of epilepsy across eight European countries. Epilepsy Res 2001;43(2):89–95.

[31] Begley CE, Durgin TL. The direct cost of epilepsy in the United States: a systematic review of estimates. Epilepsia 2015;56(9):1376–87.

[32] Ivanova JI, Birnbaum HG, Kidolezi Y, Qiu Y, Mallett D, Caleo S. Economic burden of epilepsy among the privately insured in the US. PharmacoEconomics 2010;28(8):675–85.

[33] Wilner AN, Sharma BK, Thompson A, Soucy A, Krueger A. Diagnoses, procedures, drug utilization, comorbidities, and cost of health care for people with epilepsy in 2012. Epilepsy Behav 2014;41:83–90.

[34] Cramer JA, Wang ZJ, Chang E, Powers A, Copher R, Cherepanov D, et al. Healthcare utilization and costs in children with stable and uncontrolled epilepsy. Epilepsy Behav 2014;32:135–41.

[35] Cramer JA, Wang ZJ, Chang E, Powers A, Copher R, Cherepanov D, et al. Healthcare utilization and costs in adults with stable and uncontrolled epilepsy. Epilepsy Behav 2014;31:356–62.

[36] Pillas D, Selai C. Economic aspects of epilepsy and antiepileptic treatment: a review of the literature. Expert Rev Pharmacoecon Outcomes Res 2005;5(3):327–38.

[37] Begley CE, Beghi E. The economic cost of epilepsy: a review of the literature. Epilepsia 2002;43(Suppl 4):3–9.

[38] Kotsopoulos IA, Evers SM, Ament AJ, de Krom MC. Estimating the costs of epilepsy: an international comparison of

epilepsy cost studies. Epilepsia 2001;42(5):634–40.

[39] Ivanova JI, Birnbaum HG, Kidolezi Y, Qiu Y, Mallett D, Caleo S. Direct and indirect costs associated with epileptic partial onset seizures among the privately insured in the United States. Epilepsia 2010;51(5):838–44.

[40] Pato AP, Perez EC, Hernando IC, Gonzalez JRL, Constenla IR, Sampedro FG. Analysis of direct, indirect, and intangible costs of epilepsy. Neurologia 2011;26(1):32–8.

[41] Strzelczyk A, Haag A, Reese JP, Nickolay T, Oertel WH, Dodel R, et al. Trends in resource utilization and prescription of anticonvulsants for patients with active epilepsy in Germany. Epilepsy Behav 2013;27(3):433–8.

[42] Heaney D. Epilepsy at work: evaluating the cost of epilepsy in the workplace. Epilepsia 1999;40(Suppl 8):44–7.

[43] Beran RG. The burden of epilepsy for the patient: the intangible costs. Epilepsia 1999;40(Suppl 8):40–3.

[44] Hayden M, Penna C, Buchanan N. Epilepsy: patient perceptions of their condition. Seizure 1992;1(3):191–7.

[45] Carlton-Ford S, Miller R, Brown M, Nealeigh N, Jennings P. Epilepsy and children's social and psychological adjustment. J Health Soc Behav 1995;36(3):285–301.

[46] Jacoby A, Baker GA, Steen N, Potts P, Chadwick DW. The clinical course of epilepsy and its psychosocial correlates: findings from a U.K. Community study. Epilepsia 1996;37(2):148–61.

[47] Kwon CS, Liu M, Quan H, Wiebe S, McChesney J, Wirrell E, et al. The incidence of injuries in persons with and without epilepsy—a population-based study. Epilepsia 2010;51(11):2247–53.

[48] Viteri C, Codina M, Cobaleda S, Lahuerta J, Barriga J, Barrera S, et al. Validation of the Spanish version of the QOLIE-10 quality of life in epilepsy questionnaire. Neurologia 2008;23(3):157–67.

[49] Charlson M, Charlson RE, Briggs W, Hollenberg J. Can disease management target patients most likely to generate high costs? The impact of comorbidity. J Gen Intern Med 2007;22(4):464–9.

[50] Forsgren L. Prevalence of epilepsy in adults in northern Sweden. Epilepsia 1992;33(3):450–8.

[51] Centers for Disease Control and Prevention. Comorbidity in adults with epilepsy—United States, 2010. MMWR Morb Mortal Wkly Rep 2013;62(43):849–53.

[52] Hinnell C, Williams J, Metcalfe A, Patten SB, Parker R, Wiebe S, et al. Health status and health-related behaviors in epilepsy compared to other chronic conditions—a national population-based study. Epilepsia 2010;51(5):853–61.

[53] Shiek Ahmad B, Hill KD, O'Brien TJ, Gorelik A, Habib N, Wark JD. Falls and fractures in patients chronically treated with antiepileptic drugs. Neurology 2012;79(2):145–51.

[54] Lee WC, Arcona S, Thomas SK, Wang Q, Hoffmann MS, Pashos CL. Effect of comorbidities on medical care use and cost among refractory patients with partial seizure disorder. Epilepsy Behav 2005;7(1):123–6.

[55] Mitchell RJ, Herkes G, Nikpour A, Bleasel A, Shih P, Vagholkar S, et al. Examining health service utilization, hospital treatment cost, and mortality of individuals with epilepsy and status epilepticus in New South Wales, Australia 2012–2016. Epilepsy Behav 2018;79:9–16.

[56] Wolff JL, Starfield B, Anderson G. Prevalence, expenditures, and complications of multiple chronic conditions in the elderly. Arch Intern Med 2002;162(20):2269–76.

[57] Copeland LA, Ettinger AB, Zeber JE, Gonzalez JM, Pugh MJ. Psychiatric and medical admissions observed among elderly patients with new-onset epilepsy. BMC Health Serv Res

2011;11:84.

[58] Dunn DW, Johnson CS, Perkins SM, Fastenau PS, Byars AW, de Grauw TJ, et al. Academic problems in children with seizures: relationships with neuropsychological functioning and family variables during the 3 years after onset. Epilepsy Behav 2010;19(3):455–61.

[59] Hitiris N, Mohanraj R, Norrie J, Sills GJ, Brodie MJ. Predictors of pharmacoresistant epilepsy. Epilepsy Res 2007;75(2–3):192–6.

[60] Devinsky O. Patients with refractory seizures. N Engl J Med 1999;340(20):1565–70.

[61] Ong MS, Kohane IS, Cai T, Gorman MP, Mandl KD. Population-level evidence for an autoimmune etiology of epilepsy. JAMA Neurol 2014;71(5):569–74.

[62] Vincent A, Bien CG, Irani SR, Waters P. Autoantibodies associated with diseases of the CNS: new developments and future challenges. Lancet Neurol 2011;10(8):759–72.

[63] Suh DC, Woodall BS, Shin SK, Hermes-De Santis ER. Clinical and economic impact of adverse drug reactions in hospitalized patients. Ann Pharmacother 2000;34(12):1373–9.

[64] Perucca P, Carter J, Vahle V, Gilliam FG. Adverse antiepileptic drug effects: toward a clinically and neurobiologically relevant taxonomy. Neurology 2009;72(14):1223–9.

[65] Kwan P, Brodie MJ. Early identification of refractory epilepsy. N Engl J Med 2000;342(5):314–9.

[66] Gilliam F. Optimizing health outcomes in active epilepsy. Neurology 2002;58(8 Suppl 5):S9–20.

[67] Loring DW, Marino S, Meador KJ. Neuropsychological and behavioral effects of antiepilepsy drugs. Neuropsychol Rev 2007;17(4):413–25.

[68] McCarron M, O'Dwyer M, Burke E, McGlinchey E, McCallion P. Epidemiology of epilepsy in older adults with an intellectual disability in Ireland: associations and service implications. Am J Intellect Dev Disabil 2014;119(3):253–60.

[69] Oeseburg B, Dijkstra G, Groothoff J, Reijneveld S, Jansen D. Prevalence of chronic health conditions in children with intellectual disability: a systematic literature review. Intellect Dev Disabil 2011;49:59–85.

[70] Perucca E, Kwan P. Overtreatment in epilepsy: how it occurs and how it can be avoided. CNS Drugs 2005;19(11):897–908.

[71] Kerr M, Guidelines Working Group, Scheepers M, Arvio M, Beavis J, Brandt C, et al. Consensus guidelines into the management of epilepsy in adults with an intellectual disability. J Intellect Disabil Res 2009;53(8):687–94.

[72] England MJ, Liverman CT, Schultz AM, Strawbridge LM. Epilepsy across the spectrum: promoting health and understanding. A summary of the Institute of Medicine report. Epilepsy Behav 2012;25(2):266–76.

[73] Lado F, Spiegel R, Masur JH, Boro A, Haut SR. Value of routine screening for bone demineralization in an urban population of patients with epilepsy. Epilepsy Res 2008;78(2–3):155–60.

[74] Kwan P, Man CB, Leung H, Yu E, Wong KS. Headache in patients with epilepsy: a prospective incidence study. Epilepsia 2008;49(6):1099–102.

[75] Barry JJ. The recognition and management of mood disorders as a comorbidity of epilepsy. Epilepsia 2003;44(Suppl 4):30–40.

[76] Ott D, Siddarth P, Gurbani S, Koh S, Tournay A, Shields WD, et al. Behavioral disorders in pediatric epilepsy: unmet psychiatric need. Epilepsia 2003;44(4):591–7.

[77] Pachlatko C. The relevance of health economics to epilepsy care. Epilepsia 1999;40(Suppl 8):3–7.

第 3 章　癫痫的骨骼健康

Bone health in epilepsy

Evangelia G. Theochari　　Hannah R. Cock　著

关于癫痫和骨骼健康，尤其是抗癫痫药物（AED）的潜在影响这一首要问题可以追溯到 20 世纪 60 年代后期[1]。虽然最初的报道和研究经常被其他因素（如不活动或住院）混淆，但现在无论是在儿童还是成人中，都已经很好地建立了 AED 使用与骨折风险的强大关联。据报道，在长期服用 AED 的癫痫患者中，有 50% 或更多的人患有明显的骨疾病（临床或亚临床）[2]。骨骼疾病，尤其是骨质疏松症的主要临床表现是骨折风险的增加。骨折可能成为重大的生活事件，与残疾和死亡方面的重大负担相关[3]，并且还可能通过对医疗保健利用、就业、日常功能和护理需求的影响而产生重大的社会经济影响。2010 年，欧盟估计发生 60 万例髋部骨折事件，损失 200 亿欧元，占骨质疏松症总成本的 54%[4]。骨质疏松症的风险随着年龄的增长而增加，因此预防和管理主要针对绝经后的女性和 50 岁以上的男性。超过 1/3 的成年女性和 1/5 的男性在他们的一生中会遭受脆性骨折（由于站立高度下降或更低）。随着人口老龄化，绝对数字正在稳步上升，预计到 2025 年[5]，相关成本将平均增加 25%，因此这是一个重要的公共卫生问题。结合最近的研究建议，癫痫和 AED 相关骨病的一些额外风险可能是可以避免的，有必要提高癫痫相关骨病管理的认识和循证指导。在本章中，我们将回顾关于癫痫和 AED 对骨骼健康影响的现有文献，分析所涉及的潜在机制，以及如何更好地识别、监测和治疗那些最有可能患代谢性骨病的患者。

一、在健康和疾病中的骨骼功能

骨是一种具有多种作用的动态组织（表 3-1）。皮质骨约占成年人的 80%，致密紧凑，提供骨骼的结构稳定。另外，小梁（也称为松质）骨通过其较大的表面使代谢更加活跃。骨经历了一个持续的重塑过程，也被称为骨转换，这是一个激活、骨吸收和骨形成的循环的结果，如图 3-1 所示。

表 3-1　骨功能

功　能	举　例
支撑结构	对控制姿势和动作的基本支持
生命器官保护	颅骨内的大脑、心脏和胸腔内的肺
生化功能	脂质和矿物质的储存，特别是钙
血液功能	含有骨髓，由干细胞产生血细胞和血小板

在成人中，每年有 25% 的小梁骨被吸收和替换，而只有 3% 的皮质骨经历同样的吸收 / 替换过程。骨重塑对于骨骼的完整性和钙稳态的严格调控至关重要，它受到类固醇和甲状腺激素、多肽、局部循环细胞因子和生长因子的调节。骨重

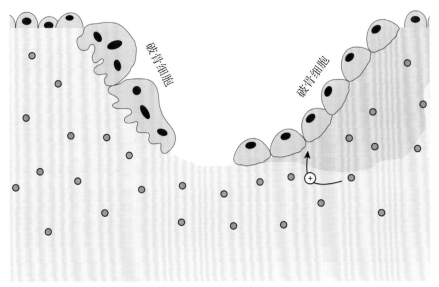

TGF-β（转化生长因子 β）
IGF（胰岛素生长因子）

◀ 图 3-1 骨重塑

这个周期开始于激活前体破骨细胞成为成熟的多核破骨细胞，它们负责骨吸收，作用于陈旧或受损的骨。与此同时，成骨细胞被激活产生胶原蛋白和非胶原蛋白（类骨蛋白或骨基质），然后矿化。一旦嵌入基质中，成骨细胞就会变成骨细胞，并负责交换营养物质，尽管它们最终会死亡，刺激破骨细胞再次开始这个循环［图由 Shandristhe azylean 提供，原始文件：bonemetabolism.png created by JE.at.UWOUjT. Uploaded 05:04, November 17, 2006(UTC)., CC BY-SA 3.0, https://en.wikipedia.org/w/index.php?curid=28248772.］

塑还依赖于可用的钙、磷和维生素 D。任何骨形成 / 骨吸收的失衡都可能导致骨病。在儿童和年轻人中，当骨骼仍在发育时，骨吸收 / 形成的失衡对骨积累有负面影响；而在老年人中，它会导致骨丢失。代谢性骨病的主要症状是包括创伤轻微或无创伤在内的骨折风险的增加。

骨密度（bone mineral density，BMD）降低或骨量和维生素 D 缺乏是骨折的独立危险因素，骨折是代谢性骨病最重要的临床表现。

（一）骨密度

在儿童时期和青少年时期，骨骼的大小和密度都在增长，在成年早期达到峰值，之后逐渐下降（图 3-2）。

个体差异相当大，其中约 75% 是由遗传因素造成的，包括性别和种族：白人女性骨量减少的发生率最高，非裔美国人相对受到保护（非洲人群的相关研究很少）。骨量在实践中被评估为骨密度，采用双能 X 线吸收仪（dual-energy X-ray absorptiometry，DEXA）无创测量是公认的金标准，在任何给定部位的准确率为 1%～2%[6, 7]。可以获得整个骨骼或关节的数值，也可以单独测量

骨皮质或小梁骨。从潜在骨折部位获得的值，理想情况下获得髋关节总评分，被认为是最有效的。结果以 T 分数表示，它反映了在与性别和种族相匹配的健康年轻人（30 岁）中高于或低于平均峰值的标准偏差（standard deviations，SD）的数量。在儿童人群中，可以使用 Z 分数，表示 SD 高于或低于健康年龄匹配对照的平均值。随着 BMD 的每一个 SD 降低，非创伤性骨折的风险就会增加 2 倍。

世界卫生组织（World Health Organization，WHO）[7a]将骨质疏松症定义为"以低骨量和骨组织微结构破坏为特征的进行性全身性骨骼疾病，导致骨脆性和骨折易感性增加。"脆性骨折的常见部位包括椎体、桡骨远端、肱骨近端、骨盆和股骨近端（髋关节）[6]。在操作上，骨质疏松症被定义为骨密度（BMD）T 分数＜ –2.5SD。T 分数在 –2.5SD～–1SD 范围内被认为是骨质减少（也称为低骨量），T 分数＞ 1SD 被认为是正常的。然而，仅使用 BMD 不足以评估骨折风险。这是因为尽管其特异性高，但敏感性低，以致 50% 的骨折发生在不符合骨密度诊断骨质疏松症标准的患者身上。

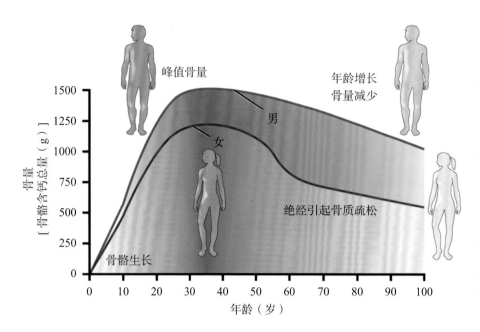

峰值骨量

年龄增长
骨量减少

男

女

绝经引起骨质疏松

骨骼生长

骨量 [骨骼含钙总量（g）]

年龄（岁）

◀ 图 3-2　健康人群中骨量随年龄和性别的变化

在临床实践中使用骨密度进行测量，即每单位骨骼面积的骨量（单位为 g/cm²），遵循类似的模式。除了性别和年龄的差异外，低水平的体育活动、吸烟、酒精和激素状况（绝经后的女性、睾酮缺乏的男性）也被认为与骨密度降低有关（© Anatomy & Physiology, Connexions website 版权所有。http://cnx.org/content/col11496/ 1.6/, June 19, 2013. OpenStax College, CC BY 3.0, https://commons.wikimedia.org/w/index. php?curid=30017602.）

（二）维生素 D

维生素 D 是一种类固醇，其中大部分在皮肤中合成，其形成依赖于阳光照射。维生素 D 主要的活性代谢物是 1, 25- 二羟基维生素 D，它除了在骨代谢中的作用外，在细胞增殖和分化、影响免疫和生殖系统方面也有重要作用，并且在广泛的条件下具有潜在作用[8]。维生素 D 缺乏症是骨折的独立危险因素，除了对骨骼健康的作用外，还可能产生其他相关后果，包括肌肉无力和跌倒的可能性增加[9]。皮肤产生维生素 D 还受年龄（年龄增加会减少日晒的影响）、皮肤色素沉着（色素沉着的皮肤需要更多的阳光）和文化因素（如衣服、使用防晒霜）的影响。因此，长期居家、住院或因其他原因而造成的接受日照较少的人群，默认情况下会更多地依赖饮食来源，通常需要测量 25- 羟基维生素 D 的血清水平。严重的维生素 D 缺乏（＜20nmol/L）会导致骨矿化缺陷（儿童佝偻病或成人骨软化症），但多年来，定义正常维生素 D 水平的下限及造成维生素 D 形成不足的原因，仍是一个相当有争议的话题。英国营养科学咨询委员会指出，维生素 D 的年平均水平在 30nmol/L（12.5μg/L）以上，且从不低于 25nmol/L，就足以维持大多数人的骨骼健康。然而，这一数值并未考虑存在额外骨骼健康损害时的血清水平变化。包括美国在内的许多机构[10-12]主张将维生素 D 含量的目标设定在 50nmol/L 以上，以优化保护至少 97.5% 的人口。维生素 D 缺乏症并不罕见，但由于未对维生素 D 缺乏症构成的原因形成共识，因此很难确定其真正的人群数量。最近的数据表明，越来越多的美国普通人群（可能高达 32%[13]）存在维生素 D 不足。在冬季的英国，不同年龄人群中 30%～40% 存在维生素 D 缺乏；甚至在夏季结束时，8% 的成年人和 13% 的青少年仍然存在维生素 D 缺乏[14]，因此正在考虑常规强化食物补充维生素 D。也有人认为这是对上述数据的过度解释和误解[15]，过度筛选和过度治疗使那些维生素 D 血清水平＞150nmol/L 的人群存在不良反应的风险。虽然血清水平高达 600nmol/L（摄入量高达 10 000U/d）者通常没有临床症状，但即使是轻度升高的维生素 D 水平也与包括心血管事件和某些类型的癌症在内的全因死亡率存在关联[12]。我们在考虑为癫痫患者补充药物时讨论这个问题。

（三）骨转换的其他标志物

与骨骼健康相关的其他传统标志物包括血清钙、磷酸盐、甲状旁腺激素和骨特异性碱性磷酸酶水平。许多其他标志物也被证明与骨转换相关，包括血清或尿液中骨钙素、Ⅰ型前胶原的 N 端和 C 端多肽、抗酒石酸酸性磷酸酶（tartrate resistant acid phosphatase，TRACP）和脱氧吡啶啉或羟脯氨酸等。虽然通常在研究中会对这些指标进行测量，并可能有助于风险评估或监测对治疗的反应[6]，但尚未对其他有临床意义的终点的骨折风险进行前瞻性验证。

二、癫痫患者的骨折风险

1977 年发表了第一项证明癫痫患者骨折风险增加的研究[16]。这项研究是在住院患者中进行的，它和许多其他早期研究都表明，癫痫患者骨折风险增加了 6 倍，这些患者的低活动水平和阳光暴露较差是重要的混杂因素。然而，现在有大量证据支持，癫痫患者的骨折风险至少比匹配的对照组（包括流动的社区人群）增加了 1 倍。其中最大的研究来自英国全科医疗数据库[17]。虽然是回顾性研究，但这项研究包括了超过 40 000 名癫痫患者和 80 000 名对照人群。结果显示，与年龄和性别匹配的对照组相比，癫痫患者骨折的风险总体增加了 2 倍。髋关节和股骨颈骨折的相对风险最高，50 岁以上患者的相对风险增加了 3 倍，如果风险与骨骼健康相关，这可能是预期的。这也是与同一时间发表的 Meta 分析研究的结论一致[18]。当然，其中一些可能与药物治疗无关，因为癫痫患者本身的意外伤害率也显著增加[19]。即使考虑到共患病的存在，这也适用于从轻微到严重且危及生命的几乎所有类型的伤害。研究表明，25%～37% 的癫痫患者发生骨折风险的原因不是意外，而是由于伴强直阵挛发作的癫痫发作性跌倒，包括没有肌肉收缩力量导致的跌倒[20-22]。除了癫痫发作和骨骼健康的影响，其他增加骨折风险的因素包括共患病认知或身体障碍导致的运动功能受损[23, 24]，以及 ADE 有时会对平衡和姿势控制产生微妙的影响。但到目前为止，相关的研究相对较少[25-27]。因此，虽然优化癫痫发作控制仍然是优先事项，特别是在与癫痫发作相关的跌倒和（或）惊厥发作的情况下更是如此；但避免药物毒性，并了解一般的预防跌倒策略（如良好的照明、适当纠正屈光不正、识别和消除环境危害）也很重要。

三、AED 和骨折风险

尽管如此，近年来主要的担忧是确定 AED 本身是否会给骨骼健康带来额外的风险。如果确实如此，我们就可以适当地向轻度或罕见癫痫发作和病情缓解的患者建议继续 AED 治疗的风险 / 好处。此外，重要的是要确保那些需要或选择继续服用 AED 的人意识到潜在的风险，并实施任何可能减轻或减少个人风险的策略。与癫痫一样，虽然在 20 多年前的门诊人群研究中很容易识别 AED 使用与骨折风险增加的联系[28]，但从许多潜在的混杂因素中分析 AED 对骨骼健康的影响一直是一项困难的工作。目前已经发表了大量针对门诊患者的横断面、病例对照和前瞻性队列研究，研究对象和方法的规模和人群都不同，有时得出的结论相互矛盾。然而，正如 2014 年发表的一项系统综述和随机效应 Meta 分析[29] 所总结的那样，结论表明 AED 的使用和骨折风险存在显著的关联。这项 Meta 分析涵盖了 22 项原始的流行病学研究，这些研究提供了与 AED 暴露相关的骨折（任何部位）的风险估计，包括癫痫或其他疾病（如疼痛、焦虑或偏头痛），并控制了一些混杂因素。其中，从包括近 130 万名患者的 15 项研究中提取数据，结果显示 AED 使用者的骨折风险显著增加［相对风险（RR）=1.86，95%CI 1.62～2.12］。为了进一步支持这是一个药物效应，一些更大的更好的控制研究，如 Vestergaard 等开展的研究[21]，共纳入了近 125 000 名骨折患者，并调整了部分混杂因素（如类固醇使用、共患病、社会变量、既往骨折），结果证明了卡马西平、苯巴比妥、奥卡西平和丙戊酸的剂量 – 反应效应。肝酶诱导 AED（LEI-AED）的风险似乎高于非 LEI-AED[29]（RR=1.18，95%CI 1.11～125），但这并不局限于 LEI-AED，因为酶抑制剂丙戊酸盐也明显与之相关。除了已经提到的，包括其他 LEI-AED（苯妥英、托吡酯），任何其他较新的 AED 与骨折风险相关的数据不足，无法得出确切的结论。至少在一定程度上，这可能反映了暴露持续时间的影响（即累积剂量效应）。根据英国全科医学数据库研究[30]，该研究也试图控制疾病的严重程度（使用一些药物和医疗接触者作为替代标志物），每年暴露于 AED 与骨折风险增加 9% 相关。这方面的临床意义取决于该个体的绝对风险的起点。对于风险最高的 LEI-AED 患者，这意味着每 10 万名接受 LEI-AED 治疗 1 年的女性中就有 48 例骨折（其中包括 10 例髋部骨折），每 1 万名男性中有 4 例髋部骨折[31]。因此，似乎至少是较老的 AED，包括所有酶诱导药和丙戊酸，本身与骨折风险的适度增加有关，越来越多的证据支持这种因果关系。由于年龄的增长和累积剂量效应，个体使用 AED 的时间越长，这一点就变得越明显。

四、AED 会如何影响骨骼健康

AED 可能直接或间接影响骨骼健康的机制包括许多生物学上合理的，在某些情况下是公认的机制。已知 LEI-AED 可增加维生素 D 的分解代谢。尽管存在上述关于什么构成缺乏的争论，但在发达国家[32-34]和发展中国家[35]的成人和儿童

癫痫人群中，维生素 D 不足的情况似乎普遍存在（通常为 40%～80%），并且可能发展为很快（数月内）需要开始使用 AED[36, 37]。在横断面研究中，LEI-AED 的使用[34, 38-40]、综合疗法和累积持续时间[32, 35]均被报道为独立相关因素。与匹配的对照组相比，与使用 LEI-AED 相关的其他典型发现包括骨碱性磷酸酶升高、降钙素水平降低和血清钙降低[40-45]。酶诱导药也可能导致生物可利用的内源性激素水平降低，特别是雌二醇和睾酮，这也与骨质流失率增加有关[46]。在这方面值得注意的是，患有癫痫的女性发生卵巢早衰和更年期提前的风险增加，这同样是骨质疏松症和骨折的独立危险因素。酶诱导也与维生素 K 缺乏有关，进而导致骨钙素羧化不足和加速骨质流失[47]。然而，鉴于与非 LEI-AED（尤其是丙戊酸）的明确关联，显然还有其他机制，并且通常在维生素 D 水平正常甚至高于平均水平的情况下发现低 BMD[39, 41]。此外，在 Vestergaard[21]之前引用的基于人群的大型骨折研究中，骨折的风险高于仅基于 BMD 变化的预测。许多其他骨转换增加的标志物也与使用较旧或较新的 AED 相关，但在横断面研究中经常出现矛盾和不一致的结果，存在许多方法学问题和混杂因素，因此在这里未总结其结果。表 3–2 总结了前瞻性临床研究，其中一些是为了控制混杂因素，但大多是说服力不足，持续时间相对较短，有时结果相互矛盾。

其他涉及骨丢失的潜在机制，主要来自动物和体外研究，包括直接影响肠道内的阳离子（钙）转运，以及通过直接影响骨转换对成骨细胞的增殖[38, 43]。钠通道阻断药，特别是卡马西平和苯妥英，最近也被证明可以抑制成骨细胞中的钠电流，从而影响其功能[56]。在培养的成骨细胞中，丙戊酸盐和苯妥英也可以减少成骨细胞中两种关键蛋白，即主要骨基质蛋白胶原 I 和骨连接素的数量，这两种蛋白对骨形成和矿化都至关重要[57, 58]。因此，"AED 骨病"很可能不是一个

表 3-2 评估骨健康标志物与抗癫痫药物暴露关系的前瞻性临床研究

人群年龄	药物（n）	评估时间（相对于 AED 启动）	控制混杂因素 a	BMD, 部位	主要生化结果
儿童（范围 6—8 岁）[48]	CBZ（60）	0 年和 2 年	BMI、运动、维生素 D	ND	↑转换率
成年男性（中位年龄 45 岁，范围 25—54 岁）[39]	任何 AED（81，大多数为 CBZ、PHT 或 VPA）	变量和平均 19 个月（范围 12~29 个月）	BMI、吸烟、酒精、饮食、运动、其他药物	↓股骨 1.8%/ 年	↔所有
成人（平均 28.9 岁 ±5 岁）、（平均 30.4 岁 ±5.6 岁）[49]	VPA（50）、对照（60）	6.7 年 ±4 年，6 个月	BMI、酒精、吸烟、咖啡、饮食、锻炼	↓腰椎和股骨持续时间	ND
儿童（平均 7.4 岁 ± 3.3 岁）[50]	CBZ/VP（51）、对照（60）	0 年和 >1 年	BMI、饮食、运动、季节	ND	↔多数，↓维生素 D ↔所有
儿童（平均 7.8 岁 ±3.7 岁，范围 3—15.5 岁）[51]	VPA（15）、CBZ（11）、PB（4）	0 年和 2 年	BMI	↔腰部	↔所有
成人（范围 18—50 岁）[52]	CBZ（10）、VPA（15）、LTG（8）	0 个月和 6 个月	BMI、饮食、运动	↓跟骨 ↔ ↔	↔多数，↓维生素 D ↔包括维生素 D，↑钙 ↔包括维生素 D，↑钙
成人（平均 31.0 岁 ± 13.1 岁）[53]	LEV（60）	0 个月和 14 个月 ±3 个月	BMI、饮食、运动	↑腰部，↔其他	↔所有，包括维生素 D
成人（平均 28.2 岁 ± 8.4 岁）[54]	OXC（41）	0 个月和 11.6 个月 ±6 个月	BMI、饮食、运动	↓腰部	↔多数，↓钙和碱性磷酸酶
成人（AED 使用者，平均 44 岁 ±15 岁；未使用 AED 者，平均 50 岁 ±16 岁）[55]	CBZ（11）、VPA（13）、LEV（13）、对照（57）	平均 3.5 个月和 27.6 个月	BMI、饮食、运动、其他药物、吸烟	↓臀部 ↔ ↔	ND

a. 所有患者均对性别和年龄进行了控制，并排除或控制了其他已知的独立影响骨骼健康的共患病；n. 总数；CBZ. 卡马西平；LEV. 左乙拉西坦；VPA. 丙戊酸钠；PB. 苯巴比妥；BMI. 体重指数；ND. 未完成；↔. 无明显变化

单一的疾病，也可能不应该被认为是骨质疏松症的同义词。这也得到了组织形态测量学数据的支持，尽管这些数据很有限，但说明了骨重塑的增加，而不一定是皮质骨量的减少[59]。除了维生素 D，骨密度是唯一与骨折风险增加的关键临床终点一致相关的测量方法。因此，从实际的角度来看，至少从目前的证据角度来看，通过观察骨密度来评估 AED 的影响仍然是最好的方法。

五、癫痫患者的 AED 和骨密度

在首次报道与苯妥英使用相关的骨软化后[1]，即对其他人进行了跟踪[60, 61]。尽管数据来自住院患者，可能因此与营养不良、体力活动减少和

阳光照射相混淆；然而从那时起，大量的研究报道分析了癫痫患者的骨密度，且大多是横断面或回顾性病例对照。这里没有引用使用未经验证的方法，因而结论很难解释。然而，分析脊柱或臀部病变时使用推荐的标准 DEXA，也能采取足够的措施控制混杂因素。大多数结论支持 AED 的使用，至少在门诊的成年患者中，服用任何经典的 AED（卡马西平、丙戊酸、苯妥英、苯巴比妥等）是骨密度减少的独立影响因素[39, 41, 62-64]。尽管任何 AED 效应的大小和相关的程度均与不同的药物类型或治疗持续时间不一致，上述这些研究表明，根据 WHO 定义，高达 59% 的患者存在骨质减少。23% 发生骨质疏松，骨密度的显著降低可能早在治疗 1 年时显现[65]。对于儿童和青少年来说，他们处于会发生巨大变化和骨骼发育的时期，有很多数据反映，针对他们的研究结论与前述不太一致。在早期的几项控制良好的研究中，没有发现服用 CBZ[66-70] 或拉莫三嗪[71, 72] 的儿童的 DEXA Z 分数有任何显著降低。尽管通常对潜在的混杂因素没有进行足够的控制，研究在其他人群（特别是多药治疗或长时间治疗患者）中发现了骨密度降低与治疗相关[73-75]。同样，关于丙戊酸也有相互矛盾的报道[40, 66-70, 73, 76]。这是否反映了 AED 治疗方法上的困难，并与较短的 AED 治疗持续时间有关，目前尚不清楚；更年轻的骨骼是否能够更好地忍受代谢变化，还是问题将在以后的老年阶段中变得明显，目前也尚不清楚。在一项来自第三代人群的横断面研究中，纳入的所有患者均患有骨质疏松症，结果显示对于维生素 D 缺乏症来说，累积药物负担的影响可能是显著的。累积药物负担（癫痫总持续时间 ×AED 数量）是预测骨折风险的主要因素[77]。如前文的表 3-1 所述，有前瞻性纵向研究显示，在成人患者，特别是老年患者中骨密度降低与 AED 相关；尽管几乎所有的发现都动力不足，且只有一些混杂因素可以控制，但

在儿童中的结论并非如此。

六、普通人群中的 AED、骨折风险和骨密度

AED 长期以来一直被用于癫痫以外的疾病，所以如果这是一种药物效应，AED 暴露应该是一般人群中一个独立的危险因素，而非仅限于癫痫患者。AED 的使用已被证明与重症监护室的患者骨折率增加[78]、住院患者维生素 D 缺乏[79]、社区白人妇女髋部骨折发生率增加[28]，以及脊髓损伤的年轻男性下肢骨折有关[80]。来自同一组的两项大型前瞻性社区研究已经系统地解决了这个问题。在第一项研究中，超过 9000 名 65 岁以上的女性接受了髋关节和跟骨 DEXA 检查，扫描间隔时间平均为 5.7 年[81]。仔细对混杂因素进行调整后发现，总髋关节骨密度的平均下降率从非 AED 使用女性的 –0.7%/ 年增加到部分使用女性（在研究期间的某个时间，但不是整个研究期间）的 –0.87% / 年，而连续使用女性为 –1.16% / 年（$P=0.015$）。虽然这些数字听起来很小，但这正是骨密度的重要性，这意味着在 5 年内髋部骨折的风险增加了近 30%，且与该人群中 AED 的使用相关。苯妥英看起来是最严重的影响因素，但也是最常用的 AED，而在其他 AED 上的较小的数字可能隐藏了任何影响。激素替代疗法（HRT）和运动也可以作为保护性因素，独立于 AED 的使用。在随后的对 4200 名 65 岁以上男性患者的类似研究中[82]，扫描间隔时间平均为 4.6 年，正如预期的那样，所有下降率比女性低，但令人惊讶的是，与对照组（0.35%/ 年）相比，明显更大的损失与非 LEI-AED 使用组（0.53% / 年，$P=0.04$）相关，而不是 LEI-AED 使用组（0.46% / 年，$P=0.31$）。正如预期的那样，大型社区研究[81, 82] 中的 AED 用户在其他方面也有所不同（例如，作为一个总体健康状况较差、更瘦、更抑郁的群体）。值得注

意的是，抑郁症是一个公认的影响骨骼健康和造成骨折的风险因素，甚至可能比癫痫更严重，这与运动减少、营养因素和阳光照射有关。关于抗抑郁药是否也可能带来额外风险的争论也出现了[83]。

在不同人群中，年龄、性别和激素状态对骨密度的影响最大。据估计，AED 的使用仅占股骨颈处骨密度总变异的 5%[62]。为了更严格地控制年龄、性别和相关的遗传因素，最近的一项研究对 48 对同性双胞胎 / 年龄匹配的兄弟姐妹进行了分析[84]，并在 2 年后进行重复评估。纳入人群的潜在混杂因素匹配良好，但 AED 的使用不一致。结果显示髋部区域的骨密度显著降低，这与 AED 的使用有关。48 对患者中有 40 对为女性。在 AED 使用者中，20 对使用 LEI-AED，16 对使用非 LEI-AED，其余 12 对使用药物组合。虽然整个队列的年变化率在所有地区之间没有差异，但是 LEI-AED 与显著的骨密度损失有关（全髋关节 1.7% vs. 0.3%；全身 0.7% vs. 0.1%，$P=0.013$），并且使用任何 AED 超过 20 年或更久也是一个预测因素。因此，无论你如何看待这些数据，都有一个明确而一致的信息支持 AED 使用和骨密度降低之间的因果关系，一定程度上在某些人群中可能具有临床意义。虽然以前的非 LEI-AED（如丙戊酸）仍然存在上述风险，但 LEI-AED 的风险更大。

七、较新的 AED 是否更安全

考虑到几乎所有人都服用少数药物中的一种时，因此很难确定个别药物的风险；而且能接触到更新的 AED 的人群越来越少，因此在短时间内，"较新的 AED 是否更安全" 这个问题还没有一个明确的答案。由于所有的新药物最初都被许可作为辅助治疗，而具有足够规模和持续时间的前瞻性单药治疗研究结果尚未发表，且大规模试

验所需经费十分昂贵，因此我们有理由假设，任何 LEI-AED（包括奥卡西平、伊司卡巴塞平、托吡酯、吡仑帕奈和卢非酰胺等）都可能存在类似于卡马西平的风险。其中只有托吡酯有足够的临床数据。在有关托吡酯的大型 Meta 分析研究中，使用该药的患者骨折风险增加了 39%[29]。在性腺完整的大鼠中，虽然使用托吡酯治疗 12 周后大鼠骨密度没有降低，但成骨细胞表面和骨矿化表面均显著降低，这表明托吡酯对骨骼的作用至少不是中性的[85]。

对于非 LEI-AED，拉莫三嗪被认为是一种可能的更安全的替代[86]。在一项横断面研究中，对比了使用卡马西平（$n=37$）、丙戊酸（$n=18$）或苯妥英（$n=19$）单药治疗的绝经前女性。结果发现，使用拉莫三嗪（$n=19$）治疗不会显著增加骨转换或钙含量。尽管如此，入组人群使用 AED 治疗的时间也相对较短，只有不到 2 年（而非 5 年或更久），并且两组之间在骨密度或维生素 D 状态方面没有差异[44]。另一项比较拉莫三嗪与卡马西平和丙戊酸的短期前瞻性单一药物研究发现，只有卡马西平在治疗 6 个月时骨密度和维生素 D 水平降低[52]。在儿童人群中，研究数据有限。在该研究中 13 名接受单药治疗的儿童（3.9 岁 ±3.3 岁）的骨密度水平与对照组没有显著区别[71]。在性腺完整的大鼠动物实验中发现，拉莫三嗪与托吡酯相比，不会影响骨密度、骨强度或骨转换[85]。总的来说，拉莫三嗪很有希望成为更安全的替代药物，但缺乏危害证据并不等同于安全性证据，因而还需要更长时间及更大规模的临床研究。

关于左乙拉西坦的安全性也还没有定论。在一项横断面研究报道中，与使用托吡酯、拉莫三嗪和卡马西平的患者相比，使用左乙拉西坦单药治疗的患者骨密度降低[87]。在该研究中所有患者使用 AED 疗程至少 2 年（平均 14 年），这可能解释了为什么在另外一项对左乙拉西坦治疗

仅 1 年的研究中没有发现这种现象[53]。最近的一项开放研究比较了先前初始单药治疗失败的患者，随机分配到左乙拉西坦组（n=42）或经典 AED 组（卡马西平或丙戊酸，n=42）进行治疗[88]。在治疗 3 个月和 15 个月时完成评估的患者中（左乙拉西坦 40 例，其他 AED 30 例），两组患者临床相关部位的骨丢失加速，骨转换减少[88]。相比之下，从苯妥英转为左乙拉西坦治疗的患者在 2 年后骨密度和维生素 D 水平有所改善；而在完全停止治疗的患者中也有类似发现，这可能反映了苯妥英的作用或任何的特殊风险[89]。对小鼠[90]和性腺完整大鼠[91]的研究结果也表明，与经典 AED 药物相比，左乙拉西坦的作用有限。

关于奥卡西平的数据也有相互矛盾的报道[45, 54, 87, 92]，而关于其他较新的 AED 的数据甚至更有限。现实情况是，我们可以合理地得出结论，非 LEI-AED 或至少那些 LEI 效应较弱的药物（如奥卡西平），可能比强诱导剂（如苯妥英）对骨骼健康的危害更小。但我们不能确定上述药物的安全性，特别是远期安全性。

八、我们该怎么办

到目前为止明确的是，与普通人群相比，至少有一些服用 AED 的癫痫患者的骨骼健康问题风险增加。骨骼健康问题风险包括骨密度减少、维生素 D 缺乏，最终可能导致骨折。对于许多人来说，不能选择停止使用 AED，而改用风险更低的新型 AED 也存在着困难，且不能保证长期更好的结果。临床医生至少应该将符合一般人群的标准指南作为最低标准[6]，更积极地考虑癫痫患者的骨骼健康问题。在讨论治疗的益处和风险时，应该包括骨骼健康风险。这也在评估癫痫发作风险方面起到更好的平衡作用。特别是在无癫痫发作（seizure-free）的老年患者中，骨折的绝对风险在 10 年来可能已经接近 10%。他们需要知道到持续的 AED 治疗可能会使这个风险增加 1 倍，从而决定自己是否继续治疗。应当确保所有患者都了解改善骨骼健康的生活方式措施，包括增加体育活动水平、戒烟、将酒精摄入量减少到每天 2U、减少跌倒的风险，还应该确保充足的膳食钙摄入量和维生素 D。然而目前没有针对骨质疏松症 / 骨密度降低的广泛筛查和一级预防，提出上述建议的理由是大多数骨折发生在中等风险的人群中，而非发生在高风险的人群中。相反，自 20 世纪 90 年代以来，人们一直推荐采用一种选定的病例发现或有针对性的风险评估方法进行评估。

（一）病例发现和有针对性的风险评估

从本质上说，这种评估方法意味着识别那些最有可能面临风险的人群，然后只向这类人群提供骨密度筛查，以便为治疗决策提供信息。英国国家卫生与临床优化研究所（National Institute for Health and Care Excellence，NICE）[93]建议评估所有 65 岁以上女性和 70 岁以上男性的骨折风险，以及 50 岁以上存在骨折或骨质疏松额外骨折风险的人群。英国推荐的第一步，是通过 FRAX（http://www.shef.ac.uk/FRAX）和 QFracture（http://www.qfracture.org/）这两个基于网络的工具进行评估。这两种方法已经在独立队列中进行了外部验证。两者在进行评估时都要求提供基本的人口统计数据和已证实的风险的额外临床信息（低体重指数、先前特征性骨折、父母髋部骨折、酒精摄入、吸烟、类风湿关节炎、糖皮质激素治疗及其他已知原因的继发性骨质疏松症等）。评估结果给出了 10 年重大骨质疏松性骨折发生的概率（%），并根据国际共识的建议，在图表上绘制出相关的干预阈值（治疗、测量骨密度，或给出生活方式建议和保证）。FRAX 是根据欧洲、北美、亚洲和澳大利亚的人群队列开发的评估方法，是英国指南小组的首选推荐，可用于评估 40 岁以上的患者，其结果可以包括骨密度值[6]。AED 药物的使用和癫痫在 FRAX 评估方法中并未被列为可选择的危险因素；然而自 2012 年以来，这两者一直都是 QFracture 评估方法的次级危险因素[94]。QFracture 评估法仅严格适用于英国人群，可用于 >30 岁患者骨折风险的评估，通过生成一个有用的 Cates 图，显示任何骨质疏松性骨折或单纯的髋部骨折的 10 年发生概率，以促进共享决策。通过上述评估工具筛选出有骨折风险的患者，下一步应用 DEXA 测量骨密度，从而明确是否存在骨质疏松或骨质减少，并根据结果做出治疗决定。除了给出生活方式的建议外，很少需要治疗，除非年轻患者的骨折风险接近 10%，或老年患者的骨折风险为 10%～20%。对于预测骨折风险高于上述指标的患者，无论骨密度结果如何，都应该提供治疗。在包括美国在内的其他国家[95]，关于使用风险评估工具的具体指导并没有那么规范，而是建议对所有 65 岁以上女性、70 岁以上男性、任何已经发生脆性骨折的绝经后女性或 50 岁以上男性，以及存在额外风险因素的人群进行 DEXA 测量骨密度。可以通过查询国际骨质疏松症基金会网站（https://www.iofbonehealth.org/guideline-references）获得一个完整的国家和国际指南列表。

虽然目前有大量证据支持 AED 的使用是骨折发生的一个独立危险因素，但在大多数共识指南中并未列出这一原因。使用 AED 确实会增加骨折风险，但其发生率大大低于其他能在所有指南触发积极评估和骨骼健康监测的影响因素（如长期使用糖皮质激素等）。例如，长期接受糖皮质激素治疗的患者在仅进行 6 个月的激素治疗后，骨折的优势比（OR）风险范围从 2（髋关节）升至 5 以上（脊柱）[96]；而多年后发生骨折的优势比（OR）可降至 1.4 以下，这可能归因于 AED 的应用（不包括癫痫相关骨折）。重要的是，将癫痫

患者列为高危人群的成本、临床效果和服务意义也几乎没有得到评估。这可能值得进一步研究，以指导未来的实践和指南。对于癫痫患者来说，除了 AED 的使用外，还有其他风险因素（如行动能力降低和跌倒风险增加等），因而在此基础上，有必要确保他们至少像一般人群一样主动获得风险评估和 DEXA 检测。一些人认为，对于有症状的癫痫患者、绝经后的癫痫女性患者，甚至所有服用 AED 至少 3～5 年的患者，应该考虑进行骨密度筛查[86]。需要注意，由于年轻患者发生骨折的风险非常低，评估工具只针对成人设计。在英国，NICE 特别警告不要对 40 岁以下的人群应用评估工具（FRAX 或 QFracture）进行骨折风险评估[93]，40 岁以下人群的骨折绝对风险从未达到过治疗的最低阈值（10 年超过 1%）。骨密度和筛查在年轻患者中的效用（包括在远期来看这种策略是否具有成本效益，或确实安全），目前尚未确定。有人建议[59]，除了标准的骨谱，还应每 2～5 年对血清维生素 D 含量进行检测[97]。但确实没有证据支持对癫痫患者的骨转换生化标志物进行上述的一系列评估。

（二）补充维生素 D 和钙

如前所述，维生素 D 缺乏症是公认的骨折的独立危险因素。维生素 D 缺乏症在普通人群中很普遍，在癫痫患者中更常见。维生素 D 缺乏容易纠正。美国建议成年人的每日饮食中维生素 D 摄入量为 600U/d（12μg/d）[12]，而英国的定义阈值为 400U/d（10μg/d）。然而，双方都承认，虽然这指的是来自所有来源的维生素 D 摄入量，但很难仅从天然食物来源获得推荐的营养摄入量。因此英国最新的报道[14]建议政府考虑全人口范围的战略来解决这一问题。维生素 D 补充剂最常见的是维生素 D$_3$（胆钙化醇，400U/d），通常同等剂量的钙联合使用；或应用不含钙的更高剂量的维生素 D（2000～5000U/d，片剂或喷雾剂）。维

生素 D 价格便宜，耐受性良好。在一项基于社区的研究中，观察了 41 例骨骼健康的癫痫患者，无论维生素 D 状况如何，给予补充维生素 D 联合钙剂[98]或单独补充维生素 D 的效果[99]。在某些情况下，默认向一些高危人群推荐补充维生素 D 已经成为标准做法。在英国，补充范围包括婴儿和 4 岁以下的儿童、孕妇和哺乳期妇女、65 岁以上人群、日照较少地区或深色皮肤人群，以及纯素食、清真或犹太饮食者[100]。数据模型显示，向特定高危人群推荐补充维生素 D，既减少了骨折的发生，又减少了血清检测的次数，具有成本效益[101]。在美国，许多食物和牛奶已经添加了营养补充剂，并建议对上述人群、肥胖患者、炎症性肠病患者或接受过胃旁路手术的患者也添加营养补充剂[12]。然而，癫痫患者，特别是那些服用 LEI-AED 或维生素 D 严重缺乏（<25nmol/L）的患者可能需要补充更高的剂量，以达到满意的维生素 D 血清水平（>50nmol/L）[37, 102]。两项分别对服用 AED 的儿童和成人癫痫患者进行观察的随机对照试验中，证实了在门诊癫痫患者中补充维生素 D 的价值[103]。在成年人中，基线骨密度值低于对照人群，这与其他研究一致。通过测量骨密度增加情况来评估维生素 D 是否有效。结果发现，在补充维生素 D 的 1 年后，只有补充高剂量（4000U/d）维生素 D 是有效的，而补充低剂量（400U/d）维生素 D 是无效的。在儿童中，没接受维生素 D 补充是正常情况。儿童癫痫患者的基线骨密度是正常的，但在低剂量和高剂量治疗组中骨密度数值均有所增加。英国在 2009 年就此发布了指导意见，建议长期服用酶诱导型 AED 或丙戊酸的高危患者都应考虑补充维生素 D[104]。然而，排除那些使用非酶诱导的新型 AED 很可能反映了研究证据（而非前面讨论的安全性证据）的缺乏，指导意见中的"高危"和"长期"都没有被定义，也没有关于该人群维生素 D 的补充剂量或补充目标水平的指导。

我们自己的做法不仅是确保在治疗早期与所有患者讨论至少一个标准补充剂量（400U/d）对维生素 D 水平补充，而且要在早期检测维生素 D 血清水平以指导补充剂量。对于那些血钙水平在 30～50nmol/L 范围内的患者，补充标准剂量钙（1～2 片，400U/d）通常就足够了；对于血钙水平低于 30nmol/L 的患者，有时需要补充剂量高达 4000U/d 的钙，并至少持续补充几个月，然后再调整为标准补充剂量[11]。

（三）对已确诊病例的处理

对于包括癫痫患者在内的任何被确诊为骨质疏松症的人群，除了确保足够的维生素 D 水平外，现在有了更广泛的治疗选择。一项全面的骨质疏松症治疗方案包括关注适当的营养、锻炼和安全问题，以防止跌倒可能导致的骨折；同时进行药物治疗，以及改善或至少减缓骨密度恶化情况。目前推荐的已证实疗效的治疗药物或方法包括给予双膦酸盐、激素替代治疗（绝经后妇女补充雌激素、男性补充睾酮）、重组甲状旁腺激素、雌激素受体调节药、骨化三醇或单克隆抗体，以应对骨转换的影响[6, 7]。在没有禁忌证的情况下，低成本的仿制双膦酸盐通常是首选药物，在定期监测的前提下，首次使用时可持续应用长达 3 年[105]。目前只有一项治疗癫痫患者骨质疏松（双膦酸盐）的试验，结果显示无论是 AED 癫痫患者还是普通人群，应用双膦酸盐均可以改善骨密度，降低骨折风险[106]。通过确保获得超过最低限度的建议，选择正确的治疗方法，并确定结果监测的频率和性质不属于任何癫痫服务的范围，因此建议转诊并与当地骨质疏松服务机构合作。要将 AED 药物转换为对骨骼健康危害较小的药物的想法并非不合理，只是在实践中，没有其他风险的情况下往往是无法实现的。而且药物治疗只是影响个人整体骨骼健康的一小部分原因。

九、结论与实施

距离首次报道将 AED 的使用与骨骼健康问题联系起来已经有 50 年了。现在有明确的证据表明，在社区中所有年龄段的门诊患者中，癫痫患者的骨折风险大约是其他人群的 2 倍。通过一系列生物学上可信的直接和间接机制证实，大约 2/3 的骨折风险增加可能是由于 AED 对骨代谢的影响。LEI-AED 似乎比非 LEI-AED 有更高的致骨折风险，但丙戊酸也与此有关。较新的非 LEI-AED 药物（如拉莫三嗪和左乙拉西坦），可能与较低的骨折风险相关。但这一结论还不确定，需要更长期的研究。维生素 D 水平偏低和骨密度降低是骨折的独立危险因素，可通过治疗改变，且在癫痫患者中比在普通人群中更为普遍。至少从 2012 年起，英国癫痫指南对包括饮食和生活方式方面的建议[107]，提出“高度警惕”[97] 或“咨询”级别，以最大限度地将癫痫对骨骼健康的紧急不良影响的治疗风险降至最低。这其中提供的建议包括戒烟、限制酒精摄入（<2U/d），促进健康的体重指数和负重锻炼，以及补充足够的维生素 D 和钙。我们的目标是在所有患者在早期至少需要服用标准的维生素 D 补充剂（400U/d），每 2～5 年检查一次维生素 D 血清水平，并建议对维生素 D 水平低于 30nmol/L 的患者使用更高剂量的维生素 D 补充剂。在任何关于对无癫痫患者停止治疗的风险或益处的讨论中，骨健康都应该是标准的组成部分。对于 50 岁或以上

继续接受治疗的患者，以及一些有多种额外危险因素的年轻患者，我们自己的实践经验也是要采取一定的干预措施，至少要对他们进行风险评估（FRAX 或 QFracture）。虽然对于一般人群来说，可以认为维护骨骼健康的责任主要落在了家庭医生身上；但对于癫痫患者来说，癫痫专家推荐的 AED 治疗也是影响他们的骨骼健康的一个因素。此外，与一般人群相比，癫痫患者对自己的骨骼健康问题了解较少[108]，这一方面在临床实践上差异很大[109]。究其原因，在一定程度上反映了癫痫管理人员相关知识缺乏，另外也与癫痫患者的学习、记忆、心理问题发病率较高有关。对于普通医生或管理癫痫患者的专科医生来说，癫痫患者的骨骼健康是否是最重要的一项，目前尚不清楚；但维护癫痫患者的骨骼健康至少是医生们共同的责任。即使在繁忙的诊所，也可以通过“癫痫患者骨骼健康管理”手册，或引导患者去癫痫协会寻求支持。现在其中大部分药物都在网站上提供了骨骼健康的相关信息，并在临床信息中附上了关于维生素 D 的声明。但从我们自己的经验来看，即使是在当地做得最好的医疗中心，在实践中做到上述这些也是困难的，但可以通过使用电子处方的自动提示来进行[110]。对癫痫的良好管理远不止是降低癫痫发作的风险[111]。无论是否存在骨密度减低，任何脆性骨折患者在正式评估中均被确定为高风险，应向专家服务机构寻求关于预防跌倒的建议，确定任何额外治疗需求，并进行监测。

参考文献

[1] Kruse R. Osteopathien bei antiepileptishcer Langzeittherapie. Monatsschr Kinderhelikd 1968;116:378–81.

[2] Petty SJ, O'Brien TJ, Wark JD. Anti-epileptic medication and bone health. Osteoporos Int 2007;18(2):129–42.

[3] Ioannidis G, Papaioannou A, Hopman WM, Akhtar-Danesh N, Anastassiades T, Pickard L, et al. Relation between fractures and mortality: results from the Canadian multicentre osteoporosis study. Can Med Assoc J 2009;181(5):265–71.

[4] Hernlund E, Svedbom A, Ivergård M, Compston J, Cooper C, Stenmark J, et al. Osteoporosis in the European Union: medical management, epidemiology and economic burden. Arch Osteoporos 2013;8(1):136.

[5] Svedbom A, Hernlund E, Ivergård M, Compston J, Cooper C, Stenmark J, et al. Osteoporosis in the European Union: a

compendium of country-specific reports. Arch Osteoporos 2013;8(1):137.

[6] Compston J, Cooper A, Cooper C, Gittoes N, Gregson C, Harvey N, et al. UK clinical guideline for the prevention and treatment of osteoporosis. Arch Osteoporos 2017;12(1).

[7] NIH. Osteoporosis overview. Bethesda, MD: National Institute of Health; 2015. Report No.: Pub. No. 15–AR–8004.

[7a] World Health Organization. Assessment of fracture risk and its application to screening for postmenopausal osteoporosis: report of a WHO study group [meeting held in Rome from 22 to 25 June 1992]. Geneva: World Health Organization; 1994. http://www.who.int/iris/handle/10665/39142.

[8] Pike JW, Christakos S. Biology and mechanisms of action of the vitamin D hormone. Endocrinol Metab Clin N Am 2017;46(4):815.

[9] Rosen CJ, Adams JS, Bikle DD, Black DM, Demay MB, Manson JE, et al. The nonskeletal effects of vitamin D: an endocrine society scientific statement. Endocr Rev 2012;33(3):456–92.

[10] Francis R, Aspray T, Fraser W, Gittoes N, Javaid K, MacDonald H, et al. Vitamin D and bone health: a practical clinical guideline for patient management. Bath, UK: National Osteoporosis Society; 2013.

[11] Dobson R, Cock HR, Brex P, Giovannoni G. Vitamin D supplementation. Pract Neurol 2018;18(1):35–42.

[12] NIH. Vitamin D: Fact sheet for health professionals. Bethesda, MD: National Institute for Health; 2018.

[13] Ganji V, Zhang X, Tangpricha V. Serum 25–hydroxyvitamin D concentrations and prevalence estimates of hypovitaminosis D in the US population based on assay-adjusted data. J Nutr 2012;142(3):498–507.

[14] Scientific Advisory Committee on Nutrition. Vitamin D and health. London, UK: Crown Copyright; 2016.

[15] Manson JE, Brannon PM, Rosen CJ, Taylor CL. Vitamin D deficiency—is there really a pandemic? N Engl J Med 2016;375(19):1817–20.

[16] Lidgren L, Wallöe A. Incidence of fracture in epileptics. Acta Orthop Scand 1977;48(4):356–61.

[17] Souverein PC, Webb DJ, Petri H, Weil J, Van Staa TP, Egberts T. Incidence of fractures among epilepsy patients: a population-based retrospective cohort study in the general practice research database. Epilepsia 2005;46(2):304–10.

[18] Vestergaard P. Epilepsy, osteoporosis and fracture risk—a meta-analysis. Acta Neurol Scand 2005;112(5):277–86.

[19] Kwon CS, Liu MF, Quan HD, Wiebe S, McChesney J, Wirrell E, et al. The incidence of injuries in persons with and without epilepsy—a population-based study. Epilepsia 2010;51(11):2247–53.

[20] Persson HBI, Alberts KA, Farahmand BY, Tomson T. Risk of extremity fractures in adult outpatients with epilepsy. Epilepsia 2002;43(7):768–72.

[21] Vestergaard P, Rejnmark L, Mosekilde L. Fracture risk associated with use of antiepileptic drugs. Epilepsia 2004;45(11):1330–7.

[22] Koppel BS, Harden CL, Nikolov BG, Labar DR. An analysis of lifetime fractures in women with epilepsy. Acta Neurol Scand 2005;111(4):225–8.

[23] Wirrell EC. Epilepsy-related injuries. Epilepsia 2006;47(Suppl. 1):79–86.

[24] Ahmad BS, Hill KD, O'Brien TJ, Gorelik A, Habib N, Wark JD. Falls and fractures in patients chronically treated with antiepileptic drugs. Neurology 2012;79(2):145–51.

[25] Zaccara G, Cincotta M, Borgheresi A, Balestrieri F. Adverse motor effects induced by antiepileptic drugs. Epileptic Disord 2004;6(3):153–68.

[26] Pomeroy VM, Hiscock A, Cock HR, Tallis RC. Impact of carbamazepine on postural control in older adults: an exploratory study. Physiotherapy 2008;94:230–5.

[27] Zaccara G, Giovannelli F, Maratea D, Fadda V, Verrotti A. Neurological adverse events of new generation sodium blocker antiepileptic drugs. Meta-analysis of randomized, double-blinded studies with eslicarbazepine acetate, lacosamide and oxcarbazepine. Seizure Eur J Epilepsy 2013;22(7):528–36.

[28] Cummings SR, Nevitt MC, Browner WS, Stone K, Fox KM, Ensrud KE, et al. Risk factors for hip fracture in white women. N Engl J Med 1995;332(12):767–73.

[29] Shen CH, Chen F, Zhang YX, Guo Y, Ding MP. Association between use of antiepileptic drugs and fracture risk: a systematic review and meta-analysis. Bone 2014;64:246–53.

[30] Souverein PC, Webb DJ, Weil JG, Van Staa P, Egberts ACG. Use of antiepileptic drugs and risk of fractures—case-control study among patients with epilepsy. Neurology 2006;66(9):1318–24.

[31] Nicholas JM, Ridsdale L, Richardson MP, Grieve AP, Gulliford MC. Fracture risk with use of liver enzyme inducing antiepileptic drugs in people with active epilepsy: cohort study using the general practice research database. Seizure 2013;22(1):37–42.

[32] Nettekoven S, Strohle A, Trunz B, Wolters M, Hoffmann S, Horn R, et al. Effects of antiepileptic drug therapy on vitamin D status and biochemical markers of bone turnover in children with epilepsy. Eur J Pediatr 2008;167(12):1369–77.

[33] Shellhaas RA, Barks AK, Joshi SM. Prevalence and risk factors for vitamin D insufficiency among children with epilepsy. Pediatr Neurol 2010;42(6):422–6.

[34] Teagarden DL, Meador KJ, Loring DW. Low vitamin D levels are common in patients with epilepsy. Epilepsy Res 2014;108(8):1352–6.

[35] Lee YJ, Park KM, Kim YM, Yeon GM, Nam SO. Longitudinal change of vitamin Dstatus in children with epilepsy on antiepileptic drugs: Prevalence and risk factors. Pediatr Neurol 2015;52(2):153–9.

[36] Menon B, Harinarayan CV, Raj MN, Vemuri S, Himabindu G, Afsana TK. Prevalence of low dietary calcium intake in patients with epilepsy: a study from South India. NeurolIndia 2010;58(2):209–12.

[37] Krishnamoorthy G, Nair R, Sundar U, Kini P, Shrivastava M. Early predisposition to osteomalacia in Indian adults on phenytoin or valproate monotherapy and effective prophylaxis by simultaneous supplementation with calcium and 25–hydroxy vitamin D at recommended daily allowance dosage: a prospective study. NeurolIndia 2010;58(2):213–9.

[38] Feldkamp J, Becker A, Witte OW, Scharff D, Scherbaum WA. Long-term anticonvulsant therapy leads to low bone mineral density—evidence for direct drug effects of phenytoin and carbamazepine on human osteoblast-like cells. Exp Clin Endocrinol Diabetes 2000;108(1):37–43.

[39] Andress DL, Ozuna J, Tirschwell D, Grande L, Johnson M, Jacobson AF, et al. Antiepileptic druginduced bone loss in young male patients who have seizures. Arch Neurol 2002;59(5):781–6.

[40] Kumandas S, Koklu E, Gumus H, Koklu S, Kurtoglu S,

Karakukcu M, et al. Effect of carbamezapine and valproic acid on bone mineral density, IGF-I and IGFBP-3. J Pediatr Endocrinol Metab 2006;19(4):529–34.

[41] Valimaki MJ, Tiihonen M, Laitinen K, Tahtela R, Karkkainen M, Lambergallardt C, et al. Bone mineral density measured by dual-energy X-ray absorptiometry and novel markers of bone-formation and resorption in patients on antiepileptic drugs. J Bone Miner Res 1994;9(5):631–7.

[42] Sato Y, Kondo I, Ishida S, Motooka H, Takayama K, Tomita Y, et al. Decreased bone mass and increased bone turnover with valproate therapy in adults with epilepsy. Neurology 2001;57(3):445–9.

[43] Fitzpatrick LA. Pathophysiology of bone loss in patients receiving anticonvulsant therapy. Epilepsy Behav 2004;5:S3–S15.

[44] Pack AM, Morrell MJ, Marcus R, Holloway L, Flaster E, Done S, et al. Bone mass and turnover in women with epilepsy on antiepileptic drug monotherapy. Ann Neurol 2005;57(2):252–7.

[45] Mintzer S, Boppana P, Toguri J, DeSantis A. Vitamin D levels and bone turnover in epilepsy patients taking carbamazepine or oxcarbazepine. Epilepsia 2006;47(3):510–5.

[46] Hamed SA. The effect of epilepsy and antiepileptic drugs on sexual, reproductive and gonadal health of adults with epilepsy. Exp Rev Clin Pharmacol 2016;9(6):807–19.

[47] Ali II, Schuh L, Barkley GL, Gates JR. Antiepileptic drugs and reduced bone mineral density. Epilepsy Behav 2004;5(3):296–300.

[48] Verrotti A, Greco R, et al. Increased bone turnover in prepubertal, pubertal, and postpubertal patients receiving carbamazepine. Epilepsia 2002;43(12):1488–92.

[49] Boluk A, Guzelipek M, et al. The effect of valproate on bone mineral density in adult epileptic patients. Pharmacol Res 2004;50(1):93–7.

[50] Nicolaidou P, Georgouli H, et al. Effects of anticonvulsant therapy on vitamin D status in children: prospective monitoring study. J Child Neurol 2006;21(3):205–9.

[51] Tekgul H, Serdaroglu G, et al. Bone mineral status in pediatric outpatients on antiepileptic drug monotherapy. J Child Neurol 2006;21(5):411–4.

[52] Kim SH, Lee JW, Choi KG, Chung HW, Lee HW. A 6–month longitudinal study of bone mineral density with antiepileptic drug monotherapy. Epilepsy Behav 2007;10(2):291–5.

[53] Koo DL, Joo EY, Kim D, Hong SB. Effects of levetiracetam as a monotherapy on bone mineral density and biochemical markers of bone metabolism in patients with epilepsy. Epilepsy Res 2013;104(1–2):134–9.

[54] Koo DL, Hwang KJ, Han SW, Kim JY, Joo EY, Shin WC, et al. Effect of oxcarbazepine on bone mineral density and biochemical markers of bone metabolism in patients with epilepsy. Epilepsy Res 2014;108(3):442–7.

[55] Ahmad BS, O'Brien TJ, et al. Bone mineral changes in epilepsy patients during initial years of antiepileptic drug therapy. J Clin Densit 2016;19(4):450–6.

[56] Petty SJ, Milligan CJ, Todaro M, Richards KL, Kularathna PK, Pagel CN, et al. The antiepileptic medications carbamazepine and phenytoin inhibit native sodium currents in murine osteoblasts. Epilepsia 2016;57(9):1398–405.

[57] Humphrey EL, Morris GE, Fuller HR. Valproate reduces collagen and osteonectin in cultured bone cells. Epilepsy Res 2013;106(3):446–50.

[58] Wilson EL, Garton M, Fuller HR. Anti-epileptic drugs and bone loss: phenytoin reduces pro-collagen I and alters the electrophoretic mobility of osteonectin in cultured bone cells. Epilepsy Res 2016;122:97–101.

[59] Drezner MK. Treatment of anticonvulsant drug-induced bone disease. Epilepsy Behav 2004;5(Suppl 2):S41–7.

[60] Dent CE, Richens A, Rowe DJF, Stamp TCB. Osteomalacia with long-term anticonvulsant therapy in epilepsy. Br Med J 1970;4(5727):69–72.

[61] Hahn TJ, Birge SJ, Scharp CR, Avioli AV. Phenobarbital-induced alterations in vitamin D metabolism. J Clin Investig 1972;51:741–8.

[62] Stephen LJ, McLellan AR, Harrison JH, Shapiro D, Dominiczak MH, Sills GJ, et al. Bone density and antiepileptic drugs: a case-controlled study. Seizure Eur J Epilepsy 1999;8(6):339–42.

[63] Farhat G, Yamout B, Mikati MA, Demirjian S, Sawaya R, Fuleihan GEH. Effect of antiepileptic drugs on bone density in ambulatory patients. Neurology 2002;58(9):1348–53.

[64] Pack AM, Olarte LS, Morrell MJ, Flaster E, Resor SR, Shane E. Bone mineral density in an outpatient population receiving enzyme-inducing antiepileptic drugs. Epilepsy Behav 2003;4(2):169–74.

[65] Pack AM, Morrell MJ, Randall A, McMahon DJ, Shane E. Bone health in young women with epilepsy after one year of antiepileptic drug monotherapy. Neurology 2008;70(18):1586–93.

[66] Sheth RD, Wesolowski CA, Jacob JC, Penney S, Hobbs GR, Riggs JE, et al. Effect of carbamazepine and valproate on bone-mineral density. J Pediatr 1995;127(2):256–62.

[67] Akin R, Okutan V, Sarici U, Altunbas A, Gokcay E. Evaluation of bone mineral density in children receiving antiepileptic drugs. Pediatr Neurol 1998;19(2):129–31.

[68] Kafali G, Erselcan T, Tanzer F. Effect of antiepileptic drugs on bone mineral density in children between ages 6 and 12 years. Clin Pediatr 1999;38(2):93–8.

[69] Altay EE, Serdaroglu A, Tumer L, Gucuyener K, Hasanoglu A. Evaluation of bone mineral metabolism in children receiving carbamazepine and valproic acid. J Pediatr Endocrinol Metab 2000;13(7):933–9.

[70] Ecevit CG, Aydogan A, Kavakli T, Altinoz S. Effect of carbamazepine and valproate on bone mineral density. Pediatr Neurol 2004;31(4):279–82.

[71] Sheth RD, Hermann BP. Bone mineral density with lamotrigine monotherapy for epilepsy. Pediatr Neurol 2007;37(4):250–4.

[72] Dimic MD, Dimic NA. Bone mineral density in epileptic adolescents treated with antiepileptic monotherapy. Eur J Neurol 2014;21:500.

[73] Babayigit A, Dirik E, Bober E, Cakmakci H. Adverse effects of antiepileptic drugs on bone mineral density. Pediatr Neurol 2006;35(3):177–81.

[74] Sheth RD, Binkley N, Hermann BP. Progressive bone deficit in epilepsy. Neurology 2008;70(3):170–6.

[75] Sheth RD, Binkley N, Hermann BP. Gender differences in bone mineral density in epilepsy. Epilepsia 2008;49(1):125–31.

[76] Tsukahara H, Kimura K, Todoroki Y, Ohshima Y, Hiraoka M, Shigematsu Y, et al. Bone mineral status in ambulatory pediatric patients on long-term anti-epileptic drug therapy. Pediatr Int 2002;44(3):247–53.

[77] Beerhorst K, Schouwenaars FM, Tan IY, Aldenkamp AP. Epilepsy: fractures and the role of cumulative antiepileptic drug load. Acta Neurol Scand 2012;125(1):54–9.

[78] Desai TK, Carlson RW, Geheb MA. Prevalence and clinical implications of hypocalcaemia in acutely ill patients in a medical intensive care setting R. Am J Med 1988;84(2):209–14.

[79] Thomas MK, Lloyd-Jones DM, Thadhani RI, Shaw AC, Deraska DJ, Kitch BT, et al. Hypovitaminosis D in medical inpatients. N Engl J Med 1998;338(12):777–83.

[80] Carbone L, Chin AS, Lee TA, Burns SP, Svircev JN, Hoenig H, et al. The association of anticonvulsant use with fractures in spinal cord injury. Am J Phys Med Rehabil 2013;92(12):1037–46.

[81] Ensrud KE, Walczak TS, Blackwell T, Ensrud ER, Bowman PJ, Stone KL. Antiepileptic drug use increases rates of bone loss in older women—a prospective study. Neurology 2004;62(11):2051–7.

[82] Ensrud KE, Walczak TS, Blackwell TL, Ensrud ER, Barrett-Connor E, Orwoll ES. Antiepileptic drug use and rates of hip bone loss in older men—a prospective study. Neurology 2008;71(10):723–30.

[83] Warden SJ, Fuchs RK. Do selective serotonin reuptake inhibitors (SSRIs) cause fractures? Curr Osteoporos Rep 2016;14(5):211–8.

[84] Ahmad BS, Petty SJ, Gorelik A, O'Brien TJ, Hill KD, Christie JJ, et al. Bone loss with antiepileptic drug therapy: a twin and sibling study. Osteoporos Int 2017;28(9):2591–600.

[85] Kanda J, Izumo N, Kobayashi Y, Onodera K, Shimakura T, Yamamoto N, et al. Effects of the antiepileptic drugs topiramate and lamotrigine on bone metabolism in rats. Biomed Res Tokyo 2017;38(5):297–305.

[86] Pack AM. Treatment of epilepsy to optimize bone health. Curr Treat Options Neurol 2011;13(4):346–54.

[87] Beniczky SA, Viken J, Jensen LT, Andersen NB. Bone mineral density in adult patients treated with various antiepileptic drugs. Seizure Eur J Epilepsy 2012;21(6):471–2.

[88] Hakami T, O'Brien TJ, Petty SJ, Sakellarides M, Christie J, Kantor S, et al. Monotherapy with Levetiracetam versus older AEDs: a randomized comparative trial of effects on bone health. Calcif Tissue Int 2016;98(6):556–65.

[89] Phabphal K, Geater A, Limapichat K, Sathirapanya P, Setthawatcharawanich S, Leelawattana R. Effect of switching hepatic enzyme-inducer antiepileptic drug to levetiracetam on bone mineral density, 25 hydroxyvitamin D, and parathyroid hormone in young adult patients with epilepsy. Epilepsia 2013;54(6):e94–8.

[90] Anwar MJ, Radhakrishna KV, Vohora D. Phenytoin and sodium valproate but not levetiracetam induce bone alterations in female mice. Can J Physiol Pharmacol 2014;92(6):507–11.

[91] Karesova I, Simko J, Fekete S, Zimcikova E, Malakova J, Zivna H, et al. The effect of levetiracetam on rat bone mineral density, bone structure and biochemical markers of bone metabolism. Eur J Pharmacol 2018;824:115–9.

[92] Cetinkaya Y, Kurtulmus YS, Tutkavul K, Tireli H. The effect of oxcarbazepine on bone metabolism. Acta Neurol Scand 2009;120(3):170–5.

[93] NICE. Osteoporosis: Assessing the risk of fragility fracture. London, UK, 2012.

[94] Hippisley-Cox J, Coupland C. Derivation and validation of updated QFracture algorithm to predict risk of osteoporotic fracture in primary care in the United Kingdom: prospective open cohort study. Br Med J 2012;344(e3427):1–16.

[95] Cosman F, de Beur SJ, LeBoff MS, Lewiecki EM, Tanner B, Randall S, et al. Clinician's guide to prevention and treatment of osteoporosis. Osteoporos Int 2014;25(10):2359–81.

[96] Royal College of Physicians Consensus Group. Glucocorticoid-induced osteoporosis: A concise guide to prevention and treatment. London: Royal College of Physicians; 2003.

[97] NICE. The epilepsies: The diagnosis and management of the epilepsies in adults and children in primary and secondary care: Pharmacological update. London updated (Last update February 2016). Available from: https://www.nice.org.uk/guidance/cg137; 2012.

[98] Compston JE. Vitamin D deficiency: time for action. Br Med J 1998;317(7171):1466–7.

[99] Trivedi DP, Doll RD, Khaw KT. Effect of four monthly oral vitamin D3 (cholecalciferol) supplementation on fractures and mortality in men and women living in the community: randomised double blind controlled trial. BMJ 2003;326:469–72.

[100] NICE. Vitamin D: Supplement use in specific population groups. London, UK: National Institute for Health and Care Excellence; 2014. Guideline PH; (Updated 2017).

[101] NICE. Costing statement: Vitamin D increasing supplement use among at-risk groups (PH56). London, UK: National Institute of Health and Care Excellence; 2014.

[102] Collins N, Maher J, Cole M, Baker M, Callaghan N. A prospective study to evaluate the dose of vitamin-D required to correct low 25–hydroxyvitamin D levels, calcium and alkaline phosphatase in patients at risk of developing antiepiletpic drug induced osteomalacia. Q J Med 1991;78(286):113–22.

[103] Mikati MA, Dib L, Yamout B, Sawaya R, Rahi AC, Fuleihan GEH. Two randomized vitaminDtrials in ambulatory patients on anticonvulsants—impact on bone. Neurology 2006;67(11):2005–14.

[104] MHRA. Antiepileptics: adverse effects on bone. Drug Safety Update 2009;2(9):2.

[105] NICE. Bisphosphonates for treating osteoporosis. London, UK: National Institute for Health and Care Excellence; 2017. Report No.: TA 464.

[106] Lazzari AA, Dussault PM, Thakore-James M, Gagnon D, Baker E, Davis SA, et al. Prevention of bone loss and vertebral fractures in patients with chronic epilepsy—antiepileptic drug and osteoporosis prevention trial. Epilepsia 2013;54(11):1997–2004.

[107] SIGN. Diagnosis and management of epilepsy in adults. A natonal clinical guideline. Edinburgh, UK: Scottish Intercollegiate Guidelines Network; 2015. Report No.: 70.

[108] Elliott JO, Jacobson MP. Bone loss in epilepsy: Barriers to prevention, diagnosis, and treatment. Epilepsy Behav 2006;8(1):169–75.

[109] Wasade VS, Spanaki M, Iyengar R, Barkley GL, Schultz L. AAN epilepsy quality measures in clinical practice: a survey of neurologists. Epilepsy Behav 2012;24(4):468–73.

[110] Minshall I, Mahon M, Neligan A. Bone protection and anti-epileptic drugs: the effect of audit and computer messaging on supplementation prescribing practices. Seizure Eur J Epilepsy 2013;22(9):757–9.

[111] Mula M, Cock HR. More than seizures: Improving the lives of people with refractory epilepsy. Eur J Neurol 2014;22(1):24–30.

第4章 癫痫与性功能障碍
Epilepsy and sexual dysfunction

Mahinda Yogarajah 著

癫痫是世界上最常见、最严重的慢性神经疾病，越来越明显的是，许多不同的因素会影响癫痫发作无法控制的患者的生活质量和幸福感[1]。在这些因素中，人们越来越认识到癫痫和抗癫痫药物（AED）治疗对男性和女性[1]性功能的影响，性健康对于癫痫患者的良好生活质量至关重要[2]。癫痫患者性功能障碍的原因是多因素的，包括癫痫本身、用于治疗癫痫的 AED 及心理社会因素。

在本章探讨癫痫患者的性功能障碍时，第一步是定义正常和异常功能（即性功能障碍）。鉴于性激素在性功能障碍中起着核心作用，还需要熟悉性激素的基本代谢和调节。本章将在讨论导致该问题的机制之前，讨论癫痫患者性功能障碍的患病率和类型。本章最后将讨论个体 AED 和癫痫患者性功能障碍管理策略。有关癫痫和 AED 如何影响生育和生殖内分泌功能的信息，读者请参阅第 5 章。

一、性功能障碍的定义和分类

性功能障碍可以定义为长期不能以令人满意的方式作出性反应[3]。任何关于性功能障碍的讨论都需要对性功能的正常生理学进行监督，并理解性功能障碍的分类。

人类性反应周期描述从性未觉醒到性唤起状态的过程的事件序列，以及这些变化的消失。在基本层面上，它可以分为几个阶段：欲望、兴奋、性高潮和消除[4]。性欲可以定义为一种以对象为中心的、参与性行为的意愿，可以自发产生（感知欲望）或通过性刺激激活（响应欲望），以响应适当的性刺激。雄激素被认为是支持男性和女性性欲的关键因素[4]。性兴奋（唤醒的主观意识）和性或生殖器唤醒（其生理对应物）可以定义为对适当的性刺激作出反应的能力[5-8]。这些刺激可能是"心理性"的，产生于大脑，由特殊感觉或有意识的性幻想的输入触发；或者是"反射性"的，产生于生殖器和（或）性欲部位的刺激（如乳房、乳头、大腿内侧、会阴）[4]。在男性和女性，这分别由雄激素和雌激素介导[9]。而睾酮对女性也很重要[5-8]，实验室证据表明它会增加阴道血流量。需要注意的是，性欲可以在没有性唤起的情况下发生，反之亦然。生殖器唤醒包括男性阴茎勃起和阴蒂肿胀，女性生殖器血管充血和阴道润滑增加。因此，尽管射精后，唤醒可能会持续很短时间而没有性欲，但男性射精通常是主观唤醒或性欲的指标。在女性中，生殖器唤醒并不总是与主观唤醒相称，而基本唤醒可能是由没有相应主观唤醒的身体刺激引起的[4]。在性唤起期间，心率和血压的增加确保了流向生殖器的血流增加。性高潮代表性高潮时短暂、欣喜若狂的快感，在男性中通常与射精有关。女性可能伴有骨盆肌肉组织收缩和子宫/阴道收缩，这有助于精子运输。消除阶段发生在高潮后，在此期间，肌肉放松，生理变化恢复正常。上述变化代表了性反应，男性的生物学目的是使精子进入阴道，而女性的这种变化可以实现无痛阴茎插入，并有利于精子存活和运输[4]。

上述周期任何阶段的问题都可能导致性功能障碍。因此，癫痫患者性功能障碍的可靠分类系统对于癫痫患者的诊断和治疗及研究都至关重要。然而，许多对癫痫患者的研究并没有使用任何公认的分类系统。鉴于性功能障碍的多因素和常常未知的基础，在定义性功能障碍时通常使用描述性语言而不是基于病因学。最常用的分类系统是《国际疾病分类（第 10 版）》（ICD-10）[3] 和《精神障碍诊断和统计手册（第 5 版）》（DSM-Ⅴ）[10]（表 4-1）。与这些分类系统相关的一个主要问题是心身二元论的假设，即该疾病的病因学为精神病还是医学上的，而事实上，性功能障碍往往是由外周和中枢机制引起的[11]。DSM-Ⅴ[10] 首次根据性别区分了性功能障碍，不再以 Masters 和 Johnson 提出的性反应周期为基础[4]。

二、性功能的神经解剖学

性功能涉及一系列复杂的外周和中枢控制系统的综合生理过程。虽然对外周机制生理学的理解已经很清楚，但对中枢机制的理解仍然知之甚少。正电子发射断层扫描和磁共振的无创性功能成像技术的出现，已经开始强调大脑的这些区域对性功能很重要。其中包括边缘和边缘旁区域（被认为对性动机很重要），以及调节情绪和运动反应的顶叶区域[12]。自主神经系统将大脑和脊髓连接到生殖器，并调节生殖器充血、勃起、射精和高潮。自主系统的几个组成部分特别重要。上腹下神经丛是一个纤维网络，位于下腹主动脉前方，通过下腹神经与骨盆（胃下）丛相连。骨盆丛本身通过骨盆内脏神经与骶神经根 $S_2 \sim S_4$ 相连，而腰骶运动神经元也接收来自脑干腹侧被盖区的中央投射，这被认为对性功能很重要[12]。如果这些对性功能很重要的神经系统区域受损或功能失调，可能会出现性功能障碍。

三、性激素的合成和代谢

性类固醇激素的释放由下丘脑 - 垂体 - 性腺轴控制。主要的性类固醇激素是来自睾丸的睾酮，以及来自卵巢的雌激素和孕酮。肾上腺对雄激素的产生也有重要作用。外周转化为其他生物活性类固醇形式发生在皮肤和脂肪组织中。

生殖系统的控制中心是内侧基底下丘脑的核。参与调节、产生和分泌促性腺激素释放激素（gonadotropin-releasing hormone，GnRH）的下丘

表 4-1　性功能障碍的主要分类系统

ICD-10 非器质性障碍或疾病引起的性功能障碍的定义 [a]

性欲缺乏或丧失	性欲的丧失是主要问题，而不是继发于其他性问题，如勃起障碍或性交困难。缺乏性欲并不妨碍性享受或性唤起，但会使性活动的开始变得不太可能
性厌恶	与性生活前景相关的强烈负面情绪导致避免性行为的互动
性享受缺乏	性反应和性高潮正常发生，但缺乏适当的快感
性反应消失	男性的主要问题是难以获得和（或）保持勃起（勃起功能障碍）。如果勃起功能障碍（如糖尿病或高血压）没有器质性病因，勃起可能在某些情况下正常发生，如手淫或与其他伴侣睡觉 女性的主要问题是阴道干燥或润滑失效

（续表）

器质性功能障碍	性高潮没有发生或明显延迟
早泄	无法充分控制射精，让双方伴侣享受性互动。在严重的情况下，射精可能发生在阴道进入之前或在没有勃起的情况下
非器质性阴道痉挛	阴道周围肌肉痉挛，引起阴道痉挛，阴道口堵塞，导致阴茎疼痛或无法进入。通常可能是由于局部原因引起的疼痛，在这种情况下，应进行编码
性交困难	女性（或男性）性交时的疼痛，通常可能是由于局部病变，在这种情况下，应该对该情况进行编码。只有在没有其他原发性性功能障碍（如阴道干燥）时才应使用该类别
性欲过度	当性欲过度是另一种疾病的继发症状时，如痴呆症或情感障碍，潜在的障碍应该被编码

DSM-Ⅴ性功能障碍的定义[b]

女性性唤起障碍	性兴趣或性唤起的缺乏或显著降低至少表现为以下特征中的三种 ● 对性活动缺乏兴趣或兴趣降低 ● 缺乏或减少性或性的想法或幻想 ● 没有或减少性活动的开始 ● 在至少 75% 的性接触中，在性活动中缺乏或减少性兴奋或性快感 ● 对任何内在或外在性或性暗示的反应缺乏或减少性兴趣或性唤起 ● 在至少 75% 的性接触中，在性活动期间缺乏或减少生殖器或非生殖器感觉
女性器质性疾病	在至少 75% 的时间内明显延迟 / 不频繁 / 无高潮 在至少 75% 的性活动中，性活动或性高潮感觉强度降低
女性生殖道盆腔痛或插入障碍	持续或反复出现的困难，至少有以下一种 ● 性交时阴道插入 ● 阴道性交或尝试插入时的外阴阴道或骨盆疼痛 ● 因预期在阴道插入过程中或阴道插入后出现外阴阴道或骨盆疼痛而表现出明显的恐惧或焦虑 ● 尝试阴道插入时盆底肌肉明显紧张或收紧
男性性欲障碍	持续的或反复出现的缺乏（或没有）性 / 色情思想 / 幻想及对性活动的渴望
男性勃起障碍	在至少 75% 的性活动中，至少经历以下一种 ● 勃起困难 ● 在性活动结束前难以保持勃起 ● 勃起硬度显著下降
男性（初期）早泄	阴道穿透后约 1 分钟内，在个人希望射精之前，持续或反复射精
男性延迟射精	在至少 75% 的性活动中射精显著延迟或罕见 / 无射精

a. ICD-10 器质性性功能障碍代码包括器质性病因的勃起功能障碍、阴道痉挛和性交困难
b. DSM-Ⅴ规定，问题应持续至少 6 个月，在大约 75% 或更多的性场合发生，并造成临床上显著的痛苦，以便归类为性功能障碍。症状不应是非性精神障碍、严重的关系困扰或药物 / 疾病的后果
改编自 McCabe MP, Sharlip ID, Atalla E, Balon R, Fisher AD, Laumann E, et al. Definitions of sexual dysfunctions in women and men: a consensus statement from the fourth international consultation on sexual medicine 2015. J Sex Med 2016;13(2):135–43.

脑区域接收来自大脑半球的直接联系，包括颞侧结构，如杏仁核[13, 14]。杏仁核功能不同的区域对垂体激素分泌产生相反的调节作用[15]。由于这些联系，颞叶的癫痫样放电可能通过杏仁核 – 海马路径传播，破坏促性腺激素的正常搏动分泌和多巴胺分泌的基础水平，导致高催乳素血症和随后的性腺功能减退[16]。在垂体，GnRH 刺激黄体生成素（luteinizing hormone，LH）和卵泡刺激素（follicle-stimulating hormone，FSH）释放到血液中。LH 与其靶细胞结合，即雄性睾丸中的睾丸间质细胞和雌性卵巢中的卵泡膜细胞。

在男性中，睾酮和其他雄激素，如脱氢表雄酮（dehydroepiandrosterone，DHEA）、硫酸脱氢表雄酮（dehydroepiandrosterone sulfate，DHEA）和雄烯二酮，产生于肾上腺皮质的网状带 / 束状带，以及靠近睾丸生精小管的间质细胞。睾酮本身以 3 种不同形式存在于血液中，即游离状态（2%～3%）、白蛋白结合状态（53%～55%）和性激素结合球蛋白（sex hormonebinding globulin，SHBG）结合状态（43%～45%）。虽然游离睾酮和部分白蛋白结合睾酮可用于组织，但 SHBG 部分不可用于组织，且不具有生物活性。睾酮通过靶组织中 5α- 还原酶的作用转化为二氢睾酮（dihydrotestosterone，DHT）。虽然这种类固醇的含量远低于睾酮，但它却解释了睾酮的大部分生物学作用。雄激素也在女性体内通过其靶组织或肾上腺网状带和卵巢间质中的循环前体合成。DHT 也在雌性体内产生，但数量较少，主要在外周靶组织中产生。睾酮，而不是 DHT，通过外周组织中芳香化酶的作用转化为雌二醇（estradiol，E_2），是一些女性雌激素的重要来源。

女性卵巢的颗粒细胞和卵泡膜细胞及黄体都会产生雌激素。LH 刺激卵泡膜细胞产生孕烯酮，最终转化为雄烯二酮。雄烯二酮在卵巢颗粒细胞中通过芳香化酶转化为雌酮（estrone，E_1），然后通过 17β-HSD 转化为 E_2。芳香化酶

和 17β-HSD 的表达受 FSH 刺激的调控。芳香化酶也在非性腺组织中表达，促进雄激素向 E_1 的外周转化。因此，外周组织中表达芳香化酶（如睾丸中的睾丸间质细胞和支持细胞）的男性也会产生雌激素，这些芳香化酶将循环中的睾酮转化为 E_2，雄烯二酮转化为 E_1。这些雌激素起作用并在局部代谢，这限制了它们的全身效应。

四、患有癫痫的男性和女性性功能障碍的流行病学

癫痫患者的性功能障碍发生率为 30%～66%[17]，其中女性的比例为 14%～50%[17]。这种变化是由多个因素造成的。不同类型癫痫患者在不同的研究中进行评估，是与不同对照组进行比较的。研究中还使用了各种评估性功能障碍的方法，每种方法都有各自的问题。那些使用临床访谈的研究对性功能障碍的定义通常是非盲和不透明的。与患者面谈可能会导致对性经验丰富的受试者产生选择偏见。也有证据表明存在性别偏见，即男性更可能过度报告性经历，而女性更可能低估性经历[18]。然而，使用调查问卷评估性功能障碍也存在问题。尽管有许多问卷已经在正常人群中使用，并应用于癫痫患者，但没有一份问卷在癫痫患者中得到了广泛验证。许多研究也受到混杂因素的限制，如并发的身体或精神疾病及研究环境。这些资料往往来源于三级癫痫治疗中心，患者要么患有难治性癫痫，要么是术前候选者。因此，这些研究或许不能代表癫痫患者的一般流行病学情况。最后，患者的文化背景也会影响结果。例如，在埃及进行的一项横断面研究表明，性功能障碍没有增加[19]，但埃及癫痫患者的所有类型的性功能障碍都不如美国正常对照组的女性常见，这表明文化因素可能在承认性功能障碍的症状甚至承认的意愿中起着重要作用。

（一）患有癫痫的女性

研究表明，至少 20%～30% 的癫痫女性可能患有性功能障碍[20]。这种性功能障碍的本质主要包括性欲降低或性高潮功能障碍。一项早期研究[21]评估了三级癫痫治疗中心的 50 名癫痫患者，其中 32 人患有局灶性癫痫，28 人仅服用一种 AED。患者和对照组被问及性欲和性交的频率，尽管两组中相同数量的女性有频繁的性欲，但与癫痫组相比，更多的对照组女性有非常频繁的性欲。此外，与对照组相比，更大比例的患者很少有性欲，20% 的患者说他们几乎从未有过性欲。这些差异与接触性伴侣、年龄、处方抗惊厥药、癫痫持续时间及发作类型均无关。

与这一发现相矛盾的是，其他研究报道称，癫痫患者性功能障碍的主要类型不是性欲下降，而是性高潮功能障碍或其他身体症状。Morrell 等[18]使用患者自我报告问卷，对 116 名在三级中心就诊的癫痫患者进行了研究，其中包括扩展性唤起能力量表（sexual arousability inventory-expanded，SAI-E）、性行为量表（sexual behavior inventory，SBI）和性功能量表（sexual functioning inventory，SFI）。与历史对照组相比，这些女性的性欲并没有减少，但性满意度却有所下降。具体而言，18%（9%）、28%（7%）、39%（8%）和 42%（14%）的局灶性癫痫患者分别患有全面性厌恶、阴道痉挛、性交困难和觉醒功能不全（括号中的数据代表对照组）。在患有全身性癫痫的女性中，分别有 31%（9%）、13%（7%）、19%（8%）和 33%（14%）患有全身性厌食症、阴道痉挛、性交困难和觉醒功能不全（括号中的数据代表对照组）。尽管在这项研究中患有癫痫的女性的性经验并不比对照组少，但她们报告了更多的性焦虑，这也可能加剧了性唤起问题。在另一项研究中，195 名三级

中心就诊的癫痫患者完成了 Frenken 性体验量表，与健康对照组相比，癫痫患者的性高潮满意度较低[22]。研究还报道，患有癫痫的女性与健康对照者一样渴望性交，但她们更“道德”，更少性冒险。Jensen 等[23]研究了 48 名癫痫女性与糖尿病患者和健康对照者的性行为。虽然作者发现三组之间的性欲没有差异，但 19% 的癫痫患者有性高潮功能障碍，而糖尿病组和对照组分别为 11% 和 8%。性功能障碍与癫痫类型、持续时间或 AED 使用没有相关性。最近一项更大规模的研究[24]报道了女性癫痫患者性欲降低和性高潮功能障碍及其他身体症状。这项研究使用了一份针对特定研究的调查问卷，在一家三级癫痫中心对 171 名住院和门诊患者进行了评估。性功能障碍最常见的形式是性欲降低，其次是性高潮问题，然后是性交过程中阴道干燥和疼痛。这项研究还报道，75% 的女性与 12% 的对照组相比有性功能障碍，这与较差的生活质量和抑郁有关。

尽管先前描述的性心理因素与性功能障碍有关，但癫痫女性患者性功能的生理损害，包括性高潮功能障碍，也有直接证据支持。一项在 9 名颞叶癫痫患者观看临床中性视频时测量生殖器血流的研究表明，与健康对照组相比，患者组的血流量明显减少[25]。两组患者的情绪没有差异，但与对照组相比，患者在想象具体的性活动时，性经验较少，也更焦虑。

（二）患有癫痫的男性

20%～70% 的癫痫患者受性功能障碍的影响，包括性欲丧失、性活动或性唤起减少、性高潮障碍和勃起功能障碍[26-28]。尽管研究的患病率有所不同[29]，但癫痫患者勃起功能障碍始终比健康对照组和其他神经系统疾病患者更为常见[30]。在之前描述的大型研究中[24]，63% 的男性患有性功能障碍，而对照组为 10%。这表现为勃起功能

障碍、性欲降低、早泄和性高潮问题，发病率依次降低。最近的一项研究证实了这一发现，该研究使用了 61 名男性癫痫患者的国际勃起功能问卷，37% 的人报告性功能障碍，勃起功能障碍是最常见的问题，其次是性驱动功能障碍，最后是性高潮功能障碍[31]。难治性癫痫综合征可能与较高的性功能障碍发生率有关，在一些研究中，高达 80% 的男性患者报告性功能减退和勃起功能障碍[32, 33]。相比之下，对轻度癫痫患者进行的社区研究报道称[34]，参加外周手术的男性癫痫患者 57% 有勃起功能障碍，而对照组为 18%，39%的男性患者有射精障碍，而对照组为 0%。然而，应注意的是，由于难以找到未经治疗的癫痫患者作为对照组，因此很难将癫痫和多种药物对难治性癫痫患者的直接影响区分开。

癫痫患者中，阳痿似乎很常见，但在一般人群和老年男性中，阳痿也是常见的问题。除了一般医疗条件外，还与年龄、吸烟、运动、教育水平等多种因素有关[35]。这也许可以解释为什么有些研究报道癫痫患者和健康组在性功能障碍方面没有差异这样相互矛盾的结果[23, 29]。为了解决这个问题，一些研究团队采取了基于人群的病例对照方法[36]。这项研究观察了 6427 名勃起功能障碍患者和 32 135 名年龄匹配的对照组，在调整其他条件后，如高血压、糖尿病、血脂异常、肾脏疾病、缺血性心脏病、肥胖、酒精滥用/依赖和社会经济状况等，条件 logistic 回归分析显示，勃起功能障碍患者比对照组更容易被诊断为癫痫。与对照组相比，既往全身性癫痫和局灶性癫痫病史患者调整后的优势比分别为 2.13（95%CI 1.52～3.00）和 1.64（95%CI 1.31～2.06）。在 30—39 岁的勃起功能障碍患者中检测到最明显的相关性。这些人被诊断为癫痫的概率是对照组的 3 倍。

与女性一样，尽管性心理因素在性功能障碍中具有明显的重要性，但也有直接证据表明，生理因素导致癫痫患者性功能受损，包括勃起功能

障碍。除了前面提到的 9 名女性[25]，还有 8 名癫痫患者在观看视频时，与对照组相比生殖器血流量减少。

五、癫痫性功能障碍的病因

有大量证据表明，癫痫患者的性激素水平是可变的，并且患者的内分泌再生障碍水平较高。在探索这些观察结果与癫痫性功能障碍之间的联系时，出现了两个问题。第一个问题是，目前尚不清楚性激素的变化有多少是由 AED 引起的[37]，有多少是由发作期/发作间期放电或潜在的结构异常引起的，这两者都可能导致生殖内分泌紊乱[15, 28]。一方面，研究表明未服用药物的患者存在性功能障碍和生殖内分泌异常，突出了癫痫样放电或潜在结构异常可能导致癫痫患者性功能障碍的事实[16, 38, 39]。事实上，癫痫放电可能与睾酮和促性腺激素水平异常、对 GnRH 刺激的 LH 反应改变及血清催乳素浓度升高有关[40]。另一方面，研究也表明癫痫发作患者与未使用 AED 的无癫痫发作患者之间的性激素水平没有差异[41]，这表明癫痫发作和发作间期放电可能只能部分解释性激素异常。其他研究强调抗癫痫药物和异常激素水平在癫痫患者中的作用。例如，一项前瞻性研究测量了无癫痫发作患者在停用酶诱导 AED 后的激素水平，并证明停药 4 个月后与基线相比，生物活性睾酮水平升高[42]。

第二个问题是，尽管有大量研究独立证明癫痫患者存在高水平的性功能障碍和生殖内分泌紊乱，但这两个观察结果之间并没有一致的相关性[43, 44]。事实上，生殖内分泌紊乱并不总是导致无癫痫患者的性功能障碍[5-8]。在癫痫患者中，虽然一些研究表明癫痫患者的性激素水平与性行为之间存在明确的关系[43, 45, 46]，但其他研究未能证明这种一致性[23, 44, 47]。这种差异的原因可能是癫痫性功能障碍的多因素基础，其中不仅包括

癫痫引起的性激素水平的变化，癫痫（发作期 / 发作间期放电 +/- 结构基础）本身和 AED，也包括心理社会因素和神经传递障碍，并非所有这些都是由性激素的变化所引起的（图 4-1）。

（一）抗癫痫药物对激素水平的影响

癫痫患者的性功能障碍与激素变化存在相关性的证据主要来自多项研究，这些研究表明 SHBG 的变化与性功能障碍相关[48]。一项一致的发现是，使用细胞色素 P_{450} 酶系统诱导作用的早期 AED（卡马西平、苯妥英和巴比妥类）治疗的患者，其游离和生物活性睾酮水平通常低于使用非诱导的 AED（如拉莫三嗪或左乙拉西坦）治疗的患者[37, 44, 49-51]。虽然总睾酮水平在患者组之间没有差异，但服用酶诱导 AED 的患者 SHBG 显著升高，这导致未结合的、具有生物活

性的睾酮水平降低，这可能导致该患者群体的性功能障碍[50, 52-55]。酶诱导药物也可能诱导芳香化酶，芳香化酶将睾酮转化为 E_2，从而抑制 LH 分泌，并可能导致睾酮水平下降和性功能障碍[27]。在一项具有里程碑意义的研究中，Herzog 等[43]研究了 85 名患有局灶性癫痫综合征的男性（25 名服用卡马西平，25 名服用苯妥英，25 名服用拉莫三嗪，10 名服用非 AED），以及一组无癫痫的男性对照组，使用自我报告问卷（S 评分问卷）获得性功能评分，血清测量包括生物活性睾酮（bioactive testosterone，BAT）、生物活性雌二醇（bioactive estradiol，BAE）、BAT：BAE 比率、SHBG 和 LH。性腺效率定义为 BAT：LH 的比率。约 25% 的癫痫患者有性功能障碍，与服用拉莫三嗪或对照组的癫痫患者相比，服用酶诱导 AED 的患者（在本研究中，服用卡马西平或苯妥英的

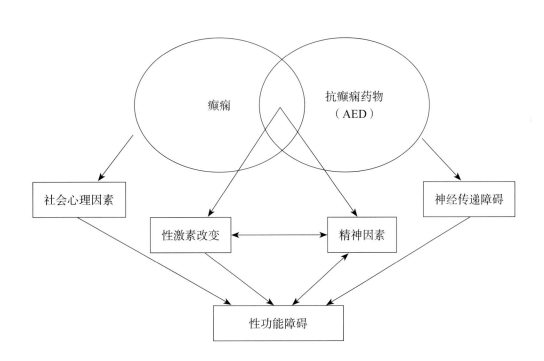

▲ 图 4-1　癫痫性功能障碍的多因素性质

癫痫（包括发作期 / 发作间期放电 +/- 癫痫的任何结构性原因）和 AED 均可引起性功能障碍，这是由性激素的变化介导的。然而，癫痫和 AED 也会引起情绪障碍，从而导致性功能障碍，也可能由性激素的变化介导。相反，性功能障碍和性腺功能减退可能导致情绪障碍。AED 还可以通过影响对性反应重要的神经传导途径直接导致性功能障碍。最后，癫痫引起的社会因素也会导致性功能障碍 [引自 Yogarajah M, Mula M. Sexual dysfunction in epilepsy and the role of antiepileptic drugs. Curr Pharm Des 2017;23(37):5649–61.]

患者与服用拉莫三嗪的癫痫患者或对照组进行比较）的 S 评分较低。服用酶诱导 ADE 的癫痫男性患者的 BAT 水平与 S 评分之间存在相关性。与对照组和服用拉莫三嗪的患者相比，服用酶诱导 ADE 的男性的 BAT、BAT：BAE 和 BAT：LH 更低。最近的前瞻性研究证实，激素变化可能在服用卡马西平的患者的性功能障碍发展中发挥作用[31]。

类似的发现在患有癫痫的女性身上也很明显。Morrell 等[56]研究了 57 名育龄女性，她们患有定位相关癫痫（localization related epilepsy，LRE）或原发性全身性癫痫（primary generalized epilepsy，PGE），使用 AED 单药治疗，17 名对照组没有癫痫。他们完成了几份问卷调查，评估了性经历、性唤起能力、焦虑和抑郁症状。还进行了内分泌评估。与对照组相比，癫痫患者的性功能障碍评分显著较高，性唤起得分较低，抑郁得分较高。PGE 组的平均性唤起得分也较低。服用酶诱导 AED（在本研究中定义为卡马西平、苯巴比妥和苯妥英）的女性合并为一组时，与对照组相比，性功能障碍评分更高，性唤起评分更低。未服用酶抑制 AED（丙戊酸钠）或酶中性 AED（加巴喷丁、拉莫三嗪）的女性，E_2 水平与性焦虑呈负相关，DHEA 与性功能障碍呈负相关，与性唤起呈正相关。

其他涉及非诱导细胞色素 P_{450} 酶的 AED 的研究似乎支持这些 AED 对性激素几乎没有影响的概念[43, 44]。在一项随机前瞻性研究中，对服用非酶诱导 AED 并以丙戊酸钠或拉莫三嗪单药治疗为主的患者，两个治疗组在治疗 6～12 个月后，总睾酮或游离睾酮均未发生变化[57]。

（二）精神障碍

尽管有上述研究，但仍有其他研究未能证明癫痫患者激素变化与性功能之间的相关性[28]。部分原因可能是精神共患病，这也可能导致癫痫患

者的性功能障碍[56, 58]。Talbot 等[44]使用医院焦虑和抑郁量表（Hospital Anxiety and Depression Scale，HADS）对 60 名接受 AED 单一疗法的癫痫患者和 60 名对照者的性功能、焦虑和抑郁进行了评估。他们报道，与服用新型 AED 的患者相比，服用酶诱导 AED 的患者的游离睾酮水平确实较低，但大多数患者的睾酮水平适合性功能。此外，他们发现睾酮水平和性功能之间没有相关性，服用酶诱导和非酶诱导药物的男性在性功能方面也没有差异。但是，性功能与焦虑和抑郁水平相关，表明性欲的降低和对能够进行性行为的自信与患者的情绪有关。其他报道也强调焦虑和抑郁会影响癫痫患者的性欲和勃起功能[47]。相反，其他研究表明，癫痫患者性腺功能减退可导致精神错乱，丧失能量和竞争驱动力[15, 59]，而对性腺功能减退的癫痫患者进行睾酮治疗可显著改善情绪[59]。最近的一项系统回顾首次证实了抑郁症与性功能障碍的双向关联[60]。鉴于有充分的证据表明，包括巴比妥类、维嘎巴曲宁和托吡酯在内的许多 AED 可引起不良情绪相关不良反应[61]，这是 AED 可导致性功能障碍的另一种潜在机制。

（三）癫痫因素

除了 AED 和精神因素外，癫痫本身相关的结构和生理因素也可能导致癫痫患者的性功能障碍。局灶性癫痫患者，尤其是颞叶癫痫（temporal lobe epilepsy，TLE），似乎比全身性癫痫综合征患者更容易发生性腺功能减退和性功能障碍[13, 14, 21, 52, 62, 63]。这一发现得到了动物和临床研究的证实[64]。临床研究表明，相当一部分患者在颞叶手术治疗癫痫后性功能有所改善，但颞叶外的手术患者没有好转[65]，手术后血清雄激素正常化，即使是维持 AED 治疗的患者也是如此[66]。这也许并不奇怪，因为如前所述，内侧颞叶结构（如杏仁核和下丘脑 - 垂体 - 性腺轴）之间存在

解剖联系。因此，影响这些区域的固定性病变或癫痫样放电可能导致性功能障碍。此外，一些研究表明，存在一种偏侧效应，如右侧病变和右侧 TLE 患者更容易发生性功能障碍，这可能与促性腺激素分泌中枢调节的偏侧及发作和发作间期放电对其的破坏有关[67, 68]。这些发现表明，除了癫痫发作和抗癫痫药物外，与癫痫相关的结构和生理因素也可能在激素异常的发展中发挥作用，激素异常可能介导癫痫患者的性功能障碍。

（四）神经传递变化

Calabro 强调了 AED 可能导致癫痫患者性功能障碍的另一种机制[27, 69]。他提出 AED 可能抑制和破坏性兴奋和性唤起的正常神经传递，这可能导致性功能障碍。这些机制不依赖性激素水平的变化，可能与较新的非酶诱导 AED 特别相关。它们包括增强 GABA 能抑制和大脑 5- 羟色胺 / 多巴胺比值失衡（卡马西平、苯巴比妥和苯妥英），通过抑制谷氨酸能途径阻断 AMPA 受体（托吡酯），损伤 5- 羟色胺能和氮能途径（唑尼沙胺），或通过改变多巴胺 /5- 羟色胺比率（奥卡西平、左乙拉西坦）减少中枢神经系统兴奋性传递[69, 70]。

（五）心理社会因素

心理社会因素也可能在癫痫患者性功能障碍的病因中发挥作用。污名化、心理困扰、自卑和对被拒绝的恐惧可能导致社会孤立和导致性功能障碍的不适感。在一项关于癫痫患者生活质量的调查中，许多受试者对性关系的满意度较低，部分原因是他们因患有癫痫而感到耻辱[71]。

六、癫痫特异性 AED 和性功能障碍

鉴于癫痫性功能障碍的多种潜在机制，性功能障碍只能在特定情况下明确地归因于 AED。其中，随机临床试验报道性功能障碍为不良反应，不同 AED 患者之间、服用 AED 患者与健康对照组之间的比较横断面研究报道性功能障碍，以及病例报道或系列报道指出，在 AED 治疗开始后出现性功能障碍并在 AED 停止时消失。

（一）卡马西平

作为酶诱导 AED 的原型卡马西平（Carbamazepine），可能是引起男性和女性性功能障碍的最常见 AED。在 Herzog 等[43] 之前描述的研究中，服用卡马西平（32%）、苯妥英（24%）、无 AED（20%）和拉莫三嗪（4%）的患者的性功能评分低于对照范围。这些发现得到了其他研究的一致证实。在一项对 90 名男性进行的观察性横断面研究中，比较了丙戊酸钠、卡马西平和奥卡西平与健康对照组的效果，18 名服用卡马西平的男性中有 7 名（18%）的性功能障碍有所减轻[50]。这些是被研究的患者中发病率最高的。

服用卡马西平的患者最常见的性功能障碍类型是性欲下降、勃起功能障碍和性高潮功能障碍。在 2 项多中心、随机、对照试验中[72, 73]，服用卡马西平的 231 名癫痫患者中有 7% 和 101 名癫痫患者中有 13% 在 1 年的随访期内出现性欲下降或阳痿。在一项对 63 名接受卡马西平治疗颞叶癫痫的男性进行的横断面对照研究中，所有人都完成了国际勃起功能指数（International Index of Erectile Function，IIEF-5）问卷调查，其中 41/63（65.1%）的癫痫患者有勃起功能障碍，而对照组中有 4/55（7.3%）的患者出现，且是轻度患者[74]。Kuba 等[75] 评估了局灶性癫痫患者的性功能障碍发生率和激素水平。他们使用 IIEF 对性功能进行了前瞻性分析，但没有对照组。作者报道，所有性高潮功能障碍患者均在单药或联合治疗中服用卡马西平[74]。在至少有一种类型性功能障碍的患者中，与卡马西平相比，单药或联合治

疗中丙戊酸钠治疗的比例更高。本研究中的其他AED患者服用拉莫三嗪、左乙拉西坦、托吡酯和丙戊酸钠。卡马西平使用中报道的其他类型的性功能障碍（包括射精失败[76]和过度性行为[77]）更为罕见，仅限于病例报告。

（二）奥卡西平

奥卡西平（Oxcarbazepine）是一种卡马西平衍生物，但通过不同途径代谢，除非以更高剂量（＞900mg/d）使用，否则不太可能诱导肝酶[78, 79]。大多数研究表明，它具有一个较低发病率的性功能障碍相关的功能，在某些情况下可以改善性功能。Rattya等[50]观察到，在平均2.4年服用奥卡西平单药治疗的29名癫痫患者中，5名患者性功能减弱，1名患者性功能增强。虽然本研究未使用经验证的性功能问卷，但也表明，虽然丙戊酸钠增加了癫痫患者的血清雄激素浓度，但卡马西平和奥卡西平的内分泌作用不同。卡马西平似乎降低了雄激素的生物活性，而奥卡西平没有这种作用，这与常规剂量的卡马西平对性功能相对缺乏不良影响是一致的。奥卡西平引起的性功能障碍的其他报道仅限于病例报告，包括性高潮缺失[80]、无射精[81]或两种症状的组合[82]。在所有这些病例中，奥卡西平停药后症状消失，3个病例中的2个仅在每天服用1800mg奥卡西平时出现效果。

几项研究也表明奥卡氮平可以改善性功能，尤其是在患有卡马西平相关性功能障碍的患者中。Luef等[83]对228名男性癫痫患者进行了前瞻性研究，这些患者先前存在性功能障碍，并接受奥卡西平治疗。12周后，181例（79.4%）患者性功能改善，23例（10.1%）患者无性功能障碍。在接受卡马西平预处理的患者中，改善最为显著。较小的病例系列报道了相同的发现，即当患者从卡马西平转为奥卡西平时，勃起功能障碍得到缓解[84]。

（三）苯妥英

苯妥英（Phenytoin）和卡马西平一样，与性功能障碍的高发生率有关。在先前描述的盲法随机对照试验中[72]，110名服用苯妥英的局灶性或继发性全身性癫痫患者中有11%在12个月的治疗期内出现阳痿。这些发现在较小的横断面研究中重复。Herzog等[43]在先前描述的研究中报道，继卡马西平之后，服用苯妥英的男性患者中，苯妥英是最有可能与性功能障碍发生相关的药物，而服用该药物的癫痫患者和未服用AED的患者中，苯妥英组的比例为20%。作为一种酶诱导药物，苯妥英与SHBG水平升高和血清游离睾酮水平降低有关。然而，它也与E_2水平的增加有关[62, 85]，这表明它也可能诱导芳香化酶的产生，然后将游离睾酮转化为E_2。虽然E_2仅占男性类固醇性激素总量的1%，但它对男性LH分泌产生强烈的负反馈，并增加SHBG的合成，所有这些因素都导致促性腺激素降低的性腺功能减退状态[86]。也有病例报道称，苯妥英可能很少导致男性癫痫患者射精[87]。

苯妥英对女性癫痫患者的性功能也有类似的影响。一项研究报道[56]，与健康对照组相比，服用苯妥英的女性患者中27%有性功能障碍和焦虑显著升高，性唤起显著降低。

（四）苯巴比妥

作为一种酶诱导AED，苯巴比妥（Phenobarbital）及其结构类似物扑米酮已被证明可增加SHBG水平，降低游离睾酮和E_2水平[88]。横断面研究表明，高达22%的患者患有性欲下降和阳痿[72]。

（五）丙戊酸钠

丙戊酸钠（sodium valproate）是第一代AED，可抑制而不是诱导肝酶。它是UDP葡萄糖醛酸转移酶（UDP-glucuronosyltransferase，UGT）系统的抑制药，该酶系统参与雄激素和雌激素的代谢[89]。然而，其对性激素水平的影响是复杂的，一些研究报道睾酮和 E_2 水平升高，其他研究报道睾酮、E_2 和生物活性睾酮/生物活性 E_2 水平不变[89]。丙戊酸钠对 SHBG 水平的影响也参差不齐，有报道称 SHBG 水平没有变化或增加。在 Mattson 等[73] 报道的随机对照试验中，240 名服用丙戊酸钠的患者中有 10% 在 1 年的随访期内出现阳痿或性欲下降。横断面观察研究报道了类似的结果。一项研究报道[90]，与健康对照组相比，一组 25 名服用丙戊酸钠的男性患者的简易 IIEF-5 测试结果显示勃起功能较差。然而，有趣的是，这些患者也被报道令人满意的性交。这一意外观察结果可能与 Rattya 等[50] 的发现一致。在 21 例服用丙戊酸钠的男性患者中，1 例（5%）有性功能减弱，而 4 例（19%）性功能增强。在这项研究中，如果患者性欲、效力或对勃起和性高潮的满意度增加，则认为性功能增强；如果患者性欲、效力或对勃起和性高潮的满意度降低，或对性不感兴趣，则认为性功能减弱。因此，一些报道性功能增强的患者除了在其他性领域增加外，还可能有勃起困难。考虑到这些患者的整体雄激素水平增加，其中一些影响可能是由这些激素变化介导的。在女性中，使用丙戊酸钠可使女性出现高雄激素状态和多囊卵巢综合征，但这些生殖内分泌异常与性功能之间的联系尚不清楚[8]。

（六）拉莫三嗪

尽管拉莫三嗪（Lamotrigine）导致性功能障碍的病例报道很少[91]，但越来越多的证据表明拉莫三嗪可能改善性功能。这是拉莫三嗪的直接作用还是由拉莫三嗪的情绪增强作用介导的间接作用尚不清楚。Gil-Nagel 等[92] 使用性功能变化问卷（Changes in Sexual Functioning Questionnaire，CSFQ）对 141 名接受拉莫三嗪治疗超过 8 个月

的患者进行了前瞻性、非盲研究。在这些患者中，79 名患者开始使用拉莫三嗪单药治疗，而62 名患者由于缺乏疗效或之前 AED 的不良事件而改用拉莫三嗪治疗。在开始拉莫三嗪治疗的女性中，观察到 CSFQ 总分和量表的五个维度（即欲望/频率、欲望/兴趣、愉悦、觉醒/兴奋和性高潮）都有显著改善。在男性中，仅在愉悦维度上观察到显著的改善。在先前使用拉莫三嗪替代AED 的患者组中，男性在愉悦和性高潮方面及女性在欲望/频率方面都有显著改善。然而，本研究的结果应谨慎解释。间接因素也可能相关，包括癫痫控制的改善、患者生活质量的改变及其他AED 不良反应的停止。然而，这项研究的结果也得到了另外两个重要结果的支持。Herzog 等[43] 报道了 20% 未经治疗的患者出现性功能障碍，但LTG 治疗的患者出现性功能障碍的比例较低，仅为 4%。在另一项横断面研究中[51]，使用亚利桑那州性经验量表评分（ASEX）对接受拉莫三嗪单药治疗 6 个月的 40 名女性和 37 名男性的性功能进行评估。ASEX 测试评估了性功能障碍的五个方面：驱动力、觉醒、阴道润滑/阴茎勃起、达到性高潮的能力和性高潮的满意度。与健康对照组和服用卡马西平的患者相比，服用拉莫三嗪的女性患者（而非男性患者）在所有类别中的性功能都显著改善。因此，这些研究和病例报道的结果表明[93]，拉莫三嗪可能具有改善性功能的作用，特别是对于从其他 AED 治疗改用拉莫三嗪的女性。

（七）左乙拉西坦

左乙拉西坦（Levetiracetam）是比较新的广谱 AED。在早期的横断面研究中，使用 ASEX评价了 30 名男性、26 名女性服用左乙拉西坦 6个月以上对性功能和性激素功能的影响。结果显示，左乙拉西坦对男性或女性的激素变化没有影响；但与女性对照相比，左乙拉西坦与拉莫三嗪

一样，在ASEX测试的几乎所有类型都能改善性功能[51]。但是也有报道称，左乙拉西坦与性功能下降有关，在男性患者中可见性欲减退等[94]。在另一项研究中[90]，服用左乙拉西坦的20名男性患者性激素分泌水平与对照组没有差异，但整体来看，IIEF-5的分数较低。

（八）托吡酯

托吡酯（Topiramate）属于AED药物，除了预防偏头痛外，还用于治疗癫痫综合征和全身性癫痫综合征。Holtkamp等[95]是首次报道40例局部癫痫患者中2例阳痿病例的团队之一。托吡酯的用量为每日100～200mg，停药后症状有所缓解。对由托吡酯引起的性功能障碍病例报道的最新回顾表明，性功能障碍率为7.4%～12.5%，性欲障碍率和高潮功能障碍率分别为9%和2.6%[96]。该评论还报道了高潮障碍是女性最常见的问题，男性则是阳痿[96]。托吡酯发挥这些作用的机制很复杂，涉及脑神经递质的调节[97]。

（九）普瑞巴林

普瑞巴林（Pregabalin，PGB）在结构上与加巴喷丁（Gabapentin）有关，不仅可用于癫痫治疗，还可用于疼痛、不安的治疗。性功能障碍的发生率很低，通常与阳痿或性高潮缺失有关。Hitiris等[98]回顾了安慰剂对照试验中与PGB有关的性功能障碍的发病率。在安慰剂对照的癫痫中，363名男性接受了PGB治疗，156名男性接受了安慰剂。服用PGB的男性有11人（3.0%），服用安慰剂的有3人（1.9%），组间差异很小[98]。每日可获得的PGB剂量为150～600mg。在所有安慰剂对照试验中，共有2428名男性接受了PGB，其中71名（2.9%）被报道了阳痿的不良反应，而接受安慰剂的参与者为8/1009（0.7%）[98]。在癫痫研究试验期间，接受PGB治疗的癫痫女性患者没有性功能障碍，只有3名

（0.1%）患者接受PGB治疗。少数病例报道似乎支持这种罕见并发无性高潮和阳痿的发现，这些发现在PGB停止时是可逆的[99,100]。

（十）加巴喷丁

加巴喷丁（Gabapentin）广泛应用于偏头痛、知觉异常、神经痛、双相障碍和癫痫发作。性功能障碍是加巴喷丁的不常见不良反应，虽然有多个症状，但公开的数据仅限于病例报道。最常见的症状为性高潮缺失，所有症状均在900～3600mg/d剂量时出现，老年患者可能更常见[101,102]。停药后症状是可逆的。

（十一）其他AED药物

唑尼沙胺（Zonisamide）和拉科酰胺（Lacosamide）都是比较新的AED药物。到目前为止，关于这两种药物相关的性功能障碍各有1个病例报道[70,103]。两个病例都报道了男性阳痿和拉科酰胺的性欲减退。症状随着AED的停用而消失。据我们所知，使用其他新型AED时，没有发生性功能障碍（表4-2）。

七、AED相关性功能障碍的管理

癫痫患者使用AED显然与男女性功能障碍的频繁发生有关。但是，性功能障碍、激素、发作、AED之间的关系仍然不明朗。此外，癫痫的心理并发症亦可能影响性健康。考虑到该问题的多因素性，该领域的研究较少，癫痫患者对AED诱导的性功能障碍的管理没有指导方针和专家的共识也不足为奇。但是，对于这个问题，可以适用一些一般的管理原则。

首先，在给癫痫患者开始使用AED时，应该意识到任何已存在的性功能障碍、抑郁或焦虑，上述情况可能促进性功能障碍的发生和进展。在出现性功能障碍症状的癫痫患者的评价

表 4-2 抗癫痫用药概况及对性功能的影响

药　物	最常见的性功能障碍类型	常见程度
卡马西平	● 性欲减退 ● 勃起功能障碍 ● 性高潮功能障碍	***
苯妥英	● 性欲减退 ● 勃起功能障碍	***
苯巴比妥	● 性欲减退 ● 勃起功能障碍	***
扑米酮	● 性欲减退 ● 勃起功能障碍	***
丙戊酸钠	● 性欲减退 　– 勃起功能障碍 ● 性欲增强	** **
奥卡西平	● 性快感缺失 / 不射精症 ● 改善性功能（特别是如果停用卡马西平）	* **
拉莫三嗪	● 性欲增强（尤其是由其他抗癫痫药转向换用此药的女性）	**
左乙拉西坦	● 改善性功能（尤其是女性） ● 性欲下降（仅限男性）和勃起功能障碍	** *
托吡酯	● 勃起功能障碍 ● 性欲减退 ● 性高潮功能障碍	*
普瑞巴林	● 勃起功能障碍 ● 性高潮功能障碍	*
加巴喷丁	● 性高潮功能障碍	*
唑尼沙胺	● 勃起功能障碍	*
拉科酰胺	● 勃起功能障碍 ● 性欲减退	*

星号表示相对于其他 AED 的不良反应频率。*. 罕见；**. 常见；***. 非常常见。请注意，表格中指出的不良反应的相对频率是基于对文献的定性评估

中，应以对上述多因素性的认识为基础进行管理。因此，从患者那里得到的病史中，必须包括彻底的药物治疗史、性关系史、不安和忧郁症筛查等。除 AED 外，该患者群中常见的药物种类还有很多，包括抗抑郁药、神经衰弱药、镇静药、β 受体拮抗药等。评估性功能障碍的问卷可能是一个有用的辅助工具，可以量化问题，特别是对于那些难以讨论性问题的患者。ASEX 和 IIEF 是广泛使用的量表。但值得注意的是，这两个量表在癫痫患者中都没有得到验证。对患者的进一步评价应包括全身、泌尿生殖器及标准神经学检查，特别是阳痿可能是心血管疾病的第一表现。血液检查应包括代谢和内分泌检查，如血清睾酮、SHBG、DEAS、E_2、LH、FSH、催乳素和甲状腺功能。

如果认为性功能障碍是 AED 引起的，就应该考虑替换其他 AED。如上所述，最常见的替换是从卡马西平到奥卡西平，但也有证据表明，改用拉莫三嗪也有帮助。磷酸二酯酶 5 抑制药（PDE5 抑制药）也可以在 AED 中不能切换或起作用的阳痿患者中发挥作用[26, 84, 104]。然而据报道，服用 PDE5 抑制药的患者出现强直阵挛性癫痫发作，临床上也需要谨慎用药[105]。

最后，癫痫患者的 AED 辅助性功能障碍管理的改善取决于我们对这个主题的理解。进一步研究个别 AED 药物引起的性功能障碍的发生率和具体性质，以及发生时的药物剂量，将使患者在开始使用 AED 治疗时更好地咨询癫痫和性功能障碍。更好地理解 AED，尤其是非酶诱导 AED 引起性功能障碍的机制，将有助于改善这些患者的治疗。

参 考 文 献

[1] Taubøll E, Luef G. Gender issues in epilepsy—the science of why it is special. Seizure 2008 Mar;17(2):99–100.

[2] Jacoby A, Snape D, Baker GA. Determinants of quality of life in people with epilepsy. Neurol Clin 2009;27(4):843–63.

[3] World Health Organization. International statistical classification of diseases and related health problems. World Health Organization; 1992.

[4] Levin R, Riley A. The physiology of human sexual function. Psychiatry 2007;6(3):90–4.

[5] Corona G, Isidori AM, Aversa A, Burnett AL, Maggi M. Endocrinologic control of men's sexual desire and arousal/erection. J Sex Med 2016;13(3):317–37.

[6] Davis SR, Worsley R, Miller KK, Parish SJ, Santoro N. Androgens and female sexual function and dysfunction—findings from the fourth international consultation of sexual medicine. J Sex Med 2016;13(2):168–78.

[7] Santoro N, Worsley R, Miller KK, Parish SJ, Davis SR. Role of estrogens and estrogen-like compounds in female sexual function and dysfunction. J Sex Med 2016;13(3):305–16.

[8] Worsley R, Santoro N, Miller KK, Parish SJ, Davis SR. Hormones and female sexual dysfunction: beyond estrogens and androgens—findings from the fourth international consultation on sexual medicine. J Sex Med 2016;13(3):283–90.

[9] Traish AM, Kim SW, Stankovic M, Goldstein I, Kim NN. Testosterone increases blood flow and expression of androgen and estrogen receptors in the rat vagina. J Sex Med 2007;4(3):609–19.

[10] American Psychiatric Association. Diagnostic and statistical manual of mental disorders. 5th ed. Washington, DC.: American Psychiatric Publishing; 2013.

[11] Hatzimouratidis K, Hatzichristou D. Sexual dysfunctions: classifications and definitions. J Sex Med 2007;4(1):241–50.

[12] Rees PM, Fowler CJ, Maas CP. Sexual function in men and women with neurological disorders. Lancet Lond Engl 2007;369(9560):512–25.

[13] Herzog AG. A hypothesis to integrate partial seizures of temporal lobe origin and reproductive endocrine disorders. Epilepsy Res 1989;3(2):151–9.

[14] Herzog AG, Seibel MM, Schomer DL, Vaitukaitis JL, Geschwind N. Reproductive endocrine disorders in women with partial seizures of temporal lobe origin. Arch Neurol 1986;43(4):341–6.

[15] Herzog AG. Disorders of reproduction in patients with epilepsy: primary neurological mechanisms. Seizure 2008;17(2):101–10.

[16] Spark RF, Wills CA, Royal H. Hypogonadism, hyperprolactinaemia, and temporal lobe epilepsy in hyposexual men. Lancet Lond Engl 1984;1(8374):413–7.

[17] Atif M, Sarwar MR, Scahill S. The relationship between epilepsy and sexual dysfunction: a review of the literature. SpringerPlus 2016;5(1):2070.

[18] Morrell MJ, Guldner GT. Self-reported sexual function and sexual arousability in women with epilepsy. Epilepsia 1996;37(12):1204–10.

[19] Demerdash A, Shaalan M, Midani A, Kamel F, Bahri M. Sexual behavior of a sample of females with epilepsy. Epilepsia 1991;32(1):82–5.

[20] Harden CL. Sexual dysfunction in women with epilepsy. Seizure 2008;17(2):131–5.

[21] Bergen D, Daugherty S, Eckenfels E. Reduction of sexual activities in females taking antiepileptic drugs. Psychopathology 1992;25(1):1–4.

[22] Duncan S, Blacklaw J, Beastall GH, Brodie MJ. Sexual function in women with epilepsy. Epilepsia 1997;38(10):1074–81.

[23] Jensen P, Jensen SB, Sørensen PS, Bjerre BD, Rizzi DA, Sørensen AS, et al. Sexual dysfunction in male and female patients with epilepsy: a study of 86 outpatients. Arch Sex Behav 1990;19(1):1–14.

[24] Henning OJ, Nakken KO, Træen B, Mowinckel P, Lossius M. Sexual problems in people with refractory epilepsy. Epilepsy Behav EB 2016;61:174–9.

[25] Morrell MJ, Sperling MR, Stecker M, Dichter MA. Sexual dysfunction in partial epilepsy: a deficit in physiologic sexual arousal. Neurology 1994;44(2):243–7.

[26] Hellmis E. Sexual problems in males with epilepsy—an interdisciplinary challenge! Seizure 2008;17(2):136–40.

[27] Calabro` RS, Marino S, Bramanti P. Sexual and reproductive dysfunction associated with antiepileptic drug use in men with epilepsy. Expert Rev Neurother 2011 Jun;11(6):887–95.

[28] Sivaraaman K, Mintzer S. Hormonal consequences of epilepsy and its treatment in men. Curr Opin Endocrinol Diabetes Obes 2011;18(3):204–9.

[29] Calabro` RS, Grisolaghi J, Quattrini F, Bramanti P, Magaudda A. Prevalence and clinical features of sexual dysfunction in male with epilepsy: the first southern Italy hospital-based study. Int J Neurosci 2013;123(10):732–7.

[30] Calabro` RS, Gervasi G, Naro A, de Luca R, Marullo M, Bramanti P. Erectile dysfunction in individuals with neurologic disability: a hospital-based cross-sectional study. Innov Clin Neurosci 2016;13(1–2):10–4.

[31] Pavone C, Giacalone N, Vella M, Urso L, Zummo L, Fierro B. Relation between sexual dysfunctions and epilepsy, type of epilepsy, type of antiepileptic drugs: a prospective study. Urologia 2017;84(2):88–92.

[32] Nikoobakht M, Motamedi M, Orandi A, Meysamie A, Emamzadeh A. Sexual dysfunction in epileptic men. Urol J 2007;4(2):111–7.

[33] Taylor DC. Sexual behavior and temporal lobe epilepsy. Arch Neurol 1969;21(5):510–6.

[34] Toone BK, Edeh J, Nanjee MN, Wheeler M. Hyposexuality and epilepsy: a community survey of hormonal and behavioural changes in male epileptics. Psychol Med 1989;19(4):937–43.

[35] Nicolosi A, Glasser DB, Moreira ED, Villa M. Erectile dysfunction epidemiology cross National Study Group. Prevalence of erectile dysfunction and associated factors among men without concomitant diseases: a population study. Int J Impot Res 2003;15(4):253–7.

[36] Keller J, Chen Y-K, Lin H-C. Association between epilepsy and erectile dysfunction: evidence from a population-based study. J Sex Med 2012;9(9):2248–55.

[37] Isojärvi J. Disorders of reproduction in patients with epilepsy: antiepileptic drug related mechanisms. Seizure 2008;17(2):111–9.

[38] Gastaut H, Collomb H. Sexual behavior in psychomotor

epileptics. Ann Med Psychol (Paris) 1954;112(25):657–96.

[39] Hierons R, Saunders M. Impotence in patients with temporal-lobe lesions. Lancet Lond Engl 1966;2(7467):761–3.

[40] Montouris G, Morris GL. Reproductive and sexual dysfunction in men with epilepsy. Epilepsy Behav EB 2005;7(Suppl 2): S7–S14.

[41] Bauer J, Blumenthal S, Reuber M, Stoffel-Wagner B. Epilepsy syndrome, focus location, and treatment choice affect testicular function in men with epilepsy. Neurology 2004;62(2):243–6.

[42] Lossius MI, Taubøll E, Mowinckel P, Mørkrid L, Gjerstad L. Reversible effects of antiepileptic drugs on reproductive endocrine function in men and women with epilepsy— a prospective randomized double-blind withdrawal study. Epilepsia 2007;48(10):1875–82.

[43] Herzog AG, Drislane FW, Schomer DL, Pennell PB, Bromfield EB, Dworetzky BA, et al. Differential effects of antiepileptic drugs on sexual function and hormones in men with epilepsy. Neurology 2005;65(7):1016–20.

[44] Talbot JA, Sheldrick R, Caswell H, Duncan S. Sexual function in men with epilepsy: how important is testosterone? Neurology 2008;70(16):1346–52.

[45] Toone BK, Wheeler M, Nanjee M, Fenwick P, Grant R. Sex hormones, sexual activity and plasma anticonvulsant levels in male epileptics. J Neurol Neurosurg Psychiatry 1983;46(9):824–6.

[46] Herzog AG, Klein P, Jacobs AR. Testosterone versus testosterone and testolactone in treating reproductive and sexual dysfunction in men with epilepsy and hypogonadism. Neurology 1998;50(3):782–4.

[47] Duncan S, Talbot A, Sheldrick R, Caswell H. Erectile function, sexual desire, and psychological wellbeing in men with epilepsy. Epilepsy Behav EB 2009;15(3):351–7.

[48] Mölleken D, Richter-Appelt H, Stodieck S, Bengner T. Sexual quality of life in epilepsy: correlations with sex hormone blood levels. Epilepsy Behav EB 2009;14(1):226–31.

[49] Herzog AG, Drislane FW, Schomer DL, Pennell PB, Bromfield EB, Kelly KM, et al. Differential effects of antiepileptic drugs on sexual function and reproductive hormones in men with epilepsy: interim analysis of a comparison between lamotrigine and enzyme-inducing antiepileptic drugs. Epilepsia 2004;45(7):764–8.

[50] Rättyä J, Turkka J, Pakarinen AJ, Knip M, Kotila MA, Lukkarinen O, et al. Reproductive effects of valproate, carbamazepine, and oxcarbazepine in men with epilepsy. Neurology 2001;56(1):31–6.

[51] Svalheim S, Taubøll E, Luef G, Lossius A, Rauchenzauner M, Sandvand F, et al. Differential effects of levetiracetam, carbamazepine, and lamotrigine on reproductive endocrine function in adults. Epilepsy Behav EB 2009;16(2):281–7.

[52] Herzog AG, Seibel MM, Schomer DL, Vaitukaitis JL, Geschwind N. Reproductive endocrine disorders in men with partial seizures of temporal lobe origin. Arch Neurol 1986;43(4):347–50.

[53] Isojärvi JI, Repo M, Pakarinen AJ, Lukkarinen O, Myllylä VV. Carbamazepine, phenytoin, sex hormones, and sexual function in men with epilepsy. Epilepsia 1995;36(4):366–70.

[54] Barragry JM, Makin HL, Trafford DJ, Scott DF. Effect of anticonvulsants on plasma testosterone and sex hormone binding globulin levels. J Neurol Neurosurg Psychiatry 1978;41(10):913–4.

[55] Toone BK, Wheeler M, Fenwick PB. Sex hormone changes in male epileptics. Clin Endocrinol (Oxf) 1980;12(4):391–5.

[56] Morrell MJ, Flynn KL, Doñe S, Flaster E, Kalayjian L, Pack AM. Sexual dysfunction, sex steroid hormone abnormalities, and depression in women with epilepsy treated with antiepileptic drugs. Epilepsy Behav EB 2005;6(3):360–5.

[57] Stephen LJ, Sills GJ, Leach JP, Butler E, Parker P, Hitiris N, et al. Sodium valproate versus lamotrigine: a randomised comparison of efficacy, tolerability and effects on circulating androgenic hormones in newly diagnosed epilepsy. Epilepsy Res 2007;75(2–3):122–9.

[58] Gilliam F, Hecimovic H, Sheline Y. Psychiatric comorbidity, health, and function in epilepsy. Epilepsy Behav EB 2003;4(Suppl 4):S26–30.

[59] Herzog AG, Farina EL, Drislane FW, Schomer DL, Smithson SD, Fowler KM, et al. A comparison of anastrozole and testosterone versus placebo and testosterone for treatment of sexual dysfunction in men with epilepsy and hypogonadism. Epilepsy Behav EB 2010;17(2):264–71.

[60] Atlantis E, Sullivan T. Bidirectional association between depression and sexual dysfunction: a systematic review and meta-analysis. J Sex Med 2012;9(6):1497–507.

[61] Mula M, Sander JW. Negative effects of antiepileptic drugs on mood in patients with epilepsy. Drug Saf 2007;30(7):555–67.

[62] Murialdo G, Galimberti CA, Fonzi S, Manni R, Costelli P, Parodi C, et al. Sex hormones and pituitary function in male epileptic patients with altered or normal sexuality. Epilepsia 1995;36(4):360–5.

[63] Fenwick PB, Toone BK, Wheeler MJ, Nanjee MN, Grant R, Brown D. Sexual behaviour in a centre for epilepsy. Acta Neurol Scand 1985;71(6):428–35.

[64] Edwards HE, Burnham WM, MacLusky NJ. Partial and generalized seizures affect reproductive physiology differentially in the male rat. Epilepsia 1999;40(11):1490–8.

[65] Baird AD, Wilson SJ, Bladin PF, Saling MM, Reutens DC. Sexual outcome after epilepsy surgery. Epilepsy Behav EB 2003;4(3):268–78.

[66] Bauer J, Stoffel-Wagner B, Fl€ugel D, Kluge M, Schramm J, Bidlingmaier F, et al. Serum androgens return to normal after temporal lobe epilepsy surgery in men. Neurology 2000;55(6):820–4.

[67] Herzog AG, Drislane FW, Schomer DL, Levesque LA, Ives J, Blume HW, et al. Abnormal pulsatile secretion of luteinizing hormone in men with epilepsy: relationship to laterality and nature of paroxysmal discharges. Neurology 1990;40(10): 1557–61.

[68] Daniele A, Azzoni A, Bizzi A, Rossi A, Gainotti G, Mazza S. Sexual behavior and hemispheric laterality of the focus in patients with temporal lobe epilepsy. Biol Psychiatry 1997;42(7):617–24.

[69] Calabrò RS. Sexual disorders related to new antiepileptic drugs: a need for more studies!. Epilepsy Behav 2011;20(4):734–5.

[70] Calabrò RS, Magaudda A, Nibali VC, Bramanti P. Sexual dysfunction induced by lacosamide: an underreported side effect? Epilepsy Behav EB 2015;46:252–3.

[71] Baker GA, Nashef L, van Hout BA. Current issues in the management of epilepsy: the impact of frequent seizures on cost of illness, quality of life, and mortality. Epilepsia 1997;38(Suppl 1):S1–8.

[72] Mattson RH, Cramer JA, Collins JF, Smith DB, Delgado-

Escueta AV, Browne TR, et al. Comparison of carbamazepine, phenobarbital, phenytoin, and primidone in partial and secondarily generalized tonic-clonic seizures. N Engl J Med 1985;313(3):145–51.

[73] Mattson RH, Cramer JA, Collins JF. A comparison of valproate with carbamazepine for the treatment of complex partial seizures and secondarily generalized tonic-clonic seizures in adults. The Department of Veterans Affairs Epilepsy Cooperative Study No. 264 Group. N Engl J Med 1992;327(11):765–71.

[74] Reis RM, de Angelo AG, Sakamoto AC, Ferriani RA, Lara LAS. Altered sexual and reproductive functions in epileptic men taking carbamazepine. J Sex Med 2013;10(2):493–9.

[75] Kuba R, Pohanka M, Za´kopcan J, Novotna´ I, Rektor I. Sexual dysfunctions and blood hormonal profile in men with focal epilepsy. Epilepsia 2006;47(12):2135–40.

[76] Leris AC, Stephens J, Hines JE, McNicholas TA. Carbamazepine-related ejaculatory failure. Br J Urol 1997;79(3):485.

[77] Myers WC, Carrera F. Carbamazepine-induced mania with hypersexuality in a 9–year-old boy. Am J Psychiatry 1989;146(3):400.

[78] Larkin JG, McKee PJ, Forrest G, Beastall GH, Park BK, Lowrie JI, et al. Lack of enzyme induction with oxcarbazepine (600 mg daily) in healthy subjects. Br J Clin Pharmacol 1991;31(1):65–71.

[79] Patsalos PN, Zakrzewska JM, Elyas AA. Dose dependent enzyme induction by oxcarbazepine? Eur J Clin Pharmacol 1990;39(2):187–8.

[80] Calabrò RS, Ferlazzo E, Italiano D, Bramanti P. Dose-dependent oxcarbazepine-related anorgasmia. Epilepsy Behav EB 2010;17(2):287–8.

[81] Calabrò RS, Italiano D, Pollicino P, Bramanti P. Oxcarbazepine-related retrograde ejaculation. Epilepsy Behav EB 2012;25(2):174–5.

[82] Boora K, Chiappone K, Dubovsky SL. Oxcarbazepine-induced reversible anorgasmia and ejaculatory failure: a case report. Prim Care Companion J Clin Psychiatry 2009;11(4):173–4.

[83] Luef G, Krämer G, Stefan H. Oxcarbazepine treatment in male epilepsy patients improves pre-existing sexual dysfunction. Acta Neurol Scand 2009;119(2):94–9.

[84] Sachdeo R, Sathyan RR. Amelioration of erectile dysfunction following a switch from carbamazepine to oxcarbazepine: recent clinical experience. Curr Med Res Opin 2005;21(7):1065–8.

[85] Herzog AG, Levesque LA, Drislane FW, Ronthal M, Schomer DL. Phenytoin-induced elevation of serum estradiol and reproductive dysfunction in men with epilepsy. Epilepsia 1991;32(4):550–3.

[86] Smaldone M, Sukkarieh T, Reda A, Khan A. Epilepsy and erectile dysfunction: a review. Seizure 2004;13(7):453–9.

[87] Elia J, Imbrogno N, Delfino M, Mazzilli F. Retrograde ejaculation and abnormal hormonal profile in a subject under treatment with valproate and phenytoin. Arch Ital Urol Androl Organo Uff Soc Ital Ecogr Urol E Nefrol 2010;82(4):193–4.

[88] Luef G, Madersbacher H. Sexual dysfunction in patients with epilepsy. Handb Clin Neurol 2015;130:383–94.

[89] Ocek L, Tarhan H, Uludağ FI, Sarıteke A, Köse C, Colak A, et al. Evaluation of sex hormones and sperm parameters in male epileptic patients. Acta Neurol Scand 2018;137(4):409–16.

[90] Xiaotian X, Hengzhong Z, Yao X, Zhipan Z, Daoliang X, Yumei W. Effects of antiepileptic drugs on reproductive endocrine function, sexual function and sperm parameters in Chinese Han men with epilepsy. J Clin Neurosci Off J Neurosurg Soc Australas 2013;20(11):1492–7.

[91] Kaufman KR, Coluccio M, Sivaraaman K, Campeas M. Lamotrigine-induced sexual dysfunction and non-adherence: case analysis with literature review. BJPsych Open 2017;3(5):249–53.

[92] Gil-Nagel A, López-Muñoz F, Serratosa JM, Moncada I, García-García P, Alamo C. Effect of lamotrigine on sexual function in patients with epilepsy. Seizure 2006;15(3):142–9.

[93] Husain AM, Carwile ST, Miller PP, Radtke RA. Improved sexual function in three men taking lamotrigine for epilepsy. South Med J 2000;93(3):335–6.

[94] Calabrò RS, Italiano D, Militi D, Bramanti P. Levetiracetam-associated loss of libido and anhedonia. Epilepsy Behav EB 2012;24(2):283–4.

[95] Holtkamp M, Weissinger F, Meierkord H. Erectile dysfunction with topiramate. Epilepsia 2005;46(1):166–7.

[96] Chen LW-H, Chen MY-S, Chen K-Y, Lin H-S, Chien C-C, Yin H-L. Topiramate-associated sexual dysfunction: a systematic review. Epilepsy Behav EB 2017;73:10–7.

[97] Calabrò RS. Sexual dysfunction and topiramate: what does lie beneath the tip of the iceberg? Epilepsy Behav EB 2017;73:281–2.

[98] Hitiris N, Barrett JA, Brodie MJ. Erectile dysfunction associated with pregabalin add-on treatment in patients with partial seizures: five case reports. Epilepsy Behav EB 2006;8(2):418–21.

[99] Calabrò RS, De Luca R, Pollicino P, Bramanti P. Anorgasmia during pregabalin add-on therapy for partial seizures. Epileptic Disord Int Epilepsy J Videotape 2013;15(3):358–61.

[100] Calabrò RS, Bramanti P. Pregabalin-induced severe delayed ejaculation. Epilepsy Behav EB 2010;19(3):543.

[101] Calabrò RS. Gabapentin and sexual dysfunction: an overlooked and underreported problem? Epilepsy Behav EB 2011;22(4):818.

[102] Perloff MD, Thaler DE, Otis JA. Anorgasmia with gabapentin may be common in older patients. Am J Geriatr Pharmacother 2011;9(3):199–203.

[103] Maschio M, Saveriano F, Dinapoli L, Jandolo B. Reversible erectile dysfunction in a patient with brain tumor-related epilepsy in therapy with zonisamide in add-on. J Sex Med 2011;8(12):3515–7.

[104] Civardi C, Collini A, Gontero P, Monaco F. Vasogenic erectile dysfunction Topiramate-induced. Clin Neurol Neurosurg 2012;114(1):70–1.

[105] Gilad R, Lampl Y, Eshel Y, Sadeh M. Tonic-clonic seizures in patients taking sildenafil. BMJ 2002;325(7369):869.

拓展阅读

[106] McCabe MP, Sharlip ID, Atalla E, Balon R, Fisher AD, Laumann E, et al. Definitions of sexual dysfunctions in women and men: a consensus statement from the fourth international consultation on sexual medicine 2015. J Sex Med 2016;13(2):135–43.

[107] Yogarajah M, Mula M. Sexual dysfunction in epilepsy and the role of anti-epileptic drugs. Curr Pharm Des 2017;23(37): 5649–61.

第5章 癫痫、糖尿病和其他内分泌失调
Epilepsy, diabetes, and other endocrinological disorders

Bastien Rioux　Mark Keezer　著

缩略语

AED	antiepileptic drug	抗癫痫药物
ATP	adenosine triphosphate	三磷酸腺苷
C_1	first pattern of catamenial epilepsy	经期癫痫第一种模式
C_2	second pattern of catamenial epilepsy	经期癫痫第二种模式
C_3	third pattern of catamenial epilepsy	经期癫痫第三种模式
CNS	central nervous system	中枢神经系统
CSF	cerebrospinal fluid	脑脊液
DEND	developmental delay, epilepsy and neonatal diabetes	发育迟缓、癫痫和新生儿糖尿病
DKA	diabetic ketoacidosis	糖尿病酮症酸中毒
DM	diabetes mellitus	糖尿病
EEG	electroencephalogram	脑电图
FSE	focal status epilepticus	局灶性癫痫持续状态
GABA	gamma-aminobutyric acid	γ-氨基丁酸
GAD	glutamic acid decarboxylase	谷氨酸脱羧酶
HHS	hyperosmolar hyperglycemic state	高渗性高血糖状态
IGE	idiopathic generalized epilepsy	特发性全身性癫痫
KD	ketogenic diet	生酮饮食法
LT_4	levothyroxine	左甲状腺素
mg/dl	milligram per deciliter	毫克每分升
mOsm/L	milliosmole per liter	毫渗摩尔每升
MRI	magnetic resonance imaging	磁共振成像

MTS	mesial temporal sclerosis	内侧颞叶硬化
PNDM	permanent neonatal diabetes mellitus	永久性新生儿糖尿病
PRL	prolactin	催乳素
SPS	stiff-person syndrome	僵人综合征
SUR1	sulfonylurea receptor 1	磺酰脲受体 1
T_1DM	type 1 diabetes mellitus	1 型糖尿病
T_2DM	type 2 diabetes mellitus	2 型糖尿病
T_3	triiodothyronine	三碘甲状腺氨酸
T_4	thyroxine	甲状腺素
TRH	thyrotropin-releasing hormone	促甲状腺素释放激素
TSH	thyroid-stimulating hormone	促甲状腺素

自 1952 年[1] 首次报道糖尿病（DM）和癫痫可能存在联系的两组糖尿病和癫痫患儿以来，多队列研究一直支持这两种情况的联系。在过去的几十年里，对癫痫合并糖尿病的进一步研究集中在其描述性流行病学、潜在机制和具体的治疗意义。包括基因缺陷、自身免疫和脑损伤在内的一些假设已经阐明了与糖尿病相关的癫痫的病因，从而导致重要的治疗进展。本章将阐述癫痫患者如何伴有可能影响癫痫临床表现和治疗的共患病内分泌紊乱。治疗癫痫的方法也可以破坏内分泌稳态。致力于癫痫患者照护的卫生保健专业人员只有知道如何认识和处理这些问题，才能改善他们的实践水平。在本章中，我们将重点讨论描述流行病学、病理生理学、诊断和管理中所选择的内分泌紊乱和激素异常。这些情况包括糖尿病、甲状腺疾病、催乳素异常和性类固醇激素波动。

一、综合考虑糖尿病和癫痫

糖尿病是一种以慢性血糖升高为特征的代谢紊乱疾病，其特征是胰岛素分泌、功能或两者同时受损。2 型糖尿病（T_2DM）是临床实践中最常遇到的，占所有病例的 90%～95%，全球患病率为 8.3%[2]。1 型糖尿病（T_1DM）是 5%～10% 糖尿病患者的病因，最常发生在儿童和青少年，占这类人群的 80%～90%[2]。

T_1DM 和 T_2DM 的发病机制不同，分别以胰岛素耗竭和胰岛素抵抗为主。T_1DM 是由自身免疫过程攻击负责生产胰岛素的胰腺 β 细胞引起的，而 T_2DM 则是胰岛素依赖型组织对胰岛素需求增加的结果，主要是由于肥胖[2, 3]。

目前的大多数研究将糖尿病患者的癫痫定义为两次或两次以上无诱因的正血糖发作，伴有或不伴有脑电图异常[4]。当涉及合并糖尿病的癫痫和与急性血糖紊乱相关的癫痫发作时，应牢记这一区别。

二、糖尿病中导致癫痫发作的代谢异常

T_1DM 和 T_2DM 的急性血糖异常均可发生癫痫发作。高血糖、酮症酸中毒和低血糖都与癫痫

发作和异常脑电图模式有关。

（一）高血糖

糖尿病的高血糖是一种常见的并发症，表现为一系列的代谢失代偿，最严重的形式包括高渗性高血糖状态（hyperosmolar hyperglycemic state，HHS）或糖尿病酮症酸中毒（diabetic ketoacidosis，DKA）。HHS 是一种最常见于老年 T_2DM 患者的综合征，伴有严重的高血糖（>33.3mmol/L）、有效的血清高渗（>320mOsm/L）和无酮症酸中毒时的脱水 [3, 5]。DKA 最常出现在 T_1DM 患者中，表现为高血糖（>13.9mmol/L）、高酮血症和代谢性酸中毒。DKA 仍是 T_1DM 儿童和年轻人死亡的主要原因，而 HHS 在 5%～16% 的人群中是致命的，这一比例比 DKA 高出 10 倍 [3, 5]。

癫痫发作作为高血糖的一种表现，在 1965 年 [6] 首次在 7 名 HHS 患者中被描述，与高血糖相关的癫痫发作在一般临床实践中是罕见的 [7]，但在多达 25% 的 HHS 患者中可能遇到 [8, 9]。DKA 患者癫痫发作的发生率低于 HHS 患者。因 DKA 而住进儿科重症监护病房的儿童报道发现，仅有 5.4% 的儿童在发病时出现癫痫发作 [10]。

高血糖通常引起局灶性癫痫发作，而非全身性癫痫发作，后者更常与低血糖有关。在一项对 80 名 HHS 患者和癫痫发作患者的回顾中，绝大多数患者发生局灶性运动发作（86%），而 11% 发生全身发作，3% 为以视觉现象为特征的局灶性感觉发作 [9]。局灶性癫痫持续状态（focal status epilepticus，FSE）是高血糖患者最常见的首发癫痫类型，即使在没有严重的高渗透压或磁共振成像（MRI）异常的情况下也是如此 [11, 12]。在一项 HHS 诱发癫痫的报道中，在 22 例局灶性癫痫患者中有 14 例（64%）出现 FSE，6 例（27%）发展为双侧强直阵挛性癫痫，2 例（9%）是伴有意识受损的局灶性癫痫 [13]。伴有非酮症高血糖的

糖尿病患儿也可能出现局灶性癫痫持续状态 [14]，糖尿病酮症酸中毒可伴随 FSE 出现，但这种情况较 HHS 少见且发生率较低 [15, 16]，枕部癫痫表现为明亮的灯光、闪烁的物体或复杂的视觉幻觉，伴有或不伴有继发性视野缺损，但这种描述很少 [12, 17]。

研究人员曾描述过 HHS 的反射性癫痫，但发生率低得多。例如，由于血糖不稳定，本体感觉诱发反射性癫痫 [18]。非酮症高血糖患者可表现出姿势诱发的局灶性癫痫发作和局灶间期神经学症状，这些症状与高血糖的控制有关 [19]。由于这些表现是高血糖特有的，一些作者认为反射性癫痫在非酮症高血糖的环境下构成一种神经内分泌综合征 [18, 19]。抽搐和肌阵挛的描述已有报道，但可能与沿整个神经轴的神经生理学改变有关，因为它们与脑电图的发现无关 [20]。

导致 HHS 和 DKA 癫痫发作的机制仍处于推测阶段。在 HHS 中，抑制神经递质 γ- 氨基丁酸（gamma-aminobutyric acid，GABA）的代谢增加引起的抑制可能会降低癫痫发作阈值 [18]。在体内观察到 HHS 中克雷布斯循环（三羧酸循环）的中断，这可能迫使利用另一种代谢途径来产生能量，称为 GABA 分流。在这个过程中，细胞消耗 GABA 形成丁二酸，绕过通常需要 α- 酮戊二酸的途径（图 5-1）[20, 21]。

磁共振成像研究表明，可逆的血脑屏障破坏也可能在高血糖诱发的癫痫中发挥作用。在液体衰减反转恢复成像中，脑脊液（cerebrospinal fluid，CSF）空间的延迟钆增强，可见血脑屏障通透性增加，在 HHS 诱发的癫痫中被发现，并随着临床改善而消除 [22]。在高血糖的过程中，细胞外高渗区和细胞内等渗区之间也会产生一个渗透压梯度，导致随后的脑细胞脱水 [8]。这种现象与感觉压抑和癫痫发作有关，在 HHS 和 DKA 中均可见到，因为它是由高血糖而不是高渗透压引起的 [8, 20]。然而，只有快速诱导高血糖才会导致细胞外高渗

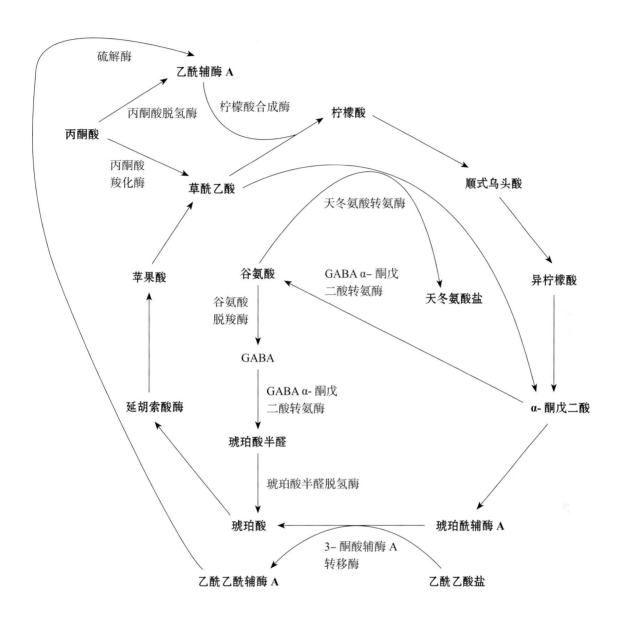

▲ 图 5-1　急性血糖紊乱导致癫痫发作时的克雷布斯循环

在高血糖高渗状态下，克雷布斯循环的破坏迫使利用 γ- 氨基丁酸（GABA）分流，其中细胞消耗 GABA 形成琥珀酸，绕过通常需要 α- 酮戊二酸的途径。在酮症中，GABA 分流通过使用大脑可用的酮体导致 GABA 产生而得到补偿。酮体乙酰乙酸被用来生成乙酰 CoA，它通过柠檬酸合成酶途径进入克雷布斯循环，导致草酰乙酸的消耗。较低的草酰乙酸水平降低了天冬氨酸转氨酶途径的活性，并造成谷氨酸的积累，而谷氨酸又更多地用于形成 GABA。在低血糖的情况下，不可用的葡萄糖衍生的丙酮酸在克雷布斯循环中形成一个旁路，有利于使用草酰乙酸形成天冬氨酸和 α- 酮戊二酸形成谷氨酸。这种过量的谷氨酸和天冬氨酸造成了对谷氨酸受体的过度刺激（改编自 Olsen RWDT. GABA synthesis, uptake and release. In: Siegel GJ AB, Albers RW, et al., eds. Basic neurochemistry: Molecular, cellular and medical aspects. 6th ed. Philadelphia: Lippincott-Raven; 1999; Neil WPH, Hemmen TM. Neurologic manifestations of hypoglycemia. In: Rigobelo E, ed. Diabetes—damages and treatments. InTech; 2011; Masino SARJ. Mechanisms of ketogenic diet action. In: Noebels JLAM, Rogawski MA, et al., ed. Jasper's basic mechanisms of the epilepsies. Bethesda: National Center for Biotechnology Information; 2012.）

水转移。较慢的血糖紊乱会触发细胞内产生和积累渗透物和溶质（如山梨醇、肌醇），以与细胞外强直性进行补偿和平衡[20]。

像 HHS 这样的系统性疾病意外地导致局灶性神经特征（如局灶性癫痫）的原因尚不清楚。最可能的解释是，某些血管不足区域更容易受到 HHS 中所见代谢变化的影响，并优先受到破坏[20, 23]。

DKA 患者癫痫发作率较 HHS 患者低的原因是推测性的，但可能与酮症[24]的抗惊厥作用有关。与 HHS 中发现的 GABA 脑内浓度下降相反，DKA 中观察到正常水平的神经递质，这可能会导致更高的发作阈值。在酮症中，GABA 分流是由大脑中产生的酮体来补偿的。酮体乙酰乙酸酯被用来生成乙酰辅酶 A，乙酰辅酶 A 通过柠檬酸合成酶途径进入克雷布斯循环，导致草酰乙酸酯的消耗。低水平的草酰乙酸降低了天冬氨酸转氨酶途径的活性，并创造了谷氨酸的积累，转而更容易形成 GABA（图 5-1）[20, 25]。

与癫痫发作相关的血糖水平是可变的。血糖低至 16mmol/L，高至 61mmol/L，但通常为 30～35mmol/L[13]。国际抗癫痫联盟建议对由高血糖引起的急性症状性癫痫使用操作定义[26]。如果在癫痫发作后 24 小时内采集的血液样本中血糖超过 25mmol/L（450mg/dl），并且与酮症酸中毒相关，无论是否有长期糖尿病，高血糖应被认为是癫痫发作的原因。意料之中的是，由于中枢神经系统（central nervous system，CNS）的渗透变化与高血糖有关，而不是高渗，绝大多数癫痫和高血糖患者的渗透压值低于通常的诊断水平 320mOsm/L[13]。

HHS 的脑电图异常与发作符号学密切相关，包括伴有背景频率普遍减慢的阵发性高振幅活动或尖峰和波活动[20, 27]。T_1DM 高血糖的脑电图变化最常见的部位是额叶中央区，其次是颞叶中央区和枕部（图 5-2）[28]。

通常情况下，HHS 诱发的癫痫对抗癫痫药物（AED）是难治性的，对水合作用和胰岛素治疗[27]有反应。这也许可以解释为什么这种癫痫发作更持久，可以持续 15～30min[4]。据报道，HHS 患者的癫痫发作在平均血糖为 11mmol/L 时停止，但停止发作的范围很广，血糖水平为 4～22mmol/L[13]。

由于高血糖诱发癫痫的诊断和治疗延误是常见的，因此临床医生寻找局灶性癫痫患者的高血糖是至关重要的。即使在那些被诊断为癫痫的患者中，新的局灶性癫痫发作也可能是糖尿病的最初表现。例如，在一份报道中，3 名以前癫痫控制良好的青少年，其顽固性局灶性癫痫发作导致新的 T_1DM 以及胰岛素治疗后癫痫迅速停止和高

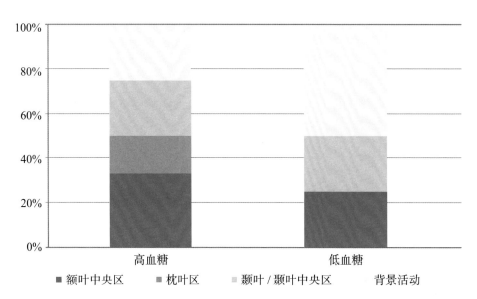

◀ 图 5-2 在 1 型糖尿病的血糖紊乱中观察到的脑电图变化的最常见位置

高血糖时最常遇到的是额叶中央区的变化，而低血糖时最常看到的是异常的背景活动 [改编自 Verrotti A, Scaparrotta A, Olivieri C, Chiarelli F. Seizures and type 1 diabetes mellitus: current state of knowledge. Eur J Endocrinol. 2012;167(6):749–758.]

■ 额叶中央区　■ 枕叶区　▨ 颞叶 / 颞叶中央区　背景活动

血糖得到纠正[24]。

（二）低血糖

关于继发于低血糖的癫痫发作特征的流行病学资料有限。低血糖引起癫痫发作的真实发生率尚不清楚。代谢因素只占癫痫持续状态的一小部分，儿童占 4%，成人占 11%，血糖异常在这些组中的比例尚不清楚[29, 30]。已发表的数据表明，昏迷是低血糖的主要神经表现，癫痫发作很少见。一项在急诊科进行的前瞻性研究收集了 125 名出现症状性低血糖的患者的数据，发现癫痫发作仅占所观察到的神经系统症状的 7.2%。较常见的症状为感觉抑郁（52%）、行为改变（30%）、头晕或震颤（8%）。与最常见于高血糖期的局灶性发作相比，癫痫发作多为全面强直 – 阵挛性发作[31]。当局灶性癫痫确实发生时，可累及颞区，颞区对低血糖诱导的功能障碍更为敏感[32]。

在 T_1DM 患者中，低血糖的脑电图变化最常见的部位是颞叶和额叶中央区，尽管背景活动的减缓是最经常遇到的（图 5-2）[28]。低血糖引起的癫痫发作所必需的血糖阈值各不相同。在胰岛素治疗人群中，平均血糖为 2.0mmol/L 时，脑电图突然出现对称性和弥漫性 α 活性下降和 θ 活性增加，这可能反映了神经功能障碍的阈值[33]。如果在癫痫发作后 24 小时内采集的血液样本中血糖水平低于 2.0mmol/L（36mg/dl），则应认为低血糖是癫痫发作的原因[26]。代谢障碍发作越快，癫痫发作的风险越高[26]。

大脑的新陈代谢依赖于其主要能量来源：葡萄糖的持续供应。大脑葡萄糖供应的中断会引发一系列的事件，导致进行性神经症状。这些症状的范围与低血糖的持续时间和严重程度有关，包括行为改变、神志不清、癫痫发作和昏迷。

糖尿病患者的低血糖是由于过量摄入葡萄糖，而不是由内源性或外源性来源造成的。在 T_1DM 中，导致低血糖的主要原因包括胰岛素摄入量过高，超过了代谢需要，以及应对低血糖的正常反调节机制存在缺陷，如胰腺 α 细胞释放的胰高血糖素受损。在 T_2DM 患者中，大多数人的低血糖是由于过量摄入胰岛素或口服降糖药的不良反应而产生的[34]。在这些药物中，磺酰脲类药物是大多数低血糖发作的原因，因为它们的作用机制包括胰腺 β 细胞内源性胰岛素分泌的增加。

糖尿病患者可能会经历频繁和严重的低血糖发作。90% 的糖尿病患者接受胰岛素治疗后都会在生命的某个阶段出现低血糖[34]。T_1DM 患者平均每周约发生 2 次症状性低血糖。每年，30%～40% 的 T_1DM 患者会经历严重的低血糖发作（即癫痫发作或昏迷），需要外部干预[35]。在 T_2DM 患者中，胰岛素治疗前 2 年发生低血糖的风险与磺酰脲类药物相关的风险相似，其中约 7% 的患者出现严重的低血糖发作[36]。

研究人员已经描述了神经递质 5 – 羟色胺、多巴胺和兴奋性氨基酸通路的扰动，这些扰动可能解释低血糖状态下癫痫发作的发生，而不是低血糖状态本身[37]。在实质性葡萄糖减少症的情况下，不可用的葡萄糖衍生的丙酮酸在克雷布斯循环中创造了一个旁路，有利于草酰乙酸形成天冬氨酸，以及 α- 酮戊二酸形成谷氨酸（图 5-1）[38]。这种过量的谷氨酸和天冬氨酸产生谷氨酸受体（大多数是 N– 甲基 –D- 天冬氨酸受体）的过度刺激，从而引起兴奋性毒性[39]。这一病理事件最初造成钠和水的流入，随后细胞水肿和钙进入细胞，触发神经元功能障碍[38]。

降低糖尿病患者低血糖相关癫痫发作的负担，无论是否为共患病性癫痫，都应被临床医生视为一个重要的治疗终点，并在试图实现最佳血糖控制时牢记在心。预防低血糖，及时发现并及时纠正，仍是降低低血糖事件发生率和后果的主要途径。自我管理教育项目促进患者赋权，让患者了解低血糖的症状、风险、预防和治疗，从而获得更好的血糖结果[40]。适当的血糖监测有助于识别低血糖并指导治疗方案[41]。血糖控制的目标应根据年龄、共患病、病程和严重低血糖的风险进行个体化[34]。因此，治疗癫痫和糖尿病并存患者的医生应该评估患者发生严重低血糖的风险，并确保提出适当的措施来降低其发病率。

三、1 型糖尿病和癫痫

在儿童和年轻人中，癫痫和许多自身免疫性疾病有很强的关联。在一项规模最大的基于人群的自身免疫性疾病合并癫痫的回顾性队列研究中，65 岁以下 T_1DM 患者被诊断为癫痫的可能性比未患糖尿病的患者高出 5 倍以上[42]。从事癫痫治疗工作的卫生保健专业人员只有认识到 T_1DM 和癫痫的相互作用，才能改善他们的实践。

（一）流行病学

糖尿病和癫痫之间的可能联系最早在 1952 年 2 例患有糖尿病和癫痫的儿童中被报道[1]。此后，多项回顾性和前瞻性队列研究显示，T_1DM 与癫痫之间存在正相关，尤其是在儿童中。然而，糖尿病在癫痫患者中的负担仍然不一致，部分原因是方法学上的问题[42-46]。尽管 T_1DM 和 T_2DM 的病理生理机制不同，但很少有研究将其区分开来，并将其与癫痫的关联起来。由于 T_1DM 患者经常出现由血糖紊乱引起的癫痫发作，对无诱因癫痫的诊断可能具有挑战性，而且可能被忽视。然而，越来越多的基于人群的研究报道，与非糖尿病患者相比，T_1DM 患者的癫痫发生率高于预期。

两项规模最大的基于人群的队列研究最近报道，T_1DM 患者被诊断为癫痫的可能性是非 T_1DM 患者的 2.8～3.0 倍[43, 44]。在英国，在 T_1DM 患者中，癫痫年发病率为 132/10 万，而在无糖尿病患者中，年患病率为 44/10 万[43]。英国一家二

级儿科糖尿病诊所报道癫痫患病率为 2.1%，是英国普通儿科人群患病率的 6 倍[45]。大多数患者在癫痫之前被诊断为 T_1DM，中位发病间隔为 1.5 年[46]。

（二）病理生理机制

人们提出了许多假说来解释癫痫和 T_1DM（图 5-3）之间的关系。人们认识到这两种疾病都是由特定的遗传缺陷引起的，但这些疾病的流行率相当低，因此它们不太可能解释这种联系的大部分原因。尚未确定的遗传因素可能构成癫痫和 T_1DM 的共同危险因素，正如观察到的这两种情况之间不同的时间关系所支持的（即癫痫先在一些人身上发生，糖尿病先在另一些人身上发生）。共同的潜在自身免疫过程的假设有很强的病理生理学基础，可能解释了部分关联。T_1DM 也可能通过脑血管疾病间接导致癫痫。

1. 导致癫痫和糖尿病的遗传性疾病

合并发育迟缓、癫痫和新生儿糖尿病综合征的永久性新生儿糖尿病（permanent neonatal diabetes mellitus，PNDM），以及合并小头畸形伴旋转简化、婴儿癫痫性脑病的 PNDM，这两种特殊但罕见的综合征可导致癫痫和糖尿病。尽管这些单基因疾病并不常见，并且仅占基于人群的研究中观察到的癫痫和 T_1DM 之间关联的一小部分，但它们阐明了一种可能性，即更普遍但更不具致病性的突变可能参与了胰腺 β 细胞和神经元的细胞生理学破坏。具体的致病基因还有待鉴定。

PNDM 通常定义为在出生后 6 个月内确诊的糖尿病，活产婴儿的年发病率至少为 1/26 万[47]。约 20% 的 PNDM 患者有神经症状。它们的范围从轻度精神运动迟缓到更严重的称为发育迟缓、癫痫和新生儿糖尿病（developmental delay, epilepsy, and neonatal diabetes，DEND）综合征。后一种情况较轻的形式被确定为中间 DEND 综

合征。除了糖尿病，这种情况还与严重的发育迟缓、张力减退和耐药癫痫有关。这些个体也表现出轻微的畸形特征，如显著的异位缝合和肌肉无力的表现，如双侧上睑下垂和下嘴角。大多数个体将在 1 岁之前发展为全身性癫痫。他们的脑电图通常表现为双侧锐波，并可能出现心律失常。

PNDM 主要是通过激活 KCNJ11 和 ABCC8 基因的杂合突变引起的，KCNJ11 和 ABCC8 基因分别编码胰腺 β 细胞内腺苷三磷酸敏感性钾（K_{ATP}）通道的 Kir6.2 和磺酰脲受体 1（sulfonylurea receptor 1，SUR1）亚基[48, 49]。研究人员在 DEND 综合征患者中发现了这两种基因的突变，这可能是导致其神经功能的原因[50]。Kir6.2 和 SUR1 亚

基的异常功能导致抑制性神经元表达的 K_{ATP} 通道的通透性增加。这可能导致抑制神经元超极化后钾外排，降低其对目标神经元的抑制强度，从而降低癫痫发作阈值[51, 52]。基于 K_{ATP} 通道敏感性的下降和随之而来的神经系统症状的增加，已经确定了 3 组影响 Kir6.2 亚基的功能获得性突变（图 5–4）[52]。

在少数伴有 PNDM、小头畸形伴旋转简化和婴儿癫痫性脑病综合征的患者中可见基因 IER3IP1 突变[53]。这些个体表现为耐药局灶性继发泛化、全面性强直阵挛和肌阵挛发作。

IER3IP1 是一种在发育中的皮质细胞和胰腺细胞中发现的蛋白质，它介导内质网和高尔基复

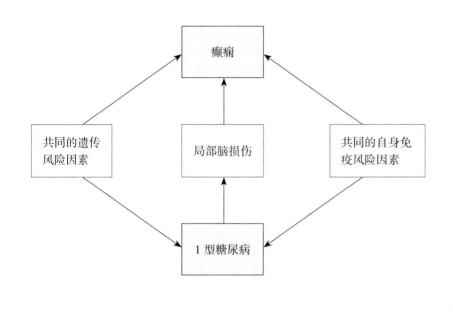

▲ 图 5–3　解释癫痫和 1 型糖尿病（T_1DM）之间关系的机制
尚未确定的遗传因素可能构成癫痫和 T_1DM 的共同风险因素。一个共同的潜在的自身免疫过程也可能促成这种关联。糖尿病可能通过产生局部脑损伤而间接导致癫痫

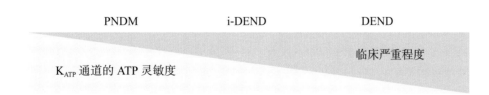

▲ 图 5–4　根据 K_{ATP} 通道的敏感性下降和随之而来的神经症状的增加，已经确定了 3 组影响 Kir6.2 亚基的功能获得性突变
PNDM. 永久性新生儿糖尿病；i-DEND. 中间型 DEND；DEND. 发育迟缓、癫痫和新生儿糖尿病［改编自 Hattersley AT, Ashcroft FM. Activating mutations in Kir6.2 and neonatal diabetes: new clinical syndromes, new scientific insights, and new therapy. Diabetes. 2005;54(9):2503–13.］

合体之间的运输[53]。这种蛋白质也被认为参与细胞分化和死亡过程[54]。其功能异常可导致生理细胞死亡通路失调，导致大脑和胰腺细胞凋亡水平升高，从而产生先天性小头畸形和胰岛素依赖型糖尿病[53]。进一步的研究仍然需要更好地了解婴儿癫痫和糖尿病的复杂遗传关联。

2. 自身免疫

抗谷氨酸脱羧酶（glutamic acid decarboxylase，GAD）抗体可能在癫痫的病理生理学中发挥作用。抗 GAD 抗体导致癫痫发作的主要途径被认为与 GABA 传递的改变有关，导致神经元兴奋性的增加和癫痫发作阈值的降低。谷氨酸脱羧酶是一种参与 GABA 合成的酶，实验室研究表明，抗 GAD 抗体应用于培养的海马神经元时，会干扰充分的 GABA 功能[55]。鞘内 GAD 抗体的产生已经被描述，并且似乎对其发病机制至关重要，因为这些抗体不能穿过血脑屏障[56]。尽管广泛性焦虑症位于神经元内部，不容易暴露于血浆中，但神经元体内循环抗体的内化是一种被描述得很好的现象，它提供了细胞内接触抗体的途径[57]。

抗 GAD 抗体滴度阳性在许多神经系统疾病中被描述，如僵人综合征（stiff-person syndrome，SPS）、小脑共济失调、边缘性脑炎和癫痫。在抗 GAD 患者的不同神经表现阵列，其根源在于抗体可以识别的不同表位[57]。关于癫痫和抗 GAD 抗体之间关系的描述性数据是多种多样的，并且与癫痫的严重程度、类型和治疗反应有关。

抗 GAD 抗体效价阳性的癫痫可表现为无活动性脑炎的慢性癫痫或边缘性脑炎两种形式。这两种临床表现可以分别代表以颞叶高兴奋性为特征的同一疾病的慢性和急性阶段[58]。在无脑炎的癫痫中，临床和脑电图上的阳性滴度与颞叶癫痫相关，而更高的滴度似乎与癫痫的严重程度无关。2.8% 的癫痫患者具有高抗 GAD 效价，其中 86% 的患者患有颞叶癫痫[59]。他们往往有正常的

脑成像和难治性癫痫，进一步支持这些抗体的致病作用。根据这些观察结果，一些作者主张在隐源性颞叶癫痫患者中，即使没有 T$_1$DM，也应考虑寻找抗 GAD 抗体[60]。

抗 GAD 抗体，以前被称为"胰岛素依赖性糖尿病中的 64k 自身抗原"，于 1990 年首次在 T$_1$DM 患者中被发现[61]。这些抗体仍被广泛认为是 T$_1$DM 的标志物，因为 60%～70% 的患者血清滴度呈阳性，而普通人群的血清滴度为 0.4%～1%[56, 60, 61]。抗 GAD 抗体在耐药癫痫中的首次描述出现在 1998 年，并导致了大量的病例报道[62]。在没有神经系统疾病的情况下，表现为神经系统疾病的个体具有较高的抗 GAD 血清滴度、CSF 寡克隆带和阳性的 CSF 抗 GAD 滴度[58]。在 T$_1$DM 中发现的抗体识别蛋白质中间和 C 末端构象表位，这与在 SPS 中看到的模式不同[56]。这可能解释了 T$_1$DM 伴抗 GAD 抗体的不同神经表现和 SPS 特征的缺失[56]。综上所述，癫痫合并 T$_1$DM 的机制可能包括共同的自身免疫过程。这一假设得到了以下观察的支持：与非糖尿病患者相比，共患 T$_1$DM 的患者更容易出现未知病因的癫痫，而结构性和遗传原因的患者发生率较低[46]。

3. 局部脑损伤

T$_1$DM 患者中枢神经系统改变的研究大多局限于脑电图和脑成像[63]。一项研究表明，在 62 例早发性 T$_1$DM 患者中，16% 的 MRI 显示内侧颞叶硬化（mesial temporal sclerosis，MTS），在既往有或没有 DKA 或严重低血糖的患者中，结果具有可比性。MTS 的高发病率表明，早发性 T$_1$DM 的海马优先受损，这可以用其更容易发生未被识别的非严重低血糖发作来解释[64]。T$_1$DM 患者中出现的 MTS 可能部分归因于抗 GAD 抗体，而不是血糖异常。在成人中，在严重的低血糖发作后，可能会出现永久性的中枢神经系统损伤，特别是对糖剥夺脆弱区域，如海马、基底神经节

和新皮质的损伤[65]。这些病变可能是持续低血糖引起的缺氧和低血压的主要结果[66]。

脑梗死引起的局部脑损伤可导致 T_1DM 和 T_2DM 患者的癫痫。脑血管疾病是老年人癫痫发病的主要原因，糖尿病可增加老年人癫痫发作和脑血管疾病的风险[67]。15% 的糖尿病和癫痫患者在脑成像上也有局部脑损伤[4]。综上所述，对于一些癫痫患者来说，T_1DM 中发现的代谢异常可能会对中枢神经系统产生有害影响，并导致癫痫。在这种情况下，糖尿病患者癫痫的发病机制可能是一种间接的因果关系，局部脑损伤介导了最初的糖尿病和随后的癫痫、糖尿病和其他内分泌失调发展为癫痫的关系。与无低血糖发作的 T_1DM 患者相比，有低血糖发作史的 T_1DM 患者的癫痫风险更大，且在癫痫发作前就有 T_1DM，大多数人支持局部脑损伤是一种间接因果机制的假设。

（三）1 型糖尿病的临床特点

许多队列研究报道了无急性血糖紊乱的 T_1DM 与各种癫痫病因和类型之间的关联。与非糖尿病患者（49%）相比，在伴有 T_1DM 的最大耐药癫痫患者队列中，T_1DM 的隐源性病因（85%）较多，结构性病因（15% vs. 45%）和遗传 / 特发性病因（0% vs. 6%）较少[46]。一些报道表明，T_1DM 在特发性广泛性癫痫（idiopathic generalized epilepsy，IGE）中也可能比预期的更常见[68, 69]。在一项 518 人的队列研究中，与普通人群相比，IGE 与 T_1DM 风险增加 4 倍相关[69]。IGE 的某些亚型不太可能与 T_1DM 相关。在伴有 T_1DM 的患者中没有发现失神癫痫，尽管失神癫痫占队列患者的近 1/3[69]。FSE 可在 T_1DM 中出现，且无血糖紊乱，如报道的少数病例[15]。

癫痫共患 T_1DM 的患者可能由于癫痫和糖尿病而出现认知障碍和学习干扰。轻度认知障碍在 T_1DM 患儿中很明显，尤其是男孩，影响注意力、处理速度、长期记忆和执行能力[63]。这些困难的机制被认为涉及对血糖变化敏感的大脑区域的损害，如额叶和近颞叶区域。此外，神经性血糖下降可发生在学习环境中，并干扰技能的获得。尽管大多数 T_1DM 患儿的技能获得正常，神经认知测试得分在平均或低平均范围内，但应认识到学习困难，以便提供适当的资源支持发展[63]。

四、糖尿病的治疗考虑及意义

目前还没有标准的抗癫痫药物推荐用于治疗合并糖尿病的癫痫，相关的观察性研究也很少。已证实或存在糖尿病风险的人群使用苯妥英时应谨慎，因为它会导致 DKA 和 HHS[24, 70, 71]。在血糖正常的受试者中，与基线相比，短暂接触苯妥英可使血糖升高 19%，早期胰岛素分泌减少 60%[72]。苯妥英诱导的高血糖是由于其对胰腺的电生理特性导致胰岛素分泌减少[73]。有报道称卡马西平可导致儿童糖尿病[74]。此外，60% 的卡马西平中毒儿童出现高血糖，其中血糖与血清卡马西平水平相关[75]。许多抗癫痫药物与体重显著增加和糖尿病风险增加有关。丙戊酸具有特定的风险，但其他药物（如加巴喷丁、普瑞巴林、维加巴林、瑞替加滨、卡马西平）据报道会导致体重增加[76]。这种不良反应的潜在机制在不同的 AED 中似乎是不同的，并且仍然是一个有争议的问题。

几十年来，临床医生一直使用生酮饮食（ketogenic diet，KD）作为抗惊厥疗法，以治疗各种形式的耐药癫痫。它以高脂肪、低碳水化合物和适量的蛋白质摄入为基础，旨在通过脂质储存的氧化来产生酮体[77]。导致其抗惊厥特性的机制仍不确定，但与酮体水平的增加有关。已经提出了具体的途径，包括神经保护作用，生物源单胺水平的调节，以及主要涉及 GABA 和谷氨酸的神经递质的调节[77]。在无糖尿病的难治性癫痫患者中，癫痫样放电显著减少和癫痫发作控制的改善已被证实[78]。

然而，在 T_1DM 患者中使用 KD 的报道很少，其有效性和安全性缺乏质量证据。考虑到后者，已停止在这一人群中使用。在易发生危及生命的酮症酸中毒的个体中诱发酮症状态可能被认为是危险的[79]。KD 使得很难区分饥饿诱导的酮症和胰岛素缺乏引起的酮症[80]。尽管如此，T_1DM 并不排除 KD 的使用，需要经常测量毛细血管葡萄糖，并迅速用胰岛素纠正高血糖，严格监测血酮[79]。据报道，几个难治性癫痫合并 T_1DM 的病例获得了成功和安全的治疗[78, 80]。这些患者在治疗过程中均未出现 DKA 或严重低血糖。生酮治疗期间的目标酮水平应该根据 DKA 的风险和高酮水平对癫痫控制的益处来制订。在某些情况下，中度酮尿症就足够了[79]。

在 DEND 综合征背景下，糖尿病的管理可能构成一个更大的挑战，因为这类患者固有的沟通限制和低血糖对癫痫发作的严重后果。PNDM 患者表现出胰岛素依赖，最初可通过胰岛素进行治疗。在 KCNJ11 和 ABCC8 突变的情况下，磺酰脲类药物可能是外源性胰岛素的替代品，因为它们通过关闭胰腺细胞中的 K_{ATP} 通道来刺激内源性胰岛素的分泌[81]。此外，磺酰脲类药物被认为可以关闭大脑中发现的 SUR1 型 K_{ATP} 通道，并可能在理论上改善神经症状[81]。格列本脲是一种磺酰脲类药物，可阻断高亲和力的 SUR1 和 SUR2 型通道，是最常用的药物[51]。DEND 综合征是由对磺酰脲类药物不那么敏感的突变引起的，通常需要更高的剂量[52, 82]。在许多 PNDM 患者中，包括那些没有神经系统症状和中间型 DEND 综合征的患者，已经报道了成功转用磺酰脲类药物治疗的病例[83, 84]。支持重度 DEND 综合征转移到磺酰脲类药物的数据更有限[51, 82]。

免疫疗法在抗 GAD 相关癫痫的治疗中是一个有趣的选择。免疫抑制治疗和血浆置换的潜在好处来自于病例报道[58]。例如，对一名患有难治性癫痫持续状态和鞘内抗 GAD 抗体的患者进行细胞抑制环磷酰胺脉冲治疗后，观察到癫痫控制显著改善[85]。在一份自身免疫相关耐药性癫痫的报告中，5 名具有抗 GAD 抗体的患者接受了免疫治疗［静脉免疫球蛋白和（或）霉酚酸酯，和（或）皮质类固醇］，其中 3 人随访时报告没有癫痫发作（6～18 个月）。这些结果是否可以应用于 T_1DM、癫痫和抗 GAD 抗体的人群尚不清楚，因为缺乏这类人群的报道。

五、甲状腺激素与癫痫

（一）流行病学、病理生理学和临床表现

以酪氨酸为基础的激素三碘甲状腺原氨酸（T_3）和甲状腺素（T_4）是由甲状腺合成的。下丘脑 – 垂体 – 甲状腺轴是一个三级内分泌调节系统，下丘脑产生促甲状腺激素释放激素（thyrotropin-releasing hormone，TRH），TRH 作用于垂体促进促甲状腺激素（thyroid-stimulating hormone，TSH）的分泌，TSH 结合其甲状腺受体释放甲状腺激素[86]。

评估癫痫患者甲状腺功能的研究未能证实癫痫发作引起甲状腺激素的直接改变[87, 88]。然而，一些甲状腺疾病与癫痫的发生有关，包括甲状腺功能亢进和左甲状腺素（LT_4）治疗。在甲状腺功能亢进患者中，首次癫痫发作的比例非常小（<1%）[89, 90]。在一项对无已知癫痫病史但因甲状腺功能亢进（高 T_3 和游离 T_4 伴 TSH 抑制）而入院的患者的回顾中，0.2% 的患者出现癫痫发作[90]。原发性全面强直 – 阵挛性发作最常见（57%），局灶性发作少见（14%）。在超过一半的个体中，脑电图显示脑电普遍减慢。甲状腺功能障碍治疗后，所有患者均无癫痫发作[90]。

导致甲状腺功能亢进引起癫痫发作的途径尚

不清楚。动物模型表明，甲状腺激素可能会以多种方式改变神经元的兴奋性，但这些机制仍是推测性的。在体外实验中，甲状腺激素改变了神经元中的钠交换，增加了神经元的兴奋性[91]。TRH对海马组织抗癫痫作用的共患病性也已被假设，甲状腺激素可降低这种共患病性，因为甲状腺激素可降低边缘系统不同区域的 TRH 水平[90, 92]。

用 LT_4 治疗甲状腺功能减退症也可能与癫痫发作恶化有关，尽管这样的报道很少见。在青少年肌阵挛性癫痫中，即使小剂量左甲状腺素不会影响甲状腺激素水平，左甲状腺素也可能诱发失神发作，这可能是由 AED 的药代动力学和生物利用度变化介导的[93]。研究者还观察到 LT_4 诱发的多动性癫痫发作，LT_4 的起始剂量和剂量之间存在很强的相关性[94]。这种 LT_4 诱导癫痫发作的机制尚不清楚，但可能是由于皮质苯二氮䓬受体数量减少，这是在暴露于药物的神经元培养模型中观察到的[94]。有关癫痫和共患病甲状腺疾病患者预后的数据有限。

（二）治疗方面的考虑和影响

抗癫痫药物可能改变甲状腺激素血浆水平，尽管这种改变的临床相关后果仍然是例外。经常被引用的 AED 是那些具有酶诱导特性的药物，如苯妥英[95, 96]和卡马西平[96-100]，它们在研究中不断地改变甲状腺激素水平[88]。苯巴比妥[100]、奥卡西平[98]和丙戊酸钠[100]也可能影响甲状腺激素的浓度，尽管有些结果相互矛盾[96, 99, 101]。这些药物最常见的生化后果包括总的和游离的 T_3和 T_4 减少。TSH 水平的平行增加很少见到，且在临床上不显著。上述激素变化在停药后是完全可逆的[98]。AED 治疗中游离 T_4 水平低的独立危险因素包括女性、年龄较大、使用 3 种或以上AED[102]。

虽然常出现与临床无关的生化异常，但也可出现亚临床甲状腺功能减退、轻度症状性甲状腺功能减退、深度甲状腺功能减退等症状。严重的原发性甲状腺功能减退症曾被描述为苯妥英和卡马西平联合使用[103]。AED 引起的甲状腺激素改变主要有 3 种机制。首先，苯妥英和卡马西平与 T_4 的三维结构相似，可以竞争性地与循环中的甲状腺素结合球蛋白结合，从而取代与蛋白质结合的 T_4，降低其血浆总浓度[96]。其次，酶诱导的 AED 增加了肝微粒体的活性，导致 T_4 向 T_3的转化增加，甲状腺激素的代谢清除增加[95, 96]。最后，早先报道的卡马西平和丙戊酸钠对下丘脑 – 垂体轴的影响在最近的研究中没有发现，表明使用这些药物治疗的人其 TSH 对 TRH 的反应不受影响[99]。综上所述，由于临床上显著的甲状腺疾病在 AED 治疗过程中较为少见，常规评估无症状 AED 患者的甲状腺激素水平通常是没有根据的[87]。

儿童 KD 难治性癫痫的治疗与显著的甲状腺激素改变有关。参与这些变化的确切机制尚不清楚，但可能包括空腹状态、低蛋白血症和缺硒时外周血 T_4 向 T_3 转化减少[104]。对使用 KD 治疗的耐药癫痫儿童进行 6 个月随访发现，16.7% 的患者出现亚临床甲状腺功能减退，定义为 TSH 升高，游离 T_4 正常，1 个月内至少两次[104]。尽管儿童亚临床甲状腺功能减退的治疗仍有争议，因为其益处不一致，但考虑到其共患病负担，甲状腺素替代治疗被认为是合理的。甲状腺素替代治疗使所有治疗个体的 TSH 值正常化。

六、催乳素和癫痫

催乳素（prolactin，PRL）是由垂体前叶的乳养细胞合成和分泌的一种多肽激素。这些特化细胞显示出高内源性分泌活性，需要下丘脑通过 PRL 抑制因子施加紧张抑制控制。多巴胺是这些抑制剂中最重要和最有效的，但其他肽类如生长抑素和 GABA 也在下丘脑的非多巴胺能抑制活性中发挥作用[105]。另外，TRH 和催产素是 PRL 的主要释放因子[105]。PRL 的生理作用包括促进妊娠期间乳腺的生长发育、母乳分泌的合成和维持，以及免疫神经内分泌网络的调节[105]。

在过去的几十年里，血清 PRL 已经在不同的癫痫发作环境中被研究，成为癫痫中描述最广泛的生物标志物之一。1976 年电惊厥治疗后首次报道了血清 PRL 与癫痫发作相关的升高[106]，早于对自发性癫痫发作的描述[107]。癫痫诱发血清 PRL 增加的假设机制被认为与癫痫放电从颞叶内侧结构传播到下丘脑有关，这可能导致结节漏斗束多巴胺浓度的短暂下降，并释放其对 PRL 分泌的强直性抑制[108, 109]。

根据观察数据，血清 PRL 在癫痫发作后 10～20 分钟达到峰值，并在 2～6 小时内恢复到基线水平[110]。PRL 的正常范围和相关 PRL 增加的阈值很难定义。血清 PRL 水平除在睡眠前升高外，还受年龄、性别、常用药物的影响、妊娠和生理应激[110]。在癫痫患者中，与对照组相比，在发作间隔期血清 PRL 水平更高，这表明癫痫样放电可能会干扰 PRL 分泌[111]。大多数研究使用的是在先前基线水平基础上相对增加 2 倍的标准，或在 16.5～45ng/ml 的绝对临界水平[112]。

在 10 项研究的汇总数据分析中，首次报道了血清 PRL 升高用于区分癫痫发作和心因性非癫痫发作的有效性[112]。PRL 水平升高对全身性强直阵挛发作（95.9%）和局灶性意识损害发作（96.3%）的诊断具有较高的特异性，敏感性中等，前者（60%）优于后者（46.1%）。这些结果导致美国神经病学学会在 2016 年重申 B 级推荐。该建议指出，成人和年龄较大的儿童在可疑事件发生后 10～20 分钟内，在适当的临床环境中测量，血清 PRL 升高是区分全身性强直阵挛性癫痫和局灶性癫痫伴意识受损与心源性非癫痫性癫痫发作的有用辅助手段[112]。

这些研究结果表明，PRL 水平的急性升高提示癫痫发作，尽管正常水平不能用于排除癫痫发作或诊断精神性非癫痫发作[110]。血清 PRL 检测对区分晕厥和癫痫发作的帮助有限，因为报道的倾斜台诱发的晕厥显示 60%～80% 的受试者血清 PRL 水平升高[110]。血清 PRL 在其他惊厥情况下的应用，如局灶意识发作、癫痫持续状态、重复发作和新生儿发作，尚未确定[112]。

七、经期癫痫

（一）流行病学、病理生理学和临床表现

性类固醇激素通过其神经活性特性和周期性变化影响癫痫的控制。由于女性在整个月经周期循环水平的生理变化，她们容易表现出性激素对癫痫发作严重程度和频率的影响。雌二醇是生殖期循环中的主要雌激素，主要由卵巢卵泡产生[87]。雌二醇在动物模型和人身上均表现出促惊厥和致癫痫的特性[87]。它通过刺激谷氨酸受体活性，调节神经元可塑性促进兴奋性突触，通过减少 GABA 合成来增加神经元的兴奋性[113]。孕酮主要在黄体期产生，由卵母细胞来源的黄体分泌。在动物研究中，它表现出一致的抗惊厥和抗癫痫特性，这主要是由于四氢孕酮，一种在外周组织和大脑中产生的孕酮源性神经类固醇[87]。四氢孕酮增加癫痫、糖尿病和其他内分泌失调的 $GABA_A$ 介导的神经元抑制，而孕酮调节大量神经递质的合成和释放[114]。

自从 1881 年首次发表关于癫痫发作恶化的描述以来，癫痫发作在月经周期的特定阶段聚集的倾向越来越被认识到。然而，直到最近才报道了对这一现象更准确的描述和统一的定义[115]。周期性癫痫通常是指在月经周期的特定阶段周期性发作频率的增加。经期癫痫有 3 种表现，它们与循环中的性激素水平有关（图 5-5）[116]。

第一种模式的经期癫痫（C_1）的特征是在月经期（第 -3～3 天，其中第 1 天代表月经来潮的

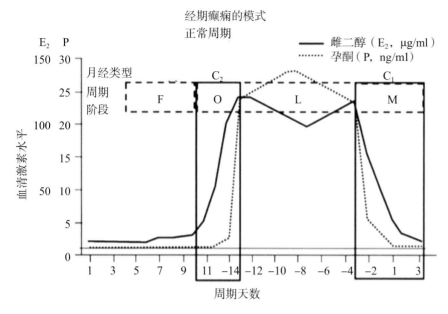

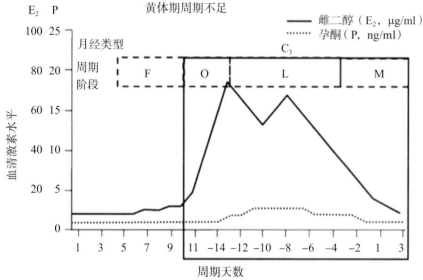

◀ 图 5-5　**Herzog 于 1997 年提出的经期癫痫的 3 种模式**

第 1 天是月经来潮的第 1 天，第 14 天是排卵日。经期癫痫的第一种模式（C_1）涉及排卵周期女性在围经期（第 -3～3 天）癫痫发作频率的增加；第二种模式（C_2）显示在排卵前阶段（第 10～-13 天）频率增加；第三种模式（C_3）见于不充分的黄体期周期，并且涉及黄体期后半期（第 10～3 天）的恶化 [引自 Pennell PB. Hormonal aspects of epilepsy. Neurol Clin. 2009;27(4):941-965.]

第 1 天）癫痫发作频率增加。第二种模式（C_2）是在排卵前期（第 10～-13 天）出现频率增加。这两种形式的经期癫痫发生在排卵期女性，排卵前雌激素和孕酮适当激增，随后在黄体期结束时减少。在围月经期和排卵前期，循环中的雌激素与孕激素比值达到峰值，这可能会降低癫痫发作阈值，并解释这些表型 [113]。月经期孕酮的停用也可能是 C_1 发作易感性的独立因素 [114]。第三种模式（C_3）见于无排卵周期，黄体期孕酮水平偏低。这种形式的更年期癫痫的发病机制可能与促惊厥雌激素在月经中期激增有关，但由于低循环

孕激素的作用，雌激素的作用没有受到足够的抑制 [113]。

由于定义上的差异，早期报道的关于育龄女性月经期癫痫患病率为 10%～70% [117]。与平均每日频率相比，在至少 3 种生理表型中的一种中，癫痫发作频率增加 2 倍的截止点是最近提出的 [116]，根据这一定义，约有 1/3 的存在意识受损的耐药局灶性癫痫患者被归类为更年期癫痫 [116]。经期癫痫发作最常见的是黄体期不足或 C_3 模式 [118]。经期癫痫的临床表现可随激素状态的变化而变化。在围绝经期过渡时期，雌激素水平升高

可能导致癫痫发作频率增加，而绝经期则可能由于雌激素水平降低，癫痫发作频率也降低[119]。

（二）治疗方面的考虑和影响

研究人员提出了多种非激素和激素治疗方法来治疗经期癫痫（表 5-1）。一些人主张在月经期加重时增加抗癫痫药物的剂量[120]。在预期的癫痫恶化时间间歇性添加苯二氮䓬类药物，如氯巴坦，也已使用多年，有报道称少数女性癫痫控制得到改善[119, 121]。碳酸酐酶抑制药乙酰唑胺的循环使用可能对痛经性癫痫的治疗有用[119]。用于经期癫痫的抗癫痫药物在理论上也可能有助于控制癫痫发作，因为细胞色素酶调节的 AED 被发现可以调节性类固醇激素的循环水平[113]。

表 5-1　用于经期癫痫测试的激素类和非激素类药物清单

	在经期癫痫中测试的药物	作用机制
激素类药物	天然孕酮	外源性孕酮
	醋酸甲羟孕酮	孕酮类似物
	戈舍瑞林	促性腺激素类似物
	曲普瑞林	促性腺激素类似物
	克罗米酚柠檬酸盐	雌激素受体拮抗药
非激素药物	氯巴占	γ- 氨基丁酸 A 受体调节药
	乙酰唑胺	碳酸酐酶抑制药
	抗癫痫药物周期性增加	癫痫发作阈值增加

改编自 Verrotti A, Laus M, Coppola G, Parisi P, Mohn A, Chiarelli F. Catamenial epilepsy: hormonal aspects. Gynecol Endocrinol. 2010;26(11):783–790.

经期癫痫激素药物治疗的原则是促进孕酮的抗惊厥作用，并拮抗促惊厥的雌激素的作用。服用含有雌激素和孕酮的联合口服避孕药尚未发现能改变月经发作的频率[119]。与安慰剂相比，在月经周期后半期周期性使用外源性孕酮并不能显著减少局灶性更年期癫痫的发作[122]。然而，在同一项研究中，与安慰剂相比，孕酮治疗对经期癫痫发作的控制有显著改善，提示由周期末孕酮戒断引起的严重形式的更年期癫痫患者可从外源性孕酮中获益[118]。

其他调节雌激素产生和作用的激素疗法在小型研究中被发现对癫痫控制有好处，包括促性腺激素释放激素类似物，如雷公藤甲素和戈舍瑞林，以及雌激素受体拮抗药克罗米酚柠檬酸盐[113]。孕酮类似物醋酸甲羟孕酮也可以通过抑制月经周期和在较小程度上转化为神经活性类固醇来改善更年期癫痫的发作控制[113]。

对于女性治疗，一个包括妇科医生或生殖内分泌学家的多学科团队可能会帮助选择最合适的激素疗法。一些作者最近提出了一种基本算法，可供卫生保健专业人员用于辅助治疗决策，同时牢记没有一种治疗方法对所有患有痛经性癫痫的女性都有效，治疗应根据女性的需要量身定制（图 5-6）[123]。

癫痫、共患病内分泌条件和癫痫治疗方法的三方关系是复杂的。糖尿病就是其中的一种共患病，对癫痫的治疗有很大的影响。在特定的治疗考虑下，血糖紊乱可导致癫痫发作，糖尿病可能通过多种机制与癫痫相关。由于 AED 会破坏甲状腺激素的内稳态，部分甲状腺疾病表现为癫痫发作，癫痫发作后也会出现催乳素异常，类固醇性激素可能影响继发性癫痫女性的临床表现和癫痫的控制。卫生保健专业人员应牢记，癫痫患者可能存在需要特别考虑的共患病内分泌紊乱和激素问题。对癫痫患者的常规评估可能包括筛选某些内分泌疾病，如糖尿病、甲状腺疾病和更年期癫痫。癫痫和共患病糖尿病患者可能会被询问有关血糖监测和控制、药物使用、教育项目的需要、严重低血糖或高血糖的风险，并纠正错误方法。一些 AED 会影响血糖控制，密切监测可能

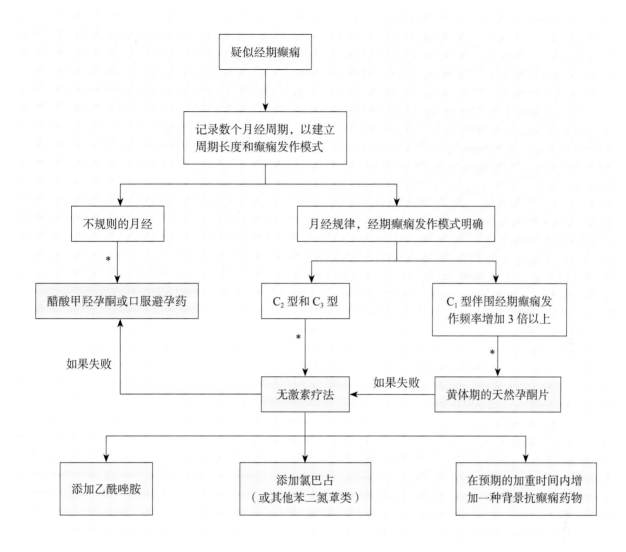

▲ 图 5-6　疑似经期癫痫治疗的基本流程

卫生保健专业人员应牢记，没有任何治疗方法对所有经期癫痫患者都有效，治疗应根据女性的需要进行调整。
*. 生殖医学咨询（妇科、生殖内分泌科）［改编自 Navis A, Harden C. A treatment approach to catamenial epilepsy. Curr Treat Options Neurol. 2016;18(7):30.］

是必要的。一种包括转诊和与有经验的专业人员（如内分泌科医生）频繁沟通的合作方式可能有助于获得最佳治疗。在服用抗癫痫药物的人群中筛查甲状腺疾病症状和考虑甲状腺疾病对癫痫的临床影响也可以纳入常规实践。最后，卫生保健

专业人员可能会寻找痛经性癫痫的特征，以确定需要进行特定治疗。在这种情况下，可以与包括性激素专业人员在内的多学科团队合作，选择适当的非激素或激素疗法。

参考文献

[1] Engel R, Halberg F, Ziegler M, Mc QI. Observations on two children with diabetes mellitus and epilepsy. J Lancet 1952;72(5):242–8.

[2] Kharroubi AT, Darwish HM. Diabetes mellitus: the epidemic of the century. World J Diabetes 2015; 6(6):850–67.

[3] Umpierrez G, Korytkowski M. Diabetic emergencies—ketoacidosis, hyperglycaemic hyperosmolar state and hypoglycaemia. Nat Rev Endocrinol 2016;12(4):222–32.

[4] Yun C, Xuefeng W. Association between seizures and diabetes mellitus: a comprehensive review of literature. Curr Diabetes Rev 2013;9(4):350–4.

[5] Pasquel FJ, Umpierrez GE. Hyperosmolar hyperglycemic state: a historic review of the clinical presentation, diagnosis, and treatment. Diabetes Care 2014;37(11):3124–31.

[6] Maccario M, Messis CP, Vastola EF. Focal seizures as a manifestation of hyperglycemia without ketoacidosis. A report of seven cases with review of the literature. Neurology 1965;15:195–206.

[7] Wang X, Yu H, Cai Z, Wang Z, Ma B, Zhang Y. Nonketotic hyperglycemia-related epileptic seizures. Epilepsy Behav Case Rep 2013;1:77–8.

[8] Singh BM, Gupta DR, Strobos RJ. Nonketotic hyperglycemia and epilepsia partialis continua. Arch Neurol 1973;29(3):187–90.

[9] Harden CL, Rosenbaum DH, Daras M. Hyperglycemia presenting with occipital seizures. Epilepsia 1991;32(2):215–20.

[10] Kanwal SK, Bando A, Kumar V. Clinical profile of diabetic ketoacidosis in Indian children. Indian J Pediatr 2012;79(7):901–4.

[11] Cochin JP, Hannequin D, Delangre T, Guegan-Massardier E, Augustin P. Continuous partial epilepsy disclosing diabetes mellitus. Rev Neurol (Paris) 1994;150(3):239–41.

[12] Moien-Afshari F, Tellez-Zenteno JF. Occipital seizures induced by hyperglycemia: a case report and review of literature. Seizure 2009;18(5):382–5.

[13] Tiamkao S, Pratipanawatr T, Tiamkao S, Nitinavakarn B, Chotmongkol V, Jitpimolmard S. Seizures in nonketotic hyperglycaemia. Seizure 2003;12(6):409–10.

[14] Sabharwal RK, Gupta M, Sharma D, Puri V. Juvenile diabetes manifesting as epilepsia partialis continua. J Assoc Physicians India 1989;37(9):603–4.

[15] Baglietto MG, Mancardi MM, Giannattasio A, Minuto N, Rossi A, Capovilla G, et al. Epilepsia partialis continua in type 1 diabetes: evolution into epileptic encephalopathy with continuous spikewaves during slow sleep. Neurol Sci 2009;30(6):509–12.

[16] Placidi F, Floris R, Bozzao A, Romigi A, Baviera ME, Tombini M, et al. Ketotic hyperglycemia and epilepsia partialis continua. Neurology 2001;57(3):534–7.

[17] Lavin PJ. Hyperglycemic hemianopia: a reversible complication of non-ketotic hyperglycemia. Neurology 2005;65(4):616–9.

[18] Ozer F, Mutlu A, Ozkayran T. Reflex epilepsy and non-ketotic hyperglycemia. Epileptic Disord 2003;5(3):165–8.

[19] Brick JF, Gutrecht JA, Ringel RA. Reflex epilepsy and nonketotic hyperglycemia in the elderly: a specific neuroendocrine syndrome. Neurology 1989;39(3):394–9.

[20] Guisado R, Arieff AI. Neurologic manifestations of diabetic comas: correlation with biochemical alterations in the brain. Metabolism 1975;24(5):665–79.

[21] RWDT O. GABA synthesis, uptake and release. In: Siegel GJAB, Albers RW, et al., editors. Basic neurochemistry: Molecular, cellular and medical aspects. 6th ed. Philadelphia: Lippincott-Raven; 1999.

[22] Kim DW, Moon Y, Gee Noh H, Choi JW, Oh J. Blood-brain barrier disruption is involved in seizure and hemianopsia in nonketotic hyperglycemia. Neurologist 2011;17(3):164–6.

[23] Espinas OE, Poser CM. Blood hyperosmolality and neurologic deficit. An experimental study. Arch Neurol 1969;20(2):182–6.

[24] Whiting S, Camfield P, Arab D, Salisbury S. Insulin-dependent diabetes mellitus presenting in children as frequent, medically unresponsive, partial seizures. J Child Neurol 1997;12(3):178–80.

[25] Masino SARJ. Mechanisms of ketogenic diet action. In: Noebels JLAM, Rogawski MA, et al., editors. Jasper's basic mechanisms of the epilepsies. Bethesda: National Center for Biotechnology Information; 2012.

[26] Beghi E, Carpio A, Forsgren L, Hesdorffer DC, Malmgren K, Sander JW, et al. Recommendation for a definition of acute symptomatic seizure. Epilepsia 2010;51(4):671–5.

[27] Raghavendra S, Ashalatha R, Thomas SV, Kesavadas C. Focal neuronal loss, reversible subcortical focal T2 hypointensity in seizures with a nonketotic hyperglycemic hyperosmolar state. Neuroradiology 2007;49(4):299–305.

[28] Verrotti A, Scaparrotta A, Olivieri C, Chiarelli F. Seizures and type 1 diabetes mellitus: current state of knowledge. Eur J Endocrinol 2012;167(6):749–58.

[29] Chin RF, Neville BG, Peckham C, Bedford H, Wade A, Scott RC, et al. Incidence, cause, and shortterm outcome of convulsive status epilepticus in childhood: prospective population-based study. Lancet 2006;368(9531):222–9.

[30] Towne AR, Pellock JM, Ko D, DeLorenzo RJ. Determinants of mortality in status epilepticus. Epilepsia 1994;35(1):27–34.

[31] Malouf R, Brust JC. Hypoglycemia: causes, neurological manifestations, and outcome. Ann Neurol 1985;17(5):421–30.

[32] Lapenta L, Di Bonaventura C, Fattouch J, Bonini F, Petrucci S, Gagliardi S, et al. Focal epileptic seizure induced by transient hypoglycaemia in insulin-treated diabetes. Epileptic Disord 2010;12(1):84–7.

[33] Pramming S, Thorsteinsson B, Stigsby B, Binder C. Glycaemic threshold for changes in electroencephalograms during hypoglycaemia in patients with insulin dependent diabetes. Br Med J (Clin Res Ed) 1988;296(6623):665–7.

[34] Shafiee G, Mohajeri-Tehrani M, Pajouhi M, Larijani B. The importance of hypoglycemia in diabetic patients. J Diabetes Metab Disord 2012;11(1):17.

[35] McCrimmon RJ, Sherwin RS. Hypoglycemia in type 1 diabetes. Diabetes 2010;59(10):2333–9.

[36] Group UKHS. Risk of hypoglycaemia in types 1 and 2 diabetes: effects of treatment modalities and their duration. Diabetologia 2007;50(6):1140–7.

[37] Anuradha K, Hota D, Pandhi P. Investigation of central mechanism of insulin induced hypoglycemic convulsions in mice. Indian J Exp Biol 2004;42(4):368–72.

[38] Neil WPH, Hemmen TM. Neurologic manifestations of hypoglycemia. In: Rigobelo E, editor. Diabetes—Damages and Treatments. InTech; 2011.

[39] Auer RN. Progress review: hypoglycemic brain damage. Stroke 1986;17(4):699–708.

[40] Norris SL, Lau J, Smith SJ, Schmid CH, Engelgau MM. Self-management education for adults with type 2 diabetes: a meta-analysis of the effect on glycemic control. Diabetes Care 2002;25(7):1159–71.

[41] Khamseh ME, Ansari M, Malek M, Shafiee G, Baradaran H. Effects of a structured self-monitoring of blood glucose method on patient self-management behavior and metabolic outcomes in type 2 diabetes mellitus. J Diabetes Sci Technol 2011;5(2):388–93.

[42] Ong MS, Kohane IS, Cai T, Gorman MP, Mandl KD. Population-level evidence for an autoimmune etiology of epilepsy. JAMA Neurol 2014;71(5):569–74.

[43] Dafoulas GE, Toulis KA, McCorry D, Kumarendran B, Thomas GN, Willis BH, et al. Type 1 diabetes mellitus and risk of incident epilepsy: a population-based, open-cohort study. Diabetologia 2017;60(2):258–61.

[44] Chou IC, Wang CH, Lin WD, Tsai FJ, Lin CC, Kao CH. Risk of epilepsy in type 1 diabetes mellitus: a population-based cohort study. Diabetologia 2016;59(6):1196–203.

[45] Ramakrishnan R, Appleton R. Study of prevalence of epilepsy in children with type 1 diabetes mellitus. Seizure 2012;21(4):292–4.

[46] Keezer MR, Novy J, Sander JW. Type 1 diabetes mellitus in people with pharmacoresistant epilepsy: prevalence and clinical characteristics. Epilepsy Res 2015;115:55–7.

[47] Slingerland AS, Shields BM, Flanagan SE, Bruining GJ, Noordam K, Gach A, et al. Referral rates for diagnostic testing support an incidence of permanent neonatal diabetes in three European countries of at least 1 in 260,000 live births. Diabetologia 2009;52(8):1683–5.

[48] Gloyn AL, Pearson ER, Antcliff JF, Proks P, Bruining GJ, Slingerland AS, et al. Activating mutations in the gene encoding the ATP-sensitive potassium-channel subunit Kir6.2 and permanent neonatal diabetes. N Engl J Med 2004;350(18):1838–49.

[49] Babenko AP, Polak M, Cave H, Busiah K, Czernichow P, Scharfmann R, et al. Activating mutations in the ABCC8 gene in neonatal diabetes mellitus. N Engl J Med 2006;355(5):456–66.

[50] Hattersley AT, Ashcroft FM. Activating mutations in Kir6.2 and neonatal diabetes: new clinical syndromes, new scientific insights, and new therapy. Diabetes 2005;54(9):2503–13.

[51] Zwaveling-Soonawala N, Hagebeuk EE, Slingerland AS, Ris-Stalpers C, Vulsma T, van Trotsenburg AS. Successful transfer to sulfonylurea therapy in an infant with developmental delay, epilepsy and neonatal diabetes (DEND) syndrome and a novel ABCC8 gene mutation. Diabetologia 2011;54(2):469–71.

[52] Ashcroft FM. ATP-sensitive potassium channelopathies: focus on insulin secretion. J Clin Invest 2005;115(8):2047–58.

[53] Poulton CJ, Schot R, Kia SK, Jones M, Verheijen FW, Venselaar H, et al. Microcephaly with simplified gyration, epilepsy, and infantile diabetes linked to inappropriate apoptosis of neural progenitors. Am J Hum Genet 2011;89(2):265–76.

[54] Yiu WH, Yeung TL, Poon JW, Tsui SK, Fung KP, Waye MM. Transcriptional regulation of IER3IP1 gene by tumor necrosis factor-alpha and Sp family proteins. Cell Biochem Funct 2010;28(1):31–7.

[55] Bien CG, Scheffer IE. Autoantibodies and epilepsy. Epilepsia 2011;52(Suppl 3):18–22.

[56] Yoshimoto T, Doi M, Fukai N, Izumiyama H, Wago T, Minami I, et al. Type 1 diabetes mellitus and drug-resistant epilepsy: presence of high titer of anti-glutamic acid decarboxylase autoantibodies in serum and cerebrospinal fluid. Intern Med 2005;44(11):1174–7.

[57] Manto MU, Laute MA, Aguera M, Rogemond V, Pandolfo M, Honnorat J. Effects of anti-glutamic acid decarboxylase antibodies associated with neurological diseases. Ann Neurol 2007;61(6):544–51.

[58] Vincent A, Bien CG, Irani SR, Waters P. Autoantibodies associated with diseases of the CNS: new developments and future challenges. Lancet Neurol 2011;10(8):759–72.

[59] Liimatainen S, Peltola M, Sabater L, Fallah M, Kharazmi E, Haapala AM, et al. Clinical significance of glutamic acid decarboxylase antibodies in patients with epilepsy. Epilepsia 2010;51(5):760–7.

[60] Striano P, Errichiello L, Striano S. Autoantibodies to glutamic acid decarboxylase in patients with epilepsy: what is their clinical relevance? Epilepsy Behav 2011;20(1):145.

[61] Baekkeskov S, Aanstoot HJ, Christgau S, Reetz A, Solimena M, Cascalho M, et al. Identification of the 64K autoantigen in insulin-dependent diabetes as the GABA-synthesizing enzyme glutamic acid decarboxylase. Nature 1990;347(6289):151–6.

[62] Giometto B, Nicolao P, Macucci M, Tavolato B, Foxon R, Bottazzo GF. Temporal-lobe epilepsy associated with glutamic-acid-decarboxylase autoantibodies. Lancet 1998;352(9126):457.

[63] Northam EA, Rankins D, Cameron FJ. Therapy insight: the impact of type 1 diabetes on brain development and function. Nat Clin Pract Neurol 2006;2(2):78–86.

[64] Ho MS, Weller NJ, Ives FJ, Carne CL, Murray K, Vanden Driesen RI, et al. Prevalence of structural central nervous system abnormalities in early-onset type 1 diabetes mellitus. J Pediatr 2008;153(3):385–90.

[65] Fujioka M, Okuchi K, Hiramatsu KI, Sakaki T, Sakaguchi S, Ishii Y. Specific changes in human brain after hypoglycemic injury. Stroke 1997;28(3):584–7.

[66] Yoneda Y, Yamamoto S. Cerebral cortical laminar necrosis on diffusion-weighted MRI in hypoglycaemic encephalopathy. Diabet Med 2005;22(8):1098–100.

[67] Baviera M, RoncaglioniMC, Tettamanti M, Vannini T, Fortino I, Bortolotti A, et al.Diabetes mellitus: a risk factor for seizures in the elderly-a population-based study. Acta Diabetol 2017;54(9):863–70.

[68] Caietta E, Halbert C, Lepine A, Khammar A, Cano A, Gavaret M, et al. Association of type 1 diabetes mellitus and epilepsy in children. A cohort of 10 cases. Arch Pediatr 2012;19(1):9–16.

[69] McCorry D, Nicolson A, Smith D, Marson A, Feltbower RG, Chadwick DW. An association between type 1 diabetes and idiopathic generalized epilepsy. Ann Neurol 2006;59(1):204–6.

[70] Carter BL, Small RE, Mandel MD, Starkman MT. Phenytoin-induced hyperglycemia. Am J Hosp Pharm 1981;38(10):1508–12.

[71] Goldberg EM, Sanbar SS. Hyperglycemic, nonketotic coma following administration of dilantin (diphenylhydantoin). Diabetes 1969;18(2):101–6.

[72] Malherbe C, Burrill KC, Levin SR, Karam JH, Forsham PH. Effect of diphenylhydantoin on insulin secretion in man. N Engl J Med 1972;286(7):339–42.

[73] Kizer JS, Vargas-Gordon M, Brendel K, Bressler R. The in vitro inhibition of insulin secretion by diphenylhydantoin. J Clin Invest 1970;49(10):1942–8.

[74] Obembe A. Carbamazepine-induced diabetes mellitus. Cent Afr J Med 1991;37(3):96–8.

[75] Acikgoz M, Paksu MS, Guzel A, Alacam A, Alacam F. Severe carbamazepine intoxication in children: analysis of a 40–case series. Med Sci Monit 2016;22:4729–35.

[76] Jallon P, Picard F. Bodyweight gain and anticonvulsants: a comparative review. Drug Saf 2001;24(13):969–78.

[77] Lima PA, Sampaio LP, Damasceno NR. Neurobiochemical mechanisms of a ketogenic diet in refractory epilepsy. Clinics

(Sao Paulo) 2014;69(10):699–705.

[78] Dressler A, Reithofer E, Trimmel-Schwahofer P, Klebermasz K, Prayer D, Kasprian G, et al. Type 1 diabetes and epilepsy: efficacy and safety of the ketogenic diet. Epilepsia 2010;51(6):1086–9.

[79] Aguirre Castaneda RL, Mack KJ, Lteif A. Successful treatment of type 1 diabetes and seizures with combined ketogenic diet and insulin. Pediatrics 2012;129(2):e511–4.

[80] Aylward NM, Shah N, Sellers EA. The ketogenic diet for the treatment of myoclonic astatic epilepsy in a child with type 1 diabetes mellitus. Can J Diabetes 2014;38(4):223–4.

[81] Gribble FM, Reimann F. Sulphonylurea action revisited: the post-cloning era. Diabetologia 2003;46(7):875–91.

[82] Shimomura K, Horster F, de Wet H, Flanagan SE, Ellard S, Hattersley AT, et al. A novel mutation causing DEND syndrome: a treatable channelopathy of pancreas and brain. Neurology 2007;69(13):1342–9.

[83] Pearson ER, Flechtner I, Njolstad PR, Malecki MT, Flanagan SE, Larkin B, et al. Switching from insulin to oral sulfonylureas in patients with diabetes due to Kir6.2 mutations. N Engl J Med 2006;355(5):467–77.

[84] Slingerland AS, Nuboer R, Hadders-Algra M, Hattersley AT, Bruining GJ. Improved motor development and good long-term glycaemic control with sulfonylurea treatment in a patient with the syndrome of intermediate developmental delay, early-onset generalised epilepsy and neonatal diabetes associated with the V59M mutation in the KCNJ11 gene. Diabetologia 2006;49(11):2559–63.

[85] Kanter IC, Huttner HB, Staykov D, Biermann T, Struffert T, Kerling F, et al. Cyclophosphamide for anti-GAD antibody-positive refractory status epilepticus. Epilepsia 2008;49(5):914–20.

[86] Mullur R, Liu YY, Brent GA. Thyroid hormone regulation of metabolism. Physiol Rev 2014;94(2):355–82.

[87] Pennell PB. Hormonal aspects of epilepsy. Neurol Clin 2009;27(4):941–65.

[88] Zhang YX, Shen CH, Lai QL, Fang GL, Ming WJ, Lu RY, et al. Effects of antiepileptic drug on thyroid hormones in patients with epilepsy: A meta-analysis. Seizure 2016;35:72–9.

[89] Jabbari B, Huott AD. Seizures in thyrotoxicosis. Epilepsia 1980;21(1):91–6.

[90] Song TJ, Kim SJ, Kim GS, Choi YC, Kim WJ. The prevalence of thyrotoxicosis-related seizures. Thyroid 2010;20(9):955–8.

[91] Hoffmann G, Dietzel ID. Thyroid hormone regulates excitability in central neurons from postnatal rats. Neuroscience 2004;125(2):369–79.

[92] Pekary AE, Sattin A. Regulation of TRH and TRH-related peptides in rat brain by thyroid and steroid hormones. Peptides 2001;22(7):1161–73.

[93] Obeid T, Awada A, al Rajeh S, Chaballout A. Thyroxine exacerbates absence seizures in juvenile myoclonic epilepsy. Neurology 1996;47(2):605–6.

[94] Aydin A, Cemeroglu AP, Baklan B. Thyroxine-induced hypermotor seizure. Seizure 2004;13(1):61–5.

[95] Larsen PR, Atkinson Jr. AJ, Wellman HN, Goldsmith RE. The effect of diphenylhydantoin on thyroxine metabolism in man. J Clin Invest 1970;49(6):1266–79.

[96] Rootwelt K, Ganes T, Johannessen SI. Effect of carbamazepine, phenytoin and phenobarbitone on serum levels of thyroid hormones and thyrotropin in humans. Scand J Clin Lab Invest 1978;38(8):731–6.

[97] Caksen H, Dulger H, Cesur Y, Atas B, Tuncer O, Odabas D. Evaluation of thyroid and parathyroid functions in children receiving long-term carbamazepine therapy. Int J Neurosci 2003;113(9):1213–7.

[98] Vainionpaa LK, Mikkonen K, Rattya J, Knip M, Pakarinen AJ, Myllyla VV, et al. Thyroid function in girls with epilepsy with carbamazepine, oxcarbazepine, or valproate monotherapy and after withdrawal of medication. Epilepsia 2004;45(3):197–203.

[99] Verrotti A, Basciani F, Morresi S, Morgese G, Chiarelli F. Thyroid hormones in epileptic children receiving carbamazepine and valproic acid. Pediatr Neurol 2001;25(1):43–6.

[100] Yuksel A, Kartal A, Cenani A, Yalcin E. Serum thyroid hormones and pituitary response to thyrotropin-releasing hormone in epileptic children receiving anti-epileptic medication. Acta Paediatr Jpn 1993;35(2):108–12.

[101] Caksen H, Dulger H, Cesur Y, Odabas D, Tuncer O, Atas B. No effect of long-term valproate therapy on thyroid and parathyroid functions in children. Int J Neurosci 2002;112(11):1371–4.

[102] Shih FY, Chuang YC, Chuang MJ, Lu YT, Tsai WC, Fu TY, et al. Effects of antiepileptic drugs on thyroid hormone function in epilepsy patients. Seizure 2017;48:7–10.

[103] Simko J, Horacek J, Waberzinek G. Severe hypothyroidism as a complication of anticonvulsant treatment. Epilepsia 2004;45(3):292–3.

[104] Kose E, Guzel O, Demir K, Arslan N. Changes of thyroid hormonal status in patients receiving ketogenic diet due to intractable epilepsy. J Pediatr Endocrinol Metab 2017;30(4):411–6.

[105] Freeman ME, Kanyicska B, Lerant A, Nagy G. Prolactin: structure, function, and regulation of secretion. Physiol Rev 2000;80(4):1523–631.

[106] Ohman R, Walinder J, Balldin J, Wallin L. Prolactin response to electroconvulsive therapy. Lancet 1976;2(7992):936–7.

[107] Trimble MR. Serum prolactin in epilepsy and hysteria. Br Med J 1978;2(6153):1682.

[108] Sundararajan T, Tesar GE, Jimenez XF. Biomarkers in the diagnosis and study of psychogenic nonepileptic seizures: a systematic review. Seizure 2016;35:11–22.

[109] Parra A, Velasco M, Cervantes C, Munoz H, Cerbon MA, Velasco F. Plasma prolactin increase following electric stimulation of the amygdala in humans. Neuroendocrinology 1980;31(1):60–5.

[110] Nass RD, Sassen R, Elger CE, Surges R. The role of postictal laboratory blood analyses in the diagnosis and prognosis of seizures. Seizure 2017;47:51–65.

[111] Molaie M, Culebras A, Miller M. Nocturnal plasma prolactin and cortisol levels in epileptics with complex partial seizures and primary generalized seizures. Arch Neurol 1987;44(7):699–702.

[112] Chen DK, So YT, Fisher RS. Therapeutics, technology assessment subcommittee of the American Academy of N. Use of serum prolactin in diagnosing epileptic seizures: report of the therapeutics and technology assessment subcommittee of the American Academy of Neurology. Neurology 2005;65(5):668–75.

[113] Verrotti A, Laus M, Coppola G, Parisi P, Mohn A, Chiarelli F. Catamenial epilepsy: hormonal aspects. Gynecol Endocrinol 2010;26(11):783–90.

[114] Scharfman HE, MacLusky NJ. The influence of gonadal

hormones on neuronal excitability, seizures, and epilepsy in the female. Epilepsia 2006;47(9):1423–40.

[115] Herzog AG, Fowler KM, Sperling MR, Massaro JM, Progesterone Trial Study G. Distribution of seizures across the menstrual cycle in women with epilepsy. Epilepsia 2015;56(5):e58–62.

[116] Herzog AG, Klein P, Ransil BJ. Three patterns of catamenial epilepsy. Epilepsia 1997;38(10):1082–8.

[117] Duncan S, Read CL, Brodie MJ. How common is catamenial epilepsy? Epilepsia 1993;34(5):827–31.

[118] Herzog AG. Catamenial epilepsy: update on prevalence, pathophysiology and treatment from the findings of the NIH progesterone treatment Trial. Seizure 2015;28:18–25.

[119] Verrotti A, D'Egidio C, Agostinelli S, Verrotti C, Pavone P.

Diagnosis and management of catamenial seizures: a review. Int J Womens Health 2012;4:535–41.

[120] Bangar S, Shastri A, El-Sayeh H, Cavanna AE. Women with epilepsy: clinically relevant issues. Funct Neurol 2016;31(3):127–34.

[121] Feely M, Gibson J. Intermittent clobazam for catamenial epilepsy: tolerance avoided. J Neurol Neurosurg Psychiatry 1984;47(12):1279–82.

[122] Herzog AG, Fowler KM, Smithson SD, Kalayjian LA, Heck CN, Sperling MR, et al. Progesterone vs placebo therapy for women with epilepsy: a randomized clinical trial. Neurology 2012; 78(24):1959–66.

[123] Navis A, Harden CA. Treatment approach to catamenial epilepsy. Curr Treat Options Neurol 2016;18(7):30.

术语概念

- **糖尿病**　其特点是由于胰岛素分泌、功能或两者的损害而导致的慢性高血糖及引起的一系列代谢紊乱。

- **高血糖高渗状态**　在 2 型糖尿病中最常见的一种综合征，结合了严重的高血糖（＞33.3mmol/L）、血清高渗透压（＞320mOsm/L）和脱水，但没有酮症酸中毒。

- **糖尿病酮症酸中毒**　一种综合征，多见于 1 型糖尿病，表现为高血糖（＞13.9mmol/L）、高酮血症和代谢性酸中毒三联征。

- **永久性新生儿糖尿病**　在出生后 6 个月内诊断的糖尿病，通常与神经系统的表现有关。

- **发育迟缓、癫痫和新生儿糖尿病综合征**　与永久性新生儿糖尿病相关的最严重的神经系统表现，包括严重的发育迟缓、肌张力低下、耐药性癫痫和轻度畸形特征。

- **抗谷氨酸脱羧酶抗体**　针对参与 GABA 合成的酶的抗体，它可能在与糖尿病相关的癫痫中起作用。

- **甲状腺功能亢进**　一种甲状腺疾病，表现为循环中的甲状腺激素升高，促甲状腺激素被抑制，临床表现可能包括癫痫发作。

- **催乳素**　一种由垂体前叶的泌乳素合成和分泌的多肽激素，在全面身强直–阵挛性发作和意识障碍的局灶性发作后，其循环水平常有升高的表现。

- **经期癫痫**　在月经周期的特定阶段，癫痫发作频率的反复周期性增加，其表型包括围经期（C_1）、排卵前（C_2）和黄体不足（C_3）的加重阶段。

第6章 癫痫、乳糜泻和其他炎症性肠病

Epilepsy, coeliac disease and other inflammatory bowel diseases

Giuseppe Gobbi　Paolo Mainardi　Pasquale Striano　Alberto Preda　著

缩略语		
AED	antiepileptic drug	抗癫痫药物
BBB	blood-brain barrier	血脑屏障
CC	cerebral calcification	脑钙化
CD	celiac disease	乳糜泻
CEC	celiac disease，epilepsy，and cerebral calcification	乳糜泻、癫痫和脑钙化
CNS	central nervous system	中枢神经系统
CrD	Crohn's disease	克罗恩病
CSF	cerebrospinal fluid	脑脊液
CwG	convulsions associated with mild gastroenteritis	轻度胃肠炎伴惊厥
DGP	deamidated gliadin peptide	去酰胺化麦醇溶蛋白肽
EMA	endomysial antibody	肌内膜抗体
ESPGHAN	European Society for Pediatric Gastroenterology, Hepatology，and Nutrition	欧洲儿科胃肠病、肝病和营养学会
GBA	gut-brain axis	肠 – 脑轴
GFD	gluten-free diet	无麸质饮食
GI	gluten intolerance	谷蛋白不耐受
GS	gluten sensitivity	麸质敏感性
HLA	human leukocyte antigen	人类白细胞抗原
IBD	inflammatory bowel disease	炎症性肠病
IBS	irritable bowel syndrome	肠易激综合征
IL	interleukin	白细胞介素
ILAE	International League Against Epilepsy	国际抗癫痫联盟

LNAA	large neutral amino acid	大中性氨基酸
MGBA	microbiota gut-brain axis	微生物群 – 肠 – 脑轴
NCGS	non-celiac gluten sensitivity	非乳糜泻麸质敏感性
PCR	polymerase chain reaction	聚合酶链反应
PNS	peripheral nervous system	外周神经系统
SWS	Sturge-Weber syndrome	Sturge-Weber 综合征
TG	transglutaminase	转谷氨酰胺酶
TNF	tumor necrosis factor	肿瘤坏死因子
Trp	tryptophan	色氨酸
tTG	tissue-transglutaminase	组织转谷氨酰胺酶
UC	ulcerative colitis	溃疡性结肠炎
WD	Whipple's disease	惠普尔病

胃肠系统和大脑的相互作用是一个复杂而充满争议的问题，且仍然是大进化中讨论的一个主题。目前存在许多与胃肠道（gastrointestinal tract，GIT）、肝脏和胰腺疾病相关的神经、精神和行为障碍。涉及胃肠系统的不同器官，目前存在大量涉及上述相互作用的生物学基础理论。

炎症性肠病（inflammatory bowel disease，IBD），如乳糜泻（celiac disease，CD）、溃疡性结肠炎（ulcerative colitis，UC）和克罗恩病（Crohn's disease，CrD）与神经系统症状相关，同时此类神经症状往往掩盖上述疾病引起的胃肠道系统的症状。从 1960 年人们开始特别关注乳糜泻和麸质不耐症[1]，一份空肠的组织活检报告作为第一份证据证明了乳糜泻[2-4]可以同时引起肠道系统临床症状及神经系统的临床症状[3, 4]。现在，众所周知，即使没有胃肠道症状，乳糜泻也可能引起肠外信号传递[5-7]，此外，大多数乳糜泻患者出现神经系统症状而没有胃肠道症状[7]。

炎症性肠病（如溃疡性结肠炎和克罗恩病）有可能引起神经系统症状。实际上，炎症性肠病诱发癫痫的概率低于乳糜泻。

根据大量最新证据，尽管对于乳糜泻和炎症性肠病引起癫痫提出了许多病因假设，这些假设中最可能的致病机制可归因于此类疾病引起的炎症反应和自身免疫过程。

近期研究表明包括癫痫发作在内的急慢性神经功能紊乱症状的致病机制为脑组织炎性反应[8]。相反，对于外周炎症在引发脑组织炎症反应中的作用，目前所知甚少。然而，在一些实验研究中显示，通过使用细菌脂多糖[9]、细菌超声处理[10]、不同的肠道炎症模型[11]和关节炎[12]，全身炎症条件可降低癫痫发作阈值。同时，人们发现炎症性肠病可能会影响大脑的生理、行为和认知功能［肠 – 脑轴（gut-brain axis，GBA）］。越来越多的证据表明，肠道微生物不仅在维持内环境稳定方面发挥着重要作用，而且还通过应激反应、炎症、免疫系统，尤其是自身免疫过程影响个体的精神健康。

自身免疫是由异常的免疫反应引起的一种对自身组织的过度免疫反应。尽管我们猜想环境、药物、饮食、遗传和免疫系统等因素都可能诱发自身免疫反应，但其确切的发病机制尚不得而知。在过去的 10 年中，大量实验研究表明神经胶质细胞在脑组织炎症反应的启动过程中发挥重要作用，脑外伤和癫痫发作患者脑内往往发生神经胶质细胞增生[13]。大量癫痫病例存在自身免疫相关疾病，对于这些病例，额外的免疫治疗可有效减缓、停止甚至逆转癫痫的发展并控制癫痫发作。在癫痫区域发现一些特异性自身抗体，例如，电压门控钾通道复合物、N- 甲基 –D- 天冬氨酸受体和谷氨酸脱羧酶。此外，在癫痫患者中，外周血和脑脊液（cerebrospinal fluid，CSF）中的促炎性细胞因子水平，如 IL-6、IFN-γ 或 IL-17A，通常高于那些病情得到控制的患者。现有研究证明循环细胞因子（TNF-α、IL-1a、IL-6、IL-1b）可能具有诱导癫痫发作的作用，此类细胞因子可能通过诱导神经元细胞凋亡、星形胶质细胞增生和血脑屏障（blood-brain barrier，BBB）破坏来改变神经元兴奋性，从而诱导癫痫发作或加重发作程度，即炎症反应可能在癫痫发作的病理生理变化中起到关键作用[14-16]。

最后，有一种致病性病因可以同时发生于大脑和肠道，这可能与惠普尔病（Whipple's disease，WD）和轻度胃肠炎伴良性惊厥的发生有关。

一、癫痫和乳糜泻

（一）乳糜泻和麸质不耐受

乳糜泻是由于对谷蛋白永久性不耐受而导致的一种疾病。免疫学和遗传学的最新发现使得对 CD 发病机制的猜想发生了变化，现在，CD 被定义为一种免疫介导的全身性疾病，由易感个体摄入麸质（麦谷蛋白和麦醇溶蛋白的异质混合物）和相关的醇溶蛋白（外在触发因素）引发。它的特征是同时存在麸质依赖性临床表现和肠病（小肠壁慢性炎症和绒毛萎缩）表现，以及含有 CD

特异性抗体。CD 特异性抗体包含转谷氨酰胺酶 2（transglutaminase 2，TG2）抗体、肌内膜抗体（endomysial antibody，EMA）和去酰胺化麦醇溶蛋白肽（deamidated gliadin peptide，DGP）抗体。遗传易感性与人类白细胞抗原（HLA II 类）基因（遗传背景）有关：90% 的 CD 患者中发现 HLA-DQ2，10% 的病例中发现 HLA-DQ8。最近，也发现了非 HLA 遗传因素导致的遗传易感性[17]。

临床上，CD 可能出现多种特异性和非特异性的体征和症状，如慢性或间歇性腹泻、发育迟缓、体重减轻、青春期延迟、闭经、缺铁性贫血、恶心或呕吐、慢性腹痛、痉挛或腹胀、慢性便秘、慢性疲劳、复发性阿弗他性口炎（口腔溃疡）、疱疹样皮炎、非外伤性骨折 / 骨质减少 / 骨质疏松症和肝功能异常等。一些患者虽然没有 CD 的临床症状，但患有 CD 的风险较高，因此同样需要进行 CD 检测。这些患者可能患有 1 型糖尿病、唐氏综合征、自身免疫性甲状腺疾病、特纳综合征、威廉姆斯综合征、选择性免疫球蛋白 A（immunoglobulin A，IgA）缺乏症、自身免疫性肝病、其他无法解释的神经系统疾病（如癫痫），以及直系亲属患有 CD[18]。一般来说，须除外以下几种患者。

- 活动性（典型）CD：存在 CD 临床症状。阳性 CD 抗体和活检结果。
- 无症状 CD：阳性 CD 抗体和活检结果，没有足够的临床症状提示 CD。
- 潜伏 CD：CD 抗体阳性，无绒毛萎缩。患者有麸质依赖性肠病，可能有或者没有症状。
- 潜在 CD：抗体阳性，但无绒毛萎缩。患者可能有也可能没有症状。CD 可能会发展，也可能不会发展。

一旦排除 CD 和小麦过敏，麸质敏感性（gluten sensitivity，GS）或非乳糜泻麸质敏感性（non-celiac gluten sensitivity，NCGS）被定义为"由摄入麸质引起的一种临床症状，该症状导致肠道和（或）肠外症状，随 GFD 改善"[19, 20]。

实际上，NCGS 是一种有争议的临床诊断，一些作者认为"非小麦敏感性胃肠"是一个更合适的术语，因为有证据表明，麸质和含麸质谷物均可能导致过敏症状[20, 21]。

根据欧洲儿科胃肠病、肝病和营养学会（European Society for Pediatric Gastroenterology, Hepatology, and Nutrition，ESPGHAN）的实验室结果[18]，CD 的实验室诊断标准应包括以下内容：存在 IgA 抗 tTG2（2 型组织转谷氨酰胺酶）抗体、IgA EMA、IgA 和 IgG DPG 抗体，HLA Ⅱ 类基因阳性（DQ2-DQ8），空肠黏膜绒毛萎缩，以及在无麸质饮食（GFD）情况下绒毛萎缩消退（包括临床改善），停食 GFD 时绒毛萎缩复发（包括临床症状）。

儿童和青少年的相关症状及检验数据表明 CD 和高抗 TG2 滴度水平（＞10 倍正常值上限）的情况下，绒毛萎缩的可能性高。在这种情况下，进行 EMA 和 HLA 检测就足以在不进行活检的情况下诊断 CD[18]。

（二）癫痫中的乳糜泻

CD 与癫痫的联系现在仍然存在争议；然而至少在某些患者中，似乎可能存在一种因果关系。在意大利癫痫儿童人群的流行病研究中发现癫痫患者 CD 患病率与普通人群相当[22]。在一项 Mate 分析研究中，Lionetti 等[23] 证明，与普通人群相比，普通患者和癫痫患者患有 CD 的相对风险接近于零，表明这可能是一种 CD 与癫痫可能存在偶然关联，在塞尔维亚东南部的特发性癫痫儿童人群中也证实了类似的结果[24]。然而，对报道的患者进行更详细的分析表明，某些结论可能具有误导性。例如，在一项包含 3969 名 CD 儿童的大型多中心系列研究中，癫痫的患病率高达 1%，尽管这属于一般儿童癫痫患病率的报道范围（0.6%～1.7%）[25]。然而，有亚组分析显

示，癫痫的患病率从诊断为典型 CD 病例（平均 5.9 岁）的 0.79% 增加到诊断为无症状 CD 病例（平均 10 岁）的 3.5%，这表明随着患儿年龄增长，与麸质接触的时间越长，患癫痫的风险就越高。对成人癫痫患者 CD 患病率的流行病学研究间接证实了这些结果。事实上，Cronin 等[26] 在一系列成人癫痫患者中筛查 CD，发现其中 2.3% 的患者患有 CD，而在一系列没有已知症状病因的成人癫痫患者中，Luostarinen 等[27] 显示 CD 为 2.5%，在一般人群中 CD 患病率为 0.27%[28]。相反，Chapman 等[29] 研究中表明 CD 患者中癫痫的患病率为 5.5%。有可能在所有这些患者中，CD 诊断较晚，因此长期接触麸质。总之，这些流行病学研究似乎表明，CD 与癫痫发作存在相互作用，这取决于个体在基因上的差异及接触麸质的时间。因此，在未来的流行病学研究中，必须定义 CD 的类型（即典型 CD、无表现 CD 和处于潜伏期的 CD），乳糜泻是否得到治疗或未经治疗，诊断 CD 的年龄，以及开始 GFD 前接触麸质的时间。在所有这些研究中，没有提到癫痫的类型，而癫痫被认为是一种具有多种潜在病因的异质性疾病。

我们只发现了 3 项研究提及了癫痫的不同类型。Labate 等[30] 通过 AgA 和 EmA 抗体研究 CD，纳入了 72 名初诊为特发性部分性癫痫的患儿，其中 9% 新诊断的枕叶癫痫患者中存在无表现性 CD，这表明 CD 与儿童特发性癫痫存在某种遗传联系。同样，Işıkay 和 Kocamaz[31] 研究土耳其东南部特发性癫痫儿童 CD 的患病率时发现，伴有枕叶发作症状的局灶特发性癫痫儿童的 CD 患病率高于其他类型的癫痫。Peltola 等[32] 对连续 48 例耐药局灶性癫痫患者进行 CD 检测，发现其中 7 例对麸质敏感，所有这些患者均患有颞叶癫痫伴海马硬化。作者建议，应该将麸质敏感性和颞叶癫痫伴海马硬化的这种以前未被认识的联系增加到导致顽固性颞叶癫痫和海马硬化的潜

在机制列表中。

乳糜泻、癫痫和脑钙化综合征

必须特别提及乳糜泻、癫痫和脑钙化（celiac disease，epilepsy，and cerebral calcification，CEC）综合征，这是一种罕见的疾病，由 Sammaritano 等[33] 和 Gobbi 等[34, 35] 于 1988—1992 年首次描述。目前报道的病例不到 200 例。这种综合征[36] 的典型特征是局灶性癫痫发作，通常为枕叶型，与受 CD 影响的患者的枕部钙化有关。在这种情况下，CD 可能在一生中的任何时候出现，并且可以潜伏状态或无症状的形式发展。症状通常是在儿童发育中后期发生的，此时需要进行特定的研究，观察癫痫发作和脑钙化（cerebral calcification，CC）相关性。癫痫常发作在婴儿期和成年期之间；大多数情况下，在幼儿期发生。大多数患者以枕叶癫痫发作开始，但也有报道称其他类型的局灶性癫痫发作起源于颞叶或额叶，并伴有继发性全身性发作。在少数患者中还报道了不明确的全身性癫痫发作。CC 是双侧的、皮质下的、大致对称的，没有对比增强，也没有脑萎缩。通常位于枕部区域，在某些情况下，额部区域可能会发现额外的钙化，并且报道了散在的单侧枕部钙化病例。CC 的大小差异很大。在某些情况下，特别是在 GFD 之前，在一定的时间间隔内报道了钙化的显著扩展。在其他患者的进化过程中，钙化出现在新的区域。最后，一些最初 CT 扫描正常的患者可能在术后出现双侧顶枕部钙化。在后者中，据报道患儿常有严重的智力退化和（或）学习障碍。CD 患者需要终身遵守无麸质饮食，以求 CD 症状在临床和组织病理学上得到解决。GFD 的早期诊断和良好的治疗依从性极大地改善了患者的预后，甚至可以逆转癫痫，降低发生 CC 的风险[24, 36]。

CEC 的鉴别诊断包括 Sturge-Weber 综合征（Sturge-Weber syndrome，SWS）和其他疾病，如先天性叶酸吸收不良，或甲氨蝶呤、抗叶酸药物的不良反应，以及白血病儿童放射治疗等。

无癫痫发作的 CD 和 CC 患者被认为是非完整形式 CEC。癫痫患者和无 CD 的 CC 患者应该有 CEC 和潜伏 CD 症状[36]。

（三）癫痫与肠道系统的病理生理学相关性

癫痫与 CD 的关联究竟是一种巧合，一种两者之间的遗传联系还是一种因果相互作用的结果，仍然是一个悬而未决的问题。Labate 团队及 Işıkay 和 Kocamaz 团队的研究似乎发现了 CD 与特发性枕部癫痫的遗传联系[30, 31]。

关于 CEC 综合征，Tiacci 等[37] 提出了这样的假设，即 CEC 综合征可能是由一个单独的遗传因素决定，类似于 SWS 细胞瘤。关于 CEC 综合征是否在种族上有差异，是否与患者的意大利血统相关，已经进行了长时间的讨论。一项种族调查的普查研究[38] 清楚地表明，这种综合征普遍存在于世界各地，并且阿根廷 CEC 患者和其他在意大利以外报道的病例反而没有意大利血统。因此，可以认为意大利 CEC 病例的高发病率是由于意大利 CD 的高患病率及意大利临床实践中对该病理学的特别关注[39]。最后，考虑到大多数 CEC 患者来自地中海地区（意大利和西班牙）和阿根廷，Martinez-Bermejo 等[40] 假设 CEC 综合征被认为是一种与环境因素相关的遗传性、非遗传性、种族和地理限制的综合征。

目前，最广泛受认可的建议是 CD 和癫痫的关联可能取决于自身免疫情况。事实上，CD 是一种自身免疫性疾病，甚至在 GIT 之外也可能产生自身免疫反应。在易感个体中，麦醇溶蛋白穿过肠壁并积聚在肠上皮细胞下，诱导针对上皮细胞的免疫反应并破坏它们。这些受损的上皮细胞释放 tTG（一种使天然麦醇溶蛋白去酰胺化的酶，可诱导麸质特异性 D4+T 淋巴细胞活化）。这种针对麦醇溶蛋白的免疫反应会损害免疫系统并促进侵袭性促炎性细胞因子（INFg、TNF-α、IL-1a、IL-1b、IL-2、IL-6）的广泛分泌[41]，这些细胞因子也可以激活 tTG。现在我们知道特异性的 tTG 包括如下三种：TG2 是 CD 中的自身抗原；TG3 是疱疹样皮炎的自身抗原；TG6 主要在中枢神经系统（central nervous system，CNS）中表达，在麸质失调患者的血清中检测到针对 TG6 的抗体[8]。最近，针对 TG6 的高水平免疫球蛋白 A 在 CEC 综合征患者的血清中被发现[42]。

一方面，这些最新的数据似乎越来越有说服力地支持 CD 和癫痫存在免疫介导的因果相互作用的假设；另一方面，枕部区域硬化与癫痫发作的联系仍未明确。考虑到促炎和抗炎细胞因子在中枢神经系统慢性炎症中的特殊作用（见本章进一步介绍），可以认为促炎细胞因子引起的慢性损伤脑组织不能被未纠正的抗炎细胞因子修复。优先的区域性大脑受累可能是由于不同的大脑脆弱区域，这取决于遗传基础。

无论如何，可以肯定的是在临床实践中，不要忘记大多数有 GI 神经系统表现的患者也可能没有胃肠道症状。因此，不能仅根据临床诊断胃肠道疾病和 CD。现在有几种诊断测试可用，它们可以帮助确定患者是否可能患有 CD 或 GS（伴有或不伴有）肠病的肠外表现。最后，早期诊断可能会改善对 GFD 的预后。

二、癫痫等炎症性肠病

克罗恩病（Crohn's disease，CrD）和溃疡性结肠炎（ulcerative colitis，UC）是特发性的炎症性肠病（inflammatory bowel diseases，IBD），它们有明显不同的病理生理机制。UC 是 IBD 的最常见形式，是一种结肠黏膜疾病；它从直肠开始，可能以连续方式向近端延伸，贯穿部分或整个结肠，但通常不太容易出现并发症，可以通过结肠切除术治疗。相比之下，CrD 是一种胃肠道黏膜透壁疾病，可影响从口腔到肛门整个胃肠道。IBD 的发病机制是由与宿主共生的微生物群、口腔耐受性、上皮屏障功能、抗原识别，以及先天性和获得性免疫系统免疫调节的复杂相互作用导致。一些基因也已被确定[43, 44]。

CrD 的临床表现多种多样，慢性腹泻、腹痛和体重减轻是最常见的发病症状。血性腹泻是 UC 的特征性症状[45]。CrD 和 UC 应被视为全身性疾病，因为它们与涉及胃肠道外多个器官（关节、皮肤、口腔、眼睛）和凝血系统的临床表现有关，并且要么在肠道症状之前出现，要么与它们同时出现和发展。在众多肠外表现中，神经系统症状可以累及周围神经系统（peripheral nervous system，PNS）和中枢神经系统。一般来说，神经系统表现很少见，但比以前估计的常见。不幸的是，只有少数系统研究回顾了大样本 IBD 患者以识别神经系统症状，现有文献主要包括病例报道和小系列文献[46]。主要的神经系统并发症是周围神经病变、脑血管疾病、脱髓鞘疾病（多发性硬化症）、不宁腿综合征、感音神经性听力损失、视神经炎、重症肌无力，无论是眼部还是全身形式均有可能出现[46-49]。

在病理生理学上，与 IBD 相关的神经系统疾病代表免疫介导的炎症过程[50]。然而，其他原因［包括促血栓形成和血栓形成并发症[51]、由于吸收不良导致的营养缺乏（维生素、叶酸），以及 IBD 内科和外科治疗的医源性并发症］也被提出。此外，近年来，使用肿瘤坏死因子（tumor necrosis factor，TNF）抑制药治疗难治性 IBD 似乎使一些患者易出现不同的外周和中枢神经系统症状。

癫痫与 IBD 的关联很少报道。除了炎症，癫痫发作可能由于全身或大脑病变引起症状，如低镁血症、脑静脉血栓形成或中枢神经系统血管炎[47, 52]，并且在癫痫发作或手足抽搐的患者的血中镁和（或）钙的含量低也已得到证实[53, 54]。也有人认为同时存在两种遗传性疾病，如 CrD 和癫痫。最后根据文献，癫痫似乎更常与 CrD 相关，而不是与 UC 相关[55]。癫痫发作可能是全身性强直 - 阵挛性、复杂性、简单部分性，甚至是多灶性的。为了防止精神错乱和癫痫性脑病，必须进一步治疗[48]。持续状态癫痫也有报道[56]。有趣的是，一名患有癫痫的 CrD 患者在粪便微生物群移植后癫痫发作得到控制[57]。即使这只是一篇轶事报道，这一发现也可能为关注微生物群 –GBA 的疾病机制打开了一扇新窗口，并发现一种通过重塑肠道菌群控制癫痫的新疗法。

在这篇综述中，我们还必须提到肠易激综合征（irritable bowel syndrome，IBS），它是最常见的胃肠道疾病，由功能性肠病组成，伴有腹部不适或疼痛，但没有可检测到的结构和生化异常，这会产生重大的医疗保健负担。患者多有痛苦的症状，如腹痛、劳累、肌痛、紧迫感、腹胀和严重疾病的感觉。根据更新的罗马Ⅲ标准，IBS 是一种临床诊断，表现为以下 3 种主要亚型之一：① IBS 伴便秘（IBS-C）；②腹泻型肠易激综合征（IBS-D）；③混合型肠易激综合征（IBS-M）；既往罗马标准将 IBS-M 称为交替 IBS（IBS-A）[58]。

抗生素的使用似乎也增加了患 IBS 的概率。其他风险因素还有年龄、长时间发热、焦虑和抑郁。心理因素（如抑郁或焦虑）没有被明确证实会导致或影响 IBS 的发作，但可能在症状的持续性和感知的严重程度中起作用。尽管如此，它们可能会使 IBS 症状加重和患者的生活质量恶化。这些患者也常出现慢性疲劳综合征。在 IBS 患者中，许多其他共患病可能比预期更频繁地发生，包括胃食管反流、泌尿生殖系统症状、纤维肌痛、头痛和背痛。IBS 的发病机制仍然未知。

IBS 发展的重要因素包括肠道微生物组、肠道通透性、肠道免疫功能、运动性、内脏感觉、脑 - 肠相互作用和社会心理状态的改变。失调的 GBA 已被用作该疾病的合适模型。肠道微生物组

可能在疾病症状的发作和恶化中起重要作用，并在这方面进行了广泛的研究。研究表明，先天免疫和上皮稳态的遗传缺陷会增加发生感染后和其他形式 IBS 的风险[59]。

直到几年前才开始研究 IBS 与癫痫的相互作用。Chen 等[60]在一项基于人群的队列研究中发现，与没有 IBS 的队列相比，IBS 患者的癫痫累积年发病率更高（对数秩检验，$P<0.001$；2.54/1000 vs. 1.86/1000），并得出结论认为 IBS 似乎会增加患癫痫的风险，即使需要进一步的研究来阐明 IBS 是癫痫发展的危险因素还是附带现象。最近，Camara-Lemarroy 等[61]将 65 名连续癫痫患者与年龄和性别健康的对照组进行了比较，发现两组间 IBS 存在显著差异（对照组为 3%，癫痫患者为 16%；$P=0.04$）。在这些患者中，IBS 似乎并未影响与健康相关的生活质量，但与更大的情感症状和失眠负担相关。

肠 - 脑相互作用的病理生理基础

1. 微生物群 - 肠 - 脑轴

肠道微生物群 - 肠 - 脑轴（microbiota gut-brain axis，MGBA）是指肠道微生物群和大脑的双向信息网络。MGBA 包括肠道菌群及其代谢产物、肠道、肠神经系统、自主神经系统内的交感和副交感神经分支、神经免疫系统、神经内分泌系统和中枢神经系统[62]（图 6-1）。

微生物组是生态系统中所有微生物基因组的集合。微生物群由共同栖息在特定生态系统中的微生物组成。大量不同的微生物种类存在于远端 GIT 中。令人惊讶的是，我们每个人都可以通过肠道菌群的基因被区别（Weinstock，Genoma Institute，Washington University）。

在人类中，GIT 代表了一个巨大的微生物生态系统，容纳了数万亿个微生物细胞。这种微生物群在宿主免疫反应（Th1 vs. Th2 和 Th17）的发展和持续训练中发挥着关键作用：防止病原

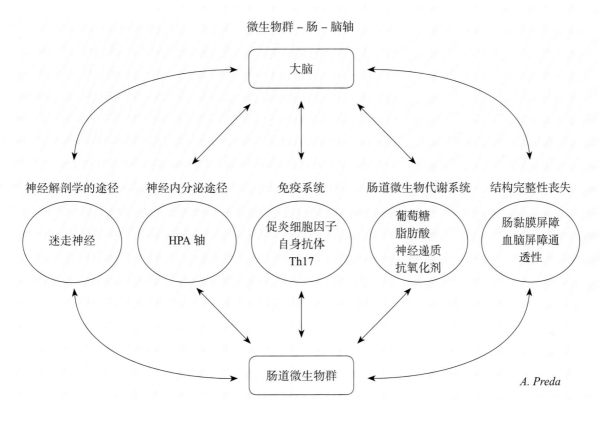

微生物群 – 肠 – 脑轴

A. Preda

▲ 图 6-1　微生物群 – 肠 – 脑轴

体过度生长；影响宿主细胞增殖和血管化；调节肠道内分泌功能、神经信号和骨密度；提供生物发生能量；生物合成维生素、神经递质和多种其他化合物，其靶点尚不清楚；代谢胆汁盐；对特定药物起反应或修饰；消除外源性毒素等。GIT 居住着数以万亿计的微生物，包括人类肠道微生物群。包括大约 900 万个基因的环境代表了人类肠道微生物组：一个比人类基因组大 150 倍的基因组。肠道群落由大肠中的 5 个门类和 160 个物种组成，重达 2kg。优势菌门类是厚壁菌门（60%）和拟杆菌门（20%），而放线菌、变形菌和疣微菌的丰度相对较低[63]。在小肠中，酸、氧和抗微生物物质的含量通常很高，并且转运时间很短，以乳酸杆菌科为主。相反，在结肠条件下，具有使用复合碳水化合物能力的厌氧菌，如普雷沃菌科、毛螺菌科和理研菌科是主要的菌群[63]。肠道菌群的组成不固定但随着人类

发育而变化，并受到不同压力因素的影响。最近的研究表明，细菌定植在未怀孕的子宫、羊水和胎盘中，这些环境以前被认为是无菌的。因此，在发育阶段，胎儿可能在子宫内遇到细菌。因此在遇到来自阴道、粪便和皮肤微生物群的所有微生物之前，这些细菌可能有助于其在分娩前建立微生物群[64]。

肠道逐渐被摄入的环境内毒素和母体兼性厌氧或微需氧细菌（如乳杆菌和链球菌）定植；肠球菌和肠杆菌出现后不久，对随后的双歧杆菌、拟杆菌属和梭菌属的定植至关重要[65]。在出生的第 1 年，婴儿像成年人一样可以形成复杂的肠道微生物组。尽管遗传、表观遗传和环境因素可能对细菌群落组成产生独特的影响，但 1/3 的成人肠道微生物群在大多数个体中是相似的[66]。目前已知的一些影响因素是性别、年龄、分娩类型、宿主遗传特征、宿主免疫反应、饮食、药物、感

染、昼夜节律、抗生素使用、粪便稠度和环境微生物暴露，其中一些是儿童疾病的既定风险因素（如肥胖和过敏）[67]。一些证据表明，生命最初几年的压力（如母体分离）可能导致微生物群的变化，这些变化可能是成年期压力相关疾病的危险因素[63]。代谢组被定义为在生物系统中产生或存在的一组代谢物（分子量<1.5kDa 的小分子）[68]。代谢组学完全符合系统生物学的观点，采用全局方法，不受先验假设的指导：它从定量和定性的角度表征生物系统中存在的所有代谢物及它们的相互作用。因此，"组学"科学被认为是最接近表型表达的科学，因为它既反映了遗传密码中包含的信息，也反映了与环境相互作用所产生的影响[69]。代谢组学方法已应用于肠道微生物群的多项研究，主要集中在探索与疾病相关的代谢物，以获得有关肠道代谢途径的详细信息。换句话说，肠道微生物群与宿主代谢相互作用并影响生理或病理状况的方式。实际上，肠道菌群失调与从局部胃肠道疾病到神经系统、呼吸系统、代谢、肝脏和心血管疾病等有关。对其组成的研究有助于区分不健康和健康的受试者。代谢物的鉴定可能突出生活方式和饮食习惯如何影响特定的疾病状况。

事实上，微生物群比人类在基因层面更容易进行"医疗性"修改，这一事实可能为预防或治疗神经疾病提供机会。

在临床及回顾性研究中，我们发现一旦肠道微生物环境被破坏，就有更高风险罹患神经疾病。很明显，肠道细菌和中枢神经系统的双向通讯途径，即微生物群-肠-脑轴，对神经传递、神经炎症、应激轴的激活和神经发生等关键大脑过程具有深刻影响，调节复杂的行为，如社交技能和焦虑。肠道细菌通过其合成神经递质（即GABA、去甲肾上腺素和多巴胺）和调节免疫系统激活的能力，以及它们产生代谢物［如短链脂肪酸（short-chain fatty acid，SCFA）］的能力来影响这些中枢活动。此外，肠道微生物群和大脑通过神经解剖学途径（如迷走神经途径）、神经内分泌-下丘脑-垂体-肾上腺轴（HPA-axis）及通过调节关键膳食氨基酸［如色氨酸（tryptophan，Trp）］联系在一起。所有这些机制也可能参与情绪、行为、应激反应和人脑健康状态的调节[70]（图 6-2）。

2. 肠-脑轴：炎性反应在器官之间交流过程中的作用

目前已有研究表明全身炎症可引发脑部炎症[71]，前提是血脑屏障（blood-brain barrier，BBB）通过率增加。BBB 透过率受肠道微生物群控制[72]，微生物如何控制大脑中的所有炎症过程的潜在机制，我们称之为器官之间的交流过程，而修复被认为是交流的对象。

很久以前就有证据表明器官的交流能力。脑外伤 3 天后患者出现肠膜塌陷[73]。此外，由酒精或压力引起的胃溃疡的数量取决于直接注入大脑的致癫痫药（槟榔碱）的量[74]。该药物产生剂量依赖性癫痫发作；因此，增加剂量会增加癫痫发作的次数，而相同量的酒精会产生更多的胃溃疡。相反，产生肠道炎症会导致癫痫阈值降低[11]。正如本章之前所讨论的，受 IBS 影响的受试者癫痫风险升高这一事实证实了癫痫阈值的降低[63]。基于脑部炎症在某些神经和行为疾病中的共同作用，据报道，肠道炎症可能是所有脑功能障碍的常见原因[75]。

3. 细胞因子的作用

炎症过程主要由细胞因子级联反应进行。细胞因子是在促炎和抗炎细胞因子中共有的一大类多肽。它们以渐进的方式被送到需要修复的组织，控制细胞凋亡（一种程序性细胞死亡）和坏死（一种意外死亡类型）[76]。在坏死的情况下，促炎细胞因子破坏更多受损组织，增加坏死，然后抗炎细胞因子利用干细胞重建组织。干细胞在使用时通常会被复制。在中枢神经系统中，机制

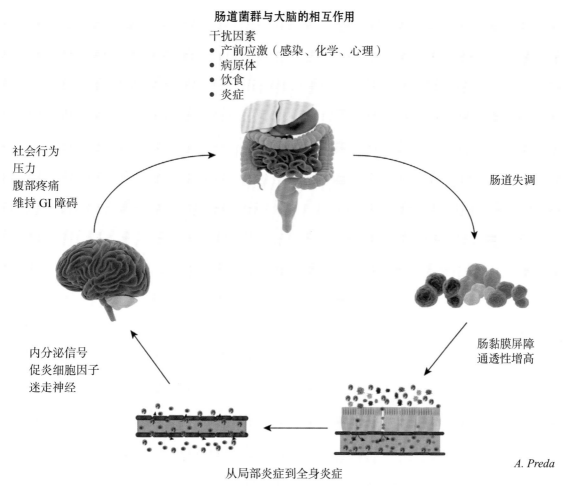

肠道菌群与大脑的相互作用

干扰因素
- 产前应激（感染、化学、心理）
- 病原体
- 饮食
- 炎症

社会行为
压力
腹部疼痛
维持 GI 障碍

肠道失调

内分泌信号
促炎细胞因子
迷走神经

肠黏膜屏障
通透性增高

A. Preda

从局部炎症到全身炎症

▲ 图 6-2　肠道菌群与大脑的相互作用

是不同的，因为大脑功能不是由于单个神经元而是由于神经回路。促炎细胞因子通过回路去除功能障碍的神经元，然后，抗炎细胞因子刺激突触发生和神经发生过程，在回路中插入新的功能正常的神经元。在中枢神经系统慢性炎症的情况下，促炎和抗炎细胞因子都会继续产生，但后者是不同的，因为它们无法重建组织或重新启动突触发生和神经发生过程[77]。在大脑中，这种类型的炎症能够断开功能障碍的神经元的连接，但无法用功能正常的神经元（突触发生）替代它们或产生新的神经元（神经发生）。换句话说，在慢性炎症过程中，脑组织被"纠正产生的促炎细胞因子"损伤，但没有得到修复。因此"慢性炎

症"被称为"万病之母"[78]：它是一种只能造成损伤的炎症。白细胞介素 6（IL-6）代表了促炎细胞因子和抗炎细胞因子之间的转折点：其脑内高水平可能被认为是慢性炎症的标志[79]，因为 IL-6 会唤醒抗炎细胞因子代替那些无法工作的细胞因子[80]。

细胞因子还参与大脑功能中的神经元发育。不适当的活动会产生不同的神经症状[81]。在妊娠期间，女性的肠道微生物群发生了深刻的变化，变得类似于代谢综合征的微生物群[82]，代谢综合征对管理产生胎儿组织所必需的炎症过程起作用。9 个月期间，肠道微生物群支持抗炎过程[83]。如果女性在妊娠期间经历慢性炎症，组织是由无

法修复的细胞因子产生的，因此会产生结构性解剖缺陷，即使不可见，它们也是未来易受攻击的区域。孕期母体压力对后代脑功能的影响已被大家公认[84]。

4. 健康和非健康状态的肠道菌群

在 PubMed 上，我们可以找到 4500 多篇关于微生物群调节健康和疾病的作用的文章[67, 85]。事实上，微生物群与血压、血浆胆固醇水平、心脏和肾脏功能及神经内分泌系统等生理功能一起控制组织再生过程。据报道，代谢疾病、肌萎缩性侧索硬化症、多发性硬化症、自闭症、帕金森病和阿尔茨海默病中的微生物群发生了改变（生态失调）。还有报道称，不同的微生物群改变会导致不同的神经系统疾病（如阿尔茨海默病或帕金森病）。不同的炎症反应会产生不同的脑损伤。具体而言，不同类型的肠道菌群失调，产生不同的炎症反应，可能是导致 CD 与其他炎症性肠道疾病存在不同共患病的原因。在 CD 中，比高度炎症更容易迁移和损害其他组织的是低度慢性炎症。

肠道微生物群和 CD 的相互作用是复杂的，与本文的主题无关。重要的是要记住，与疱疹样皮炎患者和对照组相比，具有胃肠道症状的 CD 患者也具有不同的微生物群。失调的微生物群似乎与接受治疗的 CD 患者的持续胃肠道症状有关。与健康对照相比，未经治疗和用 GFD 治疗的 CD 患者存在肠道生态失调。事实上，GFD 本身会影响肠道微生物群的组成，因此在对 CD 患者进行的研究中构成了一个不可避免的混淆因素。进一步的研究表明，CD 宿主基因型早期选择婴儿肠道定植，这种定植与环境因素（如母乳喂养、抗生素等）一起，影响人体对于麦麸之类物质的反应，一些乳糜泻相关基因的表达和（或）改变在细菌定植和传感中起作用。相反，肠道菌群失调会促进易感个体对麸质或其他环境 CD 促进因素（如感染）的异常反应[86]。对人类肠道微

生物组、CD 遗传学及可能的遗传和环境相互作用的研究目前正在进行，可能会深刻改变我们对这一问题的认识。

5. 肠道菌群和癫痫

在癫痫患者中发现了一种改变的微生物群[87]。难治性癫痫婴儿的肠道菌群与健康婴儿的肠道菌群极为不同；癫痫患者的病原菌明显丰富，有益菌明显减少。事实上，我们胃肠道中的共生菌具有在不引起广泛病理性炎症的情况下，以可控的方式激活促炎性 Th 细胞的能力；尽管如此，有时它们也可能驱使我们的自身免疫系统产生自身免疫。在这些促炎性 Th 细胞中，Th17 细胞最近已被证明受到共生肠道细菌（如拟杆菌门）以动态和可逆的方式调节。此外，无菌啮齿动物触发促炎性 T 细胞反应的能力也有所下降。具有单一类型微生物群 SFB 的肠道定植能够特异性地诱导 Th17 细胞分化并促进肠道或其他器官中 IL-17 的产生。从微生物群中合成的促炎分子不仅可以在癫痫的发生中起直接作用，而且间接参与神经胶质细胞的激活。事实上，正如已经报道的那样，循环细胞因子可能具有促惊厥作用，并可能在癫痫发作的病理生理过程中发挥作用[15-17]。

在 20 世纪 80 年代之前，已经有癫痫患者的肠道生态失调的相关报道，通过尿粪臭素和糖苷（一种色氨酸代谢物）水平进行测量[88]。癫痫患者口服富含 Trp 的蛋白质会增加尿中 Trp 代谢产物糖蛋白水平升高，而血浆 Trp 水平则不会升高[89]。据报道，在癫痫患者中，血浆中 Trp 与大中性氨基酸（large neutral amino acid，LNAA）含量水平较低。由于包括 Trp 在内的所有 LNAA 都与相同的 BBB 载体竞争，血浆 Trp/LNAA 的比例控制着 Trp 的大脑摄取率，进而控制着大脑合成 5- 羟色胺和褪黑激素的速度。据报道，根据血浆 Trp/LNAA 比值来看，在癫痫控制方面，Trp 的脑流入率降低了 32%[90]。这种下降与脑

5- 羟色胺合成率的下降相对应，并促使我们关注脑 5- 羟色胺在癫痫控制中的作用[91]。

目前，尽管关于这一问题的文献越来越多，但关于肠道菌群失调与癫痫相互作用的基础实验和临床证据之间仍然存在明显的差距。

三、癫痫和惠普尔病

惠普尔病（Whipple's disease，WD）是一种非常罕见的慢性传染性疾病，几乎身体的所有器官系统都可以被杆状细胞 *Tropheryma Whipplei*（*T. whipplei*）侵入。该疾病以 *George Hoyt Whipple* 的名字命名，他在 1907 年报道了第一个病例。全世界报道的病例不到 1000 例，中欧国家的年发病率不到 1/100 万。

促进这种感染的情况尚不清楚，但怀疑由遗传或获得性免疫易感性所致。

WD 的临床表现多变（关节痛、发热、体重减轻、腹痛、淋巴结病），诊断常常被延误。最常见的临床症状如下：体重减轻、多发性关节炎、腹泻 / 吸收不良、腹痛、发热、淋巴结病、心脏瓣膜病、培养阴性的心内膜炎、胸膜炎、眼部炎症和复发性腱鞘炎。在每个患者身上不一定都观察到不同的症状。WD 的神经系统症状也是多变的。神经系统表现包括认知变化（56%～71%），其中 47% 还表现为精神体征（33%）、眼球运动异常（28%）和不自主运动（20%）。后者可表现为眼 – 咀嚼肌节律性运动（oculo-masticatory myorhythmia，OMM）　和眼 – 面 – 骨骼肌节律性运动（oculo-facio-skeletal myorhythmia，OFSM）。OMM 和 OFSM 被认为是中枢神经系统 WD 的特征，并且总是伴有核上垂直凝视麻痹[92]。下丘脑功能障碍、共济失调和脊髓病、脑神经异常、感觉障碍、葡萄膜炎、视网膜炎、视神经炎和视盘水肿等临床表现也有报道。20% 的报道病例有神经系统症状，但没有并发肠道表现。因此，该疾病仍可能未被诊断或误诊[93, 94]。事实上，过去许多中枢神经系统 WD 病例直到尸检才被诊断出来[92]。此外，尽管过去神经系统受累被错误地认为是 WD 的晚期表现，但它通常是这种疾病的初始临床症状，并且代表了长期残疾的最大风险。因此，与 CD 类似，必须研究这种疾病。

癫痫发作不是 WD 常见的神经系统表现。然而，由于这种疾病的临床表现的可变性，对于没有任何可检测到的与腹痛、发热和体重减轻相关原因的癫痫患者也应该进行 WD 调查。

应用聚合酶链式反应（polymerase chain reaction，PCR）测定 *Tropheryma Whipplei* 的应用已经改变了传统诊断模式。如今，诊断 WD 的金标准诊断程序是对十二指肠黏膜进行活检，通过高碘酸希夫反应（periodic acid-Schiff，PAS）证明阳性泡沫巨噬细胞。89% 的病例组织活检有阳性结果[92]。然而，可能会出现假阳性和假阴性结果[92]。脑型 WD 的诊断应通过针对脑脊液中病原体 *T. whippeli* 进行的 PCR 结果阳性来确定。中枢神经系统 WD 应在无法解释的系统症状和神经体征（核上垂直凝视麻痹、节律性肌阵挛、伴有精神症状的痴呆或下丘脑表现等）的基础上做出诊断。可能患有中枢神经系统 WD 的患者应接受小肠活检[92]。在诊断时没有神经系统体征的 WD 患者中，每位患者应在抗生素治疗前检查和评估 CSF 以确定中枢神经系统 WD[93]。

中枢神经系统 WD 的 CT 和 MR 图像可能正常或表现为非特异性改变（萎缩性改变、肿块、局灶性异常和脑积水）。

所有患者都必须接受通过 BBB 的抗生素治疗。PCR 被认为是监测进展的有用工具，但有时难以逆转已确定的神经缺陷[93]。所有患者都应像患有 CNS 疾病一样进行治疗和监测，即使他们没有症状[93]。患者需要长期抗生素治疗，停药后可能复发[50]。

四、轻度胃肠炎伴良性惊厥

轻度胃肠炎伴良性惊厥（CwG）是一种新的癫痫病，国际抗癫痫联盟（International League Against Epilepsy，ILAE）尚未对其进行分类[95]。Morooka 在 1982 年（由 Verrotti 等报道[96]）首先描述了在没有触发因素（如脱水、电解质失衡或低血糖）的情况下，患有轻度胃肠炎的婴儿和儿童发生非热性癫痫发作。此后，这种关联在远东地区被广泛报道，在那里 CwG 被公认为是一种独特的临床疾病。最近，即使是非亚洲国家，CwG 也越来越被认可，表明这种疾病在全球范围内分布[96]。

CwG 可发生在 3.5%～6.4% 的胃肠炎中。发病年龄为 2 月龄—6 岁，发病高峰为 12—24 月龄。癫痫发作在冬季和春季呈现季节性分布，这与因温带气候导致病毒性胃肠炎发病率较高有关。胃肠炎发作与癫痫发作的间隔为 0～6 天，但有时癫痫发作可能在腹泻发作之前 24 小时。通常，癫痫发作是继发性全身性局灶性癫痫发作，EEG 局灶性发作起源于不同的大脑区域（主要是顶枕区）。癫痫发作开始时的短暂局灶性表现可能经常被忽视，尤其是父母，这可能导致全身性癫痫发作的误诊。癫痫发作是孤立的或成群的，持续 24～48 小时（每个发作过程伴有 2～20 次癫痫发作）。大多数患者的癫痫发作持续时间较短，但也观察到长时间的癫痫发作或癫痫持续状态。大多数病例发作间期脑电图正常[96, 97]。

癫痫发作可能是由与病毒性胃肠炎相关的某些因素引起的神经元兴奋性短暂改变的结果。病毒直接侵入中枢神经系统可能是 CwG 起因，其中轮状病毒可能性最大。大约 50% CwG 患儿的粪便、血清和脑脊液中检测到抗原和核糖核酸（ribonucleic acid，RNA）[97]。在脑脊液中通过逆转录酶 PCR 测试还检测到轮状病毒 RNA。其他传染性病原体，如诺如病毒、腺病毒、沙波病

毒、志贺菌和沙门菌也已被鉴定。CwG 儿童家族史中癫痫病的频繁发生和 CwG 的家族病例可能表明遗传易感性[96]。

CwG 的临床预后良好，儿童在几天内完全康复，没有神经系统后遗症。精神运动发育在随访评估中保持正常。鉴于 CwG 的发作性、持续时间短和预后良好，预防性抗癫痫治疗和慢性抗癫痫药物（AED）治疗是不必要的[96, 97]。

即使这种情况尚未被 ILAE 识别，可能是因为缺乏癫痫发作可归因于胃肠炎的高级证据，而且考虑到儿童腹泻病的高频率，这种关联甚至可能是随机的，对胃肠炎症状的认识对于首次癫痫发作的婴儿和儿童，可避免密集检查和长期 AED 治疗，并向父母提供正确的预后信息。

综上所述，肠道疾病与癫痫或癫痫表现之间存在联系。

这可能来自致病性病因，它同时对大脑和肠道起作用。如果儿童在胃肠炎事件期间发生癫痫性抽搐，以及极为罕见的 WD，则必须考虑这种可能性。

当然，癫痫和 CD 也存在联系，但这种共患病的病因基础可能正在研究中。这种关联究竟是巧合、遗传联系还是因果相互作用的结果还远未得到证实。目前，最受关注的观点是，CD 和癫痫的关联可能取决于自身免疫基础上的因果相互作用，通过促炎细胞因子的促惊厥作用，这是由易感个体中麦醇溶蛋白诱导的针对上皮细胞的免疫反应引起的。

CD 和肠道微生物群的关系是许多研究的中心内容，这些研究肯定可以提高我们对这种癫痫相关共患病的认识。无论是什么病因，局灶性癫痫患者都应始终考虑 CD 的存在，尤其是涉及枕叶的患者。许多易患 CD 的人除了癫痫或其他神经系统症状外，可能没有胃肠道症状。

尽管肠易激综合征患者癫痫发病率高于非肠易激综合征患者，但癫痫仍被认为是炎症性肠病

（CrD 和 UC）中一种罕见的共患病症状。如今，这种联系被认为依赖于 GBA，这是中枢和肠道神经系统之间的双向交流，将大脑的情绪和认知中心与外周肠道功能连接起来。临床证据和实验研究的最新进展都表明，肠道微生物群对 GBA 的相互作用具有重要影响，不仅与肠道细胞和肠神经系统，而且直接与 CNS 相互作用。在临床实践中，MGBA 相互作用的证据来自生态失调或功能性胃肠道疾病（如 IBS）与几种 CNS 疾病的关联。其中癫痫是不太常见的相关疾病，但在癫痫患者中发现改变的微生物群也是事实，难治性癫痫婴儿的肠道微生物群与健康婴儿的肠道微生物群极为不同。促炎循环细胞因子，在炎症的情况下由微生物群合成，可能具有促惊厥作用，并可能在癫痫的发生中起作用，不仅直接作用，而且间接诱导神经胶质增生的激活。

目前仍需要进一步的工作来阐明大脑、肠道和微生物群的精确和复杂的相互作用，以便了解病因机制。微生物群的改变可能先于神经疾病发生，也可能在不同的神经疾病（包括癫痫）发病之后，这种改变可以代表神经系统疾病的原因，也可以代表神经系统疾病的结果。

总而言之，由于环境风险因素和易感基因位点的相互作用导致神经精神疾病的表型异质性极高，未来对人类肠道微生物组及可能的遗传和环境相互作用的研究可能会深刻改变我们的认识。

参 考 文 献

[1] Marks J, Shuster S, Watson AJ. Small bowel changes in dermatitis herpetiformis. Lancet 1966;1280–2.

[2] Cooke WT, Thomas-Smith W. Neurological disorders associated with adult coeliac disease. Brain 1966;89:683–722.

[3] Hadjivassiliou M,Mäki M, Sanders DS, Williamson CA, Grünewald RA, Woodroofe NM, Korponay-Szabó IR. Autoantibody targeting of brain and intestinal transglutaminase in gluten ataxia. Neurology 2006;66(3):373–7.

[4] Holmes GKT. Long-term health risks for unrecognized coeliac patients. In: Auricchio S, Visakorp JK, editors. Common food intolerances1: epidemiology of coeliac disease. Dynamic nutrition research Basel: Karger; 1992. p. 105–18.

[5] Maki M, Holm K, Collin P, Savilahti E. Increase in gamma deltaT cell receptor bearing lymphocytes in normal small bowel mucosa in latent coeliac disease. Gut 1991;21:1412–4.

[6] Corazza GR, Biagi F, Andfreani ML, Gasbarrini G. Clinical and biological characteristics of gluten intolerance. In: Gobbi G, Andermann F, Naccarato S, Banchini G, editors. Epilepsy and other neurological disorders in coeliac disease. London: Libbey; 1997. p. 7–12.

[7] Hadjivassiliou M, Sanders DS, Grünewald RA, Woodroofe N, Boscolo S, Aeschlimann D. Gluten sensitivity: from gut to brain. Lancet Neurol 2010;9(3):318–30.

[8] Vezzani A, French J, Bartfai T, Baram TZ. Nat Rev Neurol 2011;7(1):31–40.

[9] Sayyah M, Javad-Pour M, Ghazi-Khansari M. The bacterial endotoxin lipopolysaccharide enhances seizure susceptibility in mice: involvement of proinflammatory factors: nitric oxide and prostaglandins. Neuroscience 2003;122(4):1073–80.

[10] Balter-Seri J, Yuhas Y, Weizman A, Nofech-Mozes Y, Kaminsky E, Ashkenazi S. Role of nitric oxide in the enhancement of pentylenetetrazole-induced seizures caused by

[11] Riazi K, Honar H, Homayoun H, Demehri S, Bahadori M, Dehpour AR. Intestinal inflammation alters the susceptibility to pentylenetetrazole-induced seizure in mice. J Gastroenterol Hepatol 2004;19(3):270–7.

[12] Rao RS, Medhi B, Saikia UN, Arora SK, Toor JS, Khanduja KL, Pandhi P. Experimentally induced various inflammatory models and seizure: understanding the role of cytokine in rat. Eur Neuropsychopharmacol 2008;18(10):760–7.

[13] Vezzani A, Aronica E, Mazarati A, Pittman QJ. Epilepsy and brain inflammation. Exp Neurol 2013;244:11–21.

[14] Vezzani A, Moneta D, Richichi C, Aliprandi M, Burrows SJ, Ravizza T, Perego C, De Simoni MG. Functional role of inflammatory cytokines and antiinflammatory molecules in seizures and epileptogenesis. Epilepsia 2002;43(Suppl 5):30–5.

[15] Ravizza T, Gagliardi B, Noe F, Boer K, Aronica E, Vezzani A. Innate and adaptive immunity during epileptogenesis and spontaneous seizures: evidence from experimental models and human temporal lobe epilepsy. Neurobiol Dis 2008;29:142–60.

[16] Vezzani A, Balosso S, Ravizza T. The role of cytokines in the pathophysiology of epilepsy. Brain Behav Immun 2008;22:797–803.

[17] Sharma A, Liu X, Hadley D, Hagopian W, Liu E, Chen WM, Onengut-Gumuscu S, Simell V, Rewers M, Ziegler AG, Lernmark Å, Simell O, Toppari J, Krischer JP, Akolkar B, Rich SS, Agardh D, She JX, TEDDY study group. Identification of non-HLA genes associated with celiac disease and country-specific differences in a large, international pediatric cohort. PLoS One 2016;11(3):1–20.

[18] Husby S, Koletzko S, Korponay-Szabó IR, Mearin ML, Phillips A, Shamir R, Troncone R, Giersiepen K, Branski D, Catassi C, Lelgeman M, Mäki M, Ribes-Koninckx C, Ventura A, Zimmer

Shigella dysenteriae. Infect Immun 1999;67(12):6364–8.

KP, ESPGHAN Working Group on Coeliac Disease Diagnosis, ESPGHAN Gastroenterology Committee, European Society for Pediatric Gastroenterology, Hepatology, and Nutrition. European Society for Pediatric Gastroenterology, Hepatology, and Nutrition guidelines for the diagnosis of coeliac disease. J Pediatr Gastroenterol Nutr 2012;54(1):136–60.

[19] Ludvigsson JF, Leffler DA, Bai JC, Biagi F, Fasano A, Green PH, Hadjivassiliou M, Kaukinen K, Kelly CP, Leonard JN, Lundin KE, Murray JA, Sanders DS, Walker MM, Zingone F, Ciacci C. The Oslo definitions for coeliac disease and related terms. Gut 2013;62(1):43–52.

[20] Fasano A, Sapone A, Zevallos V, Schuppan D. Non-celiac gluten sensitivity. Gastroenterology 2015;148(6):1195–204.

[21] Schuppan D, Pickert G, Ashfaq-Khan M, Zevallos V. Non-celiac wheat sensitivity: differential diagnosis, triggers and implications. Best Pract Res Clin Gastroenterol 2015;29(3):469–76.

[22] Giordano L, Valotti M, Bosetti A, Accorsi P, Caimi L, Imberti L. Celiac disease-related antibodies in Italian children with epilepsy. Pediatr Neurol 2009;41(1):34–6.

[23] Lionetti E, Francavilla R, Pavone P, Pavone L, Francavilla T, Pulvirenti A, Giugno R, Ruggieri M. The neurology of coeliac disease in childhood: what is the evidence? A systematic review and metaanalysis. Dev Med Child Neurol 2010;52(8):700–7.

[24] Djurić Z, Nagorni A, Jocic-Jakubi B, Dimic M, Novak M, Milićević R, Radenkovic G. Celiac disease prevalence in epileptic children from Serbia. Turk J Pediatr 2012;54(3):247–50.

[25] Vascotto M, Fois A. Epilepsy and coeliac disease. A collaborative study. In: Gobbi G, Andermann F, Naccarato S, Banchini G, editors. Epilepsy and other neurological disorders in coeliac disease. London: Libbey; 1997. p. 105–10.

[26] Cronin CC, Jackson ML, Feighery C, Shanahan F, Abuzakouk M, Rider DQ, et al. Coeliac disease and epilepsy. QJM 1998;91:303–8.

[27] Luostarinen L, Dastidar P, Collin P, Peraaho MM, Erila T, Pirttila T. Association between coeliac disease, epilepsy and brain atrophy. Eur Neurol 2001;46:187–91.

[28] Collin P, Reunala T, Rasmussen M, Kyronpalo S, Pehkonen E, Laippala P. High incidence and prevalence of adult coeliac disease: augmented diagnostic approach. Scand J Gastroenterol 1997;30:1129–33.

[29] Chapman WR, Laidlow JM, Colin-Jones D, Eade OE, Smith CL. Increased prevalence of epilepsy in coeliac disease. Br Med J 1978;2(6132):250–1.

[30] Labate A, Gambardella A, Messina D, Tammaro S, Le Piane E, Pirritano D, et al. Silent celiac disease in patients with childhood localization-related epilepsies. Epilepsia 2001;42:1153–5.

[31] Işıkay S, Kocamaz H. Prevalence of celiac disease in children with idiopathic epilepsy in Southeast Turkey. Pediatr Neurol 2014;50(5):479–81.

[32] Peltola M, Kaukinen K, Dastidar P, Haimila K, Partanen J, Haapala AM, MäkiM, Keränen T, Peltola J. Hippocampal sclerosis in refractory temporal lobe epilepsy is associated with gluten sensitivity. J Neurol Neurosurg Psychiatry 2009;80(6):626–30.

[33] Sammaritano M, Andermann F, Melanson D, Guberman A, Tinuper P, Gastaut H. The syndrome of intractable epilepsy, bilateral occipital calcifications and folic acid deficiency. Neurology 1988;38(Suppl 1):239.

[34] Gobbi G, Sorrenti G, Santucci M, Giovanardi Rossi P, Ambrosetto P, Michelucci R, Tassinari CA. Epilepsy with bilateral occipital calcifications: a benign onset with progressive severity. Neurology 1988;38:913–20.

[35] Gobbi G, Bouquet F, Greco L, Lambertini A, Tassinari CA, Ventura A, Zaniboni MG. Coeliac disease, epilepsy and cerebral calcifications. Lancet 1992;340:439–43.

[36] Gobbi G. Coeliac disease, epilepsy and cerebral calcifications. Brain Dev 2005;27:189–200.

[37] Tiacci C, D'Alessandro P, Cantisani TA, Piccirilli M, Signorini E, Pelli MA, et al. Epilepsy with bilateral occipital calcifications: Sturge-Weber variant or a different encephalopathy? Epilepsia 1993;34:528–39.

[38] Gobbi G, Bertani G. Coeliac disease and epilepsy. In: Gobbi G, Andermann F, Naccarato S, Banchini G, editors. Epilepsy and other neurological disorders in coeliac disease. London: Libbey; 1997. p. 65–80.

[39] Greco I, Maki M, Di Donato F, VisaKorpi JK. Epidemiology of coeliac diseases in Europe and Mediterranean area. In: Auricchio S, Visakorpi JK, editors. Common food intolerances: epidemiology of coeliac disease. Basel: Karger; 1992. p. 25–44.

[40] Martinez-Bermejo A, Polanco I, Royo A, Lopez-Martin V, Arcas J, Tendero A, Fernández-Jaen A, Pascual-Castroviejo I. A study of Gobbi's syndrome in Spanish population. Rev Neurol 1999;29:105–10.

[41] Durum SK, Oppenheim JJ. Proinflammatory cytokines and immunity. In: Paul WE, editor. Fundamental immunology. 3rd ed. New York, NY: Raven Press; 1993. p. 801–36.

[42] Dale RC, Wienholt L, Hadjivassiliou M, Aeschlimann D, Lawson JA. Coeliac disease, epilepsy, and cerebral calcifications: association with TG6 autoantibodies. Dev Med Child Neurol 2013;55 (1):90–3.

[43] Baumgart DC, Carding SR. Inflammatory bowel disease: cause and immunobiology. Lancet 2007;369:1627–40.

[44] Abraham C, Cho JH. Inflammatory bowel disease. N Engl J Med 2009;361:2066–78.

[45] Ordás I, Eckmann L, Talamini M, Baumgart DC, Sandborn WJ. Ulcerative colitis. Lancet 2012;380(9853):1606–19.

[46] Morís G. Inflammatory bowel disease: an increased risk factor for neurologic complications. World J Gastroenterol 2014;20(5):1228–37.

[47] Benavente L, Morís G. Neurologic disorders associated with inflammatory bowel disease. Eur J Neurol 2011;18(1):138–43.

[48] Zois CD, Katsanos KH, Kosmidou M, Tsianos EV. Neurologic manifestations in inflammatory bowel diseases: current knowledge and novel insights. J Crohn's Colitis 2010;4(2):115–24.

[49] Ferro JM, Oliveira SN, Correia L. Neurologic manifestations of inflammatory bowel diseases. Handb Clin Neurol 2014;120:595–605.

[50] Dietrich W, Erbguth F. Neurological complications of inflammatory intestinal diseases. Fortschr Neurol Psychiatr 2003 Aug;71(8):406–14.

[51] Akobeng AK, Miller V, Thomas AG. Epilepsy and Crohn's disease in children. J Pediatr Gastroenterol Nutr 1998;26(4):458–60.

[52] Fernández-Rodríguez E, Camarero-González E. Patient with Crohn's disease and seizures due to hypomagnesemia. Nutr Hosp 2007;22(6):720–2.

[53] Millán-Lorenzo M, Ferrero-León P, Castro-Fernández M, Ampuero-Herrojo J, Rojas-Feria M, Romero-Gómez M. Tetany

and convulsions: onset symptoms in Crohn's disease. Rev Esp Enferm Dig 2014;106(8):564–6.

[54] Schluter A, Krasnianski M, Krivokuca M, Spielmann RP, Neudecker S, Hirsch W. Magnetic resonance angiography in a patient with Crohn's disease associated with cerebral vasculitis. Clin Neurol Neurosurg 2004;106:110–3.

[55] Greenstein AJ, Janowitz HD, Sachar DB. The extra-intestinal complications of Crohn's disease and ulcerative colitis: a study of 700 patients. Medicine (Baltimore) 1976;55:401–12.

[56] Akhan G, Andermann F, Gotman MJ. Ulcerative colitis, status epilepticus and intractable temporal seizures. Epileptic Disord 2002;4(2):135–7.

[57] He Z, Cui B-T, Zhang T, Li P, Long C-Y, Ji G-Z, Zhang F-M. Fecal microbiota transplantation cured epilepsy in a case with Crohn's disease: the first report. World J Gastroenterol 2017;23(19):3565–8.

[58] Saha L. Irritable bowel syndrome: pathogenesis, diagnosis, treatment, and evidence-based medicine. World J Gastroenterol 2014;20(22):6759–73.

[59] Kennedy PJ, Cryan JF, Dinan TG, Clarke G. Irritable bowel syndrome: a microbiome-gut-brain axis disorder? World J Gastroenterol 2014;20(39):14105–25.

[60] Chen CH, Lin CL, Kao CH. Irritable bowel syndrome increases the risk of epilepsy: a population-based study. Medicine (Baltimore) 2015;94(36).

[61] Camara-Lemarroy CR, Escobedo-Zúñiga N, Ortiz-Zacarias D, Peña-Avendaño J, Villarreal-Garza E, Díaz-Torres MA. Prevalence and impact of irritable bowel syndrome in people with epilepsy. Epilepsy Behav 2016;63:29–33.

[62] Wang HX, Wang YP. Gut microbiota-brain axis. Chin Med J (Engl) 2016;129(19):2373–80.

[63] Thursby E, Juge N. Introduction to the human gut microbiota. Biochem J 2017;474:1823–36.

[64] Collado MC, Rautava S, Aakko J, Isolauri E, Salminen S. Human gut colonisation may be initiated in utero by distinct microbial communities in the placenta and amniotic fluid. Sci Rep 2016;6:23129.

[65] Rodriguez JM, Murphy K, Stanton C, Ross RP, Kober OI, Juge N, Avershina E, Rudi K, Narbad A, Jenmalm MC, Marchesi JR, Collado MC. The composition of the gt microbiota throughout life, with an emphasis on early life. Microb Ecol Health Dis 2015;26:26050.

[66] Codella R, Luzi L, Terruzzi I. Exercise has the guts: how physical activity may positively modulate gut microbiota in chronic and immune-based disease. Dig Liver Dis 2018;50(4):331–41.

[67] Lynch SV, Pedersen O. The human intestinal microbiome in health and disease. N Engl J Med 2016;375:2369–79.

[68] Carraro S, Giordano G, Reniero F, et al. Metabolomics: a new frontier for research in pediatrics. J Pediatr 2009;154:638–44.

[69] Hollywood K, Brison DR, Goodacre R. Metabolomics: current technologies and future trends. Proteomics 2006;6:4716–23.

[70] Vernocchi P, Del Chierico F, Putignani L. Gut microbiota profiling: metabolomics based approach to unravel compounds affecting human health. Front Microbiol 2016;7:1144.

[71] Bañuelos-Cabrera I, Valle-Dorado MG, Aldana BI, Orozco-Suárez SA, Rocha L. Role of histaminergic system in blood-brain barrier dysfunction associated with neurological disorders. Arch Med Res 2014;45(8):677–86.

[72] Braniste V, Al-Asmakh M, Kowal C, Anuar F, Abbaspour A, Tóth M, Korecka A, Bakocevic N, Ng LG, Kundu P, Gulyás B, Halldin C, Hultenby K, Nilsson H, Hebert H, Volpe BT, Diamond B, Pettersson S. The gut microbiota influences blood-brain barrier permeability in mice. Sci Transl Med 2014;6(263):263ra158.

[73] Hang CH, Shi JX, Li JS, Wu W, Yin HX. Intestinal mucosa structure after TBI. World J Gastroenterol 2003;9(12):2776–81.

[74] Hung CR, Cheng JT, Shih CS. Gastric mucosal damage induced by arecoline seizure in rats. Life Sci 2000;66(24):2337–49.

[75] Casella G, Tontini GE, Bassotti G, Pastorelli L, Villanacci V, Spina L, Baldini V, Vecchi M. Neurological disorders and inflammatory bowel diseases. World J Gastroenterol 2014;20(27):8764–82.

[76] Hausmann M. How bacteria-induced apoptosis of intestinal epithelial cells contributes to mucosal inflammation. Int J Inflamm 2010;2010:1–9.

[77] Andreasen AS, Krabbe KS, Krogh-Madsen R, Taudorf S, Pedersen BK, Møller K. Human endotoxemia as a model of systemic inflammation. Curr Med Chem 2008;15(17):1697–705.

[78] Bengmark S. Acute and "chronic" phase reaction—a mother of disease. Clin Nutr 2004;23:1256–66.

[79] Zubarev OE, Klimenko VM. Elevation of proinflammatory cytokines level at early age as the risk factor of neurological and mental pathology development. Ross Fiziol Zh Im I M Sechenova 2011;97(10):1048–59.

[80] Monje M, Toda H, Palmer T. Inflammatory blockade restores adult hippocampal neurogenesis. Science 2003;302:1760–5.

[81] Goines PE, Ashwood P. Cytokine dysregulation in autism spectrum disorders (ASD): possible role of the environment. Neurotoxicol Teratol 2013;36:67–81.

[82] Koren O, Goodrich JK, Cullender TC, Spor A, Laitinen K, Bäckhed HK, Gonzalez A, Werner JJ, Angenent LT, Knight R, Bäckhed F, Isolauri E, Salminen S, Ley RE. Host remodeling of the gut microbiome and metabolic changes during pregnancy. Cell 2012;150(3):470–80.

[83] Wegmann TG, Lin H, Guilbert L, Mosmann TR. Bidirectional cytokine interactions in the maternalfetal relationship: is successful pregnancy a TH2 phenomenon? Immunol Today 1993;14:353–6.

[84] Udagawa J, Hino K. Impact of maternal stress in pregnancy on brain function of the offspring. Nihon Eiseigaku Zasshi 2016;71(3):188–94.

[85] Feng Q, Chen W-D, Wang Y-D. Gut microbiota: an integral moderator in health and disease. Front Microbiol 2018;9:151.

[86] Cenit MC, Olivares M, Codoñer-Franch P, Sanz Y. Intestinal microbiota and celiac disease: cause, consequence or co-evolution? Nutrients 2015;7(8):6900–23.

[87] Xie G, Zhou Q, Qiu CZ, Dai WK, Wang HP, Li YH, Liao JX, Lu XG, Lin SF, Ye JH, Ma ZY, Wang WJ. Ketogenic diet poses a significant effect on imbalanced gut microbiota in infants with refractory epilepsy. World J Gastroenterol 2017;23(33):6164–71.

[88] Mori A, Yasaka Y, Masamoto K, Hiramatsu M. Gas chromatography of 5–hydroxy-3–methylindole in human urine. Clin Chim Acta 1978;84(1–2):63–8.

[89] Koskiniemi ML. Deficient intestinal absorption of L-tryptophan in progressive myoclonus epilepsy without Lafora bodies. J Neurol Sci 1980;47(1):1–6.

[90] Lunardi G, Mainardi P, Rubino V, Fracassi M, Pioli F, Cultrera S, Albano C. Tryptophan and epilepsy. Adv Exp Med Biol 1996;398:101–2.

[91] Mainardi P, Leonardi A, Albano C. Potentiation of brain serotonin activity may inhibit seizures, especially in drug-resistant epilepsy. Med Hypotheses 2008;70(4):876–9.

[92] Louis ED, Lynch T, Kaufmann P, Fahn S, Odel J. Diagnostic guidelines in central nervous system Whipple's disease. Ann Neurol 1996;40(4):561–8.

[93] Vital Durand D, Gerard A, Rousset H. Neurological manifestations of Whipple disease. Rev Neurol (Paris) 2002;158:988–92.

[94] Ghezzi A, Zaffaroni M. Neurological manifestations of gastrointestinal disorders, with particular reference to the differential diagnosis of multiple sclerosis. Neurol Sci 2001;22(Suppl 2):S117–22.

[95] Berg AT, Berkovic SF, Brodie MJ, Buchhalter J, Cross JH, van Emde Boas W, Engel J, French J, Glauser TA, Mathern GW, Moshe SL, Nordli D, Plouin P, Scheffer IE. Revised terminology and concepts for organization of seizures and epilepsies: report of the ILAE commission on classification and terminology, 2005–2009. Epilepsia 2010;51:676–85.

[96] Verrotti A, Nanni G, Agostinelli S, Parisi P, Capovilla G, Beccaria F, Iannetti P, Spalice A, Coppola G, Franzoni E, Gentile V, Casellato S, Veggiotti P, Malgesini S, Crichiutti G, Balestri P, Grosso S, Zamponi N, Incorpora G, Savasta S, Costa P, Pruna D, Chiarelli F. Benign convulsions associated with mild gastroenteritis: a multicenter clinical study. Epilepsy Res 2011;93:107–14.

[97] Verrotti A, Tocco AM, Coppola GG, Altobelli E, Chiarelli F. Afebrile benign convulsions with mild gastroenteritis: a new entity? Acta Neurol Scand 2009;120:73–9.

第 7 章　癫痫和肥胖：一个复杂的相互作用

Epilepsy and obesity: A complex interaction

Lady Diana Ladino　Jose Francisco Téllez-Zenteno　著

缩略语

AED	antiepileptic drug	抗癫痫药物
BDNF	brain-derived neurotrophic factor	脑源性神经营养因子
BMI	body mass index	体重指数
CAE	childhood absence epilepsy	儿童失神癫痫
CBZ	carbamazepine	卡马西平
CNS	central nervous system	中枢神经系统
CSF	cerebrospinal fluid	脑脊液
DD	developmental delay	发育迟缓
DRE	drug-resistant epilepsy	耐药性癫痫
FBM	felbamate	非尔氨酯
FS	febrile seizures	热性惊厥
GABA	gamma-aminobutyric acid	γ- 氨基丁酸
GBP	gabapentin	加巴喷丁
HFD	high-fat diet	高脂饮食
IL-10	interleukin-10	白细胞介素 –10
IL-1β	interleukin-1β	白细胞介素 –1β
IL-6	interleukin-6	白细胞介素 –6
IL-8	interleukin-8	白细胞介素 –8
IQ	intelligence quotient	智商
MEHMO	mental retardation，epileptic seizures，hypogenitalism，microcephaly，and obesity	智力低下、癫痫发作、发育不全、小头畸形和肥胖
NHANES	National Health and Nutrition Examination Survey	美国国家健康与营养调查

NO	nitric oxide	一氧化氮
NPY	neuropeptide Y	神经肽 Y
OXC	oxcarbazepine	奥卡西平
PGB	pregabaline	普瑞巴林
PTZ	pentylenetetrazol	戊四氮
PWE	people with epilepsy	癫痫患者
PWS	Prader-Willi syndrome	Prader-Willi 综合征
TNF-α	tumor necrosis factor alpha	肿瘤坏死因子 α
TPM	topiramate	托吡酯
VGB	vigabatrin	氨己烯酸
VPA	valproic acid	丙戊酸
ZM	zonisamide	唑尼沙胺

如今，肥胖是世界上最严重的健康问题之一。据美国疾病控制和预防中心报道，1999—2014 年，美国成年人肥胖率从 30% 上升到 38%[1]。自 20 世纪 80 年代以来，欧洲许多国家的肥胖率也增加了 2 倍。根据欧盟国家最近的估计，超重影响 30%～70% 的成年人，肥胖影响 10%～30% 的成年人[2]。拉丁美洲也描述了同样的现象；目前成年人肥胖率最高的国家是墨西哥（＞30%）[3]。肥胖是一种慢性渐进的多因素疾病。许多激素、新陈代谢、心理、文化和行为因素促进脂肪堆积和体重增加[4]。这种疾病影响多个器官系统，导致糖尿病、高脂血症、高血压、心脏病、睡眠呼吸暂停和癌症，严重损害生活质量和自尊[5]。

神经性疾病是世界范围内致残和死亡的重要原因。在全球范围内，由于人口数量的增加和老龄化，神经疾病的负担在过去 25 年里大幅增加，癫痫也不例外。低收入和中等收入国家的发病率较高；癫痫对儿童和年轻人造成重大负担[6]。癫痫是一种以不可预测的癫痫发作为特征的疾病，对患者的社会功能和情绪健康有深远的影响。这种疾病没有地理、社会或种族的界限，男女均可患病，影响所有年龄段[7]。在美国和欧洲，活动性癫痫的患病率从意大利总人口的 3.3% 到美国佐治亚州 18 岁及以上成年人的 16%[8]。在加拿大，190 000 人患有活动性癫痫，需要医疗护理[9]。关键的是，癫痫的负面影响与其患病率不成比例[10]。与其他慢性病患者相比，癫痫患者的生活质量、家庭功能和社会支持较低[11]。

共患病是指同一个体同时存在两种或两种以上的疾病，其发生率高于来自同年龄的健康受试者对照队列的偶然预期[12]。一些研究表明肥胖是新发癫痫的一种共患病[13, 14]。神经学家、内分泌学家和基础科学家已经调查了这两种疾病的联系。虽然内分泌系统和癫痫发作可能的生物相互作用机制仍然不清楚，但在这一章中，我们总结了文献中发现的最佳证据（参见图 7-1）。

一、癫痫与肥胖的关系

关于肥胖和癫痫相互关系的证据是相互矛

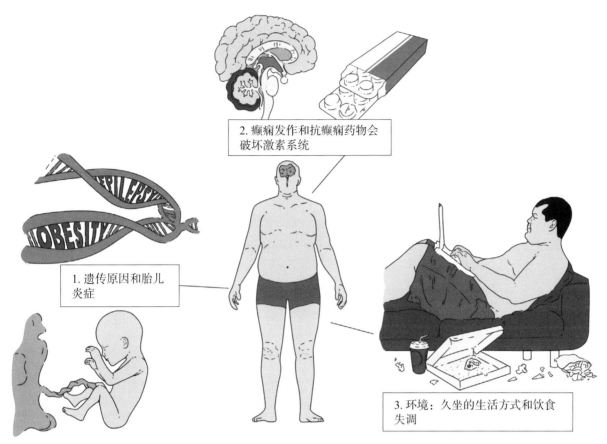

2. 癫痫发作和抗癫痫药物会破坏激素系统

1. 遗传原因和胎儿炎症

3. 环境：久坐的生活方式和饮食失调

▲ 图 7-1 肥胖与癫痫相关因素

癫痫和肥胖的联系可以用三种方式来解释。第一个因素是这两种疾病的遗传联系，在老鼠和人类身上描述的已知遗传综合征证明了这一点。肥胖儿童的癫痫患病率增加，肥胖母亲的后代癫痫患病率也增加。第二个因素是众所周知的由癫痫和抗癫痫药物引起的激素和神经元改变，导致超重和肥胖。第三个因素是一种假设，即环境影响可能导致能量摄入和支出的不平衡。高脂饮食、快餐消费和超大份量、久坐不动的生活方式及缺乏体育活动是描述癫痫患者与超重和肥胖有关的要素

盾的。一些调查支持这样的观点，即肥胖在癫痫患者中比在普通人群中更常见[15-17]。根据加拿大一项基于人群的研究，与普通人群相比，癫痫患者的健康状况更差，与健康相关的行为水平更低；在某些特殊情况下，与其他慢性病（如偏头痛和糖尿病）相比，癫痫患者的健康状况更差。总体而言，癫痫患者的肥胖率高于普通人群[15]。一项针对佐治亚州和田纳西州 8057 名成年人的大规模人群研究显示，170 名癫痫患者往往比对照组更肥胖（34% vs. 24%）[17]。德国的一项研究发现了类似的结果；在一项调查中，136 名癫痫患者与 145 名对照组进行了比较。癫痫患者（PWE）参加体育活动的人数明显减少，而体重

指数（BMI）较高[16]。

相反，2003—2009 年在美国马里兰州贝塞斯达的一家癫痫中心进行的一项研究发现，癫痫患者超重/肥胖的频率很高，尽管并不高于普通人群。不幸的是，这项研究没有将癫痫患者（PWE）与内部控制组或同一人群进行比较。尽管如此，他们报道称，耐药性癫痫（drug-resistant epilepsy，DRE）患者的肥胖率高于药物敏感型癫痫患者（37% vs. 25%），以及接受综合治疗的患者肥胖率高于单一治疗的患者（38% vs. 25%）[18]。

同样，利用英国健康改善网络数据库的回顾性数据进行了一项纵向队列研究，以检查不同

BMI 水平的成年人癫痫发作的发生率。在为期 5 年（2000—2005 年）的研究中，纳入了 141 944 名患者。在调整了年龄、性别和吸烟状况后，肥胖与癫痫发病率的增加无关。相比之下，体重过轻的患者往往比体重正常的患者有更高的癫痫发病率[8]。

二、癫痫和肥胖有共同的遗传病因

有证据支持这样一个事实，即尽管热量和碳水化合物摄入量较低，但超重和肥胖在新诊断的癫痫儿童中比年龄匹配的同龄人更普遍。美国进行的一项大型流行病学研究证明，失神癫痫（childhood absence epilepsy，CAE）患儿较美国国家健康与营养调查（National Health and Nutrition Examination Survey，NHANES）对照组更容易超重（19% vs. 14%；$P<0.001$）或肥胖（14% vs. 11%；$P<0.001$）。超重和肥胖的总患病率在 CAE 队列中为 34%，在对照组中为 25%（$P<0.001$）。CAE 组的平均每日能量摄入量（相差 279.5kcal/d，$P<0.04$）和每日碳水化合物摄入量（相差 210.7g/d，$P<0.04$）低于 NHANES 对照组[14]。

辛辛那提儿童医院医学中心的一项研究还表明，与地区健康对照组（分别为 14% 和 15%）相比，新诊断未经治疗癫痫儿童的肥胖率（20%）和超重率（19%）都有所增加。与症状性癫痫（15%）相比，特发性癫痫患者的超重和肥胖更为常见（21%）[13]。研究对象中癫痫和肥胖的关系不能用药物不良事件来解释，因为这些儿童在开始服用抗癫痫药物（AED）之前就已经肥胖了。

我们在加拿大萨斯喀彻温省癫痫项目中发现了类似的相关性。在 100 名成年癫痫患者中，我们证实了肥胖与全身性癫痫之间的相关性（OR=2.7；CI：1.1～6.6；$P=0.01$），特发性癫痫综合征（OR=2.7；CI：1.04～7.0；$P=0.02$）和癫痫家族史（OR=6.1；CI：1.5～24.2；$P=0.002$），提示这两种慢性疾病可能存在共同的遗传途径。此外，我们发现与正常体重 PWE 组相比，肥胖 PWE 组发育迟缓（developmental delay，DD）的患病率更高（21% vs. 13%）[19]。

尽管这些研究没有很好地确定因果关系，但这种关联表明，肥胖可能会使大脑为癫痫发作做好准备。与这一假设一致，高脂饮食（high-fat diet，HFD）下肥胖的瘦素受体突变小鼠和脂联素缺陷小鼠表现出更高的癫痫诱导退行性变的易感性。相反，禁食可以防止癫痫引起的记忆损伤和神经元退化。肥胖危及而限制饮食能量保护神经元的机制，可能涉及对适应性细胞应激反应途径产生相反的影响。肥胖与脑源性神经营养因子（brain-derived neurotrophic factor，BDNF）的表达减少及大脑中氧化应激和炎症过程的水平升高有关。相反，间歇性禁食可上调神经营养因子，如 BDNF、成纤维细胞生长因子 2、蛋白伴侣和抗氧化蛋白，同时抑制促炎细胞因子的产生[20]。

（一）小鼠实验研究

一些研究人员发现，突变癫痫小鼠的体重增加和食物摄入量与基因有关。Heisler 等的研究表明，小鼠的 5- 羟色胺的 5ht2c 受体缺失突变与癫痫发作和肥胖有关[21]。另一个研究小组描述了一群伴有转录因子 Nescient Helix-Loop-Helix 2 定向缺失的肥胖小鼠。这些动物表现出成人型肥胖，其特征是自发性体力活动减少和渐进性癫痫发作[22]。然而，该领域最重要的发现是 ob/ob 小鼠。这个肥胖模型是 1949 年在巴尔港（Bar Harbor）的杰克逊实验室偶然观察到的。肥胖自发突变瘦素纯合子小鼠表现为肥胖、暴饮暴食、一过性高血糖、葡萄糖耐量异常和血浆胰岛素升高。突变小鼠在出生时与正常小鼠没有明显区别，但在其一生中体重迅速增加，达到正常小鼠的 3 倍[23]。最近，杰克逊实验室在 61 只小鼠身上进行的一项实验研究表明，在戊四氮（pentylenetetrazol，PTZ）亚最大剂量下，ob/ob 小鼠比野生型小鼠更容易发生全身性阵挛和强直 - 阵挛发作。这些发现表明，体内慢性瘦素缺乏会增加癫痫的易感性[24]。

（二）人体研究

人类的某些癫痫遗传综合征与体重增加有关，最著名的是 Prader-Willi 综合征（PWS）。PWS 是一种复杂的遗传性疾病，以低眼压、性腺功能减退、痴呆、肥胖和癫痫为特征。每 10 000~15 000 名新生儿中就有一名受到 PWS 的影响。这是由于 15q11-q13 染色体上 PWS 临界区缺少父系活性基因所致。在 70% 的病例中，缺失的结果与父本的 15 号染色体有关，28% 的病例与母本 15 号染色体的单亲双体有关，2% 的病例与印记中心的突变或缺失，或其他印记缺陷有关。PWS 患者癫痫的发生率为 4%~26%。发作类型包括全身性强直阵挛发作、复杂部分性发作、不典型失神、肌阵挛、强直发作和半阵挛发作[25]。PWS 的吞噬功能亢进和肥胖可能与血液中高水平的饥饿素相关[5]。

在文献中有一些病例报道和病例系列报道了肥胖和儿童癫痫的遗传联系。Vauthier 等在一名 3 岁瘦素受体基因突变患儿的染色体 1p31.3 区域发现了一种独特的 80kb 纯合缺失。这名儿童患有与摄食过多、癫痫发作和 DD 相关的早发性重度肥胖，并有两名家庭成员患有癫痫[26]。文献中也报道了少数 18q12.2 缺失的患者，相关的表型包括癫痫发作、肥胖、智能障碍、行为问题和眼睛症状（如近视）[27]。另一个研究小组报道了一名 10 岁女孩的 15q24.1 BP4-BP1 微缺失，该女孩表现为发育迟缓、精神运动发育迟缓、癫痫、超重和特发性中枢性性早熟[28]。

以色列沃尔夫森医学中心的一个研究小组报道了为数不多的儿童 X 连锁线粒体综合征病例之一。1 岁时的神经学检查显示，肥胖的低张婴儿伴有小头畸形、生殖功能低下和癫痫发作。脑电图显示爆发抑制模式。他接受了氨己烯酸和 ACTH 的治疗。该综合征是一种定位于 Xp21.1-p22.13 位点的 X 连锁疾病，称为 MEHMO（智力低下、癫痫发作、发育不全、小头畸形和肥胖）[29]。另一个研究小组报道了 CUL4B 的一个特殊突变，它编码泛素 E3 连接酶亚单位，导致来自不同家族的 39 名患者出现 X 连锁综合征。大多数患者患有癫痫、中心性肥胖、巨头畸形、智力低下和性腺功能减退[30]。Cornelia de Lange 综合征是另一个很好的例子，在黏附素基因复合体中有几个突变。该综合征以典型的面部特征、生长缺陷、智力残疾、癫痫和重大畸形为特征。这组患者有明显的超重倾向，并在疾病的头几年发展成明显的肥胖症[31]。

人类神经通路的未知遗传功能障碍可能会增加癫痫障碍和继发性肥胖症的易感性。另外，肥胖、智力低下和癫痫可能是由特定基因突变介导的相同的整体大脑功能障碍的结果[19]。

三、母亲肥胖和癫痫

在美国，20—39 岁肥胖女性的患病率在 1960—2000 年增加了 2 倍[32]。发达国家一半的孕妇要么超重，要么肥胖。妊娠期间肥胖是一个主要的问题，因为母亲和她的后代都有明显的危险因素。妊娠早期超重或肥胖的妇女流产、先兆子痫、妊娠期糖尿病、感染、死产、血栓栓塞事件、选择性和急诊剖宫产及产后出血的概率增加[33]。

Razaz 等利用瑞典的一个大规模人口队列（包括 1 421 551 名活产婴儿）来证明肥胖妇女所生

孩子癫痫发病率的增加。与正常体重的母亲相比，超重和肥胖母亲的子女在 16 岁之前的儿童癫痫发病率显著增加。超重人群癫痫发病率增加 10%，Ⅰ级肥胖人群增加 20%，Ⅱ级肥胖人群增加 30%，Ⅲ级肥胖人群增加 80%。作者控制了广泛的潜在混杂因素，包括母体特征、妊娠和新生儿并发症，如神经系统畸形（HR=46.4）、缺氧缺血性脑病（HR=26.6）和新生儿惊厥（HR=33.5）。因此，肥胖母亲的后代患癫痫的风险增加是一个独立的因素，不能用肥胖相关的妊娠或新生儿并发症来解释[34]。

肥胖对大脑产生有害影响。它通过升高白细胞介素 -1β（IL-1β）、白细胞介素 -6（IL-6）、白细胞介素 -8（IL-8）、肿瘤坏死因子 α（TNF-α）和 C 反应蛋白而引起炎症反应。胎儿暴露于母亲过高的脂质水平有助于这些细胞因子的激活。脂肪细胞随着体重的增加而改变，释放更多的促炎脂肪因子。此外，妊娠会引发巨噬细胞、中性粒细胞和白细胞介素 -10（IL-10）水平的升高，从而导致炎症。因此，肥胖和妊娠结合在一起会导致胎儿的慢性炎症状态。这种状态与遗传因素一起，可能会在子代中造成异常的宫内环境，导致癫痫的发生[33, 35]。此外，孕妇妊娠期间肥胖与内皮功能障碍和高水平的瘦素有关，这可能与直接胎盘功能障碍有关，可能会扰乱儿童的正常神经发育[36, 37]。

这一发现已经在老鼠身上得到了描述。母体肥胖导致子代海马脂质过氧化增加，并由于代谢和氧化变化而减少神经发生[38]。长期摄入高脂肪会导致大脑皮质的炎症变化，表现为烟酰胺腺嘌呤二核苷酸磷酸氧化酶生成的活性氧增加和前列腺素 E₂ 的产生加速[39]。Moroz 等研究表明，在对 HFD 反应而发展为肥胖的小鼠中，可以看到轻微的神经病理损害，同时颞叶区域胰岛素受体结合显著受损[40]。HFD 与大脑胰岛素抵抗和突触完整性受损有关。肥胖引起的全身炎症、神经炎症（主要由大脑中的小胶质细胞引起）、内质网应激、钙超载及活性氧和促炎细胞因子的产生都会导致红藻氨酸诱导的神经元死亡[41]。总而言之，胎儿大脑发育对激素和炎症反应非常敏感，尤其是在胚胎早期阶段。

一些研究还报道了妊娠、肥胖和人类其他神经发育结果的关系，如智力残疾、认知能力低下、注意力缺陷 / 多动障碍、脑瘫和自闭症[42-44]。2004—2007 年，南卡罗来纳州医疗补助保险的一组活产婴儿发现，母亲体重指数的增加与脑瘫存在显著的关联[45]。同一研究小组发现，孕前体重指数与儿童智力残疾存在显著关联。体重指数每增加 1 个单位，任何严重智力残疾的概率都会增加 1.02 倍（95%CI 1.01～1.02）[46]。有趣的是，他们没有观察到孕妇妊娠期间肥胖与儿童癫痫风险的联系[45]。

最后，根据来自动物模型的数据，母亲肥胖会对后代产生长期影响，使他们在成年后容易患上代谢性疾病[47]。代谢性疾病与慢性低度炎症状态有关。这些代谢变化延伸到胎盘，使胎儿在发育过程中暴露在炎性环境中[48]。肥胖母亲生下的孩子将来患代谢综合征的可能性更高。

四、癫痫可致肥胖

癫痫本身可能通过中枢神经系统（central nervous system，CNS）途径导致体重增加。食物摄入的调节是一个复杂的过程，涉及大脑特定区域的相互作用。这种相互作用已经在癫痫大鼠模型中通过下丘脑介导的机制得到证实，在点燃癫痫大鼠模型中也通过杏仁核和海马介导的机制得到证实[19]。

脑特定核团的损伤会导致暴饮暴食和肥胖，这表明它们在限制食物摄入和体重方面起着关键作用，包括下丘脑室旁核、下丘脑腹内侧核、杏仁核背后部、腹侧去甲肾上腺素能束、终纹及弓状核投射至室旁核的纤维[49]。

下丘脑是整合调节食物摄入和能量消耗信息的主要部位。下丘脑内侧区域抑制进食行为，而下丘脑外侧区域激活进食行为。实验研究表明，腹内侧部病变会导致动物摄食功能亢进、侧部病变、食欲不振和体重减轻[50]。下丘脑神经元受神经递质、神经调节药和激素的调节。γ- 氨基丁酸（gamma-aminobutyric acid，GABA）和神经肽 Y（neuropeptide Y，NPY）增加碳水化合物消耗，减少能量消耗。5- 羟色胺通过刺激内侧下丘脑来减少食物摄取。根据一些情况，去甲肾上腺素可以作用于下丘脑内侧和外侧[50]。

研究表明，癫痫发作可以改变血清中某些激素的水平，尤其是下丘脑和垂体激素。这些变化可以在癫痫发作后立即观察到。反复发作也会导致下丘脑 – 垂体 – 性腺轴的慢性功能障碍，这是由颞叶和边缘皮质调节的[51]。

（一）饥饿素

饥饿素是一种由胃黏膜内的肠嗜铬细胞分泌的激素。这种激素发挥神经内分泌作用，如刺激食欲、饱腹感、脂肪积累和控制体重[5]。在禁食状态（饭前）的清晨，血浆饥饿素水平在生理上增加，神经性厌食症患者病理性增加。胃饥饿素水平在餐后生理上下降，病理上是由于肥胖患者热量摄入增加。它通过代谢效应刺激食物摄入，从而确保能量的获得和储存。饥饿素的增加被认为是由弓形核、NPY 和刺鼠相关肽介导的[52]。

饥饿素和癫痫的明确关系已经在动物[53]和人类[51]中得到证实。Ataie 等报道，在 PTZ 诱导雄性 Wistar 大鼠癫痫发作后，饥饿素水平下降。饥饿素减少可能是由于癫痫发作期间瘦素和生长抑素的释放[53]。相比之下，Berilgen 等发现，与对照组相比，局灶性和广泛性癫痫患者的饥饿素水平显著增加[51]。

（二）瘦素

瘦素是脂肪细胞分泌的一种激素，与体脂水平成正比，并激活饱腹感的信号。瘦素受体在下丘脑中高度表达。该激素通过作用于弓形核（并抑制 NPY 传递到室旁核）来抑制食物摄入[49]。Ob/ob 小鼠的瘦素基因发生突变，由于不能产生瘦素而导致肥胖。因此，瘦素缺乏被认为是人类肥胖的一个原因。有趣的是，在肥胖个体中，瘦素水平随着身体脂肪的增加而适当增加。Verrotti 等研究表明，在服用丙戊酸（valproic acid，VPA）的肥胖患者中，血清瘦素水平的升高与 BMI 的增加密切相关[54]。肥胖患者血清瘦素水平升高，而这些高水平不能产生能量摄入或消耗的变化，使脂肪量恢复正常，这一事实导致了人类肥胖中瘦素抵抗的假设，这可能是由于下丘脑瘦素受体缺乏所致[50]。

人类瘦素受体缺乏症是一种先天性疾病，由染色体 1p31 上的 *LEPR* 基因纯合突变引起。主要症状包括严重肥胖、癫痫发作、贪食、性腺功能减退、冲动和 T 细胞介导的免疫功能受损[55]。已经证实，瘦素具有神经保护作用，能够增强神经元存活，并参与调节神经元兴奋性。瘦素可抑制海马 AMPA 谷氨酸受体介导的突触传递。生酮饮食用于治疗某些类型的癫痫，增加了血清中瘦素的水平。这表明，在生酮饮食抑制癫痫发作的已知有益效果中，瘦素发挥了作用[55b, 56]。

（三）脂联素

脂联素是脂肪中最丰富的基因转录因子 –1 的基因产物，仅在脂肪组织中表达，是一种由 244 个氨基酸组成的蛋白质，结构上与Ⅷ、Ⅹ 型胶原和补体 C1q.7 同源。它的血浆水平与身体脂肪的程度呈负相关[57]。脂联素调节多个代谢过程，包括葡萄糖稳态和脂肪酸氧化，并具有强大的抗炎、抗糖尿病和抗动脉粥样硬化特性[58]。一些研究表明，脂肪因子在癫痫发作的发生和与癫痫发作相关的神经保护中起着重要作用。脂联素在海马神经元中显示出神经保护作用。脂联素可以保护血脑屏障的完整性，对红藻氨酸诱导的癫痫发作具有神经保护作用。一项针对 13 名女性患者的研究证实了动物研究结果，并证明癫痫发作后血浆脂联素水平较对照组升高[59]。

（四）癫痫阈值

实验工作表明，外周内分泌和代谢因子能够通过作用于中枢神经系统神经元触发细胞内信号通路来调节癫痫阈值[60]。最近在埃及进行的一项前瞻性横断面研究评估了热性惊厥（febrile seizures，FS）儿童的脂肪细胞因子水平。该组包括 100 名 FS 患者，并将 100 名有发热性疾病但没有癫痫发作的儿童与 100 名健康对照进行匹配。测定血清和脑脊液（cerebrospinal fluid，CSF）中脂联素、瘦素和白细胞介素 –6（IL-6）水平。Azab 等观察到高脑脊液 IL-6/ 低脑脊液瘦素水平与 FS 易感性显著相关。与两个对照组相比，FS 儿童的血清瘦素水平显著降低；相比之下，发热对照组儿童的血清瘦素水平显著升高。有趣的是，复杂 FS 患者的血清瘦素水平明显低于单纯性 FS 患者。作者认为，高热对照组血清瘦素水平较高对癫痫有保护作用，而易感儿童血清瘦素水平较低与癫痫发作有关。此外，数据显示，与两个对照组相比，FS 儿童的血清 IL-6 水平显著升高。似乎增加的脑部致炎细胞因子降低了个体癫痫发作的阈值。另外，血清脂联素水平升高是 FS 组和发热对照组的急性期反应，不会导致癫痫的发生[61]。综上所述，激素可能会影响癫痫发作阈值。事实上，瘦素和饥饿素都能抑制小鼠的癫痫发作。脂肪激素脂联素也可以抑制癫痫发作和癫痫发作相关的神经病理。综上所述，这些研究表明癫痫发作阈值和癫痫可能受到外周激素的调节，如瘦素、饥饿素和脂联素，所有这些在肥胖时都会改变[20]（图 7-2）。

五、抗癫痫药物导致肥胖

体重增加是与使用抗癫痫药物有关的一种常见和不良后果。VPA、加巴喷丁（Gabapentin，GBP）、普瑞巴林（Pregabaline，PGB）和氨己烯酸（Vigabatrin，VGB）等药物，以及卡马西平（Carbamazepine，CBZ）和奥卡西平（Oxcarbazepine，OXC）在一定程度上都观察到了这种情况。其他药物对体重影响可能是中性的，如拉莫三嗪、左乙拉西坦和苯妥英，还有一些与减肥有关，如托吡酯（Topiramate，TPM）、唑尼沙胺（Zonisamide，ZM）和非氨基甲酸酯（Felbamate，FBM）[50]。根据哥伦比亚综合癫痫中心抗癫痫药物数据库，体重增加是最有可能导致剂量调整或停药的美容不良反应[62]。在哥伦比亚大学，3.6%（68/1903）的 PWE 患者体重增加。据报道，大多数人（92%）不能忍受体重增加。体重增加的患者平均体重比开始使用 AED 前增加了 8kg 或10%。与服用所有其他 AED 的患者相比，服用 VPA（13%）和 PGB（8.4%）的患者体重增加明显更多（$P < 0.001$）[62]。

评估体重增加的困难之一是确定患者是否真的增加了体重，因为医生在开始治疗之前往往没有称过患者的体重。测量身体总脂肪含量是评估超重和肥胖的最精确的方法，但这种测量在常规基础上使用起来既困难又昂贵。BMI 的计算为监测不良反应提供了一种定量的方法。体重指数（BMI）的计算方法是体重除以站立高度（或儿童仰卧长度）的平方，单位为 kg/m^2。肥胖的定义是 $BMI > 25kg/m^2$[50]。

（一）丙戊酸

丙戊酸（VPA）是世界上最常用的抗癫痫药之一。它对部分性和全身性癫痫都有广泛的抗癫

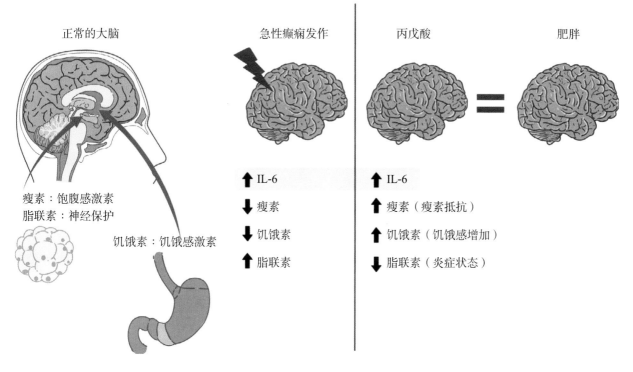

正常的大脑　　　　　　　急性癫痫发作　　　　丙戊酸　　　　　　　肥胖

瘦素：饱腹感激素

脂联素：神经保护

饥饿素：饥饿感激素

↑ IL-6　　　　　　　　↑ IL-6

↓ 瘦素　　　　　　　　↑ 瘦素（瘦素抵抗）

↓ 饥饿素　　　　　　　↑ 饥饿素（饥饿感增加）

↑ 脂联素　　　　　　　↓ 脂联素（炎症状态）

▲ 图 7-2　癫痫和肥胖症中激素的相互作用

饥饿感和饱腹感是由神经系统、昼夜节律和激素之间复杂的相互作用控制的。脂肪组织产生的瘦素和脂联素调节食欲、炎症和脂肪沉积。瘦素也被称为"饱腹感激素"，它通过抑制饥饿感来调节能量平衡；它对抗"饥饿素"的作用。脂联素调节多种代谢过程（包括葡萄糖稳态和脂肪酸氧化），并具有强大的抗炎、抗糖尿病和抗动脉粥样硬化特性。有证据表明，在癫痫发作期间，IL-6 作为致病因子增加，脂联素作为急性期反应物增加。饥饿素和瘦素水平降低，表明受试者对癫痫阈值的易感性。另外，肥胖症（饥饿感增加）患者的饥饿素水平病理性地升高，而作为慢性炎症状态的标志，脂联素水平则降低。有趣的是，肥胖患者的血清瘦素水平升高，但这些高水平并不能改变能量摄入或消耗，从而使我们得出瘦素抵抗的假说。在肥胖的实验模型中，IL-6 及其他脑部促炎细胞因子都会增加。肥胖的慢性炎症状态可降低癫痫发作的阈值。在使用丙戊酸治疗癫痫和精神疾病的患者中，肥胖患者中发现的所有激素水平变化都是可重复的

痫活性[63]。文献报道，接受 VPA 治疗的儿童患者的体重增加率为 16%～58%[64]，成人患者的体重增加率为 57%～70%[65]。VPA 治疗引起的体重增加通常在治疗的前 3 个月观察到，6 个月后达到最大[66]。接受 VPA 治疗的患者成人体重平均增加 2.0kg，儿童平均增加 5.0kg[67]。

VPA 可使下丘脑轴内 GABA 传递增强，导致能量摄入的神经内分泌控制松动，从而引起食欲增加和饮用高热量饮料的增加[68]。一旦患者体重增加，他们可能会出现高胰岛素血症和胰岛素抵抗，从而导致代谢综合征。降低血糖水平被认为是 VPA 导致肥胖的一个基本机制。低血糖水平通过影响下丘脑内侧的葡萄糖反应神经元来刺激进食，这反过来又减少了向外侧下丘脑的传出抑制输出[68]。

在意大利，Greco 等对 40 例癫痫患者应用丙戊酸钠治疗，并与 40 例健康对照组进行比较。随访 2 年后，15 例 PWE（37.5%）发生肥胖。血清瘦素（$P < 0.01$）和胰岛素（$P < 0.05$）水平显著高于未增重组（$P < 0.01$），饥饿素（ghrelin）（$P < 0.01$）和脂联素（$P < 0.001$）水平显著低于未增重组（$P < 0.05$）[57]。

在奥地利因斯布鲁克医科大学神经内科门诊进行的一项研究表明，女性在 VPA 治疗期间更容易增加体重。女性超重癫痫患者血清瘦素水平高于男性（$P < 0.001$），可能导致瘦素抵抗和

对碳水化合物的渴求。相应地，与男性相比，女性体内脂肪的比例更高，同时血浆瘦素水平也更高[69]。

土耳其 Inönü 大学儿童神经病学系进行了一项研究，旨在调查 VPA 对胃促生长素的影响及其对儿童体重增加和生长发育的潜在影响。Gungor 等研究发现，服用 VPA 的青春期前儿童的饥饿素水平显著升高。他们得出结论，使用 VPA 后体重增加可能与饥饿素水平升高有关[52]。血清瘦素、神经肽 Y 和甘丙肽水平升高也可能是儿童 VPA 相关体重增加的重要原因[70]（图 7-3）。

内分泌异常

不幸的是，接受 VPA 治疗的患者体重增加的问题并不是孤立的，而是涉及多种内分泌异常，如多囊卵巢综合征、脱发、高雄激素血症、闭经、高瘦素血症、瘦素抵抗、高胰岛素血症、胰岛素抵抗、血脂异常、尿酸水平升高、同型半胱氨酸水平升高、饥饿素和脂联素水平降低[68]、代谢综合征（血糖异常、血脂异常、高血压）[71]、非酒精性脂肪性肝病和心血管疾病[72]。

Isojärvi 等报道称，在 29 名接受 VPA 治疗平均 8 年的癫痫患者中，45% 的人有月经异常，43% 的人有多囊卵巢，17% 的人睾酮水平较高。当 VPA 在 20 岁之前开始使用时，这些变化更为显著。作者认为 VPA 阻止了睾酮向雌二醇的转化，导致了高雄激素血症[65]。El-Khayat 等将 66 例接受 VPA 治疗 1～5 年的癫痫女孩与年龄匹配的健康对照组进行比较。接受 VPA 治疗的青春期后女孩有更高的肥胖率（37% vs. 10%，$P < 0.033$）和高雄激素血症；18% 的高雄激素血症患者有多囊卵巢综合征[73]。与这些发现形成对比的是，在以色列进行的一项前瞻性研究发现，在平均 3.2 年的随访中，83 名新诊断为癫痫的女孩服用 VPA 对体重或身体成分没有显著影响[74]。

在中国四川进行的一项研究评估了服用 VPA

的成年肥胖 PWE 患者是否存在代谢综合征。作者发现，接受 VPA 治疗的肥胖癫痫患者和没有癫痫的肥胖患者存在一些不同之处。在接受 VPA 治疗的患者中，检测到更高的空腹血糖、更高的胰岛素水平、严重的胰岛素抵抗和更高的高血压患病率。这些特征表明，接受 VPA 治疗的肥胖患者的代谢综合征发展不同于普通肥胖人群[71]。胰岛素是血管扩张剂一氧化氮（nitric oxide，NO）的刺激物。在胰岛素抵抗中，通过 PI3K 途径的胰岛素信号被认为是受损的，导致 NO 减少。此外，高胰岛素血症可能会导致外周血管阻力增加，因为交感神经过度活跃和抗心房利尿作用引起血管收缩，以及血管紧张素原 II 也增加[71]。

（二）卡马西平

卡马西平（CBZ）是治疗部分发作性癫痫的首选药物[50]。关于 CBZ 对体重影响的数据很少，而且相互矛盾。很少有研究报道 CBZ 治疗期间体重增加：在 300 名患者的研究中，体重增加了 2%[75]；在 480 名患者的研究中，体重增加了 9%[76]；在 300 名患者的研究中，体重增加了 14%[77]。Isojärvi 等[65] 报道了服用 CBZ 的患者中有 25% 出现肥胖。相反，Caksen 等提出 CBZ 治疗对体重无影响。他们研究了 19 名儿童，2 名（14%）患者抱怨暴饮暴食和体重增加[78]。同样，在土耳其进行的一项关于卡马西平单药治疗的 56 名 PWE 研究显示，卡马西平治疗不会显著影响 BMI、瘦素和胰岛素血浆水平[79]。

（三）奥卡西平

OXC 是新一代 AED，广泛用作单药或联合治疗 4 岁以上患者的局灶性癫痫。与 CBZ 相比，OXC 代谢对细胞色素 P_{450} 肝酶的依赖性较小，从而导致较少的不良反应。在希腊对 59 名癫痫儿童进行的一项研究表明，与 VPA 相似，OXC 单

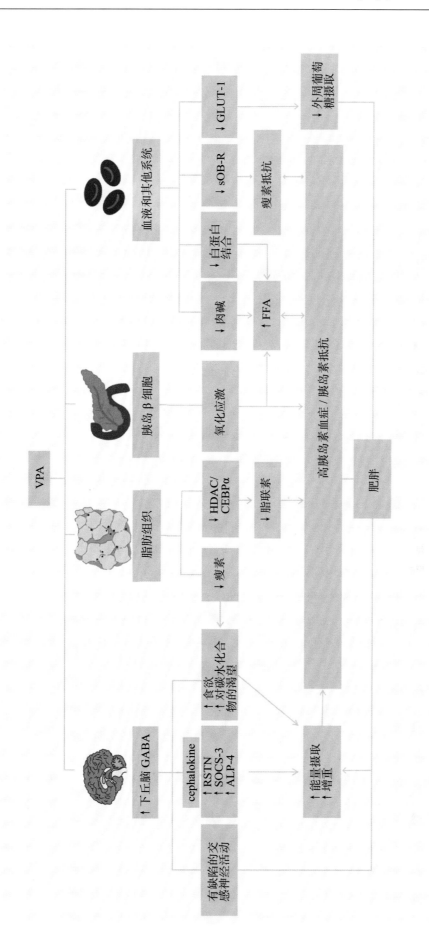

▲ 图 7-3　丙戊酸诱导肥胖的机制

RSTN. 抵抗素；SOCS-3. 细胞因子信号转导抑制因子 -3；ALP-4. 血管生成素样蛋白；CEBPα. CCAAT/ 增强子结合蛋白 -α；HDAC. 组蛋白去乙酰化酶；FFA. 游离脂肪酸；sOB-R. 可溶性瘦素受体；GLUT-1. 葡萄糖转运蛋白 1

药治疗可显著增加体重。OXC 治疗 8 个月后，体重和 BMI 显著增加；超重 / 肥胖儿童的比例从 23% 上升到 38.5%[80]。同样，一项对 71 名儿童接受 OXC 治疗至少 3 个月的研究显示体重显著增加。此外，这项研究表明，男性、年龄较小、诊断时出现部分性癫痫障碍是 OXC 导致体重过度增加的危险因素[81]。

（四）氨己烯酸

氨己烯酸（VGB）是一种 AED，旨在提高大脑中 GABA 的水平。研究表明，它对婴儿痉挛和局灶性癫痫患者有效[50]。在加拿大的氨己烯酸研究中（这是一项长期开放的附加试验），研究结束时观察到平均体重增加了（3.7±0.2）kg[82]。

（五）加巴喷丁

在 20 年前进行的美国加巴喷丁研究中，在接受不同剂量加巴喷丁（GBP；600mg/d、1200mg/d 和 2400mg/d）的 82 名患者中，观察到 6% 的患者体重增加[83]。这项研究没有发现剂量和不良反应的明确关系。相反，Baulac 观察到，GBP 的使用似乎与处方剂量有关。他们发现，在 610 名患有局灶性癫痫的成年患者中，这些患者分别接受 1200～1600mg/d、1600～2000mg/d 和 2000mg/d 的 GBP 作为附加治疗，体重增加的比例分别为 6%、10% 和 15%[84]。

（六）减轻体重的抗癫痫药

1. 托吡酯

托吡酯（TPM）可引起消瘦和生长迟缓。不同的机制可解释体重减轻的原因，如肥胖患者体内脂肪储备减少，食物摄入量减少，以及食欲下降。这种药物可能会增加胰岛素敏感性，降低胰岛素的血液浓度，这两种情况都会导致食欲减退和脂质消耗。中国的一项研究表明，TPM 增加了脂联素的水平，以调节儿童的新陈代谢。

能量代谢的增加和脂质蛋白的减少会导致体重下降[85]。

2. 卢非酰胺

卢非酰胺是一种三氮唑衍生物，可以阻断钠通道。它作为 Lennox-Gastaut 综合征的辅助治疗和成人及青少年难治性局灶性癫痫的辅助治疗是有效的。在法国进行的一项研究发现，47% 的成年患者（年龄为 18—31 岁）在服用卢非酰胺作为附加疗法（每天 800～2400mg）后体重显著减轻。体重指数下降了 7.3%～18.7%[86]。

3. 唑尼沙胺

唑尼沙胺（ZM）是一种化学分类为磺胺类的 AED，与其他 AED 无关。它于 1972 年首次在日本用于治疗精神疾病，自 1990 年以来一直被广泛用于治疗癫痫。美国食品药品管理局（Food and Drug Administration）于 2000 年批准将其用于治疗成人局灶性癫痫发作的附加疗法。体重减轻是 ZM 治疗 PWE 最突出的不良反应之一。体重减轻与剂量无关，但在超重患者中更为突出。较低的初始血清瘦素水平与较大的体重减轻有关。对于超重的癫痫患者，ZM 可能是一种有用的治疗选择，基础血清瘦素水平可能对体重减轻有预测作用[87]（表 7-1）。

六、癫痫患者的体育活动受限导致肥胖

体重是由能量摄入、新陈代谢和消耗的相互作用决定的。与那些没有癫痫的人相比，PWE 参加体育活动的频率更低，体能水平更差，而且更肥胖[16, 88]。2010 年在美国进行的全国健康调查（National Health Survey）报道称，PWE 不太可能遵循美国关于体育活动的指南中的建议。事实上，在调查前 1 周，只有 39% 的 PWE 至少步行 10min，而普通人群的这一比例为 50%[89]。在美国俄亥俄州进行的一项调查发现，58% 的 PWE

表 7-1　抗癫痫药物调节患者体重增加的作用机制 [50-52, 62, 86, 87]

药物组	抗癫痫药	潜在作用机制
与体重增加相关的抗癫痫药物	丙戊酸	• 增强下丘脑内 GABA 的传递，引起食欲刺激（碳水化合物渴求和改善口渴）、高胰岛素血症和高瘦素血症 • 降低饥饿素和脂联素浓度 • 导致瘦素作用无效，尽管瘦素水平很高（瘦素抵抗） • 交感神经系统活动缺陷 • 降低额外消耗或兼性产热的能力 • 改变脂肪因子（脂肪组织细胞因子）的传递 • 胰岛 β 细胞的直接刺激 • 通过抑制胰岛素介导的外周葡萄糖摄取间接增强胰岛素抵抗 • 空腹和餐后胰岛素水平升高 • 增加暴饮暴食和进食的动力 • 肥胖症的遗传基础调控 • 肉碱缺乏导致脂肪酸 β 氧化受损
与体重相关的抗癫痫药物	加巴喷丁	• 增强 GABA 介导的下丘脑内侧抑制
	氨己烯酸	• 增强 GABA 介导的下丘脑内侧抑制

	卡马西平	• 诱发暴饮暴食
		  – 增加脂肪沉积
		  – 引起水分潴留和水肿

	普瑞巴林	• 抑制中枢神经系统的食欲调节作用 • 通过镇静降低能耗 • 抗利尿作用
	左乙拉西坦	• 通过其分子靶标突触囊泡蛋白 2A 改变胰岛素分泌以响应葡萄糖变化
	托吡酯	• 减少食物摄入量 • 在食物摄入量不变的情况下减少能量沉积 • 增加能量消耗 • 增加棕色脂肪组织和肌肉中脂蛋白脂肪酶的活性，这可能表明有能力增强调节产热和促进底物氧化
	非尔氨酯	• 食物摄入量的减少
	唑尼沙胺	• 降低瘦素水平
	卢非酰胺	• 通过食欲不振和恶心来减少食物摄入量

在过去 1 个月里进行了体育活动，而对照组的这一比例为 76%。当被问及去年是否有健康专业人士建议他们增加体育活动水平时，两组结果是分别为 47% 和 35%[90]。在芬兰，一项研究没有发现 PWE 和对照组在体育活动频率上有任何显著差异。然而，值得注意的是，9% 的 PWE 患者报道没有运动，而对照组的这一比例为 2%。同一项研究发现，有癫痫史的人在肌肉力量测试中的

表现低于预期水平[88]。在加利福尼亚州，两组人群的运动习惯没有差异。然而，这项研究强调了在过去 1 年的医疗咨询中，大多数预约（56%）中没有提到体育活动的话题[91]。

Wong 和 Wirrell 确定，患有癫痫的青少年比他们没有癫痫的兄弟姐妹更不可能参与体育团体或从事体育活动，更有可能超重和肥胖[92]。加拿大新斯科舍省的一项以人群为基础的研究未能显示癫痫患者和普通人群在体育锻炼频率上的差异，但显示 PWE 较少参与特定的运动，如曲棍球、举重或在家中进行体育活动[93]。

在巴西，Arida 等报道称，49% 的患者没有定期进行体育活动。对这种行为最常见的解释包括亲戚、朋友和医生的推荐；在公共场合癫痫发作的恐惧和尴尬；缺乏时间或动力；疲劳；以及没有同伴[94]。韩国的一项研究也发现了类似的结果，表明低参与率是由不同的因素造成的，包括焦虑、服用多种药物及在运动中经历过癫痫发作[95]。与癫痫相关的耻辱感可能会限制参与活动，由于担心癫痫发作期间的损伤或运动诱发癫痫的可能性，一些 PWE 继续被劝阻参加运动[19, 94]。最后，癫痫的并发症（如心脏病、关节炎和抑郁症等），也可能限制运动的参与，一些患者的癫痫是卒中或创伤的继发性疾病，这些情况本身可能导致参与的身体或认知限制[15]。

七、癫痫患者进食障碍的环境因素

生理动态平衡机制只能解释自由生活的人类每日食物摄入量变化的 15% 左右，而环境因素占变化的 85% 以上[49]。肥胖者与瘦人的区别不是化学感官系统或环境本身，而是肥胖者与环境的相互作用，即他们对食物相关刺激的进食反应，如食物的味道、气味、质地和视觉，甚至看着别人吃东西。肥胖个体对外部摄食暗示的反应

比对生物控制机制的反应要大得多[49]。癫痫与多种共患病障碍有关，如抑郁、焦虑、注意力缺陷 / 多动障碍、自卑、冒险行为和暴饮暴食障碍[96]。可能是 PWE 对导致肥胖的环境因素有更多的反应。

（一）青少年

最近在挪威进行的一项以人口为基础的横断面研究使用了一份自愿自我报告问卷的数据。共有 19 995 名年龄在 13—19 岁的参与者，其中 1.2%（247 人）报告了癫痫的诊断。这项研究表明，患有癫痫的青少年患进食障碍的风险增加（OR=1.79；CI 1.0～3.0；P=0.03）。他们的饮食不健康（OR=1.67；CI 1.3～2.2；P=0.001），对自己的外表也不太满意（OR=0.69，CI 0.5～0.9；P=0.02）。根据这项研究，与没有癫痫的青少年相比，年轻的 PWE 患者每天摄入的糖果、含糖苏打水、薯片和炸薯条要更多[97]。有趣的是，作者没有发现进食障碍和抑郁症状的显著联系[97]。如果不能自愿控制癫痫发作，可能会促使 PWE 需要以不同的方式控制自己的身体。通过将注意力集中在进食上，PWE 可能会觉得他们处在一个可以控制的领域[97]。

患有癫痫的青少年的饮食失调预示着精神健康紊乱、滥用药物、故意自残、骨密度受损、骨骼功能减退、女性生殖健康受损和超重等方面的负面后果[97]。年轻的 PWE 患者在确诊时应考虑转诊至营养师。

（二）妊娠

文献中很少有研究集中在进食障碍和癫痫上。Kolstad 等利用与挪威医学出生登记处有关的挪威母婴队列研究数据，研究了 706 例患有癫痫的女性和 106 508 例非癫痫女性的妊娠情况。总体而言，队列中患有癫痫的女性受教育程度和收入较低，多为单亲家庭，体重和 BMI

明显高于对照组。患有癫痫的孕妇更容易出现暴饮暴食（6.5% vs. 4.7%，$P<0.05$）。癫痫合并进食障碍的女性比没有癫痫或进食障碍的女性的疾病发生率更高：先兆子痫（7.9% vs. 3.7%，$P<0.001$），围产期抑郁和（或）焦虑（40.4% vs. 17.8%，$P<0.001$），手术分娩（38.2% vs. 23.5%，$P<0.001$）[98]。Rai 等在英格兰一项具有全国代表性的人群研究中，也发现 PWE 中饮食失调的频率增加（OR=2.9）[99]。

（三）儿童

儿童癫痫与不同的表型有关，包括不同程度的智力残疾。发育迟缓（DD）与久坐行为和特定的久坐生活方式有关，如玩电子游戏、使用电脑，尤其是看电视，从而减少能量消耗，增加不健康食物的摄入量。最后，同时使用精神药物可能会导致超重。

八、癫痫患者肥胖的神经学后果

儿童、青少年和成年人的体重增加会扰乱整体健康，导致美容不良反应，并有严重的心理影响。肥胖是心血管病的生物标志物，对认知功能有直接影响。特别值得一提的是，中心性肥胖与中年以后与年龄相关的认知衰退加速相关，也与老年患痴呆症的风险增加有关[100, 101]。英国最近发表的一项研究评估了 81 名耐药性癫痫（DRE）患者肥胖对认知功能的影响。这些患者的 BMI 与功能状态下的智商（intelligence quotient，IQ）呈正相关，代谢速度减慢。患者体重越重，记忆、言语和视觉学习方面的认知障碍就越严重[102]。

（一）广泛性神经炎

当考虑肥胖和神经炎症时，焦点一直集中在下丘脑。弓状核中的神经元毗邻第三脑室、室周器官和基底内侧隆起，因此，这些细胞可以感知外周激素，如胰岛素、瘦素和饥饿素。因此，弓状核可以监测生物体的能量状态，并负责体重的稳定[103]。然而，肥胖引发的神经炎会影响其他大脑结构。已证实在饮食诱导肥胖的啮齿动物模型中，大脑皮质、海马、小脑、脑干和杏仁核中存在炎症标志物的增加，包括 Toll 样受体 4、IL-6、IL-1β、诱导型一氧化氮合酶、核因子 –κB、肿瘤坏死因子 α、环氧合酶 –2 和 CCL2 等。此外，有证据表明胶质细胞活化（胶质细胞增生和星形胶质细胞增生）和血脑屏障破坏[103, 104]。

（二）肥胖继发的结构性变化

MRI 显示肥胖者下丘脑胶质细胞增多。组织学进一步证实了这一点，与 $BMI<25kg/m^2$ 的个体相比，$BMI>30kg/m^2$ 的个体表现出更严重的小胶质细胞激活[103]。成年人的肥胖与腹侧间脑和脑干体积减小相关[105]。人体测量标志物也与白质和灰质的深刻结构改变及小胶质细胞的激活有关。在老年人中，腰臀比和腰围与总脑体积减小有关[106]。

（三）肥胖继发的功能改变

肥胖的不同机制已被确定为能够改变认知功能（学习和记忆障碍），包括脑源性神经营养因子水平降低，谷氨酸能信号改变，胰岛素调节受损和葡萄糖进入中枢神经系统的改变[107-109]。这些诱发的变化共同转化为错乱的新陈代谢控制和认知缺陷的恶性循环。临床上，肥胖与神经紊乱的发生率增加有关，如抑郁、焦虑、认知功能受损、执行功能和注意力下降、整体功能下降和智商降低[103, 104]。

海马是认知、处理短期和长期记忆、学习、空间导航和情绪的重要结构。HFD 导致海马 TNF-α 表达增加，小胶质细胞活化，脂质过氧化增强，促凋亡信号，如 caspase-3 表达增加，以及海马（特别是齿状回）胶质细胞增生。这种炎症和细胞损伤会导致海马组织的丧失，这可能会在晚年造成加速的认知障碍[104]。令人着迷的是，在小鼠的海马和大脑皮质中，强迫跑步机运动使胶质细胞激活正常化，并改善工作记忆和空间学习[41]。此外，对于喂食西方饮食的小鼠来说，自愿锻炼不如强制体育活动有效。自愿跑步导致前额叶皮质中 CCL2（单核细胞趋化蛋白 -1）和 CXCL10（以前被称为干扰素 γ 诱导蛋白 10）表达减少，但对胶质细胞激活没有影响[110]。

与没有癫痫的人相比，普通人群中的 PWE 患躯体共患病的风险是普通人的 2～5 倍。在 PWE 中，显然需要一种综合的方法。从几个角度理解肥胖是癫痫的一种共患病是很重要的。首先，了解肥胖对治疗的影响，既创造了治疗的局限性，也创造了机会。神经科医生通常是 PWE 的初级保健医生，肥胖管理必须是临床上的优先事项。发现像肥胖这样的问题引起 PWE 的注意会增加他们开始努力控制体重的可能性。使用超重或 BMI 升高这一术语，而不是肥胖，可能有助于开始与患者的讨论。传统上，体重增加通常被报道与使用 VPA、CBZ、GBP 和 VGB 相关。开始服用这些药物的患者应该被告知可能的体重增加，并建议开始节食和锻炼。对于已经超重或肥胖的患者，避免 VPA 与 CBZ、GBP 或 VGB 联合使用。

其次，对肥胖和癫痫的研究也为癫痫和相关疾病的基本机制提供了流行病学线索。大脑发育、摄食行为和能量代谢的异常可能会有一些共同的机制，这为基因表达的修饰提供了潜在的可能性，并获得了广泛的好处。例如，低血清瘦素水平与易感儿童的 FS 有关。使用代谢激素及其信号传递方式来治疗癫痫而不是肥胖，可能会为治疗成功带来更大的希望。如果母亲肥胖和后代癫痫的联系是一致的，那么在人群中与肥胖做斗争的努力可能会降低癫痫综合征和其他神经发育障碍的风险。

最后，与患有一种疾病的患者相比，患有多种共患病的患者需要更高水平的卫生保健资源。需要专门为患有癫痫和肥胖症的儿童和成年人量身定制计划。这些计划需要专注于健康的生活和体育活动锻炼，而不是超重或肥胖的管理。学校和癫痫诊所可能是提供此类项目的最合适场所。向学生、患者和他们的家人推广健康的生活方式是非常重要的。建议采取干预措施，如在课程中开设体育活动、营养和健康生活课程，投资于特殊资源、设备和设施，以及投入时间培养高技能员工。需要开发适当的工具来准确评估患有癫痫的儿童和成人的体育活动、营养和健康行为。

参考文献

[1] Ogden CL, Carroll MD, Fryar CD, Flegal KM. Prevalence of obesity among adults and youth: United States, 2011–2014. NCHS Data Brief 2015;219(219):1–8.

[2] WHO European action plan for food and nutrition policy 2007–2012. Copenhagen: WHO Regional Office for Europe; 2008. Available from: http://www.euro.who.int/Document/E91153.pdf.

[3] Aschner P. Obesity in Latin America. In: Ahima RS, editor. Metabolic syndrome. Cham: Springer; 2016. p. 250.

[4] American Society for metabolic and bariatric surgery. Disease of Obesity, Available from: https://asmbs.org/patients/disease-of-obesity/2018/; 2018.

[5] Sato T, Ida T, Nakamura Y, Shiimura Y, Kangawa K, Kojima M. Physiological roles of ghrelin on obesity. Obes Res Clin Pract 2014;8(5):e405–13.

[6] GBD 2015 Neurological Disorders Collaborator Group. Global, regional, and national burden of neurological disorders during 1990–2015: a systematic analysis for the Global Burden of Disease Study 2015. Lancet Neurol 2017;16(11): 877–97.

[7] Leonardi M, Ustun TB. The global burden of epilepsy. Epilepsia

2002;43(suppl 6):21–5.

[8] Gao S, Juhaeri J, Dai WS. The incidence rate of seizures in relation to BMI inUKadults. Obesity (Silver Spring) 2008;16(9):2126–32.

[9] Tellez-Zenteno JF, Pondal-Sordo M, Matijevic S, Wiebe S. National and regional prevalence of selfreported epilepsy in Canada. Epilepsia 2014;45:1623–9.

[10] Murray CJ, Lopez AD, Jamison DT. The global burden of disease in 1990: summary results, sensitivity analysis and future directions. Bull World Health Organ 1994;72:495–509.

[11] Wiebe S, Bellhouse DR, Fallahay C, Eliasziw M. Burden of epilepsy: the Ontario health survey. Can J Neurol Sci 1999;26:263–70.

[12] Jakovljevic M, Ostojic L. Comorbidity and multimorbidity in medicine today: challenges and opportunities for bringing separated branches of medicine closer to each other. Psychiatr Danub 2013;25(suppl 1):18–28.

[13] Daniels ZS, Nick TG, Liu C, Cassedy A, Glauser TA. Obesity is a common comorbidity for pediatric patients with untreated, newly diagnosed epilepsy. Neurology 2009;73:658–64.

[14] Arya R, Gillespie CW, Cnaan A, Devarajan M, Clark P, Shinnar S, Vinks AA, Mizuno K, Glauser TA, Childhood Absence Epilepsy Study Group. Obesity and overweight as CAE comorbidities and differential drug response modifiers. Neurology 2016;86(17):1613–21.

[15] Hinnell C, Williams J, Metcalfe A, Patten SB, Parker R, Wiebe S, Jetté N. Health status and healthrelated behaviors in epilepsy compared to other chronic conditions–a national population-based study. Epilepsia 2010;51(5):853–61.

[16] Steinhoff BJ, Neususs K, Thegeder H, Reimers CD. Leisure time activity and physical fitness in patients with epilepsy. Epilepsia 1996;37:1221–7.

[17] Kobau R, Dilorio CA, Price PH, Thurman DJ, Martin LM, Ridings DL, Henry TR. Prevalence of epilepsy and health status of adults with epilepsy in Georgia and Tennessee: behavioral risk factor surveillance system, 2002. Epilepsy Behav 2004;5:358–66.

[18] Janousek J, Barber A, Goldman L, Klein P. Obesity in adults with epilepsy. Epilepsy Behav 2013;28(3):391–4.

[19] Ladino LD, Hernández-Ronquillo L, Tellez-Zenteno JF. Obesity and its association with generalized epilepsy, idiopathic syndrome, and family history of epilepsy. Epileptic Disord 2014;16(3):343–53.

[20] Lee EB, Mattson MP. The neuropathology of obesity: insights from human disease. Acta Neuropathol 2014;127(1):3–28.

[21] Heisler LK, Chu HM, Tecott LH. Epilepsy and obesity in serotonin 5–HT2C receptor mutant mice. Ann N Y Acad Sci 1998;861:74–8.

[22] Pesapane R, Good DJ. Seizures in a colony of genetically obese mice. Lab Anim (NY) 2009;38(3):81–3.

[23] Castracane VD, Henson MC. The Obese (ob/ob) mouse and the discovery of leptin. In: Castracane VD, Henson MC, editors. Leptin. Endocrine Updates, 25:Boston, MA: Springer; 2006. p. 118.

[24] Erbayat-Altay E, Yamada KA, Wong M, Thio LL. Increased severity of pentylenetetrazol induced seizures in leptin deficient Ob/Ob mice. Neurosci Lett 2008;433(2):82–6.

[25] Verrotti A, Soldani C, Laino D, d'Alonzo R, Grosso S. Epilepsy in Prader-Willi syndrome: clinical, diagnostic and treatment aspects. World J Pediatr 2014;10(2):108–13.

[26] Vauthier V, Jaillard S, Journel H, Dubourg C, Jockers R, Dam J. Homozygous deletion of an 80 kb region comprising part of DNAJC6 and LEPR genes on chromosome 1P31.3 is associated with early onset obesity, mental retardation and epilepsy. Mol Genet Metab 2012;106:345–50.

[27] Halgren C, Bache I, Bak M, Myatt MW, Anderson CM, Brøndum-Nielsen K, Tommerup N. Haploinsufficiency of CELF4 at 18q12.2 is associated with developmental and behavioral disorders, seizures, eye manifestations, and obesity. Eur J Hum Genet 2012;20(12):1315–9.

[28] Huynh MT, Lambert AS, Tosca L, Petit F, Philippe C, Parisot F, Benoît V, Linglart A, Brisset S, Tran CT, Tachdjian G, Receveur A. 15q24.1 BP4–BP1 microdeletion unmasking paternally inherited functional polymorphisms combined with distal 15q24.2q24.3 duplication in a patient with epilepsy, psychomotor delay, overweight, ventricular arrhythmia. Eur J Med Genet 2018;(17):30693–6. pii:S1769–7212.

[29] Leshinsky-Silver E, Zinger A, Bibi CN, Barash V, Sadeh M, Lev D, Sagie TL.MEHMO (mental retardation, epileptic seizures, hypogenitalism, microcephaly, obesity): a new X-linked mitochondrial disorder. Eur J Hum Genet 2002;10(4):226–30.

[30] Tarpey PS, Raymond FL, O'Meara S, Edkins S, Teague J, Butler A, Dicks E, Stevens C, Tofts C, Avis T, Barthorpe S, Buck G, Cole J, Gray K, Halliday K, Harrison R, Hills K, Jenkinson A, Jones D, Menzies A, Mironenko T, Perry J, Raine K, Richardson D, Shepherd R, Small A, Varian J, West S, Widaa S, Mallya U, Moon J, Luo Y, Holder S, Smithson SF, Hurst JA, Clayton-Smith J, Kerr B, Boyle J, Shaw M, Vandeleur L, Rodriguez J, Slaugh R, Easton DF, Wooster R, Bobrow M, Srivastava AK, Stevenson RE, Schwartz CE, Turner G, Gecz J, Futreal PA, Stratton MR, Partington M. Mutations in CUL4B, which encodes a ubiquitin E3 ligase subunit, cause an X-linked mental retardation syndrome associated with aggressive outbursts, seizures, relative macrocephaly, central obesity, hypogonadism, pes cavus, and tremor. Am J Hum Genet 2007;80(2):345–52.

[31] Mariani M, Decimi V, Bettini LR, Maitz S, Gervasini C, Masciadri M, Ajmone P, Kullman G, Dinelli M, Panceri R, Cereda A, Selicorni A. Adolescents and adults affected by Cornelia de Lange syndrome: a report of 73 Italian patients. Am J Med Genet C Semin Med Genet 2016;172(2): 206–13.

[32] Flegal KM, Carroll MD, Kit BK, Ogden CL. Prevalence of obesity and trends in the distribution of body mass index among US adults, 1999–2010. JAMA 2012;307(5):491–7.

[33] Bell WL. Maternal obesity and epilepsy. JAMA Neurol 2017;74(6):637–9.

[34] Razaz N, Tedroff K, Villamor E, Cnattingius S. Maternal body mass index in early pregnancy and risk of epilepsy in offspring. JAMA Neurol 2017;74(6):668–76.

[35] Harden CL. The plausibility of an association between maternal obesity and onset of childhood epilepsy: a well-rounded, robust argument or a thin epidemiologic association? Epilepsy Curr 2017;17(5):288–90.

[36] Ramsay JE, Ferrell WR, Crawford L, Wallace AM, Greer IA, Sattar N. Maternal obesity is associated with dysregulation of metabolic, vascular, and inflammatory pathways. J Clin Endocrinol Metab 2002;87(9):4231–7.

[37] Hauguel-de Mouzon S, Lepercq J, Catalano P. The known

and unknown of leptin in pregnancy. Am J Obstet Gynecol 2006;194(6):1537–45.

[38] Tozuka Y, Wada E, Wada K. Diet-induced obesity in female miceleads to peroxidized lipid accumulations and impairment of hippocampalneurogenesis during the early life of their offspring. FASEB J 2009;23:1920–34.

[39] Zhang X, Dong F, Ren J, Driscoll MJ, Culver B. High dietary fat induces NADPH oxidase-associated oxidative stress and inflammation in rat cerebralcortex. Exp Neurol 2005;191:318–25.

[40] Moroz N, Tong M, Longato L, Xu H, de la Monte SM. Limited Alzheimer-type neurodegeneration in experimental obesity and type 2 diabetes mellitus. J Alzheimers Dis 2008;15:29–44.

[41] Kang DH, Heo RW, Yi CO, Kim H, Choi CH, Roh GS. High-fat diet-induced obesity exacerbates kainic acid-induced hippocampal cell death. BMC Neurosci 2015;16:72.

[42] Mehta SH, Kerver JM, Sokol RJ, Keating DP, Paneth N. The association between maternal obesity and neurodevelopmental outcomes of offspring. J Pediatr 2014;165(5):891–6.

[43] Pugh SJ, Richardson GA, Hutcheon JA, et al. Maternal obesity and excessive gestational weight gain are associated with components of child cognition. J Nutr 2015;145(11):2562–9.

[44] Forthun I, Wilcox AJ, Strandberg-Larsen K, Moster D, Nohr EA, Lie RT, Suren P, Tollånes MC. Maternal prepregnancy BMI and risk of cerebral palsy in offspring. Pediatrics 2016;138(4). pii:e20160874.

[45] Pan C, Deroche CB, Mann JR, McDermott S, Hardin JW. Is prepregnancy obesity associated with risk of cerebral palsy and epilepsy in children? J Child Neurol 2014;29(12):196–201.

[46] Mann JR, McDermott SW, Hardin J, Pan C, Zhang Z. Pre-pregnancy body mass index, weight change during pregnancy, and risk of intellectual disability in children. BJOG 2013;120(3):309–19.

[47] Alfaradhi MZ, Ozanne SE. Developmental programming in response to maternal overnutrition. Front Genet 2011;2:27.

[48] Segovia SA, Vickers MH, Gray C, Reynolds CM. Maternal obesity, inflammation, and developmental programming. Biomed Res Int 2014;2014:418975.

[49] King BM. The modern obesity epidemic, ancestral hunter-gatherers, and the sensory/reward control of food intake. Am Psychol 2013;68(2):88–96.

[50] Jallon P, Picard F. Bodyweight gain and anticonvulsants: a comparative review. Drug Saf 2001;24(13):969–78.

[51] Berilgen MS, Mungen B, Ustundag B, Demir C. Serum ghrelin levels are enhanced in patients with epilepsy. Seizure 2006;15:106–11.

[52] Gungor S, Yücel G, Akinci A, Tabel Y, Ozerol IH, Yologlu S. The role of ghrelin in weight gain and growth in epileptic children using valproate. J Child Neurol 2007;22:1384–8.

[53] Ataie Z, Golzar MG, Babri S, Ebrahimi H, Mohaddes G. Does ghrelin level change after epileptic seizure in rats? Seizure 2011;20(4):347–9.

[54] Verrotti A, Basciani F, Morresi S, et al. Serum leptin changes in epileptic patients who gain weight after therapy with valproic acid. Neurology 1999;53:230–2.

[55] (a)Yakubov B, Berall G, Hwang P. Seizures in patients with leptin receptor deficiency: coincidence or close correlation? Clin Neurophysiol 2014;125:e49–52; (b)Thio LL, Erbayat-Altay E, Rensing N, Yamada KA. Leptin contributes to slower weight gain in juvenile rodents on a ketogenic diet. Pediatr Res 2006;60:413–7.

[56] Diano S, Horvath TL. Anticonvulsant effects of leptin in epilepsy. J Clin Invest 2008;118(1):26–8.

[57] Greco R, Latini G, Chiarelli F, Iannetti P, Verrotti A. Leptin, ghrelin, and adiponectin in epileptic patients treated with valproic acid. Neurology 2005;65(11):1808–9.

[58] González-Muniesa P, Ma´rtinez-González MA, Hu FB, Després JP, Matsuzawa Y, Loos RJF, Moreno LA, Bray GA, Martinez JA. Obesity. Nat Rev Dis Primers 2017;3:.

[59] Palmio J, Vuolteenaho K, Lehtimäki K, Nieminen R, Peltola J, Moilanen E. CSF and plasma adipokines after tonic-clonic seizures. Seizure 2016;39:10–2.

[60] Xu L, Rensing N, Yang XF, Zhang HX, Thio LL, Rothman SM, Weisenfeld AE, Wong M, Yamada KA. Leptin inhibits 4–aminopyridine- and pentylenetetrazole-induced seizures and AMPAR-mediated synaptic transmission in rodents. J Clin Invest 2008;118(1):272–80.

[61] Azab SF, Abdalhady MA, Almalky MA, Amin EK, Sarhan DT, Elhindawy EM, Allah MA, Elhewala AA, Salam MM, Hashem MI, Soliman AA, Akeel NE, Abdellatif SH, Elsamad NA, Rass AA, Arafat MS. Serum and CSF adiponectin, leptin, and interleukin 6 levels as adipocytokines in Egyptian children with febrile seizures: a cross-sectional study. Ital J Pediatr 2016;42:38.

[62] Chen B, Choi H, Hirsch LJ, Moeller J, Javed A, Kato K, Legge A, Buchsbaum R, Detyniecki K. Cosmetic side effects of antiepileptic drugs in adults with epilepsy. Epilepsy Behav 2015;42:129–37.

[63] Davis R, Peters DH, McTavish D. Valproic acid. A reappraisal of its pharmacological properties and clinical efficacy in epilepsy. Drugs 1994;47:332–72.

[64] Verrotti A, la Torre R, Trotta D, Mohn A, Chiarelli F. Valproate induced insulin resistance and obesity in children. Horm Res 2009;71:125e31.

[65] Isojärvi JIT, Laatikainen TJ, Pakarinen AJ, et al. Polycystic ovaries and hyperandrogenism in women taking valproate for epilepsy. N Engl J Med 1993;329:1383–8.

[66] Dinesen H, Gram L, Andersen T, Dam M. Weight gain during treatment with valproate. Acta Neurol Scand 1984;70:65–9.

[67] Privitera M, Ficker DM. Assessment of adverse events and quality of life in epilepsy: design of a new community-based trial. Epilepsy Behav 2004;5(6):841–6.

[68] Belcastro V, D'Egidio C, Striano P, Verrotti A. Metabolic and endocrine effects of valproic acid chronic treatment. Epilepsy Res 2013;107(1–2):1–8.

[69] El-Khatib F, Rauchenzauner M, Lechleitner M, Hoppichler F, Naser A, Waldmann M, Trinka E, Unterberger I, Bauer G, Luef GJ. Valproate, weight gain and carbohydrate craving: a gender study. Seizure 2007;16(3):226–32.

[70] Cansu A, Serdaroglu A, Camurdan O, Hırfanoğlu T, Cinaz P. Serum insulin, cortisol, leptin, neuropeptide Y, galanin and ghrelin levels in epileptic children receiving valproate. Horm Res Paediatr 2011;76(1):65–71.

[71] Fang J, Chen S, Tong N, Chen L, An D, Mu J, Zhou D. Metabolic syndrome among Chinese obese patients with epilepsy on sodium valproate. Seizure 2012;21(8):578–82.

[72] Grosso S, Mostardini R, Piccini B, Balestri P. Body mass index and serum lipid changes during treatment with valproic acid in children with epilepsy. Ann Pharmacother 2009;43(1):45–50.

[73] El-Khayat HA, Abd El-Basset FZ, Tomoum HY, Tohamy SM, Zaky AA, Mohamed MS, Hakky SM, El Barbary NS, Nassef NM. Physical growth and endocrinal disorders during pubertal maturation in girls with epilepsy. Epilepsia 2004;45(9): 1106–15.

[74] Goldberg-Stern H, Yaacobi E, Phillip M, de Vries L. Endocrine effects of valproic acid therapy in girls with epilepsy: a prospective study. Eur J Paediatr Neurol 2014;18(6):759–65.

[75] Richens A, Davidson DL, Cartlidge NE, Easter DJ. A multicentre comparative trial of sodium valproate and carbamazepine in adult onset epilepsy. Adult EPITEG collaborative group. J Neurol Neurosurg Psychiatry 1994;57(6):682–7.

[76] Mattson RH, Cramer JA, Collins JF. A comparison of valproate with carbamazepine for the treatment of complex partial seizures and secondarily generalized tonic-clonic seizures in adults. N Engl J Med 1992;327:765–71.

[77] Corman CL, Leung NM, Guberman AH. Weight gain in epileptic patients during treatment with valproic acid: a retrospective study. Can J Neurol Sci 1997;24(3):240–4.

[78] Caksen H, Deda G, Berberoğlu M, Iç ağasioğlu D, Turan EB. Serum leptin levels in children receiving long-term carbamazepine. Acta Paediatr Taiwan 2003;44(2):82–3.

[79] Uludag IF, Kulu U, Sener U, Kose S, Zorlu Y. The effect of carbamazepine treatment on serum leptin levels. Epilepsy Res 2009;86(1):48–53.

[80] Garoufi A, Vartzelis G, Tsentidis C, Attilakos A, Koemtzidou E, Kossiva L, Katsarou E, Soldatou A. Weight gain in children on oxcarbazepine monotherapy. Epilepsy Res 2016;122:110–3.

[81] Nam S, Kim Y. Weight change by oxcarbazepine monotherapy in childhood epilepsy. Epilepsia 2006;47(S3):1–272.

[82] Guberman A, Bruni J. Long-term open multicentre, add-on trial of vigabatrin in adult resistant partial epilepsy. The Canadian Vigabatrin Study Group. Seizure 2000;9(2):112–8.

[83] Beydoun A, Fischer J, Labar DR, Harden C, Cantrell D, Uthman BM, Sackellares JC, Abou-Khalil B, Ramsay RE, Hayes A, Greiner M, Garofalo E, Pierce M. Gabapentin monotherapy: II. A 26–week, double-blind, dose-controlled, multicenter study of conversion from polytherapy in outpatients with refractory complex partial or secondarily generalized seizures. The US gabapentin study group 82/83. Neurology 1997;49(3):746–52.

[84] Baulac M, Cavalcanti D, Semah F, Arzimanoglou A, Portal JJ. Gabapentin add-on therapy with adaptable dosages in 610 patients with partial epilepsy: an open, observational study. The French Gabapentin Collaborative Group. Seizure 1998;7(1): 55–62.

[85] Li HF, Zou Y, Xia ZZ, Gao F, Feng JH, Yang CW. Effects of topiramate on weight and metabolism in children with epilepsy. Acta Paediatr 2009;98(9):1521–5.

[86] Mourand I, Crespel A, Gelisse P. Dramatic weight loss with rufinamide. Epilepsia 2013;54(1):e5–8.

[87] Kim DW, Yoo MW, Park KS. Low serum leptin level is associated with zonisamide-induced weight loss in overweight female epilepsy patients. Epilepsy Behav 2012;23(4):497–9.

[88] Jalava M, Sillanpää M. Physical activity, health-related fitness, and health experience in adults with childhood-onset epilepsy: a controlled study. Epilepsia 1997;38(4):424–9.

[89] Cui W, Zack MM, Kobau R, Helmers SL. Health behaviors among people with epilepsy—results from the 2010 National Health Interview Survey. Epilepsy Behav 2015;44:121–6.

[90] Elliott JO, Moore JL, Lu B. Health status and behavioral risk factors among persons with epilepsy in Ohio based on the 2006 behavioral risk factor surveillance system. Epilepsy Behav 2008;12(3):434.

[91] Elliott BJO, Lu B, Moore JL, McAuley JW, Long L. Exercise, diet, health behaviors, and risk factors among persons with epilepsy based on the California health interview survey, 2005. Epilepsy Behav 2008;13(2):307–15.

[92] Wong J, Wirrell E. Physical activity in children/teens with epilepsy compared with that in their siblings without epilepsy. Epilepsia 2006;47(3):631–9.

[93] Gordon KE, Dooley JM, Brna PM. Epilepsy and activity— a population-based study: epilepsy and activity. Epilepsia 2010;51(11):2254–9.

[94] Arida RM, Scorza FA, de Albuquerque M, Cysneiros RM, de Oliveira RJ, Cavalheiro EA. Evaluation of physical exercise habits in Brazilian patients with epilepsy. Epilepsy Behav 2003;4(5):507–10.

[95] Han K, Choi-Kwon S, Lee S-K. Leisure time physical activity in patients with epilepsy in Seoul, South Korea. Epilepsy Behav 2011;20(2):321–5.

[96] Alfstad KA, Clench-Aas J, Van Roy B, et al. Psychiatric symptoms in Norwegian children with epilepsy aged 8–13 years: effects of age and gender? Epilepsia 2011;52:1231–8.

[97] Kolstad E, Bjørk M, Gilhus NE, Alfstad K, Clench-Aas J, Lossius M. Young people with epilepsy have an increased risk of eating disorder and poor quality diet. Epilepsia Open 2017;3(1):40–5.

[98] Kolstad E, Gilhus NE, Veiby G, Reiter SF, Lossius MI, Bjørk M. Epilepsy and eating disorders during pregnancy: prevalence, complications and birth outcome. Seizure 2015;28:81–4.

[99] Rai D, Kerr MP, McManus S, Jordanova V, Lewis G, Brugha TS. Epilepsy and psychiatric comorbidity: a nationally representative population-based study. Epilepsia 2012;53(6):1095–103.

[100] Dahl A, Hassing LB, Fransson E, Berg S, Gatz M, Reynolds CA, Pedersen NL. Being overweight in midlife is associated with lower cognitive ability and steeper cognitive decline in late life. J Gerontol A Biol Sci Med Sci 2010;65(1):57–62.

[101] Birdsill AC, Carlsson CM, Willette AA, Okonkwo OC, Johnson SC, Xu G, Oh JM, Gallagher CL, Koscik RL, Jonaitis EM, Hermann BP, LaRue A, Rowley HA, Asthana S, Sager MA, Bendlin BB. Low cerebral blood flow is associated with lower memory function in metabolic syndrome. Obesity (Silver Spring) 2013;21(7):1313–20.

[102] Baxendale S, McGrath K, Donnachie E, Wintle S, Thompson P, Heaney D. The role of obesity in cognitive dysfunction in people with epilepsy. Epilepsy Behav 2015;45:187–90.

[103] Guillemot-Legris O, Muccioli GG. Obesity-induced neuroinflammation: beyond the hypothalamus. Trends Neurosci 2017;40(4):237–53.

[104] Shefer G, Marcus Y, Stern N. Is obesity a brain disease? Neurosci Biobehav Rev 2013;37(10 Pt 2):2489–503.

[105] Marques-Iturria I. Frontal cortical thinning and subcortical volume reductions in early adulthood obesity. Psychiatry Res 2013;214:109–15.

[106] Debette S, Wolf C, Lambert JC, Crivello F, Soumare A, Zhu YC, Schilling S, Dufouil C, Mazoyer B, Amouyel P, Tzourio C, Elbaz A. Abdominal obesity and lower gray matter volume: a Mendelian randomization study. Neurobiol Aging

2014;35(2):378–86.

[107] Miller AA, Spencer SJ. Obesity and neuroinflammation: a pathway to cognitive impairment. Brain Behav 2014;42: 10–21.

[108] Kanoski SE, Davidson TL. Western diet consumption and cognitive impairment: links to hippocampal dysfunction and obesity. Physiol Behav 2011;103:59–68.

[109] Hsu TM, Kanoski SE. Blood-brain barrier disruption: mechanistic links between Western diet consumption and dementia. Front Aging Neurosci 2014;6:88.

[110] Carlin JL, Grissom N, Ying Z, Gomez-Pinilla F, Reyes TM. Voluntary exercise blocks Western dietinduced gene expression of the chemokines CXCL10 and CCL2 in the prefrontal cortex. Brain Behav Immun 2016;58:82–90.

第8章 癫痫和心脏病

Epilepsy and heart diseases

Sharon Shmuely　Roland D. Thijs　著

早在 100 多年前，癫痫发作时发生心脏停搏的情况就已被描述："他大叫一声，并被看到双手在一起摩擦。有人立即检查其脉搏，但未触及"[1]。从那时起，包括发作性心脏停搏在内的典型例子已经确定了癫痫和心血管疾病的许多相关性。

共存疾病构成了癫痫总体负担的重要部分[2-5]。癫痫和共患病之间的几种相关机制已被证实：相关性可以通过原因或效应来解释，共同的风险因素可能导致这两种疾病，或者相关性机制未知或为假的（即巧合）[3, 5]。

本章讨论了癫痫学和心脏病学之间的界限，重点介绍了过去 25 年的主要发展和未来的发展。我们使用共患病框架[3, 5]来审查所有已知和声称与癫痫相关的心脏疾病。首先讨论与心律失常的相关性，然后概述与癫痫相关的所有结构性心脏疾病。

一、癫痫和心律失常

有多种癫痫发作期间（发作）或之后（发作后）发生的各种心律失常被描述。窦性心动过速是最常见的发作模式，在高达 80% 的癫痫发作患者中[6] 和 82% 的癫痫患者中[7] 可见，但通常无症状。最常见的临床相关心律失常是发作性心脏停搏，见于 0.318%（95%CI 0.316%～0.320%）因动态脑电图入院的难治性局灶性癫痫患者[8]。

发作性心脏停搏、心动过缓和房室传导阻滞主要发生在颞叶癫痫患者中（表 8-1）[8]。临床上，发作性心脏停搏的特征是在认知障碍发作期间张力突然丧失[11]。循环模式类似于血管迷走神经性晕厥，伴有一过性、进行性和自限性心率减慢和血压降低[11-13]。多年来，发作性心脏停搏被认为是癫痫猝死（sudden unexpected death in epilepsy，SUDEP）的可能机制。这似乎不太可能：除 1 例发作性心脏停搏病例外，迄今为止报道的所有发作性心脏停搏病例均为自限性[8]。在这种情况下，在心搏停止 44s 后开始成功复苏，该事件被归类为"接近 SUDEP"（near-SUDEP）[14]。然而，迄今为止报道的最长发作性心脏停搏持续了 96s，且具有自限性[15]。事件是否归类为接近 SUDEP 将取决于医务人员的干预：对发作性心脏停搏的及时复苏将可能导致更多归类为接近 SUDEP 病例。虽然没有致死性发作性心脏停搏的报道，但发作性心脏停搏是否可引起 SUDEP 仍存在争议。

发作性心脏停搏的确切机制尚不清楚。可能是癫痫活动直接刺激中枢自主神经网络所致[6, 16]。例如，边缘系统部分（即杏仁核、扣带回）的局灶性刺激可能引起心脏停搏[6, 17-19]，或者癫痫发作引起的恐惧和儿茶酚胺释放[20] 可能引起血管迷走神经反应，进而引起心脏抑制和血管舒张[21]。

发作性心脏停搏被认为是自限性的，但癫痫发作可能引起晕厥而导致跌倒和损伤[22]。虽然缺乏适当的试验，但回顾性研究表明，改善癫

表 8-1　报道的（发作后）心律失常

癫痫发作相关心律失常	报道病例数	相关发作类型	报道病例数	EEG 癫痫发作 *	报道病例数	SUDEP 关联
心脏停搏	103	99% FDS 1% FAS	97	46% LT 31% RT 13% BT 10% 其他	80	不太可能
发作后心脏停搏	13	85% fbTCS 15% FDS	13	20% LT 60% RT 20% 其他	10	可能伴有或之前伴有 PGES/呼吸暂停（Ryvlin 等 [9]）
发作性心动过缓	25	100% FDS	8	52% LT 38% RT 10% 其他	21	不太可能
发作性房室传导阻滞	11	90% FDS 10% FAS	10	73% LT 18% BT 10% 其他	11	不太可能
发作后房室传导阻滞	2	100% fbTCS	2	100% RT	1	不太可能
心房颤动	13	46% GTCS 46% fbTCS 8% FDS	13	33% LT 33% Gen 33% Non loc	3	不太可能
发作性（发作后）心室颤动	4	100% fbTCS/GTCS	4	数据不足	0	很可能，但在少数情况下

FDS. 局灶性认知障碍癫痫发作；FAS. 局灶性自主神经癫痫发作；fbTCS. 局灶性癫痫发作进展为双侧强直阵挛性癫痫发作；GTCS. 全身强直阵挛性癫痫发作；LT. 左颞；RT. 右颞；BT. 双颞；Gen. 全身；Non loc. 非定位；PGES. 发作后全身 EEG 抑制；*. 在因 vEEG 记录入院的难治性局灶性癫痫患者中。更多详细信息见参考文献 [8]。对于 VF/VT，增加了近期病例 [10]

痫发作控制可能预防发作性心脏停搏 [23-25]。在观察到发作性心脏停搏的个体中，停用负性肌力药物并考虑植入循环记录仪以监测未来可能的心脏抑制事件似乎是明智的。如果心脏停搏发作持续存在，应考虑植入心脏起搏器，以降低创伤风险 [22, 23, 25, 26]。

与发作性心脏停搏相反，发作后心脏停搏不太常见，与惊厥而非局灶性（颞叶）癫痫发作相关，并且死亡率较高；报道的 13 例发作后心脏停搏病例中有 7 例死于 SUDEP [8]。所有致死性病例均发生惊厥性癫痫发作，伴有发作后即刻全身性 EEG 抑制、短暂性呼吸暂停和心脏停搏过程，

导致终末呼吸暂停，随后出现终末心脏停搏 [9]。

这一系列发作后 EEG 抑制、呼吸暂停和终末心脏停搏的潜在机制尚未阐明。过度抑制可能导致脑干抑制 [27]。最近在两种动物模型（携带 KCNA1 基因突变或 SCN1A 基因突变的小鼠）中的工作证明，癫痫发作通过直接皮质刺激可能引起扩散性抑制，引起脑干抑制和心肺衰竭启动 [28]。

另一种罕见的发作后心律失常是室性心动过速 / 心室颤动（ventricular tachycardia/ventricular fibrillation，VT/VF）。到目前为止，已报道了 4 例导致接近 SUDEP 的发作后 VT/VF 病例 [8, 10]。

所有 VT/VF 均在惊厥发作后直接发生。在 3 个病例中，VT/VF 之前有 PGES/ 发作后呼吸暂停。病例报道中未发现心脏病变。但是，可能存在发表偏倚，因为癫痫发作触发的 VT/VF 和心脏病变病例可能不符合 SUDEP，因此不太可能报道。癫痫诱发 VT/VF 的机制尚不清楚。惊厥发作可能通过触发交感神经系统发挥致心律失常作用，表现为儿茶酚胺和皮肤电活动的峰值[20, 29]。同时，惊厥发作可能通过诱发窦性心动过速[7]和引起低氧血症的呼吸损伤[30]增加心脏缺氧。研究还发现，在惊厥发作期间和发作后，QTc 间期延长和（或）缩短[31, 32]和 T 波电交替[25]等心源性猝死的 ECG 标志物更普遍。各种因素可能相互作用，因为与没有发作低氧血症的癫痫相比，发作相关的心脏复极化异常在发作低氧血症的癫痫中似乎更频繁[33]。

尽管癫痫发作诱发的 VT/VF 似乎较为罕见，但一项基于社区的前瞻性研究对 ECG 记录的 VT/VF 所致院外心脏骤停进行的研究的结果显示癫痫患者的 VT/VF 风险是一般人群的 3 倍[34]。对癫痫和 VT/VF 病例的进一步分析显示，大多数与癫痫发作无关，而是发生在既存心脏病背景下或急性心肌梗死的直接结果[35]。与癫痫严重程度标志物相比，既存心脏病是癫痫患者 VT/VF 的更强预测因素。然而，在少数病例中 VT/VF 原因不明但确定了接近 SUDEP 的诊断。因此，心脏骤停和 SUDEP 似乎是部分重叠的疾病。

癫痫患者中非癫痫发作相关 VF/VT 发作的风险增加可解释为心血管共患病较高引起的[3, 36]。癫痫患者可能因为心率变异性降低有心源性猝死倾向，心率变异性是衡量心脏交感神经平衡的一个指标，也是心脏猝死的一个风险标志。其在难治性癫痫患者中随时间推移逐渐恶化，但在癫痫控制良好或癫痫手术后无癫痫发作的患者中并非如此[37, 38]。此外，在癫痫患者的发作间期 ECG 中发现的心源性猝死，如早期复极化模式和 QTc

间期延长的其他标志物比非癫痫患者更常见[39]。

解释心律失常和癫痫之间相关性的另一种机制是共同的遗传风险因素。越来越多的基因将癫痫与心律失常之间可能的关系联系起来。在这里，我们讨论了一些相关的例子，从心脏功能主要已知的基因开始，然后是"癫痫基因"。

一些遗传离子通道突变被认为在大脑和心脏中表达，因此可能引起癫痫发作和心律失常。首次报道的癫痫与心律失常之间的遗传联系是在大脑中发现心脏钠通道基因 SCN5A[40]。随后，发现了长 QT（LQT）基因家族中更多的致病性变体（即 KCNQ1、KCNH2 和 SCN5A）与"癫痫发作表型"相关（例如，自我报告的癫痫诊断和 AED 使用）[41-46]。小鼠模型表明，其他非 LQT 心脏通道病基因，包括 RYR2（与儿茶酚胺能多态性室性心动过速相关）[47]和 HCN1-4[48, 49]，可能易患癫痫。

一些尸检研究表明，LQT 和非 LQT 心脏基因突变在 SUDEP 患者中更常见[50-55]。由于缺乏发作记录，致死性事件是否由心律失常引起仍存在疑问。这同样适用于尸检队列中"癫痫基因"的鉴定[50, 51]。这些突变可能是解释癫痫严重程度或基因介导的致死性癫痫发作易感性的标志物。在某些癫痫综合征中，SUDEP 风险似乎特别高。最公认的例子是由 SCN1A 突变引起的 Dravet 综合征（DS），这是一种具有高过早死亡率的严重癫痫综合征[56]。在突变 SCN1A 基因敲除小鼠中，在接近 SUDEP 的死亡前记录到发作后心动过缓和癫痫发作触发的心室颤动[57, 58]。在 DS 受试者中，发现了与心源性猝死风险相关的标志物（HRV 降低和 QT 离散度增加）[59, 60]。

其他研究的例子表明包括 KCNA1 和 SCN8A 在内的"癫痫基因"可能调节 SUDEP 风险。KCNA1 在迷走神经和大脑中表达，并与 KCNA1 缺失小鼠的癫痫发作、心律失常、迷走神经过度兴奋和过早死亡相关[61]。在 1 例癫痫性脑病和疑似心律失常的 SUDEP 病例中发现该基因突变[62]。

在一个癫痫性脑病和 SUDEP 家系中，通过全基因组测序发现了一个新的致病性 *SCN8A* 突变[63]。在此之前，*SCN8A* 突变仅与小鼠癫痫相关[64]。*SCN8A* 基因编码钠通道在小鼠和大鼠的心脏和大脑中表达，并在兴奋 – 收缩耦联、动作电位传播和起搏中发挥作用[65, 66]。

我们先前讨论了癫痫发作如何引起心律失常。逆向现象是否存在是一个有争议的课题。最主要的复杂因素是晕厥事件容易被误认为癫痫。

误诊是癫痫的主要问题，报道的假阳性率高达 71%[67]。晕厥是误诊最多的疾病，这是可以理解的，因为在两种情况下均观察到各种相似症状和体征[13, 68–71]。值得注意的是，抽搐运动或提示大脑静止的体征（EEG 完全变平），如姿势、动眼或打鼾呼吸[13, 71] 通常被解释为癫痫特异性体征（图 8-1）。

因此，如果进行适当的研究（如心率、血压和 EEG 的发作记录视频）可证明大多数看似重叠的表现可被证明是晕厥或癫痫的孤立现象。两

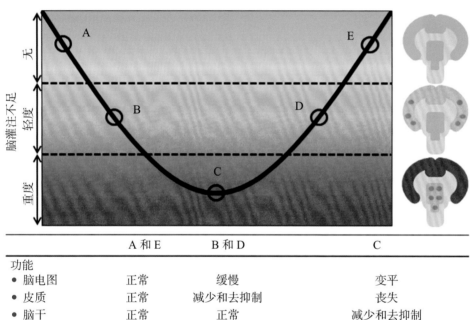

功能	A 和 E	B 和 D	C
• 脑电图	正常	缓慢	变平
• 皮质	正常	减少和去抑制	丧失
• 脑干	正常	正常	减少和去抑制
临床体征	出汗[1] 苍白[1] 打哈欠[1] 打瞌睡[2] 哭[2]	LOC 眼睛睁开 瞳孔散大 发出声音 强直性姿势 （屈曲＞伸展）[4] 抽搐（＜10）[3] 眼睛向上 口腔自动症 头部转动 下颌向下 低头	强直性姿势 （屈曲＞伸展）[4] 抽搐（＜10）[3]
	移动眼球[4] 鼾声呼吸[4]	打鼾 无感觉性说话 眼球震颤	移动眼球[4] 鼾声呼吸[4]

◀ 图 8-1 晕厥中脑灌注不足、功能和临床症状之间的关系示意图

上图显示了大脑低灌注的假设时间过程（粗线）和相应的脑电图阶段。大脑示意图中区分了 3 种情况：A 和 E 为正常脑灌注时，脑电图和大脑皮质及脑干的功能正常；B 和 D 为轻度脑灌注不足时，脑电图变慢，一些皮质功能受损，同时皮质抑制作用也发生，脑干功能正常，可能会观察到抽搐；C 为在更深的低灌注期间，脑电图变平，皮质功能几乎完全丧失，脑干发生抑制作用，可能观察到强直姿势。彩色图例：绿色 = 功能正常；黄色 = 功能减退，脑电图变慢，蓝色 = 去抑制；红色 = 功能丧失，脑电图变平。LOC. 意识丧失；1. 晕厥前（A）比晕厥后（E）更频繁；2. 晕厥后（E）比晕厥前（A）更频繁；3. B 和 D 期间比 C 期间更频繁；4. C 期间比 B 和 D 期间更频繁（详见参考文献 [13, 72]）。经许可转载自 Neurology @Wolters Kluwer Health

项包含多达 2000 次倾斜试验的大规模调查未能确定任何晕厥诱发癫痫发作的成人病例[73, 74]。然而，在儿童中，已报道少数病例发生心脏抑制反射晕厥，随后视频 EEG 记录到阵挛性癫痫发作[75-77]。这种现象只出现影响儿童的原因尚不清楚。可能是儿童的癫痫发作阈值较低（与儿童期也达到高峰的热性癫痫发作相平行）。另外，儿童脑缺氧的深度可能更严重，这可以通过长期的非等时性发作表现出来。对于临床管理，重要的是要强调晕厥诱导的癫痫发作极为罕见，可能仅影响儿童。诊断需要发作期视频 EEG 记录。虽然晕厥可能很少引发癫痫，但癫痫患者中晕厥的患病率似乎高于预期，尤其是难治性癫痫患者[78]。然而，这需要进一步的研究。

已知几种 AED（尤其是具有钠阻断特性的 AED）可触发传导异常或心律失常[79]。房室（AV）传导是最常报道的并发症。ST 改变、Brugada 样改变、房颤和 QTc 间期延长也有报道，但与 AED 治疗的相关性尚不明确[80-94]。大多数临床相关心律失常与 AED 用药过量相关。然而，已知卡马西平在低水平时可引起 AV 传导阻滞；这几乎仅在老年女性中报道[85, 87, 95]。快速给予苯妥英也可能引起窦性停搏和低血压；老年人和既存心脏病的患者似乎最容易受到这些不良反应的影响。因此，静脉注射给药应缓慢进行，并持续进行心脏监测[84, 91, 94, 96]。上述 AED 效应似乎在发作性心律失常中不起作用。然而，在选择 AED 时考虑这些效应并密切监测不良反应非常重要，尤其是在老年人和有心血管共患病的人群中（表 8-2）。

二、癫痫和结构性心脏病

流行病学研究一致表明，癫痫患者结构性心脏病的患病率高于非癫痫患者[4, 5, 97-100]。与一般人群相比，心血管疾病似乎是导致癫痫患者死亡率增加的重要因素[101-103]。

共同的心血管危险因素可以解释癫痫与心脏病的关系，此外还有共同的遗传和发病因素。有癫痫病史的患者更有可能肥胖、缺乏体力活动和目前吸烟[98]，并且心血管风险更差（即高血压、高胆固醇血症、糖尿病、卒中 /TIA）高于一般人群[36, 98, 104, 105]。令人惊讶的是，癫痫患者的致死性和非致死性心血管和脑血管疾病的发生率高于对照组（死亡率比高达 5.3，发病率比高达 7）[36, 106, 107]。心血管疾病（如充血性心力衰竭和心律失常）的存在也与癫痫患者较高的死亡风险相关[108]。

癫痫治疗也可能导致癫痫患者心血管风险较差。使用酶诱导 AED、苯妥英或卡马西平可能会导致血清学血管风险标志物（如总胆固醇、LDL、同型半胱氨酸）升高，从而导致动脉粥样硬化加速[109-112]。已知某些 AED（如丙戊酸、卡马西平）也可导致体重增加，并增加发生非酒精性脂肪肝病和代谢综合征的风险，从而导致心血管风险特征进一步恶化[110]。

癫痫和（先天性）心脏病同时发生（常伴有智力残疾）可能是由多畸形综合征引起：遗传缺陷可能影响心脑发育，或心血管功能异常可能导致（宫内）脑生长不良[113]。

CV 疾病有时（间接）可通过卒中易感性引起癫痫[114, 115]。卒中是癫痫的常见风险因素，约占 60 岁以上人群新诊断癫痫发作的 1/3[115-118]。特别是伴有皮质受累的缺血性事件、脑出血（即原发性出血或缺血性卒中的出血性转化）和卒中后早期癫痫发作的患者发生卒中后癫痫的风险增加[115]。

癫痫发作不仅可能诱发心律失常，还可能导致结构性心脏变化[79, 119-121]。据报道，癫痫发作可通过对心脏的急性和慢性作用（如率变异性受损、心脏纤维化、ST 段压低和心率增加）引起心肌缺血[79, 122]。在一项小规模研究中，所有 15 次癫痫发作中有 40% 报道了短暂性心肌缺血，

表 8-2　癫痫和心律失常之间相关性的假定机制

关联机制	疾　病	参考文献
因果关系 疾病 A → 癫痫 疾病 B → 疾病 A → 癫痫	心律失常 → 癫痫发作	Battaglia 等 [74]、Horrocks 等 [75]、Stephenson 等 [76]
共同风险因素 环境 遗传 → 疾病 生物 / 结构 → 癫痫	遗传学 → 癫痫和心律失常 • 重要的 "心脏基因"：KCNQ1、KCNH2、SCN5A、RYR2 • 重要的 "癫痫基因"：SCN1A、KCNA1、SCN8A	Anderson 等 [41]、Auerbach 等 [57]、Auerbach 等 [42]、Aurlien 等 [43]、Heron 等 [44]、Bagnall 等 [50]、Benarroch [48]、Delogu 等 [59]、Du 等 [65]、Glasscock 等 [61]、Goldman 等 [96a]、Hartmann 等 [39]、Johnson 等 [96b]、Kalume 等 [58]、Keller 等 [45]、Lehnart 等 [47]、Leu 等 [51]、Ludwig 等 [49]、Noujaim 等 [96c]、Papale 等 [64]、Partemi 等 [46]、Postma 等 [96d]、Tu 等 [52]、Veeramah 等 [63]
结果 癫痫 → AED → 疾病 癫痫发作	AED → 心律失常 • 尤其是卡马西平、苯妥英和拉考沙胺	Al Aloul 等 [79]、El-Menyar [81]、DeGiorgio 等 [80]、DeToledo 等 [95]、Feldman 和 Gidal [82]、Guldiken 等 [83]、Huang 等 [96e]、Ide 和 Kamijo [84]、Kasarskis 等 [86]、Kaufman 等 [87]、Krause 等 [88]、Nizam 等 [89]、Randazzo 等 [90]、Takayanagi 等 [94]、Strimel 等 [91]、Swe 等 [92]、Zoneraich 等 [93]
	癫痫发作 → 心律失常 • 发作性：心动过速、心脏停搏、心动过缓和房室传导阻滞 • 发作后：心脏停搏、房室传导阻滞、心房扑动或纤颤、心室颤动	Bardai 等 [34]、Chaila 等 [15]、Eggleston 等 [7]、Lanz 等 [14]、van der Lende 等 [8]、Sevcencu 和 Struijk [6]

AED. 抗癫痫药物

表现为 ST 段压低[122]。然而，另一项研究未能证明肌钙蛋白增加，表明报道的 ST 变化通常不会引起心肌损伤[123]。

癫痫发作是第二常见的 CNS 疾病，已知可诱发被称为 Takotsubo 综合征（Takotsubo syndrome，TTS）的心肌病[124]。TTS 在临床、心电图和化学上模拟心肌梗死[125]。其特征为胸痛和呼吸困难急性发作，有时伴有心悸、疲倦、水肿、发热、晕厥、焦虑、恶心或呕吐[124]。TTS 最常见的触发因素是强直 – 阵挛性发作[126, 127]。癫痫发作最有可能通过应激诱导的儿茶酚胺释放引起 TTS[128]。大量儿茶酚胺释放可能是致死性癫痫持续状态的促发因素[129]。然而，TTS 和 SUDEP 之间的关系似乎不太可能[124]（表 8-3）。

三、未来设想

自 Russel 的病例史发表以来取得了重大进展；癫痫与心脏疾病之间复杂的相互关系得到了广泛的探索，本综述旨在捕获该领域取得的所有重大发现。许多共存疾病的发现是偶然发现的，其潜在的机制尚未被发现。因此，治疗方案通常是推测性的，缺乏涉及所有共患病的个性化方法。随着共患病获得认可，我们现在需要更好地注意这些症状模式。如今，各专业之间仍然存在着巨大的差距，但随着我们现在意识到所有重叠

表 8-3 癫痫和结构性心脏病之间相关性的假定机制

关联机制	疾 病	参考文献
因果关系 疾病A → 癫痫 疾病B → 疾病A → 癫痫	心脏疾病（如栓塞和先天性心脏异常）→ 卒中	Attar 等 [113], Ferlazzo 等 [114], Gaitatzis 等 [36]
共同风险因素 环境 遗传 → 疾病 生物/结构 → 癫痫	遗传 → 皮质和心脏发育畸形 共同的心血管风险因素 → 心肌梗死、卒中	Miller 和 Vogel [112] 疾病控制和预防中心（CDC）[103], Elliott 等 [104], Gaitatzis 等。[36], Kobau 等 [97]
结果 癫痫 → AED / 癫痫发作 → 疾病	AED → 动脉硬化 AED → 体重增加、非酒精性脂肪肝病和代谢综合征 癫痫 → 短暂性心肌缺血 癫痫 → 疾病癫痫发作触发的 Takotsubo 综合征（TTS）	Brodie 等 [108], Katsiki 等 [109], Lopinto-Khoury 和 Mintzer [110], Mintzer 等 [111] Katsiki 等 [109] P-Codrea Tigaran 等 [121], Schuele [78] Finsterer 和 Wahbi [123], Finsterer 和 Bersano [124], Lemke 等 [126]

的综合征，癫痫专家将越来越需要提高他们的心脏技能。模式识别可以通过结合经验证的筛查工具和指南来促进，有助于早期识别和治疗癫痫中的心血管共患病。同时，临床医生思考癫痫方式的根本性变化是至关重要的。

癫痫很快将被视为个体疾病的集合，这些疾病具有无诱因癫痫发作异常趋势的表型。具有心脏表型的罕见癫痫综合征的数量将大幅增加。癫痫将被视为一种复杂的症状，所有共患病，即使是最不明显的共患病，也应被视为癫痫患者分层和表型分析的一部分。心血管共患病将提供对癫痫常见机制的洞察，并为常见遗传倾向提供一个窗口。它们也可能提供重要的诊断线索。例如，在癫痫患者中越来越多地发现通道病。遗传因素可以解释癫痫和共患病，即使在散发性癫痫患者中也是如此 [130]。全基因组扫描将广泛可用，并推动癫痫的范式转变。某些基因可能被确定为导致 SUDEP，可能允许制订个体化的风险预防策略。早期识别重叠综合征的另一个主要因素是开

发新的无创工具，用于在家中记录心脏功能。传感器的小型化将有利于长期的家庭记录，从而有助于心律失常的早期识别。

癫痫发作检测的进展可能会飞速发展。单独的 ECG 将有助于检测多种癫痫发作，但缺乏特异性。将 ECG 与其他模式（包括加速度测量和皮肤电活动）相结合，将可能提高准确性，并促进癫痫发作检测设备在难治性癫痫患者中的广泛应用 [131-133]。

另一个未满足的需求与癫痫治疗相关：许多 AED 具有致心律失常和致动脉硬化作用。尽管存在非药物选择，但药物治疗仍是癫痫治疗的主要方法，通常仅在 AED 未能成功控制癫痫发作后探索其他选择 [134]。许多新型 AED 在过去 20 年中已上市，但未能改善不良反应负担或显著改变癫痫控制的预后 [135, 136]。随着对癫痫发生、表观遗传决定因素和药物基因组学理解的提高，人们希望获得更好的疾病修饰甚至治愈性药物和非药物治疗策略。在此之前，在开具 AED 处方时应

考虑共患病。

将神经心脏病学纳入阵发性频谱将需要对癫痫服务进行批判性审查。我们需要验证新的仪器来筛查心血管疾病。现代无创长期 ECG 设备可能有助于筛查心脏疾病，心脏病专家应审查任何相关异常。如果有相关家族史或异常 ECG 结果，应进行专门的心脏评估。因此，癫痫中心血管疾病的识别和充分治疗应是癫痫管理的重要部分。

应特别注意可改变的风险因素，如吸烟、肥胖、久坐生活方式、高胆固醇和高血压。医生应筛查癫痫患者的这些风险因素，提供一般健康信息，如有必要，调整 AED 治疗。需要进一步的研究来改善风险分析，从而允许在高危个体中进行筛查（如使用植入式循环记录仪）和有针对性的干预（如除颤器）。

致谢

我们感谢 M van der Lende、RJ Lamberts 和 JW Sander 对本手稿的贡献[136]。

披露

SS 未报道披露。RDT 获得了荷兰国家癫痫基金、荷兰健康研究与发展组织（ZonMW）、NUTS Ohra 基金、Medtronic 和 AC Thomson 基金会的研究支持，并获得了 Medtronic、UCB 和 GSK 的讲座费用。

资助

这项工作得到了荷兰国家癫痫基金（项目编号 15-10）和 Christelijke Vereniging voor de Verpleging van Lijders aan Epilepsie（荷兰）的支持。

参考文献

[1] Russell AE. Cessation of the pulse during the onset of epileptic fits with remarks on the mechanism of fits. Lancet 1906;168:152–4.

[2] Forsgren L. Prevalence of epilepsy in adults in northern Sweden. Epilepsia 1992;33(3):450–8.

[3] Gaitatzis A, Sisodiya SM, Sander JW. The somatic comorbidity of epilepsy: a weighty but often unrecognized burden. Epilepsia 2012;53(8):1282–93.

[4] Kadima NKR, Zack M, Helmers S. Comorbidity in adults with epilepsy—United States. MMWR Morb Mortal Wkly Rep 2013;62(43):849–53.

[5] Keezer MR, Sisodiya SM, Sander JW. Comorbidities of epilepsy: current concepts and future perspectives. Lancet Neurol 2016;15(1):106–15.

[6] Sevcencu C, Struijk JJ. Autonomic alterations and cardiac changes in epilepsy. Epilepsia 2010; 51(5):725–37.

[7] Eggleston KS, Olin BD, Fisher RS. Ictal tachycardia: the head-heart connection. Seizure 2014;23(7):496–505.

[8] van der Lende M, Surges R, Sander JW, Thijs RD. Cardiac arrhythmias during or after epileptic seizures. J Neurol Neurosurg Psychiatry 2016;87(1):69–74.

[9] Ryvlin P, Nashef L, Lhatoo SD, Bateman LM, Bird J, Bleasel A, et al. Incidence and mechanisms of cardiorespiratory arrests in epilepsy monitoring units (MORTEMUS): a retrospective study. Lancet Neurol 2013;12(10):966–77.

[10] Jin L, Zhang Y, Wang XL, Zhang WJ, Liu YH, Jiang Z. Postictal apnea as an important mechanism for SUDEP: a near-SUDEP with continuous EEG-ECG-EMG recording. J Clin Neurosci 2017;43:130–2.

[11] Schuele SU, Bermeo AC, Alexopoulos AV, Locatelli ER, Burgess RC, Dinner DS, et al. Videoelectographic and clinical features in patients with ictal asystole. Neurology 2007;69(5):434–41.

[12] Tinuper P, Bisulli F, Cerullo A, Carcangiu R, Marini C, Pierangeli G, et al. Ictal bradycardia in partial epileptic seizures: AUTONOMIC investigation in three cases and literature review. Brain 2001;124(Pt 12):2361–71.

[13] van Dijk JG, Thijs RD, van Zwet E, Tannemaat MR, van Niekerk J, Benditt DG, et al. The semiology of tilt-induced reflex syncope in relation to electroencephalographic changes. Brain 2014;137(Pt 2):576–85.

[14] Lanz M, Oehl B, Brandt A, Schulze-Bonhage A. Seizure induced cardiac asystole in epilepsy patients undergoing long term video-EEG monitoring. Seizure 2011;20(2):167–72.

[15] Chaila EBJ, Tirupathi S, Delanty N. Ictal bradycardia and asystole associated with intractable epilepsy: a case series. Br J Cardiol 2010;17:245–8.

[16] Leung H, Kwan P, Elger CE. Finding the missing link between ictal bradyarrhythmia, ictal asystole, and sudden unexpected death in epilepsy. Epilepsy Behav 2006;9(1):19–30.

[17] Altenmuller DM, Zehender M, Schulze-Bonhage A. High-grade atrioventricular block triggered by spontaneous and

stimulation-induced epileptic activity in the left temporal lobe. Epilepsia 2004; 45(12):1640–4.

[18] Oppenheimer SM, Gelb A, Girvin JP, Hachinski VC. Cardiovascular effects of human insular cortex stimulation. Neurology 1992;42(9):1727–32.

[19] Pool JL, Ransohoff J. Autonomic effects on stimulating rostral portion of cingulate gyri in man. J Neurophysiol 1949;12(6):385–92.

[20] Simon RP, Aminoff MJ, Benowitz NL. Changes in plasma catecholamines after tonic-clonic seizures. Neurology 1984;34(2):255–7.

[21] Nilsson D, Sutton R, Melander O, Fedorowski A. Spontaneous vs nitroglycerin-induced vasovagal reflex on head-up tilt: are there neuroendocrine differences? Heart Rhythm 2016;13(8):1674–8.

[22] Moseley BD, Ghearing GR, Munger TM, Britton JW. The treatment of ictal asystole with cardiac pacing. Epilepsia 2011;52(4):e16–9.

[23] Bestawros M, Darbar D, Arain A, Abou-Khalil B, Plummer D, Dupont WD, et al. Ictal asystole and ictal syncope: insights into clinical management. Circ Arrhythm Electrophysiol 2015;8(1):159–64.

[24] Kohno R, Abe H, Akamatsu N, Benditt DG. Long-term follow-up of Ictal Asystole in temporal lobe epilepsy: is permanent pacemaker therapy needed? J Cardiovasc Electrophysiol 2016;27(8):930–6.

[25] Strzelczyk A, Cenusa M, Bauer S, Hamer HM, Mothersill IW, Grunwald T, et al. Management and long-term outcome in patients presenting with ictal asystole or bradycardia. Epilepsia 2011; 52(6):1160–7.

[26] Duplyakov D, Golovina G, Lyukshina N, Surkova E, Elger CE, Surges R. Syncope, seizure-induced bradycardia and asystole: two cases and review of clinical and pathophysiological features. Seizure 2014;23(7):506–11.

[27] Massey CA, Sowers LP, Dlouhy BJ, Richerson GB. Mechanisms of sudden unexpected death in epilepsy: the pathway to prevention. Nat Rev Neurol 2014;10(5):271–82.

[28] Aiba I, Noebels JL. Spreading depolarization in the brainstem mediates sudden cardiorespiratory arrest in mouse SUDEP models. Sci Transl Med 2015;7(282):282ra46.

[29] Poh MZ, Loddenkemper T, Swenson NC, Goyal S, Madsen JR, Picard RW. Continuous monitoring of electrodermal activity during epileptic seizures using a wearable sensor. Conf Proc IEEE Eng Med Biol Soc 2010;2010:4415–8.

[30] Bateman LM, Li CS, Seyal M. Ictal hypoxemia in localization-related epilepsy: analysis of incidence, severity and risk factors. Brain 2008;131(Pt 12):3239–45.

[31] Surges R, Adjei P, Kallis C, Erhuero J, Scott CA, Bell GS, et al. Pathologic cardiac repolarization in pharmacoresistant epilepsy and its potential role in sudden unexpected death in epilepsy: a casecontrol study. Epilepsia 2010;51(2):233–42.

[32] Surges R, Scott CA, Walker MC. Enhanced QT shortening and persistent tachycardia after generalized seizures. Neurology 2010;74(5):421–6.

[33] Seyal M, Pascual F, Lee CY, Li CS, Bateman LM. Seizure-related cardiac repolarization abnormalities are associated with ictal hypoxemia. Epilepsia 2011;52(11):2105–11.

[34] Bardai A, Lamberts RJ, Blom MT, Spanjaart AM, Berdowski J, van der Staal SR, et al. Epilepsy is a risk factor for sudden cardiac arrest in the general population. PLoS ONE 2012;7(8):e42749.

[35] Lamberts RJ, Blom MT, Wassenaar M, Bardai A, Leijten FS, de Haan GJ, et al. Sudden cardiac arrest in people with epilepsy in the community: circumstances and risk factors. Neurology 2015; 85(3):212–8.

[36] Gaitatzis A, Carroll K, Majeed A, Sander WJ. The epidemiology of the comorbidity of epilepsy in the general population. Epilepsia 2004;45(12):1613–22.

[37] Suorsa E, Korpelainen JT, Ansakorpi H, Huikuri HV, Suorsa V, Myllyla VV, et al. Heart rate dynamics in temporal lobe epilepsy-a long-term follow-up study. Epilepsy Res 2011;93(1):80–3.

[38] Hilz MJ, Platsch G, Druschky K, Pauli E, Kuwert T, Stefan H, et al. Outcome of epilepsy surgery correlates with sympathetic modulation and neuroimaging of the heart. J Neurol Sci 2003; 216(1):153–62.

[39] Lamberts RJ, Blom MT, Novy J, Belluzzo M, Seldenrijk A, Penninx BW, et al. Increased prevalence of ECG markers for sudden cardiac arrest in refractory epilepsy. J Neurol Neurosurg Psychiatry 2015;86(3):309–13.

[40] Hartmann HA, Colom LV, Sutherland ML, Noebels JL. Selective localization of cardiac SCN5A sodium channels in limbic regions of rat brain. Nat Neurosci 1999;2(7):593–5.

[41] Anderson JH, Bos JM, Cascino GD, Ackerman MJ. Prevalence and spectrum of electroencephalogram-identified epileptiform activity among patients with long QT syndrome. Heart Rhythm 2014;11(1):53–7.

[42] Auerbach DS, McNitt S, Gross RA, Zareba W, Dirksen RT, Moss AJ. Genetic biomarkers for the risk of seizures in long QT syndrome. Neurology 2016.

[43] Aurlien D, Leren TP, Tauboll E, Gjerstad L. New SCN5A mutation in a SUDEP victim with idiopathic epilepsy. Seizure 2009;18(2):158–60.

[44] Heron SE, Hernandez M, Edwards C, Edkins E, Jansen FE, Scheffer IE, et al. Neonatal seizures and long QT syndrome: a cardiocerebral channelopathy? Epilepsia 2010;51(2):293–6.

[45] Keller DI, Grenier J, Christe G, Dubouloz F, Osswald S, Brink M, et al. Characterization of novel KCNH2 mutations in type 2 long QT syndrome manifesting as seizures. Can J Cardiol 2009; 25(8):455–62.

[46] Partemi S, Cestele S, Pezzella M, Campuzano O, Paravidino R, Pascali VL, et al. Loss-of-function KCNH2 mutation in a family with long QT syndrome, epilepsy, and sudden death. Epilepsia 2013;54(8):e112–6.

[47] Lehnart SE, Mongillo M, Bellinger A, Lindegger N, Chen BX, Hsueh W, et al. Leaky Ca2+ release channel/ryanodine receptor 2 causes seizures and sudden cardiac death in mice. J Clin Invest 2008; 118(6):2230–45.

[48] Benarroch EE. HCN channels: function and clinical implications. Neurology 2013;80(3):304–10.

[49] Ludwig A, Budde T, Stieber J, Moosmang S, Wahl C, Holthoff K, et al. Absence epilepsy and sinus dysrhythmia in mice lacking the pacemaker channel HCN2. EMBO J 2003;22(2):216–24.

[50] Bagnall RD, Crompton DE, Petrovski S, Lam L, Cutmore C, Garry SI, et al. Exome-based analysis of cardiac arrhythmia, respiratory control, and epilepsy genes in sudden unexpected death in epilepsy. Ann Neurol 2016;79(4):522–34.

[51] Leu C, Balestrini S, Maher B, Hernandez-Hernandez L, Gormley P, Hamalainen E, et al. Genomewide polygenic burden of rare deleterious variants in sudden unexpected death

in epilepsy. EBioMedicine 2015;2(9):1063–70.

[52] Tu E, Waterhouse L, Duflou J, Bagnall RD, Semsarian C. Genetic analysis of hyperpolarizationactivated cyclic nucleotide-gated cation channels in sudden unexpected death in epilepsy cases. Brain Pathol 2011;21(6):692–8.

[53] Hata Y, Yoshida K, Kinoshita K, Nishida N. Epilepsy-related sudden unexpected death: targeted molecular analysis of inherited heart disease genes using next-generation DNA sequencing. Brain Pathol 2017;27(3):292–304.

[54] Friedman D, Kannan K, Faustin A, Shroff S, Thomas C, Heguy A, et al. Cardiac arrhythmia and neuroexcitability gene variants in resected brain tissue from patients with sudden unexpected death in epilepsy (SUDEP). NPJ Genomic Med 2018;3:9.

[55] Coll M, Striano P, Ferrer-Costa C, Campuzano O, Mates J, Del Olmo B, et al. Targeted nextgeneration sequencing provides novel clues for associated epilepsy and cardiac conduction disorder/SUDEP. PLoS ONE 2017;12(12).

[56] Shmuely S, Sisodiya SM, Gunning WB, Sander JW, Thijs RD. Mortality in Dravet syndrome: a review. Epilepsy Behav 2016;64(Pt A):69–74.

[57] Auerbach DS, Jones J, Clawson BC, Offord J, Lenk GM, Ogiwara I, et al. Altered cardiac electrophysiology and SUDEP in a model of Dravet syndrome. PLoS ONE 2013;8(10).

[58] Kalume F, Westenbroek RE, Cheah CS, Yu FH, Oakley JC, Scheuer T, et al. Sudden unexpected death in a mouse model of Dravet syndrome. J Clin Invest 2013;123(4):1798–808.

[59] Delogu AB, Spinelli A, Battaglia D, Dravet C, De Nisco A, Saracino A, et al. Electrical and autonomic cardiac function in patients with Dravet syndrome. Epilepsia 2011;52(Suppl 2):55–8.

[60] Ergul Y, Ekici B, Tatli B, Nisli K, Ozmen M. QT and P wave dispersion and heart rate variability in patients with Dravet syndrome. Acta Neurol Belg 2013;113(2):161–6.

[61] Glasscock E, Yoo JW, Chen TT, Klassen TL, Noebels JL. Kv1.1 potassium channel deficiency reveals brain-driven cardiac dysfunction as a candidate mechanism for sudden unexplained death in epilepsy. J Neurosci 2010;30(15):5167–75.

[62] Klassen TL, Bomben VC, Patel A, Drabek J, Chen TT, Gu W, et al. High-resolution molecular genomic autopsy reveals complex sudden unexpected death in epilepsy risk profile. Epilepsia 2014;55(2):e6–12.

[63] Veeramah KR, O'Brien JE, Meisler MH, Cheng X, Dib-Hajj SD, Waxman SG, et al. De novo pathogenic SCN8A mutation identified by whole-genome sequencing of a family quartet affected by infantile epileptic encephalopathy and SUDEP. Am J Hum Genet 2012;90(3):502–10.

[64] Papale LA, Beyer B, Jones JM, Sharkey LM, Tufik S, Epstein M, et al. Heterozygous mutations of the voltage-gated sodium channel SCN8A are associated with spike-wave discharges and absence epilepsy in mice. Hum Mol Genet 2009;18(9):1633–41.

[65] Du Y, Huang X, Wang T, Han K, Zhang J, Xi Y, et al. Downregulation of neuronal sodium channel subunits Nav1.1 and Nav1.6 in the sinoatrial node from volume-overloaded heart failure rat. Pflugers Archiv Eur J Physiol 2007;454(3):451–9.

[66] Noujaim SF, Kaur K, Milstein M, Jones JM, Furspan P, Jiang D, et al. A null mutation of the neuronal sodium channel NaV1.6 disrupts action potential propagation and excitation-contraction coupling in the mouse heart. FASEB J 2012;26(1):63–72.

[67] Xu Y, Nguyen D, Mohamed A, Carcel C, Li Q, Kutlubaev MA, et al. Frequency of a false positive diagnosis of epilepsy:

a systematic review of observational studies. Seizure 2016;41:167–74.

[68] Grubb BP, Gerard G, Roush K, Temesy-Armos P, Elliott L, Hahn H, et al. Differentiation of convulsive syncope and epilepsy with head-up tilt testing. Ann Intern Med 1991;115(11):871–6.

[69] Lempert T, Bauer M, Schmidt D. Syncope: a videometric analysis of 56 episodes of transient cerebral hypoxia. Ann Neurol 1994;36(2):233–7.

[70] Zaidi A, Clough P, Cooper P, Scheepers B, Fitzpatrick AP. Misdiagnosis of epilepsy: many seizurelike attacks have a cardiovascular cause. J Am Coll Cardiol 2000;36(1):181–4.

[71] Shmuely S, Bauer PR, van Zwet EW, van Dijk JG, Thijs RD. Differentiating motor phenomena in tilt-induced syncope and convulsive seizures. Neurology 2018;90(15):e1339–46.

[72] Blad H, Lamberts RJ, van Dijk GJ, Thijs RD. Tilt-induced vasovagal syncope and psychogenic pseudosyncope: overlapping clinical entities. Neurology 2015;85(23):2006–10.

[73] Mathias CJ, Deguchi K, Schatz I. Observations on recurrent syncope and presyncope in 641 patients. Lancet 2001;357(9253):348–53.

[74] Battaglia A, Guerrini R, Gastaut H. Epileptic seizures induced by syncopal attacks. J Epilepsy 1989;2:137–45.

[75] Horrocks IA, Nechay A, Stephenson JB, Zuberi SM. Anoxic-epileptic seizures: observational study of epileptic seizures induced by syncopes. Arch Dis Child 2005;90(12):1283–7.

[76] Stephenson J, Breningstall G, Steer C, Kirkpatrick M, Horrocks I, Nechay A, et al. Anoxic-epileptic seizures: home video recordings of epileptic seizures induced by syncopes. Epileptic Disord 2004; 6(1):15–9.

[77] Ungar A, Ceccofiglio A, Pescini F, Mussi C, Tava G, Rafanelli M, et al. Syncope and epilepsy coexist in 'possible' and 'drug-resistant' epilepsy (overlap between epilepsy and Syncope study – OESYS). BMC Neurol 2017;17(1):45.

[78] Schuele SU. Effects of seizures on cardiac function. J Clin Neurophysiol 2009;26(5):302–8.

[79] Al Aloul B, Adabag AS, Houghland MA, Tholakanahalli V. Brugada pattern electrocardiogram associated with supratherapeutic phenytoin levels and the risk of sudden death. Pacing Clin Electrophysiol 2007;30(5):713–5.

[80] DeGiorgio CM. Atrial flutter/atrial fibrillation associated with lacosamide for partial seizures. Epilepsy Behav 2010;18(3):322–4.

[81] El-Menyar A, Khan M, Al Suwaidi J, Eljerjawy E, Asaad N. Oxcarbazepine-induced resistant ventricular fibrillation in an apparently healthy young man. Am J Emerg Med 2011;29(6):693 e1–3.

[82] Feldman AE, Gidal BE. QTc prolongation by antiepileptic drugs and the risk of torsade de pointes in patients with epilepsy. Epilepsy Behav 2013;26(3):421–6.

[83] Guldiken B, Remi J, Noachtar S. Cardiovascular adverse effects of phenytoin. J Neurol 2016;263(5):861–70.

[84] Ide A, Kamijo Y. Intermittent complete atrioventricular block after long term low-dose carbamazepine therapy with a serum concentration less than the therapeutic level. InternMed 2007; 46(9):627–9.

[85] Ishizue N, Niwano S, Saito M, Fukaya H, Nakamura H, Igarashi T, et al. Polytherapy with sodium channel-blocking antiepileptic drugs is associated with arrhythmogenic ST-T abnormality in patients with epilepsy. Seizure 2016;40:81–7.

[86] Kasarskis EJ, Kuo CS, Berger R, Nelson KR. Carbamazepine-

induced cardiac dysfunction. Characterization of two distinct clinical syndromes. Arch Intern Med 1992;152(1):186–91.

[87] Kaufman KR, Velez AE, Wong S, Mani R. Low-dose lacosamide-induced atrial fibrillation: case analysis with literature review. Epilepsy Behav 2013;1:22–5.

[88] Krause LU, Brodowski KO, Kellinghaus C. Atrioventricular block following lacosamide intoxication. Epilepsy Behav 2011;20(4):725–7.

[89] Nizam A, Mylavarapu K, Thomas D, Briskin K, Wu B, Saluja D, et al. Lacosamide-induced seconddegree atrioventricular block in a patient with partial epilepsy. Epilepsia 2011;52(10):e153–5.

[90] Randazzo DN, Ciccone A, Schweitzer P, Winters SL. Complete atrioventricular block with ventricular asystole following infusion of intravenous phenytoin. J Electrocardiol 1995;28(2):157–9.

[91] Strimel WJ, Woodruff A, Cheung P, Kirmani BF, Stephen Huang SK. Brugada-like electrocardiographic pattern induced by lamotrigine toxicity. Clin Neuropharmacol 2010;33(5):265–7.

[92] Swe T, Bhattarai B, Dufresne A. Type 1 Brugada pattern ECG due to supra-therapeutic phenytoin level. BMJ Case Rep 2016;2016.

[93] Zoneraich S, Zoneraich O, Siegel J. Sudden death following intravenous sodium diphenylhydantoin. Am Heart J 1976;91(3):375–7.

[94] Takayanagi K, Hisauchi I, Watanabe J, Maekawa Y, Fujito T, Sakai Y, et al. Carbamazepine-induced sinus node dysfunction and atrioventricular block in elderly women. Jpn Heart J 1998;39(4):469–79.

[95] DeToledo JC, Lowe MR, Rabinstein A, Villaviza N. Cardiac arrest after fast intravenous infusion of phenytoin mistaken for fosphenytoin. Epilepsia 2001;42(2):288.

[96] Elliott JO, Lu B, Shneker B, Charyton C, Layne Moore J. Comorbidity, health screening, and quality of life among persons with a history of epilepsy. Epilepsy Behav 2009;14(1):125–9.

[96a] Goldman AM, Behr ER, Semsarian C, Bagnall RD, Sisodiya S, Cooper PN. Sudden unexpected death in epilepsy genetics: molecular diagnostics and prevention. Epilepsia 2016;57(Suppl. 1):17–25.

[96b] Johnson JN, Tester DJ, Bass NE, Ackerman MJ. Cardiac channel molecular autopsy for sudden unexpected death in epilepsy. J Child Neurol 2010;25(7):916–21.

[96c] Noujaim SF, Kaur K, Milstein M, Jones JM, Furspan P, Jiang D, et al. A null mutation of the neuronal sodium channel NaV1.6 disrupts action potential propagation and excitation-contraction coupling in the mouse heart. FASEB J 2012;26(1):63–72.

[96d] Postma AV, Denjoy I, Kamblock J, Alders M, Lupoglazoff JM, Vaksmann G, Dubosq-Bidot L, Sebillon P, Mannens MM, Guicheney P, Wilde AA. Catecholaminergic polymorphic ventricular tachycardia: RYR2 mutations, bradycardia, and follow up of the patients. J Med Genet 2005;42 (11):863–70.

[96e] Huang CW, Brown S, Pillay N, Campo MD, Tellez-Zenteno J, McLachlan RS. Electroencephalographic and electrocardiographic effect of intravenous Lacosamide in refractory focal epilepsy. J Clin Neurphysiol 2018;35(5):365–9.

[97] Kobau R, Zahran H, Thurman DJ, Zack MM, Henry TR, Schachter SC, et al. Epilepsy surveillance among adults—19 states, behavioral risk factor surveillance system. MMWR Surveill Summ 2008; 57(6):1–20.

[98] Strine TW, Kobau R, Chapman DP, Thurman DJ, Price P, Balluz LS. Psychological distress, comorbidities, and health behaviors among U.S. adults with seizures: results from the 2002 National Health Interview Survey. Epilepsia 2005;46(7):1133–9.

[99] Tellez-Zenteno JF, Matijevic S, Wiebe S. Somatic comorbidity of epilepsy in the general population in Canada. Epilepsia 2005;46(12):1955–62.

[100] Ding D, Wang W, Wu J, Ma G, Dai X, Yang B, et al. Premature mortality in people with epilepsy in rural China: a prospective study. Lancet Neurol 2006;5(10):823–7.

[101] Janszky I, Hallqvist J, Tomson T, Ahlbom A, Mukamal KJ, Ahnve S. Increased risk and worse prognosis of myocardial infarction in patients with prior hospitalization for epilepsy—the Stockholm heart epidemiology program. Brain 2009;132(Pt 10):2798–804.

[102] Neligan A, Bell GS, Johnson AL, Goodridge DM, Shorvon SD, Sander JW. The long-term risk of premature mortality in people with epilepsy. Brain 2011;134(Pt 2):388–95.

[103] (CDC) CfDCaP. Comorbidity in adults with epilepsy—United States, 2010. MMWR Morb Mortal Wkly Rep 2013;62(43):849–53.

[104] Elliott JO, Moore JL, Lu B. Health status and behavioral risk factors among persons with epilepsy in Ohio based on the 2006 behavioral risk factor surveillance system. Epilepsy Behav 2008;12(3):434–44.

[105] Cockerell OC, Johnson AL, Sander JW, Hart YM, Goodridge DM, Shorvon SD. Mortality from epilepsy: results from a prospective population-based study. Lancet 1994;344(8927):918–21.

[106] Nilsson L, Tomson T, Farahmand BY, Diwan V, Persson PG. Cause-specific mortality in epilepsy: a cohort study of more than 9,000 patients once hospitalized for epilepsy. Epilepsia 1997;38(10):1062–8.

[107] St Germaine-Smith C, Liu M, Quan H, Wiebe S, Jette N. Development of an epilepsy-specific risk adjustment comorbidity index. Epilepsia 2011;52(12):2161–7.

[108] Brodie MJ, Mintzer S, Pack AM, Gidal BE, Vecht CJ, Schmidt D. Enzyme induction with antiepileptic drugs: cause for concern? Epilepsia 2013;54(1):11–27.

[109] Katsiki N, Mikhailidis DP, Nair DR. The effects of antiepileptic drugs on vascular risk factors: a narrative review. Seizure 2014;23(9):677–84.

[110] Lopinto-Khoury C, Mintzer S. Antiepileptic drugs and markers of vascular risk. Curr Treat Options Neurol 2010;12(4):300–8.

[111] Mintzer S, Skidmore CT, Abidin CJ, Morales MC, Chervoneva I, Capuzzi DM, et al. Effects of antiepileptic drugs on lipids, homocysteine, and C-reactive protein. Ann Neurol 2009;65(4):448–56.

[112] Miller G, Vogel H. Structural evidence of injury or malformation in the brains of children with congenital heart disease. Semin Pediatr Neurol 1999;6(1):20–6.

[113] Attar H, Sachdeva A, Sundararajan S. Cardioembolic stroke in adults with a history of congenital heart disease. Stroke 2016;47(5):e79–81.

[114] Ferlazzo E, Gasparini S, Beghi E, Sueri C, Russo E, Leo A, et al. Epilepsy in cerebrovascular diseases: review of experimental and clinical data with meta-analysis of risk factors. Epilepsia 2016;57(8):1205–14.

[115] Camilo O, Goldstein LB. Seizures and epilepsy after ischemic

stroke. Stroke 2004;35(7):1769–75.

[116] Forsgren L, Bucht G, Eriksson S, Bergmark L. Incidence and clinical characterization of unprovoked seizures in adults: a prospective population-based study. Epilepsia 1996;37(3):224–9.

[117] Hauser WA, Annegers JF, Kurland LT. Incidence of epilepsy and unprovoked seizures in Rochester, Minnesota: 1935–1984. Epilepsia 1993;34(3):453–68.

[118] Natelson BH, Suarez RV, Terrence CF, Turizo R. Patients with epilepsy who die suddenly have cardiac disease. Arch Neurol 1998;55(6):857–60.

[119] Nei M, Sperling MR, Mintzer S, Ho RT. Long-term cardiac rhythm and repolarization abnormalities in refractory focal and generalized epilepsy. Epilepsia 2012;53(8):e137–40.

[120] Tigaran S, Molgaard H, McClelland R, Dam M, Jaffe AS. Evidence of cardiac ischemia during seizures in drug refractory epilepsy patients. Neurology 2003;60(3):492–5.

[121] P-Codrea Tigaran S, Dalager-Pedersen S, Baandrup U, Dam M, Vesterby-Charles A. Sudden unexpected death in epilepsy: is death by seizures a cardiac disease? Am J Forensic Med Pathol 2005; 26(2):99–105.

[122] Woodruff BK, Britton JW, Tigaran S, Cascino GD, Burritt MF, McConnell JP, et al. Cardiac troponin levels following monitored epileptic seizures. Neurology 2003;60(10):1690–2.

[123] Finsterer J, Wahbi K. CNS disease triggering Takotsubo stress cardiomyopathy. Int J Cardiol 2014;177(2):322–9.

[124] Finsterer J, Bersano A. Seizure-triggered Takotsubo syndrome rarely causes SUDEP. Seizure 2015;31:84–7.

[125] Le Ven F, Pennec PY, Timsit S, Blanc JJ. Takotsubo syndrome associated with seizures: an underestimated cause of sudden death in epilepsy? Int J Cardiol 2011;146(3):475–9.

[126] Lemke DM, Hussain SI, Wolfe TJ, Torbey MA, Lynch JR, Carlin A, et al. Takotsubo cardiomyopathy associated with seizures. Neurocrit Care 2008;9(1):112–7.

[127] Szardien S, Mollmann H, Willmer M, Akashi YJ, Hamm CW, Nef HM. Mechanisms of stress (takotsubo) cardiomyopathy. Heart Fail Clin 2013;9(2):197–205 [ix].

[128] Manno EM, Pfeifer EA, Cascino GD, Noe KH, Wijdicks EF. Cardiac pathology in status epilepticus. Ann Neurol 2005;58(6):954–7.

[129] Kasperaviciute D, Catarino CB, Chinthapalli K, Clayton LM, Thom M, Martinian L, et al. Uncovering genomic causes of co-morbidity in epilepsy: gene-driven phenotypic characterization of rare microdeletions. PLoS ONE 2011;6(8).

[130] Ulate-Campos A, Coughlin F, Gainza-Lein M, Fernandez IS, Pearl PL, Loddenkemper T. Automated seizure detection systems and their effectiveness for each type of seizure. Seizure 2016;40:88–101.

[131] van Andel J, Thijs RD, de Weerd A, Arends J, Leijten F. Non-EEG based ambulatory seizure detection designed for home use: what is available and how will it influence epilepsy care? Epilepsy Behav 2016;57(Pt A):82–9.

[132] Elger CE, Hoppe C. Diagnostic challenges in epilepsy: seizure under-reporting and seizure detection. Lancet Neurol 2018;17(3):279–88.

[133] Thijs RD, Surges R, O'Brien TJ, Sander JW. Epilepsy in adults. Lancet 2019;393(10172):689–701.

[134] Loscher W, Schmidt D. Modern antiepileptic drug development has failed to deliver: ways out of the current dilemma. Epilepsia 2011;52(4):657–78.

[135] Wassenaar M, van Heijl I, Leijten FS, van der Linden P, Uijl SG, Egberts AC, et al. Treatment of epilepsy in daily clinical practice: have outcomes improved over the past 10 years? J Neurol 2013;260(11):2736–43.

[136] Shmuely S, van der Lende M, Lamberts RJ, Sander JW, Thijs RD. The heart of epilepsy: current views and future concepts. Seizure 2017;44:176–83.

第 9 章　癫痫和肿瘤
Epilepsy and cancer

Ettore Beghi　著

缩略语

CI	confidence interval	可信区间
CNS	central nervous system	中枢神经系统
DNET	dysembryoplastic neuroepithelial tumor	胚胎发育不良神经上皮肿瘤
IDH	isocitrate dehydrogenase	异柠檬酸脱氢酶
mTOR	mammalian target of rapamycin	哺乳动物雷帕霉素靶蛋白
NF1	neurofibromatosis type 1	1 型神经纤维瘤病
SWS	Sturge-Weber syndrome	Sturge-Weber 综合征
TSC	tuberous sclerosis complex	结节性硬化症
WHO	World Health Organization	世界卫生组织

癫痫发作和癫痫是肿瘤患者的常见症状。肿瘤和癫痫发作 / 癫痫的联系可以通过原发或转移性肿瘤对皮质区域及其连接的直接结构或功能影响来解释。不过，还可以给出其他似是而非的解释，如血管并发症、感染、代谢紊乱，还有放化疗和癫痫的治疗。在这种复杂的情况下，癫痫和肿瘤的共患病必须根据指导因果机制的临床规则进行评估。

一、癫痫与肿瘤：关联与因果关系

癫痫和肿瘤的联系并不一定是因果关系的证据。虽然有几种机制可以解释癫痫和一些共患病的联系，包括因果关系、共同的危险因素和双向效应，在接受肿瘤和癫痫发作发生的因果联系的概念之前，必须确定与癫痫发展明显相关的因素 [1]。因果关系的证据应产生，以排除偶然联系的可能性，即使存在一个确定的病因因素，这需要满足特定的标准，包括时间序列、关联的强度和一致性、生物梯度和可信性。

1965 年，英国统计学家 Austin Bradford Hill [2] 提出了 9 项标准，以提供流行病学证据来证明假定的原因和观察到的结果存在因果关系。标准如表 9-1 所示。本章是受这些标准的启发，来描述癫痫和肿瘤的联系。

表 9-1　Bradford-Hill 因果关系标准

- 强度：关联越大，就越有可能是因果关系
- 一致性：不同的人在不同的地方用不同的样本观察到一致的结果
- 特异性：关联越具体，产生因果关系的可能性越大
- 时间性：效果必须发生在原因之后
- 生物梯度：接触越多，一般应导致更大的效应发生率
- 似是而非：因果之间似是而非的机制
- 一致性：流行病学和实验室结果的一致性增加了某一效应的可能性
- 试验："有时诉诸试验证据是可能的"
- 类比：可以考虑相似因素的影响

引自 Hill AB. The environment and disease: association or causation? Proc R Soc Med 1965;58(5):295–300.

二、癫痫和肿瘤的流行病学研究

在基于人群的研究中，关于肿瘤患者癫痫的数据很少。明尼苏达州罗切斯特市在 1935—1984 年，由肿瘤引起的癫痫占 4%[3]。在成年人（35—64 岁）中，肿瘤的发生频率与脑外伤相同，但其发生频率低于脑血管疾病。冰岛一项关于无故痫性发作和癫痫发生率的研究也获得了类似的结果[4]。

利用加拿大全国范围内基于人群的健康数据，对癫痫患者的慢性躯体疾病患病率进行了调查，并与普通人群的患病率进行了比较[5]。通过两次上门健康调查获得了癫痫特异性和一般人群的健康数据，占加拿大人口的 98%。癫痫和其他 19 种慢性疾病（包括肿瘤）患病率被确定并与一般人群的癫痫患病率进行比较。患病率分别为 1.4（95%CI 0.9～2.1）和 1.2（95%CI 0.7～2.1）。男性的患病率为 0.1（95%CI 0.02～0.6），女性为 1.1（95%CI 0.7～1.8）。

在一项使用英国全科医学研究数据库的基于人群的横断面研究中，也评估了癫痫的躯体共患病[6]。在初级保健医生登记的成人癫痫患者中，对选定的条件和条件组进行了年龄和性别标准化

流行率的估计。结果与队列中没有癫痫的成年人进行了比较。躯体疾病包括肿瘤，更具体地说，是脑瘤和脑膜瘤。脑瘤和脑膜瘤分别发生 55 次和 31 次，以癫痫患者居多。脑瘤的流行率在年轻的成人癫痫组比在老年人组更明显。脑膜瘤患者的情况则相反，老年癫痫组的患病率更高。

这两项以人群为基础的研究的结果不一致，可能是因为加拿大研究中病例的确定不足。正如提交人所承认的那样，病例是通过上门个人访谈确定的，在访谈中，参与者或代理者报告医生诊断的病情。相比之下，英国的研究结果的泛化可能受到选择偏差的限制，选择偏差可能倾向于更严重的病例和最常寻求医疗建议的症状性癫痫病例。

三、与肿瘤致痫潜能相关的因素

肿瘤的致痫性与肿瘤的级别和部位有关。癫痫是低级别肿瘤比快速侵袭性肿瘤更常见的症状[7]。疾病表现时的癫痫发作可归因于神经胶质瘤的固有特性[8]，是手术后癫痫复发的主要危险因素。癫痫作为一种开放症状与良好预后的联系已经被提出[9]。

颞叶肿瘤患者癫痫的发病率最高，其次是额叶肿瘤[10]。癫痫在浅表和皮质肿瘤患者比深部和非皮质肿瘤患者更常见。虽然脑肿瘤引起的癫痫发作大多是局灶性的，并伴有临床和电生理异常改变，但脑肿瘤的癫痫发作类型、神经学检查和脑电图与其他病因的癫痫发作没有区别，至少在儿童中是如此[11, 12]。

在临床系列中，胚胎发育不良性神经上皮肿瘤（dysembryoplastic neuroepithelial tumor，DNET）是最具致痫性的肿瘤，其次是神经节胶质细胞瘤和低级别星形细胞瘤[13]（表 9-2）。20%～35% 的脑转移病例出现癫痫发作。原发性中枢神经系统（CNS）淋巴瘤很少引起癫痫发作[14]。

表 9-2　不同肿瘤类型的癫痫发作频率

肿瘤类型	癫痫发作频率
胚胎发育不良性上皮肿瘤	100%
神经节胶质细胞瘤	80%～90%
低级星形细胞瘤	75%
脑膜瘤	29%～60%
多形性成胶质细胞瘤	29%～49%
转移瘤	20%～35%
软脑膜肿瘤	10%～15%
原发性中枢神经系统淋巴瘤	10%

引自 van Breemen MS, Wilms EB, Vecht CJ. Epilepsy in patients with brain tumours: epidemiology, mechanisms, and management. Lancet Neurol 2007;6(5):421–30.

四、机制和生物学上的合理性

至于为什么低级别肿瘤比高级别肿瘤更容易引起癫痫，目前还没有明确的解释。可能的机制包括部位（高级别胶质瘤主要位于皮质下白质）和存活差异（重度神经胶质瘤患者可能会存活足够长的时间，从而发展为癫痫[15, 16]）。最有可能与癫痫发作有关的胶质瘤位于颞叶，其次是额叶，这是大脑肿瘤的首选部位[15]。Pallud 和他的同事对脑瘤的致痫性进行了广泛的研究，与瘤内和瘤周机制有关[17]。肿瘤周围新皮质的浸润似乎是神经胶质瘤癫痫活动的关键结构，这取决于肿瘤与周围大脑的相互作用。肿瘤周围新皮质的结构重组、功能性传入阻滞伴随着神经元和胶质细胞的丢失、神经发生、反应性星形胶质细胞增生，以及神经元、轴突和突触的可塑性已经被描述，主要导致抑制通路减少和兴奋性通路增加。胶质瘤细胞通过募集星形胶质细胞、小胶质细胞和基质细胞，以及通过分泌因子（细胞因子、生长因子、趋化因子、集落刺激因子）和细胞间通讯来促进肿瘤进展，从而影响周围环境。这些兴奋性作用有助于瘤周新皮质中癫痫活动的产生。肿瘤本身也可能通过局部的机械效应影响神经元的行为、连接和网络。双重病理（胶质细胞增生、海马硬化、皮质发育不良）也可能起作用[18]。

五、脑肿瘤致痫性的分子标志物

许多遗传因素都与脑瘤的癫痫发生有关[10]。其中包括异柠檬酸脱氢酶（IDH）1 的突变，细胞外和突触内谷氨酸浓度的增加，以及氯离子转运体变化引起的氯离子平衡紊乱。IDH 1 突变常出现在弥漫性低级别胶质瘤中，并与癫痫发作相关。在 II 级星形细胞瘤患者中，癫痫发作最常见的部位是颞叶（83%），其次是岛叶（74%）、额叶（73%）和顶叶（59%）[19]。来自不同机构 II～IV 级胶质瘤队列的 3 个多变量分析（WHO 分级、1p/19q 共缺失、颞叶位置）显示，IDH1 突变与癫痫发作是独立相关的[20]。突变体 IDH1 被肿瘤细胞释放，将 a-酮戊二酸还原为 2-羟基戊二酸（2-hydroxyglutarate，2HG），支持还原酶而不是氧化酶活性。这导致 IDH1 突变的神经胶质瘤中 2HG 水平升高 100 倍。由于与谷氨酸的结构相似，2HG 激活 N-甲基-D-天冬氨酸受体[21]，为 2HG 具有致痫潜能提供了证据。浸润性胶质瘤细胞释放谷氨酸模拟物可能破坏抑制和兴奋的平衡，并可能导致癫痫发作[20]。

BRAF V600E 突变发生于胶质神经肿瘤中已有报道。BRAF V600E 突变蛋白与神经胶质瘤中雷帕霉素（mammaliantarget of rapamycin，mTOR）通路的激活、免疫表型和临床特征相关[22]。

染色体 1p 和 19q 的缺失被认为与少突胶质细胞瘤的诊断有关。系统回顾文献[23]，1p 缺失和 1p19q 共缺失的平均比例在少突胶质细胞瘤中分别为 65.4% 和 63.3%，在少突星形细胞瘤中分别为 28.7% 和 21.6%，在星形细胞瘤中分别为 13.2% 和 7.5%，在胶质母细胞瘤中分别为 11.6% 和 2.9%。在伴有 1p/19q 共缺失的低级别胶质瘤患者中，最有利的结果可以解释癫痫发作风险的增加。

六、原发和转移性肿瘤

一般来说，原发性脑瘤比转移性脑瘤更容易引起癫痫。在后者中，癫痫发作的发生率可能取决于肿瘤病理。在德国的一系列原发性和转移性肿瘤患者中，癫痫发作的发生率在乳腺癌女性患者中为 16%，而在黑色素瘤患者中为 67%[24]。转移瘤较低的致痫潜能可以解释为浸润能力降低和生化上无法调节神经元兴奋性[25]。

七、系统并发症

癫痫和肿瘤的联系可能由于具有致痫潜能的共患病而变得复杂。由此而论，遗传、癫痫及其共患病的遗传背景和相互作用可以发挥重要作用[1]。例如，结节性硬化症中结节性硬化症复合体（tuberous sclerosis complex，TSC）1 基因的突变（下文稍后讨论）直接导致皮质结节，其中一些（连同周围的皮质组织）可能通过因果关系导致癫痫。

DNET 经常表现出与皮质发育不良相关的结构异常，这表明长期存在的实质病变有利于促进癫痫发作的发生。DNET 的特点是神经元群的胚性改变和周围星形胶质细胞的变性改变[7]。

神经皮肤疾病是影响大脑、皮肤和其他器官的多系统疾病[26]。TSC、I 型神经纤维瘤病（neurofibromatosis type I，NF1）和 Sturge-Weber

综合征（Sturge-Weber syndrome，SWS）是最常见的临床症状。癫痫会影响高达 90% 的 TSC 和 SWS 患者。大脑过度兴奋性的机制在不同的疾病之间是不同的，但一些分子途径是重叠的。TSC 是一种神经皮肤综合征，影响大脑、皮肤、眼睛、肾脏、心脏和肺，具有高度可变的表型[27]。TSC 改变细胞增殖和分化，导致各种器官错构瘤、肿瘤形成和神经元迁移改变。癫痫，包括婴儿痉挛，存在于大多数受影响的个人。智力障碍和自闭症也可能出现。TSC 是一种常染色体显性遗传，但自发突变是常见的。TSC1（9 号染色体）或 TSC2 的突变（16 号染色体）导致两种蛋白（错构瘤蛋白和结节蛋白）的功能障碍，这两种蛋白形成一个功能复合物，调节 mTOR 通路。

SWS 是一种神经皮肤综合征，通过面部葡萄酒色染色发现，累及三叉神经第一节、同侧软脑膜血管瘤和同侧眼的血管瘤[28]。癫痫是最常见的神经症状，通常出现在生命的头几个月。这种疾病在儿童早期表现出变化，但通常是进展的过程。卒中样发作、头痛、神经和认知功能退化、青光眼和视野缺陷也会出现。在 GNAQ 基因中发现了一个激活的体细胞突变。

NF1 是一种常染色体显性神经皮肤疾病，由 NF1 抑癌基因突变引起[29]。与一般人群相比，癫痫发作在 NF1 患者中更为常见，且往往是局灶性的，与颅内肿瘤相关。

卒中占神经系统疾病负担的最大比例[30]，是老年人癫痫发作的最常见原因。因此，它也可能发生在肿瘤患者身上。在一项对肿瘤患者的尸检研究中，14.6% 的患者有脑血管疾病的病理证据，7.4% 的患者有卒中的症状[31]。卒中和肿瘤的联系是双向的。在丹麦医院出院登记的一大批卒中患者中，在卒中后的第 1 年发现脑瘤增加了 10 倍以上[32]。在某些情况下，脑瘤可能会被误诊为卒中。也有报道称未证实卒中与肿瘤之间的关联[33-35]，提示共患病可能是由于误诊和（或）偶然。有关卒中和肿瘤的全面综述，详见 Grisold 等的研究[36]。

八、癫痫与肿瘤：双向关联

虽然癫痫和癫痫发作作为肿瘤并发症的发生不能被辩驳，但癫痫作为肿瘤风险因素的作用是有争议的。在实验动物中，抗癫痫药物被认为是可能导致肿瘤的危险因素（下文将讨论），疾病的作用不能与治疗的作用分开。

九、抗癫痫药物和肿瘤

在临床前研究中，大多数抗癫痫药物已被发现具有致癌性。对美国食品药品管理局的临床前证据进行系统的回顾，以检索未发表的关于最常见上市精神药物致癌性的临床前研究[37]。研究的抗惊厥药物有卡马西平、加巴喷丁、拉莫三嗪、奥卡西平、普瑞巴林、托吡酯和丙戊酸钠。除拉莫三嗪外，所有化合物均具有致癌性。然而，来自临床前动物研究的发现是不一致的。

抗癫痫药物和人类肿瘤的潜在联系很少被研究。这个问题已在全面审查中讨论过。研究发现苯巴比妥与肝细胞癌、肺癌和脑瘤存在联系[38]。苯妥英与淋巴瘤、骨髓瘤和神经母细胞瘤有关，后者与胎儿海因综合征有关。然而，人类致癌性的证据是不一致的，这两种药物被认为只可能对人类致癌。抗癫痫药物在监管测试或上市后监测中均未显示出致癌性。

抗癫痫药物的致癌性也在美国明尼苏达州罗切斯特进行了研究，癫痫患者中观察到的肿瘤患者数量与当地人口中预期的病例数量相比较[39]。1935—1979 年，959 名被诊断为癫痫症的患者中，65 例病例诊断为肿瘤，标准化发病率为 1.4。原发性脑瘤的发病率增加了 22 倍，其中大部分发生在癫痫发作的 5 年内。除大脑外，其他部位的肿瘤发病率没有升高，也没有证据表明肿瘤发病率与癫痫发作时间或抗惊厥药物存在关联。一项美国医学研究对加巴喷丁和肿瘤的关系进行了研究[40]，所有肿瘤和特定肿瘤类型与加巴喷丁显露无显著相关性。

由于在实验动物中抗癫痫药物和肿瘤之间的联系不能确定这些药物也能导致人类肿瘤，因此不能排除偶然联系的可能性。然而，在缺乏关于人类的充分数据的情况下，在生物学上合理和谨慎的做法是，将在实验动物中有充分证据表明具有致癌性的制剂视为对人类具有致癌风险[41]。

相反，丙戊酸被发现具有抗癌活性。癫痫发作的胶质母细胞瘤患者化疗后，使用丙戊酸可适度提高生存期，可能是由于抑制组蛋白去乙酰化酶[25, 42]。丙戊酸被发现可以提高胶质母细胞瘤患者的存活率[7]。据统计，诊断为双相情感障碍的患者接受丙戊酸治疗不足 1 年，患泌尿生殖系统肿瘤的风险高于预期（HR=3.49；95%CI 1.04～11.67）[43]。在没有合理解释的情况下，不能排除偶然发现的可能性。

左乙拉西坦可增加接受替莫唑胺治疗的胶质母细胞瘤患者的生存率[44]。该药物的抗肿瘤作用是通过抑制 O-6- 甲基鸟嘌呤 DNA 甲基转移酶基因介导的[45]。布瓦西坦和拉科酰胺表现出剂量依赖性的抗氧化和细胞毒性作用，与凋亡无关[46]。胶质瘤细胞暴露于布瓦西坦和拉科酰胺导致了几种 microRNA 的调节。这些体外研究的结果需要在人类身上得到证实。

参考文献

[1] Keezer MR, Sisodiya SM, Sander JW. Comorbidities of epilepsy: current concepts and future perspectives. Lancet Neurol 2016;15(1):106–15.

[2] Hill AB. The environment and disease: association or causation? ProcRSoc Med 1965;58(5):295–300.

[3] Hauser WA, Annegers JF, Kurland LT. Incidence of epilepsy and unprovoked seizures in Rochester, Minnesota: 1935–1984. Epilepsia 1993;34(3):453–68.

[4] Olafsson E, Ludvigsson P, Gudmundsson G, Hesdorffer D, Kjartansson O, Hauser WA. Incidence of unprovoked seizures and epilepsy in Iceland and assessment of the epilepsy syndrome classification: a prospective study. Lancet Neurol 2005;4(10):627–34.

[5] Téllez-Zenteno JF, Matijevic S, Wiebe S. Somatic comorbidity of epilepsy in the general population in Canada. Epilepsia 2005;46(12):1955–62.

[6] Gaitatzis A, Carroll K, Majeed AW, Sander J. The epidemiology of the comorbidity of epilepsy in the general population. Epilepsia 2004;45(12):1613–22.

[7] Kerkhof M, Vecht CJ. Seizure characteristics and prognostic factors of gliomas. Epilepsia 2013;54 Suppl 9:12–7.

[8] Smits A, Duffau H. Seizures and the natural history of World Health Organization grade II gliomas: a review. Neurosurgery 2011;68(5):1326–33.

[9] Rudà R, Bello L, Duffau H, Soffietti R. Seizures in low-grade gliomas: natural history, pathogenesis, and outcome after treatments. Neuro Oncol 2012;14(Suppl 4) [iv 55–64].

[10] Englot DJ, Chang EF, Vecht CJ. Epilepsy and brain tumors. Handb Clin Neurol 2016;134:267–85.

[11] Preuß M, Preiss S, Syrbe S, Nestler U, Fischer L, Merkenschlager A, Bertsche A, Christiansen H, Bernhard MK. Signs and symptoms of pediatric brain tumors and diagnostic value of preoperative EEG. Childs Nerv Syst 2015;31(11):2051–4.

[12] Fattal-Valevski A, Nissan N, Kramer U, Constantini S. Seizures as the clinical presenting symptom in children with brain tumors. J Child Neurol 2013;28(3):292–6.

[13] van Breemen MS, Wilms EB, Vecht CJ. Epilepsy in patients with brain tumours: epidemiology, mechanisms, and management. Lancet Neurol 2007;6(5):421–30.

[14] Ertürk C, etin Ö, I'şler C, Uzan M, € Ozkara C . Epilepsy-related brain tumors. Seizure 2017;44:93–7.

[15] Lee JW, Wen PY, Hurwitz S, Black P, Kesari S, Drappatz J, Golby AJ, Wells 3rd WM, Warfield SK, Kikinis R, Bromfield EB. Morphological characteristics of brain tumors causing seizures. Arch Neurol 2010;67(3):336–42.

[16] Rosati A, Tomassini A, Pollo B, Ambrosi C, Schwarz A, Padovani A, Bonetti B. Epilepsy in cerebral glioma: timing of appearance and histological correlations. J Neurooncol 2009;93(3):395–400.

[17] Pallud J, Capelle L, Huberfeld G. Tumoral epileptogenicity: how does it happen? Epilepsia 2013;–54 Suppl 9:30–4.

[18] Spencer S, Huh L. Outcomes of epilepsy surgery in adults and children. Lancet Neurol 2008; 7(6):525–37.

[19] Stockhammer F, Misch M, Helms HJ, Lengler U, Prall F, von Deimling A, Hartmann C. IDH1/2 mutations in WHO grade II astrocytomas associated with localization and seizure as the initial symptom. Seizure 2012;21(3):194–7.

[20] Chen H, Judkins J, Thomas C, Wu M, Khoury L, Benjamin CG, Pacione D, Golfinos JG, Kumthekar P, Ghamsari F, Chen L, Lein P, Chetkovich DM, Snuderl M, Horbinski C. Mutant IDH1 and seizures in patients with glioma. Neurology 2017;88(19):1805–13.

[21] Kolker S, Pawlak V, Ahlemeyer B, Okun JG, Horster F, Mayatepek E, Krieglstein J, Hoffmann GF, Köhr G. NMDA receptor activation and respiratory chain complex V inhibition contribute to neurodegeneration in D-2–hydroxyglutaric aciduria. Eur J Neurosci 2002;16(1):21–8.

[22] Prabowo AS, Iyer AM, Veersema TJ, Anink JJ, Schouten-van Meeteren AY, Spliet WG, van Rijen PC, Ferrier CH, Capper D, Thom M, Aronica E. BRAF V600E mutation is associated with mTOR signaling activation in glioneuronal tumors. Brain Pathol 2014;24(1):52–66.

[23] Fontaine D, Vandenbos F, Lebrun C, Paquis V, Frenay M. Diagnostic and prognostic values of 1p and 19q deletions in adult gliomas: critical review of the literature and implications in daily clinical practice. Rev Neurol 2008;164(6–7):595–604.

[24] Oberndorfer S, Schmal T, Lahrmann H, Urbanits S, Lindner K, Grisold W. The frequency of seizures in patients with primary brain tumors or cerebral metastases. An evaluation from the Ludwig Boltzmann Institute of Neuro-Oncology and the Department of Neurology, Kaiser Franz Josef Hospital, Vienna. Wien Klin Wochenschr 2002;114(2122):911–6.

[25] Weller M, Stupp R, Wick W. Epilepsy meets cancer: when, why, and what to do about it? Lancet Oncol 2012;13(9):e375–82.

[26] Stafstrom CE, Staedtke V, Comi AM. Epilepsy mechanisms in neurocutaneous disorders: tuberous sclerosis complex, neurofibromatosis type 1, and Sturge-Weber syndrome. Front Neurol 2017;8:87.

[27] Islam MP, Roach ES. Tuberous sclerosis complex. Handb Clin Neurol 2015;132:97–109.

[28] Sudarsanam A, Ardern-Holmes SL. Sturge-Weber syndrome: from the past to the present. Eur J Paediatr Neurol 2014;18(3):257–66.

[29] Ostendorf AP, Gutmann DH, Weisenberg JL. Epilepsy in individuals with neurofibromatosis type 1. Epilepsia 2013;54(10):1810–4.

[30] GBD 2015 Neurological Disorders Collaborator Group. Global, regional, and national burden of neurological disorders during 1990–2015: a systematic analysis for the Global Burden of Disease Study 2015. Lancet Neurol 2017;16(11):877–97.

[31] Graus F, Rogers LR, Posner JB. Cerebrovascular complications in patients with cancer. Medicine 1985;64(1):16–35.

[32] Lindvig K, Møller H, Mosbech J, Jensen OM. The pattern of cancer in a large cohort of stroke patients. Int J Epidemiol 1990;19(3):498–504.

[33] Chaturvedi S, Ansell J, Recht L. Should cerebral ischemic events in cancer patients be considered a manifestation of hypercoagulability? Stroke 1994;25(6):1215–8.

[34] Cestari DM, Weine DM, Panageas KS, Segal AZ, DeAngelis LM. Stroke in patients with cancer: incidence and etiology. Neurology 2004;62(11):2025–30.

[35] Zhang YY, Cordato D, Shen Q, Sheng AZ, Hung WT, Chan

DK. Risk factor, pattern, etiology and outcome in ischemic stroke patients with cancer: a nested case-control study. Cerebrovasc Dis 2007;23(2–3):181–7.

[36] Grisold W, Oberndorfer S, Struhal W. Stroke and cancer: a review. Acta Neurol Scand 2009;119(1):1–16.

[37] Amerio A, Gálvez JF, Odone A, Dalley SA, Ghaemi SN. Carcinogenicity of psychotropic drugs: a systematic review of US Food and Drug Administration-required preclinical in vivo studies. Aust N Z J Psychiatry 2015;49(8):686–96.

[38] Singh G, Driever PH, Sander JW. Cancer risk in people with epilepsy: the role of antiepileptic drugs. Brain 2005;128(Pt 1):7–17.

[39] Shirts SB, Annegers JF, Hauser WA, Kurland LT. Cancer incidence in a cohort of patients with seizure disorders. J Natl Cancer Inst 1986;77(1):83–7.

[40] Irizarry MC, Webb DJ, Boudiaf N, Logie J, Habel LA, Udaltsova N, Friedman GD. Risk of cancer in patients exposed to gabapentin in two electronic medical record systems. Pharmacoepidemiol Drug Saf 2012;21(2):214–25.

[41] International Agency for Research on Cancer (IARC) and World Health Organization. IARC: IARC monographs on the evaluation of carcinogenic risks to humans. Lyon: World Health Organization; 2000.

[42] de Groot M, Reijneveld JC, Aronica E, Heimans JJ. Epilepsy in patients with a brain tumour: focal epilepsy requires focused treatment. Brain 2012;135(Pt 4):1002–16.

[43] Lin CC, Hsieh TC, Wu LS. Long-term use of valproic acid and the prevalence of cancers in bipolar disorder patients in a Taiwanese population: an association analysis using the National Health Insurance Research Database (NHIRD). J Affect Disord 2018;232:103–8.

[44] Kim YH, Kim T, Joo JD, Han JH, Kim YJ, Kim IA, Yun CH, Kim CY. Survival benefit of levetiracetam in patients treated with concomitant chemoradiotherapy and adjuvant chemotherapy with temozolomide for glioblastoma multiforme. Cancer 2015;121(17):2926–32.

[45] Bobustuc GC, Baker CH, Limaye A, Jenkins WD, Pearl G, Avgeropoulos NG, Konduri SD. Levetiracetam enhances p53–mediated MGMT inhibition and sensitizes glioblastoma cells to temozolomide. Neuro Oncol 2010;12(9):917–27.

[46] Rizzo A, Donzelli S, Girgenti V, Sacconi A, Vasco C, Salmaggi A, Blandino G, Maschio M, Ciusani E. In vitro antineoplastic effects of brivaracetam and lacosamide on human glioma cells. J Exp Clin Cancer Res 2017;36(1):76.

第 10 章　癫痫、头痛和慢性疼痛
Epilepsy, headache, and chronic pain

Cinzia Costa　Paola Sarchielli　Michele Romoli　Stefano Caproni　Paolo Calabresi　著

缩略语

AED	antiepileptic drug	抗癫痫药物
CBZ	carbamazepine	卡马西平
CADASIL	cerebral autosomal dominant arteriopathy with subcortical infarcts and leukoencephalopathy	常染色体显性脑前病变伴皮质下梗死和白质脑病
CNP	clonazepam	氯硝西泮
CSD	cortical spreading depression	皮质扩散性抑制
EEG	electroencephalogram	脑电图
EPGP	epilepsy phenome/genome project	癫痫现象学 / 基因组计划
EH	epileptic headache	癫痫头痛
EA2	episodic ataxia type 2	偶发性共济失调 2 型
FHM	familial hemiplegic migraine	家族性偏瘫偏头痛
GPT	gabapentin	加巴喷丁
GEFS+	generalized epilepsy with febrile seizures plus	全面性癫痫伴热性惊厥附加症
LTG	lamotrigine	拉莫三嗪
LEV	levetiracetam	左乙拉西坦
MRI	magnetic resonance imaging	磁共振成像
MA	migraine with aura	有先兆的偏头痛
OCX	oxcarbazepine	奥卡西平
PDS	paroxysmal depolarizing shift	阵发性去极化转变
PHT	phenytoin	苯妥英
PGB	pregabalin	普瑞巴林
post-IH	post-ictal	发作后期

GABA	γ-aminobutyric acid	γ- 氨基丁酸
SMEI	severe myoclonic epilepsy of infancy	婴儿严重肌阵挛性癫痫
TTH	tension-type headache	紧张性头痛
TPM	topiramate	托吡酯
VPA	valproic acid	丙戊酸
VGB	vigabatrin	氨己烯酸
ZNS	zonisamide	唑尼沙胺

癫痫和头痛是最常见的神经系统疾病，表现为间断性发作，影响世界各地所有年龄段的人，在几十年前就被认为是同时发生的。Gowers 在 1907 年[1] 首次提出了这两种疾病具有共同临床特征，提出了阵发性神经疾病的概念，即神经功能突然改变，并在两次发作之间恢复到基线。在过去的 50 年里，一些作者证实了这一假设，也证明了这些不同神经系统疾病[2] 的共同病理生理学和治疗特征。

目前，已经进行了不同的研究来验证这两种疾病的联系，但结果相互矛盾。这在一定程度上是由于方法上的局限性，因为患者样本量小、数据收集设置不同（人群或专门中心）、研究设计不一致（前瞻性或回顾性），以及癫痫和头痛的分类标准不同。后者对偏头痛尤其如此，迄今为止，偏头痛似乎代表了与癫痫相关的最重要的疾病之一，一直是关于这两种疾病的共同机制的深入研究的焦点[2]。在本章中，我们将定义与癫痫并存的头痛的病理生理机制和治疗共识。

一、癫痫患者头痛的患病率

总的来说，多达 50% 的活动性癫痫成人至少有一种共患病。几项基于人群的大型研究报道了各种疾病，它们在癫痫患者中的发病率是普通人群的 8 倍[3]。

癫痫患者经常经历头痛，特别是偏头痛型头痛，发作后头痛发生得更频繁，偏头痛的频率与癫痫发作的频率和治疗类型有关。在癫痫患者中，头痛经常被忽视，因为他们可能没有报道给医生存在急性和剧烈的癫痫症状[4]。

大多数流行病学研究关注癫痫患者中偏头痛的患病率，而有限的研究调查了同一患者中其他类型的原发性头痛的患病率[5]。

在一般人群中，<64 岁的癫痫患者有 6% 存在偏头痛[6]。偏头痛患者的癫痫持续时间更长，癫痫发作频率更高，难治性、无反应性的癫痫患病率更高，这与偏头痛的严重程度无关[7]。在美国进行的癫痫共患病与健康调查显示，癫痫患者的偏头痛患病率高于普通人群，其患病率总体增加了 1.32 倍，高于纤维肌痛、神经性痛和慢性疼痛[8]。

一项基于访谈的调查（1793 名参与者）否认了癫痫和偏头痛有严格的联系。然而，同样的研究发现，活动性癫痫患者（45%）高于癫痫缓解或无发作状态的患者（14%）。此外，偏头痛患者（1%），特别是有先兆的偏头痛患者（1.8%），比无偏头痛患者（0.5%）表现出更活跃的癫痫趋势，表明这两种疾病存在联系。

最近的一项系统综述和 Meta 分析调查了癫痫和偏头痛的终身共存情况，涉及 10 项符合条件的研究，共包括 1 548 967 名受试者[3]。与无癫痫患者相比，癫痫患者的偏头痛患病率总体上增加了 52%；另外，偏头痛患者的癫痫患病率总体上增加了 79%，这加强了疾病之间的联系。在选定的队列研究中缺乏有效和准确的癫痫或偏头痛状态评估方法，以及检查潜在混杂因素的不一致，似乎是亚组分析中研究间异质性最相关的来源，需要更多额外更高质量的研究克服这些限制。

最近的一项研究调查了癫痫患者（ n=208 ）的头痛负担，无论他们的性别或年龄如何。在那些抱怨发作间期头痛的患者中（ 77.9% ），39% 为紧张型头痛，31.7% 为偏头痛，7.8% 为过度用药头痛，16% 可能是由创伤性头部损伤引起的持续性头痛。有趣的是，偏头痛在男性癫痫患者中似乎比在普通人群中更常见，而药物过度使用的头痛在癫痫患者中更常见。根据"头痛引起的时间损失问卷"的调查，头痛通常会导致中度或重度负担，这表明这些患者的临床额外的需要[9]。

至于其他可能允许所谓的预后预测的共患病条件，偏头痛可能与降低早期抗癫痫药物（ AED ）反应和癫痫发作自由度的可能性有关[3]。关于文献中癫痫患者头痛患病率的总结，见表 10-1。

二、偏头痛患者的癫痫患病率

偏头痛患者的癫痫患病率为 1%～17%（ 中位数：5.9% ），大大超过了人群研究中的癫痫发生率（ 0.5%～1% ）[32, 33]。

最近，一项对美国大陆 13—18 岁青少年的全国共患病面对面调查显示，患有头痛的青少年癫痫发病率更高，而不仅仅是偏头痛（ OR=2.2，CI：1.04～3.94 ）[34]。

意大利的一项多中心研究显示，临床环境中选定的头痛患者的患病率较低，来自头痛中心的患者中只有 1.6% 并发癫痫和头痛，而来自癫痫中心的患者的比例为 30.0%[25]。

一项基于人群的回顾性队列研究显示，年轻成人偏头痛患者的后续癫痫风险显著增加。特别是在偏头痛队列中，发生癫痫的调整风险比为 1.85。此外，这种患病率在女性（ 2.04 ）和 20—44 岁的患者中有所增加[35]。

与全面性癫痫相比，局灶性癫痫和隐匿性癫痫的偏头痛发生率略高（ RR=1.3 ）。然而，在头部创伤后发生的癫痫病例中有更强的相关性，总体风险增加了 1.8 倍。这种关系可以用头部受伤是这两种情况的风险来解释[33]。

虽然过去只发现了癫痫和有先兆的偏头痛的关联，但最近的研究发现，有和无先兆的成年偏头痛患者的癫痫患病率都有所增加[36, 37]。

这也在大量患有特发性癫痫的年轻患者中得到了证实，这些患者同时患有特发性头痛和特发性癫痫或非引（诱）发癫痫发作。患有癫痫的儿童患偏头痛的风险较紧张型头痛高出 4.5 倍；同样，年轻的偏头痛患者出现癫痫的风险也高出 3.2 倍，两种偏头痛亚型之间没有差异。此外，同时患有偏头痛和局灶性癫痫的儿童出现隐匿性头痛的风险也是特发性头痛的 3 倍。有趣的是，2/3 的偏头痛患者的癫痫先于偏头痛。癫痫阳性家族史（ 39% ）和光敏感性（ 12.5% ）在共患病的病例中似乎很常见[37]。

与先前所述的证据相反，偏头痛和癫痫很少在头痛和癫痫中心的年轻患者样本中同时出现[38]。在头痛患者中，只有 1.7% 的儿童患有癫痫或非引（诱）发癫痫发作，2.3% 的儿童同时出现偏头痛和癫痫。70 名癫痫患者中有 11.4% 抱怨有头痛，但没有人有偏头痛。此外，约 43% 患者儿童期伴有颞中叶棘波的良性癫痫和儿童失神癫痫的头痛家族史，前者在儿童的直系亲属中患病率较高。

在一项横断面研究中，估计了 73% 的癫痫患者的头痛患病率，作者报道了 49% 的病例仅为发作间期头痛，29% 的病例仅为发作相关（发作前、发作或发作后），22%[31] 均有发作间期和发作相

表 10-1　癫痫患者头痛患病率

年　份	方　　法	年龄（岁）	患者人数	男性 / 女性	患病率	参考文献
1987	面试	32（平均）	100	39/61	18%	[10]
1994	结构化电话访谈 + 医疗记录审查 60% 的渊源者	≥18	1948	40%/60%	24%	[11]
1996	问卷邮寄至受试者 + 病例回顾	19—65（范围）	162	82/80	NA	[12]
1999	问卷调查 + 访谈 + 病历回顾	38±12	109	36/73	12.8%	[13]
1999	用标准问卷进行访谈	15—70（范围）	412	212/200	14%	[14]
2001	用标准问卷进行访谈	40±15（平均）	341	154/187	18.2%	[15]
2002	对患者进行问卷调查	≥10	135	80/55	14.8%	[16]
2002	面试	35.2（平均）	110	69/41	10%	[17]
2004	结构化访谈与标准化问卷	12—81（范围）	364	163/201	8%	[18]
2007	问卷调查 + 半结构化电话访谈	20—71（范围）	109	44/65	20%	[19]
2008	标准问卷访谈 + 3 个月观察期的癫痫发作和头痛日记 + 最终访谈	36.0±11.3（平均）	227	98/129	6.6%	[20]
2009	在癫痫诊所对患者进行评估	9.5（3—22）	72	45/17	15%	[21]
2010	初访问卷	≥13	597	348/249	12.4%	[22]
2011	对患者进行问卷调查	33.4±12.4	75	32/43	41%	[23]
2012	对患者进行问卷调查	＜10（49%）＞10（51%）	400	203/197	25%	[24]
2012	直接问卷访谈	≥18	492	154/338	18.3%	[25]
2013	半结构化访谈	≥18	201	106/95	11%	[26]
2013	电话或面谈 + 病历提取	≥12	730	285/445	25.2%	[27]
2013	在癫痫诊所对患者进行评估	4—88（范围）	304	141/163	32.9%	[28]
2014	自填问卷 + 标准半结构化电话访谈	≥18	1109	607/502	12.53%	[29]
2014	对患者进行问卷调查	37（9—53）	150	70/80	33%	[30]
2015	对患者进行问卷调查	37.3（7—75）	255	128/127	73%	[31]
2016	匿名问卷调查	37.8±14.5（平均）	280	108/172	83.2%	[9]
2017	对患者进行问卷调查	30.9±13.1（平均）	349	159/190	43.6%	[4]

关的头痛。

此外，在另一项纳入 150 名癫痫患者的横断面研究中，偏头痛在有学位的人、女性、使用 AED 的患者和高体重指数[30]的患者中更为常见。

进一步的证据表明，在癫痫患者中，与每月接受单一治疗的患者[4]相比，癫痫发作一次以上的患者和接受多次治疗的患者偏头痛更频繁。

三、偏头痛 – 癫痫共患病的遗传学方面

在过去的几十年里，人们对偏头痛和癫痫的常见基因和分子底物进行了研究，特别关注 CACNA1A、ATP1A2、SCN1A、SLC1A3、POLG 和 C10 或 F2 基因突变的表型 – 基因型相关性。

有或无先兆的偏头痛是一种常见的家族性疾病。易感基因已通过连锁和关联研究揭示，导致易感基因如 ESR1、TNF、KCNK18 具有较高的遗传异质性。尽管有显著的异质性，家族聚集表明其具有遗传背景和寡基因遗传，也在癫痫中被发现。然而，涉及头痛和偏头痛易感性的基因每天更新和增加，包括已知基因的新突变，如 CACNA1H、CASR、CACNB4、GABRD、CLCN2、SLC2A1、GABRA1 和 SLC12A5。然而，在偏头痛患者中发现的易感基因与原发性、广泛性癫痫患者不同。基于全基因组关联和外显子组测序的强大的遗传学研究，尚未在偏头痛和癫痫患者的大队列中进行。然而，一些与特定的、单基因型偏头痛相关的基因已被报道与癫痫相关，因此表明这两种疾病存在一个潜在的共同途径。在与偏头痛和癫痫相关的单基因疾病中，患病率和临床特征存在广泛的差异，其中存在更常见和广为人知的疾病，如由 CACNA1A、ATP1A2 引起的家族偏瘫型偏头痛（familial hemiplegic migraine，FHM），SCN1A、SLC1A3 基因突变引起的发作性共济失调 6 型（episodic ataxia type 6，

EA6），以及更不常见的疾病，包括由 MT-TL1、MT-ND5、POLG、C10 或 F2 突变引起的线粒体疾病，或因 NOTCH3 突变引起的常染色体显性脑前病变伴皮质下梗死和白质脑病（cerebral autosomal dominant arteriopathy with subcortical infarcts and leukoencephalopathy，CADASIL）。

FHM 是一种罕见的常染色体显性伴有先兆的偏头痛的亚型，其特征是完全可逆的运动无力作为先兆的一种特殊症状。转基因离子的突变体 CACNA1A、ATP1A2 和 SCN1A 都负责 FHM 表型，决定了 3 种特定癫痫[39]的不同形式，从而表明 FHM 的遗传异质性。很少有研究报道 FHM 患者的癫痫患病率。总的来说，大约 7% 的 FHM 患者患有癫痫，但目前还没有关于偏瘫性偏头痛和癫痫可能存在联系的结论性数据。对 FHM 和癫痫的综述揭示了这两种疾病的发病机制的关键点。事实上，在癫痫发作 / 癫痫的 FHM 病例中，CACNA1A 和 ATP1A2 蛋白的跨膜结构域发现了突变热点，这表明跨膜结构域确实是这两种疾病的共同支点。

CACNA1A 基因编码人电压 Cav2.1（P/Q 型）钙通道的成孔 α1 亚基。该基因的突变首次在偶发性共济失调 2 型（EA2）患者中被发现，然后在几个 FHM1 家族中被发现。SCA6 中 CAG 重复扩增最近被报道与这种基因突变有关，并涉及 CACNA1A 基因的 c 端编码区，产生改变的聚谷氨酰胺序列。

除了与特定动态突变相关的 SCA6 外，基因型表型相关研究已经确定了 EA2 和缺失突变的关联。反之亦然，功能获得突变与 FHM 有关，较低的激活阈值增强了 Cav2.1 通道的活性，从而增加了细胞内钙浓度，促进和激发皮质扩散抑制（cortical spreading depression，CSD）。另外，即使在 EA2 中，也观察到许多非截断突变聚集在 S5～S6 连接子中，甚至在 EA2 的边界中。基因分型表型的相关性似乎取决于突变的功能效应及

修饰氨基酸的位置。特别是由于没有功能丧失突变与 FHM1- 癫痫表型有关，功能获得可能是从通道功能障碍向临床表型转移的机制。

关于共同的致病机制，由于 CACNA1A 变异可能导致重复的 CSD，它们可能同时触发 FHM 和癫痫。S218L 突变促进钙通道的激活，如 S218L 敲入小鼠复发性 CSD 的发生率增加。因此，这种突变能够导致功能的获得，通道甚至对小的去极化做出反应。

癫痫表型与 S4 片段的Ⅲ和Ⅳ结构域的突变有关，而 Cav2.1 通道（由 CACNA1A 基因编码）的结构域Ⅰ和Ⅱ的突变不太可能确定癫痫。因此，携带家族性或散发性 HM1 变异的患者需要密切监测和管理[39]。

K+-ATP 酶是 ATP1A2 基因编码 Na+ 的 α2 亚基，是一个完整的膜蛋白，负责建立和维持 Na+ 和 K+ 跨质膜的电化学梯度。ATP1A2 突变首次被发现于一个患有 FHM2 的意大利家族。ATP1A2 基因的突变导致泵功能的损伤，神经胶质细胞严重无法清除细胞外的 K+。此外，它会导致泵的周转率降低，然后既不能工作，又不能被功能正常的跨膜蛋白所取代。突变可导致异质性故障，从功能的完全丧失到泵的简单周转或动力学活性减少，但总是导致 K+ 清除的损害。神经胶质和神经元 Na+/K+-ATP 酶在清除细胞外 K+ 中发挥重要作用，以在高神经元活性时防止神经元去极化。Na+/K+-ATP 酶泵的故障可能导致神经元的过度兴奋，并促进阵发性去极化转移，从而导致癫痫发作和 CSD/ 偏头痛。事实上，细胞外 K+ 水平的升高，与突触间隙谷氨酸的积累有关，导致激活阈值降低，并长时间暴露于促进神经递质，增加细胞内钙流失。影响跨膜结构域的错义突变可导致催化位点功能的扰动和泵动力学特征的改变，有趣的是，在这些结构域内携带突变的个体更容易患癫痫[39, 40]。

SCN1A 基因编码电压门控 Na+ 通道 Nav1.1

的 α1 亚基。该基因的突变首次在家族性癫痫患者中被发现：全面性癫痫伴热性惊厥附加症（generalized epilepsy with febrile seizures plus, GEFS+）和 Dravet 综合征，也被称为婴儿严重肌阵挛性癫痫（severe myoclonic epilepsy of infancy, SMEI）。FHM 与 SCN1A 基因的一个杂合子突变相关，最初在 3 个欧洲的 FHM3 家族中被发现。突变可以影响胞内、胞外和跨膜结构域的蛋白质结构。基因型 - 表型的相关性似乎主要取决于突变的功能效应，而不是其通过管蛋白的位置。导致功能丧失的突变主要与 SMEI 相关，而导致功能获得的突变主要与 GEFS+ 或 FHM3 相关。在 FHM3- 癫痫共患病的情况下，试验证据表明单一突变具有双重功能效应。事实上，T1174S（c.3521C＞G）SCN1A 突变与癫痫发作和（或）FHM 相关，既可导致功能丧失，也可导致功能获得，这一发现与癫痫和 FHM 表型一致[39]。

进一步的遗传学研究可能会突出癫痫和偏头痛的其他共同途径。

四、偏头痛和癫痫联系的病理生理学方面

像癫痫发作一样，偏头痛发作归因于大脑过度兴奋状态。这种状态可能由遗传或获得性因素（即头部损伤）引起，这增加了偏头痛和癫痫的风险，因此可能解释了它们之间的共患病关联。

Leao[41] 在大脑皮质电诱发癫痫放电过程中首次描述了偏头痛和癫痫发作的神经生理学关联是 CSD。它的特征是一个缓慢的自发波（2～6mm/min），持续的强烈的神经元去极化，诱导短暂的（以秒为单位）和强烈的峰值活动，随后是持续几分钟[41]的神经抑制。

最近 CSD 不仅可以触发动物模型中焦点电刺激，还可以通过机械刺激、细胞外高 K+ 或谷氨酸、持续钠内流，抑制大脑皮质 Na+/K+-ATP

酶泵，特别是枕叶区域，但皮质下区域也可以参与[42, 43]。

一些途径，包括内在神经元活动和离子通道的异常，已被认为可以解释癫痫活动和 SD[44, 45]传播的差异。

特别是一些实验证据表明，由于兴奋性神经传递增强而引起的癫痫样放电样的传播速度与CSD 相当，而由于抑制减少而引起的癫痫样活动的传播速度要更快[46]。

癫痫发作和 SD 的诱导机制相似，如缺氧、神经损伤、低血糖、高浓度 K^+ 和 Na^+/K^+ 泵抑制[47]。人类研究已经在多种病理状态下观察到 SD，包括癫痫[48]。CSD 被认为与先兆偏头痛[43]和可能的无先兆偏头痛的病理生理学相关因素，其中 CSD 似乎发生在沉默的脑区[49-51]。部分脑血流的增加与去极化阶段有关，而区域脑血流的减少是[52]神经活动减少阶段的特征。

来自 Moskowitz 等[53]、Bolay 等[54] 的实验发现和人类功能神经成像研究[55] 表明，CSD 在诱导三叉神经血管激活中发挥潜在作用，这是导致偏头痛发作疼痛的共同最终途径。

假设这些不同的机制可能与癫痫发作和 CSD 的发病有关：CSD 促进突触兴奋性和疗效，有助于偏头痛患者新皮质组织的高兴奋性，支持了一些 AED 作为偏头痛预防药物的疗效[56]。CSD 可以触发癫痫样场电位，而这种电位可以通过 γ- 氨基丁酸（gamma-Aminobutyric acid, GABA）介导的抑制来阻止，这表明在神经元组织中[57]存在部分去抑制时，SD 增加神经元的兴奋性，促进神经元放电的同步[57]。

偏头痛和癫痫关联的潜在机制是 Na-K 泵无法调节细胞外 K^+ 浓度[58]，这一机制得到了证据支持，即在 FHM 和良性家族癫痫婴儿惊厥中发现了涉及 Na^+-K^+-ATP 酶泵基因 ATP1A2 的新突变的识别，以及在家族枕叶癫痫与偏头痛先兆中相关单基因缺陷[59, 60]。

此外，在实验模型[61]中，钙敏感电流似乎能够促进癫痫样放电和 CSD。

参与癫痫去极化和 CSD 发作的离子扩散的另一个机制是"缝隙连接"相互作用[62, 63]。

谷氨酸也被认为是局灶性癫痫发作和偏头痛过度兴奋的关键介质[64-67]。

然而，如果癫痫发作的产生和传播是由突触过度释放谷氨酸介导的，作用于 AMPA 受体和 NMDA 受体，而 CSD 依赖于谷氨酸受体的激活，那么 CSD 的传播并不严格需要突触传递[68-70]。

CSD 和局灶性癫痫发作活动的差异也可能是由于 CSD 中胶质细胞释放非突触谷氨酸和神经元释放突触谷氨酸[71-73]。

一些临床发现证实，偏头痛和皮质癫痫放电中的 CSD 可以相互促进。偏头痛偶尔会引发癫痫发作，通常会引发具有偏头痛特征的发作性头痛。

有和无先兆的偏头痛患者的易感基因与特发性、全身性癫痫患者不同。旨在确定多因素或低基因性疾病（如常见的偏头痛和癫痫）的遗传背景的遗传学研究是相当困难的。可能需要对单纯偏头痛、单纯癫痫和偏头痛共患病患者进行更大规模和有力的研究，以充分阐明可能的共享遗传底物。

一些与特定的、单基因型偏头痛相关的基因已被报道与癫痫相关，因此提示了一种共同的发病机制。事实上，偏头痛和癫痫是具有某些特定基因突变的患者的共同共患病，包括 FHM 中的 CACNA1A、ATP1A2、SCN1A；发作性共济失调 6 型（episodic ataxia type 6，EA6）中的 SLC1A3 基因（通道病）；以及 MT-TL1、MT-ND5、POLG、C10 或 F2d 线粒体疾病和 NOTCH3[2, 39, 74-76]。

五、治疗注意事项

偏头痛中 AED 的合理应用是由于与癫痫有

共同的致病机制，如兴奋性谷氨酸能传递增加、GABA 能抑制减少和电压门控通道[77, 78]的异常激活。

一些 AED，如丙戊酸（Valproic acid，VPA）、托吡酯（Topiramate，TPM）和加巴喷丁（Gabapentin，GPT），对预防偏头痛是有效的，而且总体上耐受性良好[77-84]。

机制包括调节皮质和 PAG 神经元上不同效力的高压激活 Ca^{2+} 通道，抑制配体门控通道，特别是离子和代谢谷氨酸受体，增强 GABA 传递[78, 85]。

所有前面提到的 AED 都已被证明以剂量依赖的方式抑制 CSD[86, 87]。此外，拉莫三嗪（Lamotrigine，LTG）的慢性治疗已被证明对实验性 CSD 有显著的抑制作用，这转化为对偏头痛先兆[88]的选择性预防作用。

TPM 和 VPA 已被证明是预防偏头痛的高效药物，并且两者都已被美国食品药物管理局（Food and Drug Administration，FDA）批准用于预防偏头痛。对偏头痛有效的剂量一般低于治疗癫痫的剂量；VPA 治疗剂量为 880～1000mg/d，TPM 为 100mg/d。无论是否过度使用药物，这两种药物都被证明对慢性偏头痛有效[84, 89]。然而，在 FDA 和欧洲药品管理局（European Medicines Agency，EMA）报道其致畸性后，已经对 VPA 的使用进行了重大限制，特别是在有生育潜力的女性中。

LTG 是一种有效的钠通道阻滞药和谷氨酸受体拮抗药，在开放研究中也被证明对有先兆的偏头痛患者（其中一些有运动先兆）有效，但对无先兆[90, 91]的偏头痛患者无效。GPT 和普瑞巴林对发作性和慢性偏头痛的疗效证据较弱。左乙拉西坦和唑尼沙胺已被报道有希望的发现，这有待进一步证实[92]。

仅通过单一作用机制发挥作用的 AED 似乎在靶向偏头痛方面效果较差。一些 AED（如卡马西平、苯妥英、奥卡西平）单独阻断电压门控钠通道似乎对拮抗偏头痛发作无效，尽管它们的作用机制与预防癫痫危象有关。这并不排除靶向但不完全针对 Na^+ 电流的药物（即 VPA 或 TPM）可以通过抑制 Na^+ 依赖的放电和持续的 Na^+ 电导来预防偏头痛，包括先兆偏头痛。这种效应也可能适用于偏瘫偏头痛（hemiplegic migraine，HM），与伴有或不伴有癫痫[93]。

虽然苯妥英、奥卡西平、维加巴林和氯硝西泮似乎对偏头痛[94]无效，但它们可以用于发作或发作后头痛的癫痫患者，如卡马西平被证实可以减少发作和发作后头痛[19]的发生。

对于癫痫和任何类型的头痛患者，特别是偏头痛，AED 是治疗的选择[95]。相反，三环类抗抑郁药和抗精神病药应该避免使用，因为它们降低了致痫阈值。

共患病患者的抗癫痫治疗的共同目标是皮质高兴奋性和 CSD。这也可能揭示了更罕见的情况，如癫痫表型 HM。尽管如此，对于偏头痛和癫痫，30% 的患者似乎没有反应。

还应该记住，头痛是一些 AED 的常见不良反应，这可能会限制它们在癫痫和偏头痛患者中的使用。性别影响药物选择，FDA 和 EMA 建议避免使用丙戊酸药物。

在有症状的药物中，两种镇痛药（66%～80% 的患者）和曲坦类药物都已被证明对癫痫发作后的头痛有效，后者尤其是对癫痫发作后的偏头痛样头痛[96-99]。

在试图预防癫痫患者偏头痛的非药物方法中，迷走神经刺激应该被提及。在两项研究中，4 例和 10 例癫痫伴偏头痛患者中分别有 3 例和 8 例在刺激器植入后偏头痛频率下降[100]。

六、临床和仪器评估

由于癫痫和偏头痛常合并发生，因此应询问所有癫痫患者是否同时发生偏头痛，并明确癫痫

发作与偏头痛 / 头痛表现的时间关系。另外，偏头痛患者应被询问癫痫及癫痫诊断。

准确的个人病史记录和临床评估是必需的，以提供具体的诊断和建议诊断测试。磁共振成像（MRI），包括磁共振血管造影，以及实验室或仪器检查，可能需要在某些情况下进行定位诊断[101]。

对于有视觉症状提示枕部癫痫发作的患者，应根据这两种疾病的典型特征，考虑与视觉偏头痛先兆的鉴别诊断[102]。

MRI 扫描显示 6% 的偏头痛疾病患者出现短暂的大脑异常，这是由于血脑屏障完整性的短暂改变引起水肿[103]。在一系列诊断为偏头痛的儿童中，75% 的 MRI 结果正常，其余 25% 显示大脑异常，包括神经元迁移障碍、白质脑病、脑室周围胶质细胞增生和脑积水[104]。因此，脑 MRI 是一项有效的诊断评估方式。

虽然脑电图（electroencephalogram，EEG）在癫痫患者中至关重要，但将其纳入头痛患者的常规评估并没有用处。然而，在先兆偏头痛中，脑电图，特别是 24 小时视频 – 脑电图研究显示，在先兆偏头痛期间电活动异常没有显示典型的发作性癫痫样活动的时间线，有时呈现交替模式，其频率和振幅逐步增加和减少[105, 106]。

发作性癫痫性头痛脑电图模式不是单一的。在一些病例中发现 11～12Hz 的高压节律性活动，但迄今为止，没有特定模式符合诊断，也可能观察到普遍慢波或放电和连续的双侧慢波，即使有光阵发性反应[104, 107-111]。需要强调的是，表面脑电图在检测局灶性癫痫方面不准确，表现为发作性头痛，起源于深层结构，如眶内侧额叶区或 Panayiotopoulos 综合征。这支持了缺乏明确的癫痫活动并不排除癫痫诊断的概念。在不明确的情况下，深电极可以提高诊断敏感性[15, 112, 113]。

有越来越多的流行病学证据支持癫痫和头痛的合并，特别是偏头痛，尽管不同研究的患病率不同。未来的研究应基于前瞻性的数据收集，可能是基于人群的队列，以减少回忆偏倚的风险。此外，应使用现有的和有效的筛查和诊断方法，尽量减少头痛疾病的错误分类[3]。

一些研究表明，共患病性偏头痛对癫痫[7]的预后有负面影响。进一步的研究来验证癫痫发作有无偏头痛的癫痫患者获得缓解的机会、对治疗的难治性和其他结果指标是否真的不同，会对患者的生活质量有明显的影响。

未来的纵向研究还应通过调查癫痫和偏头痛的时间序列，来验证癫痫和偏头痛关系的因果性质及两种疾病之间的关系方向。

此外，对于"癫痫发作性头痛"和"癫痫偏头痛"最合适的术语应达成共识，而不是"偏头痛"。因此，迫切需要在国际癫痫和头痛疾病分类达成协议，这需要国际头痛协会和国际抗癫痫联盟进行建设性的合作努力，以克服旧的分类争论。

要了解临床共同的病理生理机制，除了发作性疾病的复杂表达外，还要关注发作性疾病的脑兴奋性和共同的遗传背景。深入了解偏头痛和癫痫关联的分子事件，对于确定需要改善的最佳药物靶点至关重要。

还需要确定癫痫与其他疼痛性疾病的潜在共患病，并可能澄清这种关联的病理生理学基础。

最后的临床努力应该集中于调查疼痛是癫痫的独特表现的情况，因为这不仅对正确的诊断至关重要，而且对建立最合适的治疗方法也至关重要。

[1] Gowers W. A clinical lecture on sudden cerebral lesions: their diagnosis and immediate treatment: delivered at the polyclinic. Br Med J 1907;2(2427):1–6.

[2] Bianchin MM, Londero RG, Lima JE, Bigal ME. Migraine and epilepsy: a focus on overlapping clinical, pathophysiological, molecular, and therapeutic aspects. Curr Pain Headache Rep 2010;14(4):276–83.

[3] Keezer MR, Bauer PR, Ferrari MD, Sander JW. The comorbid relationship between migraine and epilepsy: a systematic review and meta-analysis. Eur J Neurol 2015;22(7):1038–47.

[4] C¸ illiler AE, Güven H, C¸ omoğlu SS. Epilepsy and headaches: further evidence of a link. Epilepsy Behav 2017;70(Pt A):161–5.

[5] Dalla Volta G, Di Monda V, Bariselli M, Vignolo LA. Headache and epilepsy: a case report of the unusual association of cluster headache and epilepsy. Ital J Neurol Sci 1992;13(8):699.

[6] Gaitatzis A, Carroll K, Majeed A, Sander W. The epidemiology of the comorbidity of epilepsy in the general population. Epilepsia 2004;45(12):1613–22.

[7] Velioğlu SK, Boz C, Ozmenoğlu M. The impact of migraine on epilepsy: a prospective prognosis study. Cephalalgia 2005;25(7):528–35.

[8] Ottman R, Lipton RB, Ettinger AB, Cramer JA, Reed ML, Morrison A, Wan GJ. Comorbidities of epilepsy: results from the epilepsy comorbidities and health (EPIC) survey. Epilepsia 2011;52(2):308–15.

[9] Mameniškien_e R, Karmonait_e I, Zagorskis R. The burden of headache in people with epilepsy. Seizure 2016 Oct;41:120–6.

[10] Schon F, Blau JN. Post-epileptic headache and migraine. J Neurol Neurosurg Psychiatry 1987;50:1148–52.

[11] Ottman R, Lipton RB. Comorbidity of migraine and epilepsy. Neurology 1994;44:2105–10.

[12] Ito M, Schachter SC. Frequency and characteristics of interictal headaches in patients with epilepsy. J Epilepsy 1996;9:83–6.

[13] Ito M, Nakamura F, Honma H, Takeda Y, Kobayashi R, Miyamoto T, Koyama T. A comparison of post-ictal headache between patients with occipital lobe epilepsy and temporal lobe epilepsy. Seizure 1999;8(6):343–6.

[14] Velioglu SK, Ozmenoglu M. Migraine-related seizures in an epileptic population. Cephalalgia 1999;19:797–801.

[15] Leniger T, Isbruch K, von den Driesch S, Diener HC, Hufnagel A. Seizure-associated headache in epilepsy. Epilepsia 2001;42(9):1176–9.

[16] Karaali-Savrun F, G€oksan B, Yeni SN, Ertan S, Uzun N. Seizure-related headache in patients with epilepsy. Seizure 2002;11(1):67–9.

[17] F€orderreuther S, Henkel A, Noachtar S, Straube A. Headache associated with epileptic seizures: epidemiology and clinical characteristics. Headache 2002;42(7):649–55.

[18] Ito M, Adachi N, Nakamura F, Koyama T, Okamura T, Kato M, Kanemoto K, Nakano T, Matsuura M, Hara S. Characteristics of postictal headache in patients with partial epilepsy. Cephalalgia 2004;24(1):23–8.

[19] Syvertsen M, Helde G, Stovner LJ, Brodtkorb E. Headaches add to the burden of epilepsy. J Headache Pain 2007;8(4):224–30.

[20] Kwan P, Man CB, Leung H, Yu E, Wong KS. Headache in patients with epilepsy: a prospective incidence study. Epilepsia 2008;49(6):1099–102.

[21] Clarke T, Baskurt Z, Strug LJ, Pal DK. Evidence of shared genetic risk factors for migraine and rolandic epilepsy. Epilepsia 2009;50(11):2428–33.

[22] HELP Study Group. Multi-center study on migraine and seizure-related headache in patients with epilepsy. Yonsei Med J 2010;51(2):219–24.

[23] Schankin CJ, Remi J, Klaus I, Sostak P, Reinisch VM, Noachtar S, Straube A. Headache in juvenile myoclonic epilepsy. J Headache Pain 2011;12(2):227–33.

[24] Kelley SA, Hartman AL, Kossoff EH. Comorbidity of migraine in children presenting with epilepsy to a tertiary care center. Neurology 2012;79(5):468–73.

[25] Tonini MC, Giordano L, Atzeni L, Bogliun G, Perri G, Saracco MG, Tombini M, Torelli P, Turazzini M, Vernieri F, Aguggia M, Bussone G, Beghi E, EPICEF Group. Primary headache and epilepsy: a multicenter cross-sectional study. Epilepsy Behav 2012;23(3):342–7.

[26] Duchaczek B, Ghaeni L, Matzen J, Holtkamp M. Interictal and periictal headache in patients with epilepsy. Eur J Neurol 2013;20(10):1360–6.

[27] Winawer MR, Connors R, Investigators EPGP. Evidence for a shared genetic susceptibility to migraine and epilepsy. Epilepsia 2013;54:288–95.

[28] Gameleira FT, Ataíde Jr. L, Raposo MC. Relations between epileptic seizures and headaches. Seizure 2013;22:622–6.

[29] Wang XQ, Lang SY, He MW, Zhang X, Zhu F, Dai W, Shi XB, Wan M, Ma YF, Chen YN, Yu SY. High prevalence of headaches in patients with epilepsy. J Headache Pain 2014;15:70.

[30] Jabbehdari S, Hesami O, Chavoshnejad M. Prevalence of migraine headache in epileptic patients. Acta Med Iran 2015;53(6):373–5.

[31] Hofstra WA, Hageman G, de Weerd AW. Periictal and interictal headache including migraine in Dutch patients with epilepsy: a cross-sectional study. Epilepsy Behav 2015;44:155–8.

[32] Andermann F. Migraine-epilepsy relationships. Epilepsy Res 1987;1(4):213–26.

[33] Lipton RB, Ottman R, Ehrenberg BL, Hauser WA. Comorbidity of migraine: The connection between migraine and epilepsy. Neurology 1994;44(10 Suppl 7):S28–32.

[34] Lateef TM, Cui L, Nelson KB, Nakamura EF, Merikangas KR. Physical comorbidity of migraine and other headaches in US adolescents. J Pediatr 2012 Aug;161(2):308–13.

[35] Harnod T, Wang YC, Kao CH. High risk of developing subsequent epilepsy in young adults with migraine: a nationwide population-based cohort study in Taiwan. Q J Med 2015;108:449–55.

[36] Ludvigsson P, Hesdorffer D, Olafsson E, Kjartansson O, Hauser WA. Migraine with aura is a risk factor for unprovoked seizures in children. Ann Neurol 2006;59(1):210–3.

[37] Toldo I, Perissinotto E, Menegazzo F, Boniver C, Sartori S, Salviati L, Clementi M, Montagna P, Battistella PA. Comorbidity between headache and epilepsy in a pediatric headache center. J Headache Pain 2010;11(3):235–40.

[38] Papavasiliou AS, Bregianni M, Nikaina I, Kotsalis C, Paraskevoulakos E, Bazigou H. Pediatric headache and epilepsy

comorbidity in the pragmatic clinical setting. Neuropediatrics 2016;47(2):107–11.

[39] Prontera P, Sarchielli P, Caproni S, Bedetti C, Cupini LM, Calabresi P, Costa C. Epilepsy in hemiplegic migraine: genetic mutations and clinical implications. Cephalalgia 2018;38(2):361–73.

[40] Costa C, Prontera P, Sarchielli P, Tonelli A, Bassi MT, Cupini LM, Caproni S, Siliquini S, Donti E, Calabresi P. A novel ATP1A2 gene mutation in familial hemiplegic migraine and epilepsy. Cephalalgia 2014 Jan;34(1):68–72.

[41] Somjen GG. Aristides Leãˆo's discovery of cortical spreading depression. J Neurophysiol 2005; 94(1):2–4.

[42] Somjen GG. Mechanisms of spreading depression and hypoxic spreading depression-like depolarization. Physiol Rev 2001;81(3):1065–96.

[43] Richter F, Lehmenkühler A. Cortical spreading depression (CSD): a neurophysiological correlate of migraine aura. Schmerz 2008;22(5):544. –6,548–50.

[44] Barreto E, Cressman JR. Ion concentration dynamics as a mechanism for neuronal bursting. J Biol Phys 2011;37(3):361–73.

[45] Krishnan GP, Bazhenov M. Ionic dynamics mediate spontaneous termination of seizures and postictal depression state. J Neurosci 2011;3:8870–82.

[46] Trevelyan AJ, Baldeweg T, van Drongelen W, Yuste R, Whittington M. The source of after discharge activity in neocortical tonic-clonic epilepsy. J Neurosci 2007;27(49):13513–9.

[47] Dreier JP. The role of spreading depression, spreading depolarization and spreading ischemia in neurological disease. Nat Med 2011;17(4):439–47.

[48] Kramer DR, Fujii T, Ohiorhenuan I, Liu CY. Cortical spreading depolarization: pathophysiology, implications, and future directions. J Clin Neurosci 2016;24:22–7.

[49] Géraud G, Denuelle M, Fabre N, Payoux P, Chollet F. Positron emission tomographic studies of migraine. Rev Neurol 2005;161(6–7):666–70.

[50] Chalaupka FD. Reversible imaging abnormalities consistent with CSD during migraine without aura attack. Headache 2008;48(8):1229–32.

[51] Purdy RA. Migraine with and without aura share the same pathogenic mechanisms. Neurol Sci 2008;29(Suppl 1):S44–6.

[52] Tfelt-Hansen P. Intracranial vasodilation in migraine? Ann Neurol 2010;67(5):695–6.

[53] Moskowitz MA, Nozaki K, Kraig RP. Neocortical spreading depression provokes the expression of c-fos protein-like immunoreactivity within trigeminal nucleus caudalis via trigeminovascular mechanisms. J Neurosci 1993;13(3):1167–77.

[54] Bolay H, Reuter U, Dunn AK, Huang Z, Boas DA, Moskowitz MA. Intrinsic brain activity triggers trigeminal meningeal afferents in a migraine model. Nat Med 2002;8(2):136–42.

[55] Hadjikhani N, Sanchez Del Rio M, Wu O, Schwartz D, Bakker D, Fischl B, Kwong KK, Cutrer FM, Rosen BR, Tootell RB, Sorensen AG, Moskowitz MA. Mechanisms of migraine aura revealed by functional MRI in human visual cortex. Proc Natl Acad Sci U S A 2001;98(8):4687–92.

[56] Rogawski MA. Migraine and epilepsy—Shared mechanisms within the family of episodic disorders. In: Noebels JL, Avoli M, Rogawski MA, Olsen RW, Delgado-Escueta AV, editors. Jasper's basic mechanisms of the epilepsies [Internet]. 4th ed. Bethesda (MD): National Center for Biotechnology Information (US); 2012.

[57] Eickhoff M, Kovac S, Shahabi P, Ghadiri MK, Dreier JP,

Stummer W, Speckmann EJ, Pape HC, Gorji A. Spreading depression triggers ictaform activity in partially disinhibited neuronal tissues. Exp Neurol 2014;253:1–15.

[58] Haglund MM, Schwartzkroin PA. Role of Na-K pump potassium regulation and IPSPs in seizures and spreading depression in immature rabbit hippocampal slices. J Neurophysiol 1990;63(2):225–39.

[59] Vanmolkot KR, Kors EE, Hottenga JJ, Terwindt GM, Haan J, Hoefnagels WA, Black DF, Sandkuijl LA, Frants RR, Ferrari MD, van den Maagdenberg AM. Novel mutations in the Na$^+$, K$^+$–ATPase pump gene ATP1A2 associated with familial hemiplegic migraine and benign familial infantile convulsions. Ann Neurol 2003;54(3):360–6.

[60] Deprez L, Peeters K, Van Paesschen W, Claeys KG, Claes LR, Suls A, Audenaert D, Van Dyck T, Goossens D, Del-Favero J, De Jonghe P. Familial occipitotemporal lobe epilepsy and migraine with visual aura: linkage to chromosome 9q. Neurology 2007;68(23):1995–2002.

[61] Somjen GG, Kager H, Wadman WJ. Calcium sensitive non-selective cation current promotes seizure-like discharges and spreading depression in a model neuron. J Comput Neurosci 2009;26(1):139–47.

[62] Nedergaard M, Cooper AJ, Goldman SA. Gap junctions are required for the propagation of spreading depression. J Neurobiol 1995;28(4):433–44.

[63] Nilsen KE, Kelso AR, Cock HR. Antiepileptic effect of gap-junction blockers in a rat model of refractory focal cortical epilepsy. Epilepsia 2006;47(7):1169–75.

[64] Theodore WH, Fisher RS. Brain stimulation for epilepsy. Lancet Neurol 2004;3(2):111–8.

[65] Aurora SK, Ahmad BK, Welch KM, Bhardhwaj P, Ramadan NM, Aurora SK, Ahmad BK, Welch KM, Bhardhwaj P, Ramadan NM. Transcranial magnetic stimulation confirms hyperexcitability of occipital cortex in migraine. Neurology 1998;50(4):1111–4.

[66] Chronicle EP, Pearson AJ, Mulleners WM. Objective assessment of cortical excitability in migraine with and without aura. Cephalalgia 2006;26(7):801–8.

[67] Siniatchkin M, Reich AL, Shepherd AJ, van Baalen A, Siebner HR, Stephani U. Peri-ictal changes of cortical excitability in children suffering from migraine without aura. Pain 2009;147(1–3):132–40.

[68] Yamaguchi S, Donevan SD, Rogawski MA. Anticonvulsant activity of AMPA/kainate antagonists: comparison of GYKI 52466 and NBOX in maximal electroshock and chemoconvulsant seizure models. Epilepsy Res 1993;15(3):179–84.

[69] Psarropoulou C, Avoli M. CPP, an NMDA-receptor antagonist, blocks 4–aminopyridine-induced spreading depression episodes but not epileptiform activity in immature rat hippocampal slices. Neurosci Lett 1992;135(1):139–43.

[70] Peeters M, Gunthorpe MJ, Strijbos PJ, Goldsmith P, Upton N, James MF. Effects of pan- and subtype-selective N-methyl-D-aspartate receptor antagonists on cortical spreading depression in the rat: therapeutic potential for migraine. J Pharmacol Exp Ther 2007;321(2):564–72.

[71] Larrosa B, Pastor J, López-Aguado L, Herreras O. A role for glutamate and glia in the fast network oscillations preceding spreading depression. Neuroscience 2006;141(2):1057–68.

[72] Fellin T, Haydon PG. Do astrocytes contribute to excitation underlying seizures? Trends Mol Med 2005;11(12):530–3.

[73] Rogawski MA. Astrocytes get in the act in epilepsy. Nat Med 2005;11(9):919–20.

[74] Rogawski MA. Common pathophysiologic mechanisms in migraine and epilepsy. Arch Neurol 2008;65(6):709–14.

[75] Chabriat H, Joutel A, Dichgans M, Tournier-Lasserve E, Bousser MG. Cadasil. Lancet Neurol 2009; 8(7):643–53.

[76] El-Hattab AW, Adesina AM, Jones J, Scaglia F. MELAS syndrome: clinical manifestations, pathogenesis, and treatment options. Mol Genet Metab 2015;116(1–2):4–12.

[77] Welch KM. Brain hyperexcitability: the basis for antiepileptic drugs in migraine prevention. Headache 2005;45(Suppl 1):S25–32.

[78] Calabresi P, Galletti F, Rossi C, Sarchielli P, Cupini LM. Antiepileptic drugs in migraine: from clinical aspects to cellular mechanisms. Trends Pharmacol Sci 2007;28(4):188–95.

[79] Cutrer FM. Antiepileptic drugs: how they work in headache. Headache 2001;41(Suppl 1):S3–10.

[80] Rogawski MA, Löscher W. The neurobiology of antiepileptic drugs for the treatment of nonepileptic conditions. Nat Med 2004;10(7):685–92.

[81] Calabresi P, Cupini LM, Centonze D, Pisani F, Bernardi G. Antiepileptic drugs as a possible neuroprotective strategy in brain ischemia. Ann Neurol 2003;53(6):693–702.

[82] Costa C, Leone G, Saulle E, Pisani F, Bernardi G, Calabresi P. Coactivation of GABA(A) and GABA(B) receptor results in neuroprotection during in vitro ischemia. Stroke 2004;35(2):596–600.

[83] Costa C, Martella G, Picconi B, Prosperetti C, Pisani A, Di Filippo M, Pisani F, Bernardi G, Calabresi P. Multiple mechanisms underlying the neuroprotective effects of antiepileptic drugs against in vitro ischemia. Stroke 2006;37(5):1319–26.

[84] Romoli M, Costa C, Siliquini S, Corbelli I, Eusebi P, Bedetti C, Caproni S, Cupini LM, Calabresi P, Sarchielli P. Antiepileptic drugs in migraine and epilepsy: who is at increased risk of adverse events? Cephalalgia 2018;38(2):274–82.

[85] Martella G, Costa C, Pisani A, Cupini LM, Bernardi G, Calabresi P. Antiepileptic drugs on calcium currents recorded from cortical and PAG neurons: therapeutic implications for migraine. Cephalalgia 2008;28(12):1315–26.

[86] Ayata C, Jin H, Kudo C, Dalkara T, Moskowitz MA. Suppression of cortical spreading depression in migraine prophylaxis. Ann Neurol 2006;59(4):652–61.

[87] Tozzi A, de Iure A, Di Filippo M, Costa C, Caproni S, Pisani A, Bonsi P, Picconi B, Cupini LM, Materazzi S, Geppetti P, Sarchielli P, Calabresi P. Critical role of calcitonin gene-related peptide receptors in cortical spreading depression. Proc Natl Acad Sci U S A 2012;109(46):18985–90.

[88] Bogdanov VB, Multon S, Chauvel V, Bogdanova OV, Prodanov D, Makarchuk MY, Schoenen J. Migraine preventive drugs differentially affect cortical spreading depression in rat. Neurobiol Dis 2011;41(2):430–5.

[89] Sarchielli P, Messina P, Cupini LM, Tedeschi G, Di Piero V, Livrea P, Pini LA, Bernardi G, Bono G, Sandrini G, Caproni S, Corbelli I, Pisani F, Beghi E, Calabresi P, SAMOHA Study Group. Sodium valproate in migraine without aura and medication overuse headache: a randomized controlled trial. Eur Neuropsychopharmacol 2014;24(8):1289–97.

[90] D'Andrea G, Granella F, Cadaldini M, Manzoni GC. Effectiveness of lamotrigine in the prophylaxis of migraine with aura: an open pilot study. Cephalalgia 1999;19(1):64–6.

[91] Lampl C, Katsarava Z, Diener HC, Limmroth V. Lamotrigine reduces migraine aura and migraine attacks in patients with migraine with aura. J Neurol Neurosurg Psychiatry 2005;76(12):1730–2.

[92] Mohammadianinejad SE, Abbasi V, Sajedi SA, Majdinasab N, Abdollahi F, Hajmanouchehri R, Faraji A. Zonisamide versus topiramate in migraine prophylaxis: a double-blind randomized clinical trial. Clin Neuropharmacol 2011;34(4):174–7.

[93] Galletti F, Cupini LM, Corbelli I, Calabresi P, Sarchielli P. Pathophysiological basis of migraine prophylaxis. Prog Neurobiol 2009;89(2):176–92.

[94] Linde M, Mulleners WM, Chronicle EP, McCrory DC. Antiepileptics other than gabapentin, pregabalin, topiramate, and valproate for the prophylaxis of episodic migraine in adults. Cochrane Database Syst Rev 2013;6:CD010608.

[95] Vikelis M, Rapoport AM. Role of antiepileptic drugs as preventive agents for migraine. CNS Drugs 2010;24(1):21–33.

[96] Cai S, Hamiwka LD, Wirrell EC. Peri-ictal headache in children: prevalence and character. Pediatr Neurol 2008;39(2):91–6.

[97] Yankovsky AE, Andermann F, Mercho S, Dubeau F, Bernasconi A. Preictal headache in partial epilepsy. Neurology 2005;65(12):1979–81.

[98] Jacob J, Goadsby PJ, Duncan JS. Use of sumatriptan in post-ictal migraine headache. Neurology 1996;47(4):1104.

[99] Ogunyemi A, Adams D. Migraine-like symptoms triggered by occipital lobe seizures: response to sumatriptan. Can J Neurol Sci 1998;25(2):151–3.

[100] Lenaerts ME, Oommen KJ, Couch JR, Skaggs V. Can vagus nerve stimulation help migraine? Cephalalgia 2008 Apr;28(4):392–5.

[101] Caminero A, Manso-Calderón R. Links between headaches and epilepsy: current knowledge and terminology. Neurologia 2014;29(8):453–63.

[102] Panayiotopoulos CP. Visual phenomena and headache in occipital epilepsy: a review, a systematic study and differentiation from migraine. Epileptic Disord 1999;1(4):205–16.

[103] Sances G, Guaschino E, Perucca P, Allena M, Ghiotto N, Manni R. Migralepsy: a call for a revision of the definition. Epilepsia 2009;50(11):2487–96.

[104] Verrotti A, Coppola G, Di Fonzo A, Tozzi E, Spalice A, Aloisi P, Bruschi R, Iannetti P, Villa MP, Parisi P. Should "migralepsy" be considered an obsolete concept? A multicenter retrospective clinical/EEG study and review of the literature. Epilepsy Behav 2011;21(1):52–9.

[105] De Romanis F, Buzzi MG, Cerbo R, Feliciani M, Assenza S, Agnoli A. Migraine and epilepsy with infantile onset and electroencephalographic findings of occipital spike-wave complexes. Headache 1991;31(6):378–83.

[106] De Romanis F, Buzzi MG, Assenza S, Brusa L, Cerbo R. Basilar migraine with electroencephalographic findings of occipital spike-wave complexes: a long-term study in seven children. Cephalalgia 1993;13(3):192–6.

[107] Walker MC, Smith SJ, Sisodiya SM, Shorvon SD. Case of simple partial status epilepticus in occipital lobe epilepsy misdiagnosed as migraine: clinical, electrophysiological, and magnetic resonance imaging characteristics. Epilepsia 1995;36(12):1233–6.

[108] Ghofrani M, Mahvelati F, Tonekaboni H. Headache as a sole manifestation in nonconvulsive status epilepticus. J Child

Neurol 2006;21(11):981–3.

[109] Parisi P, Kasteleijn-Nolst Trenite DG, Piccioli M, Pelliccia A, Luchetti A, Buttinelli C, Villa MP. A case with atypical childhood occipital epilepsy "Gastaut type": an ictal migraine manifestation with a good response to intravenous diazepam. Epilepsia 2007;48(11):2181–6.

[110] Perucca P, Terzaghi M, Manni R. Status epilepticus migrainosus: clinical, electrophysiologic, and imaging characteristics. Neurology 2010;75(4):373–4.

[111] Belcastro V, Striano P, Pierguidi L, Calabresi P, Tambasco N. Ictal epileptic headache mimicking status migrainosus: EEG and DWI-MRI findings. Headache 2011;51(1):160–2.

[112] Laplante P, Saint-Hilaire JM, Bouvier G. Headache as an epileptic manifestation. Neurology 1983; 33(11):1493–5.

[113] Piccioli M, Parisi P, Tisei P, Villa MP, Buttinelli C, Kasteleijn-Nolst Trenite DG. Ictal headache and visual sensitivity. Cephalalgia 2009;29(2):194–203.

第 11 章　癫痫、阻塞性睡眠呼吸暂停综合征及其他睡眠障碍

Epilepsy, obstructive sleep apnea syndrome, and other sleep disorders

Matthew C. Walker　著

睡眠几乎是所有动物具有的特征，在哺乳动物中普遍存在。它似乎具有重要的生理功能，在人类认知和心理健康方面发挥着重要作用。人类的睡眠可以大致分为快速眼动（rapid eye movement，REM）睡眠和非快速眼动（non-REM，NREM）睡眠两种状态。这些睡眠状态在夜间循环超过 90 分钟。NREM 可分为浅度睡眠（N1/N2 期）和深度睡眠（N3 期）。随着睡眠的进行，深度睡眠的时间变短，到早晨消失；相反，快速眼动睡眠时间增加。睡眠中断不仅包括觉醒次数的增加（睡眠效率降低），还包括正常睡眠过程的中断。

睡眠障碍是癫痫患者的常见主诉，在局灶性癫痫患者中发病率约为普通人群的 2 倍[1, 2]。30%～40% 的局灶性癫痫患者在过去 6 个月有睡眠障碍[1]。与那些没有睡眠障碍的癫痫患者相比，伴有睡眠障碍的癫痫患者的生活质量明显受损[1, 2]；事实上，焦虑、抑郁和睡眠障碍对癫痫患者生活质量的影响大于癫痫[3]。重要的是，许多睡眠问题并没有得到医生的重视。和许多共患病一样，医生不会检查甚至不会询问患者的睡眠问题，而只是关注癫痫发作和发作频率。然而根据笔者的经验，没有提示的情况下，患者通常不会主动提到睡眠情况。考虑到大多数睡眠障碍是

可以治疗的，治疗可能会改善生活质量，甚至可能控制癫痫发作（在本章中讨论）。因此，每次咨询时医生都应该对睡眠情况 / 问题进行简短的询问。目前有很多睡眠筛查工具和量表可用[4]。然而，通常更容易和更合适的方法是询问患者是否有难以入睡或保持睡眠的问题，是否在睡眠期间做了任何不寻常的事情和（或）在白天感到困倦。如果人们有白天嗜睡的情况，就应该进行 Epworth 嗜睡量表（表 11-1）评估[5]。对睡眠评估的同时都应该对精神状态进行评估。

癫痫患者最常见的主诉是白天过度嗜睡和精神性睡眠障碍（即在夜间有压力、焦虑、抑郁、忧郁的想法等）[1]。事实上，后者强调睡眠、精神疾病和癫痫的密切联系。睡眠障碍和癫痫都与精神疾病有关；精神疾病可加重睡眠障碍，反之，睡眠障碍可加重精神疾病[6]。然而，这种关系并不是全部，因为在一项研究中，精神障碍的频率并不能解释局灶性癫痫患者的睡眠障碍发病率高的现象[1]。而癫痫发作、癫痫和抗癫痫药物也可能在扰乱和干扰睡眠中起重要作用。事实上，夜间不为人知的癫痫发作可以表现为白天嗜睡和失眠[7]。在制订治疗策略时，要牢记癫痫、睡眠和其他共患病的复杂相互关系（图 11-1）。

重要的是，未被发现的睡眠障碍是癫痫患者

睡眠障碍的常见原因。周期性肢体运动和阻塞性睡眠呼吸暂停（obstructive sleep apnea，OSA）即是如此[8]。多导睡眠图在诊断这些疾病中的价值表明，癫痫患者应常规行多导睡眠图；然而根据经验，对癫痫患者睡眠障碍的研究仍然没有得到充分利用。

本章将首先讨论睡眠对癫痫的影响以及癫痫发作和发作间期的异常对睡眠和睡眠生理的影响。下面将讨论一些常见的相关睡眠障碍。

表 11-1 Epworth 嗜睡量表

在以下情况下，你打瞌睡或睡着的可能性有多大？

0 = 从来不打瞌睡
1 = 很少打瞌睡
2 = 有时打瞌睡
3 = 经常打瞌睡

- 坐着阅读时
- 观看电视时
- 在公共场所安静坐着
- 作为乘客在汽车内连续坐 1 小时
- 条件允许时午后静卧休息
- 坐着与人交谈
- 未饮酒的情况下午餐后静坐
- 堵车时在车内等候数分钟

得分

– 0~10 分　白天正常瞌睡
– 11~12 分　白天轻度嗜睡
– 13~15 分　白天中度嗜睡
– 16~24 分　白天过度嗜睡

一、癫痫发作、发作间期放电和睡眠

癫痫患者睡眠剥夺是加剧癫痫发作的主要因素之一[9]。有证据表明，在全面性癫痫中睡眠剥夺可诱发癫痫发作。癫痫通常会在睡眠周期中的任意时刻发生；遗传性全面性癫痫通常在早晨发作，醒来后不久；在某些癫痫中，发作可能只发生在睡眠中。大约 20% 的癫痫患者主要在夜间发作，6% 仅在夜间发作[10, 11]。那些仅在夜间发作的患者每年约 2% 的概率白天发作，而且这种概率随着发作频繁和停用抗癫痫药物而增加[12]。

睡眠期间癫痫发作主要是特殊的癫痫综合征/类型。尤其是额叶癫痫的典型特征是夜间聚集性发作[13]。当夜间癫痫发作时，往往发生在非快速眼动睡眠而不是快速眼动睡眠，并且发生在非快速眼动睡眠的任何阶段[14]。伴有中央颞区棘波的儿童癫痫发作也往往发生在睡眠或思睡期[15]。虽然颞叶癫痫发作没有类似特点，但如果颞叶癫痫发生在夜间，则更有可能发展为双侧强直-阵挛性发作[14]。某些癫痫性脑病在发作表现和脑电

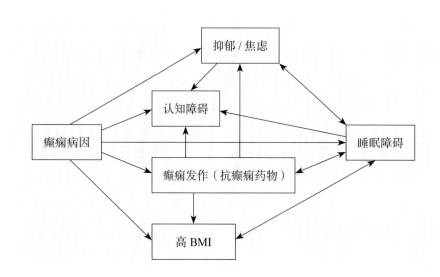

◀ 图 11-1　睡眠期间癫痫、癫痫发作和其他共患病的复杂相互作用。睡眠通常是双向的

活动上也表现出明显的昼夜变化。这是睡眠中癫痫放电的特殊形式（electrical status epilepticus during sleep，ESES），在 85%～100% 的非快速眼动睡眠中表现为棘慢波放电[16]。认识 ESES 很重要，因为它与自闭症和语言退化密切相关。在许多患者中，也可能有强烈的昼夜节律影响癫痫发作的时间[17]。睡眠和睡眠剥夺通常被用来诱发脑电。随着非快速眼动睡眠深度的增加，发作间期癫痫放电（interictal epileptiform discharge，IED）和病理性高频振荡的频率增加[18, 19]。

反之，癫痫发作和发作间期异常是否对睡眠有直接影响？癫痫发作频率高的患者比对照组或癫痫发作频率低的患者更有可能出现睡眠障碍，除外癫痫综合征[20]。癫痫患者夜间醒来次数增多，快速眼动睡眠减少或碎片化[21]。癫痫发作和发作间期频繁的癫痫放电也可以改变睡眠结构，导致睡眠周期更加不稳定，在部分和全面性癫痫中，可以通过循环交替模式（睡眠超微结构的一种测量方法）测量[22]。此外，复杂部分性癫痫发作后的多导睡眠图显示癫痫发作后快速眼动睡眠时间减少[21]。这种效果在夜间癫痫发作后最为显著，但在前一天癫痫发作后也同样显著。夜间癫痫也减少了 II 期和 IV 期睡眠的数量，增加了 I 期睡眠的数量[21]。这与睡眠效率降低和第二天嗜睡有关。因此，不足为奇的是，夜间癫痫发作会影响睡眠结构，但更令人惊讶的是，白天癫痫发作也会有影响。

重要的是，癫痫还会对生理性睡眠产生有害影响。越来越多的证据表明，睡眠对记忆形成至关重要[23]，而睡眠纺锤波在这一过程中发挥了重要作用。在睡眠过程中，间期海马癫痫样放电引起海马 – 皮质异常耦合和睡眠纺锤波异常[24]。这对记忆的巩固产生有害的影响[24]。因此，间期癫痫样放电改变了正常的睡眠生理功能，这可能会加重癫痫患者的认知问题。

最后，不仅癫痫发作和癫痫样放电会影响睡眠，抗癫痫药物也会影响睡眠。抗癫痫药物可以通过提高睡眠效率和深度睡眠（在苯巴比妥、加巴喷丁和普瑞巴林治疗中观察到）对睡眠和睡眠结构有有益的影响，也可以与深度睡眠减少相关（如拉莫三嗪、左乙拉西坦、苯妥英和乙琥胺）甚至失眠（如拉莫三嗪）[25, 26]。然而，大多数抗癫痫药物通常不会对睡眠产生临床相关影响（表 11–2）。

二、失眠

失眠被定义为在有足够的机会和条件睡觉时，睡眠在开始或持续性方面出现问题，并且这种睡眠问题会在白天造成影响，包括嗜睡或感到疲劳[27]。然而，失眠患者通常不会抱怨白天睡着了。慢性失眠定义为持续 3 个月以上，每周至少发生 3 次。

失眠在癫痫患者中比一般人群更常见[28]。失眠（主要是睡眠维持）影响 40%～70% 的癫痫患者[28]，是一般人群的 2 倍多。癫痫患者最常见的失眠症状是睡眠维持障碍。危险因素包括癫痫控制不良、夜间发作、拉莫三嗪治疗和创伤后癫痫[28]。与所有睡眠障碍一样，癫痫患者失眠的诊断至关重要，因为它对生活质量和心理社会健康具有显著影响[29]。失眠往往诊断不足，因为部分基层医务人员认为这种诊断的价值很低，尽管有充分的证据证明它的影响和高昂的社会成本[30]。

一线治疗包括失眠的认知行为疗法（cognitive behavioral therapy of insomnia，CBT-I）[31]，该疗法版本也可以在网上找到。也有许多药物可以用来治疗失眠，但这些都应该是二线方法[32]。那些具有潜在抗癫痫效果的治疗方法[31]，如苯二氮䓬类药物，应该受到青睐，或者如果同时存在抑郁 / 焦虑，那么抗抑郁药物可能是首选。

表 11-2　部分抗癫痫药物对睡眠的影响

	睡眠效率	1	2	SWS	REM	觉 醒
CBZ	+				+	
ETH		+		−	+	
GBP				+	+	−
LTG			+	−	+	
LEV			+	−		
PB	+		+		−	−
PGB				+		−
PHT		+	+	−		
TGB	+			+	−	
TPM						
VPA		+	−			
ZS						

+. 增加 −. 减少。CBZ. 卡马西平；ETH. 乙琥胺；GBP. 加巴喷丁；LTG. 拉莫三嗪；LEV. 左乙拉西坦；PB. 苯巴比妥；PGB. 普瑞巴林；PHT. 苯妥英；TGB. 噻加宾；TPM. 托吡酯；VPA. 丙戊酸；ZS. 唑尼沙胺

三、睡眠呼吸暂停

打鼾甚至短暂的呼吸暂停在普通人群中很常见，但其本身不足以诊断为阻塞性睡眠呼吸暂停。阻塞性睡眠呼吸暂停（OSA）的诊断标准不同的研究也不相同，发病率和严重程度的估计也不尽相同。目前的诊断标准要求要么有体征/症状（如困倦或疲劳），要么有相关的医学或精神疾病（如高血压、认知功能障碍或情绪障碍），同时每小时发生 5 次或更多的阻塞性呼吸事件[27]。若无相关症状或障碍，则每小时＞15 次的梗阻性事件符合标准。阻塞性呼吸事件包括呼吸暂停、低呼吸和与呼吸困难相关的觉醒。

癫痫患者睡眠呼吸暂停的发病率因所研究的人群和使用的定义有所不同。意大利癫痫中心

发现，约 10% 的癫痫患者患有睡眠呼吸暂停[33]。1/3 患者存在中度或重度睡眠呼吸暂停，约占总人数的近 1%[33]。不足为奇的是，发生睡眠呼吸暂停的危险因素与普通人群相似：年龄较大、体重较重、男性[33, 34]。在癫痫手术患者中，睡眠呼吸暂停的发病率甚至更高[35]。这些发病率高于一般人群的预期，一般人群只有 3%～7% 的人患有睡眠呼吸暂停[34]。然而，癫痫会增加睡眠呼吸暂停的风险这一观点并没有被普遍接受[36]。重要的是，睡眠呼吸暂停的新定义包括嗜睡或相关精神障碍的症状，而且由于这些症状在癫痫患者中可能单独增加，因此存在高估癫痫患者中睡眠呼吸暂停综合征发病率的可能。

然而，癫痫患者阻塞性睡眠呼吸暂停（OSA）的发病率较高，可能是因为癫痫患者缺乏活动和药物治疗及较高的体重指数[37]。药物也有镇静和

肌肉松弛作用，可能会加剧睡眠呼吸暂停。甚至迷走神经刺激也被认为会加重睡眠呼吸暂停（可能是通过对上呼吸道的影响）[38, 39]。事实上，在开始此类治疗时，需要考虑到癫痫治疗对 OSA 可能产生的有害影响，尤其是考虑到顽固性癫痫患者 OSA 的高发病率。

通过观察发现难治性癫痫患者阻塞性睡眠呼吸暂停的一个特殊危险因素是睡眠时的癫痫发作[35]，提示癫痫发作也可能与 OSA 有关。这种现象的潜在机制尚不完全清楚。正如本章前面所讨论的那样，癫痫发作可以破坏睡眠结构，但这并不能充分解释睡眠呼吸暂停症发病率的增加。癫痫发作还与中枢性呼吸暂停和血氧饱和度降低有关；这在颞叶癫痫发作中更为常见，并可在癫痫结束后持续存在[40]。此外，中枢性睡眠呼吸暂停和严重低氧血症可能是发作的唯一症状[41]。然而，癫痫发作（甚至发作间期）可能会对上呼吸道阻力的控制产生影响，如有一例患者在额叶切除术后 OSA 缓解，癫痫发作也有所缓解[42]。

总的来说，几乎可以肯定，癫痫患者的中枢性睡眠呼吸暂停和阻塞性睡眠呼吸暂停未被充分认识[35, 40]。然而，从各种不同的角度对这些问题进行诊断是很重要的。睡眠呼吸暂停与白天嗜睡有关，并增加心血管疾病、脑血管疾病、早逝[43] 和精神疾病的风险[44]。睡眠呼吸暂停也会影响认知能力，并可能加剧渐进式记忆衰退[45]，这可能给颞叶癫痫患者带来"双重打击"。睡眠呼吸暂停也可能增加癫痫的意外猝死（sudden unexpected death in epilepsy，SUDEP）风险[46]。尽管与癫痫猝死没有直接的联系，所描述的联系可能主要是通过共同的危险因素（如夜间癫痫发作），导致交感神经兴奋并伴随呼吸系统损害，可直接导致癫痫猝死的风险。

因此，睡眠呼吸暂停的治疗可能对认知和抑郁有着潜在的重要影响，这是癫痫患者的两种

常见主诉，并可能降低癫痫猝死的风险。阻塞性睡眠呼吸暂停综合征会扰乱睡眠，降低睡眠效率，相当于睡眠剥夺，有报道称这对控制患者癫痫有不利影响[8]。OSA 会加重老年患者的癫痫发作[47]，几项研究表明，同时治疗阻塞性睡眠呼吸暂停综合征后癫痫发作有所改善[8, 48, 49]。在一项针对难治性癫痫和阻塞性睡眠呼吸暂停（OSA）患者的初步研究中，治疗组 28% 的患者的癫痫发作频率降低了 50% 或更多，而未治疗组患者的癫痫发作频率降低了 15%，尽管这没有达到统计学差异[48]。接受 CPAP 治疗的患者中，18%的患者无癫痫发作[48]。因此，识别出那些患有阻塞性睡眠呼吸暂停综合征的高风险癫痫患者是至关重要的。虽然很多 OSA 的筛查工具都很冗长，但也有一些更短、更容易使用的筛查工具，如 STOP-BANG 问卷，可以提高诊断水平（表 11-3）[50, 51]。

表 11-3　阻塞性睡眠呼吸暂停的 STOP-BANG 问卷

1. 打鼾
你打鼾的声音大吗（大到可以在关着的门里听到，或者你的床伴在你晚上打鼾时肘推你）？

2. 疲倦
你白天经常感到疲倦或困倦吗？

3. 观察
有人注意到你在睡觉时停止呼吸或窒息 / 喘息吗？

4. 血压
你有或正在接受高血压治疗吗？

5. 体重指数
$BMI > 35 kg/m^2$？

6. 年龄
年龄 > 50 岁？

7. 颈围
颈围 > 40cm（16 英寸）？

8. 性别
男性？

得分
3～4 项符合 = 中度风险 OSA
5～8 项符合 = 高风险 OSA

四、不宁腿综合征和睡眠中周期性肢体运动

不宁腿综合征（restless leg syndrome，RLS）是有一种无法抑制的冲动，想要移动腿部，经常伴有不适，在傍晚和晚上更严重，通过运动可以缓解[27]。周期性肢体运动（periodic limb movements of sleep，PLMS）的睡眠特点是重复的肢体运动（通常是腿部，但也可以包括肩膀、手臂甚至头部）。周期性肢体运动障碍的定义是每小时有 15 次以上运动，在普通人群中很常见，有将近 30% 的人受到影响[52]。大多数 RLS 患者同时也患有 PLMS。然而，大多数 PLMS 患者并没有 RLS。这两种情况都会扰乱睡眠。RLS 可能会通过阻止人们入睡而扰乱睡眠，或者人们在夜间醒来，可能会导致难以再次入睡。PLMS 会扰乱夜间睡眠，降低睡眠效率。根据笔者的经验，PLMS 可以表现为白天的嗜睡，即使是人们可能整夜都没发觉到肢体在运动。

癫痫患者的 RLS 通常不会被发现，是导致白天嗜睡的一个主要原因。关于 RLS 是否在癫痫患者中更为普遍，研究结果喜忧参半，多数研究未发现其患病率与普通人群有显著差异[53-55]。然而，RLS 可能在特定癫痫类型中更为普遍。对一项接受术前评估的患者的研究中，42% 的右侧颞叶癫痫患者发现了 RLS，显著高于 15% 的左侧颞叶癫痫患者和 10% 的对照组[56]。几乎一半的 RLS 患者在癫痫发作前有可重复的前驱症状[56]，这增加了发作前期和发作间期活动可能产生 RLS 症状的可能性。

PLMS 和癫痫的关系就更不清楚了。同样，它们几乎没有被充分认识到，可能会导致癫痫患者出现嗜睡。可能存在一些癫痫和周期性肢体运动同时发生的特定综合征，如 Angelman 综合征[57]，某些药物如抗抑郁药可能会增加 PLMS，但这两种情况是否存在直接关系尚未确定。

对于 RLS 和 PLMS[58]，有多种特别有效的治疗方法。治疗铁蛋白偏低的药物、多巴胺激动药、加巴喷丁 / 普瑞巴林、氯硝西泮和阿片类药物都是常见的治疗方法。从癫痫的角度来看，可以选择既治疗癫痫又治疗 RLS/PLMS 的治疗方法。然而，普瑞巴林 / 加巴喷丁也被认为可加重失神和肌阵挛发作，在某些癫痫综合征中禁用，如青少年肌阵挛性癫痫[59]。

五、异态睡眠

异态睡眠是睡眠过程中的异常行为、运动或感觉。它们被分为非快速眼动睡眠（通常是深度睡眠）和快速眼动睡眠[60]。非快速眼动睡眠异常主要有 3 种亚型：梦游、夜惊和迷糊性觉醒。通常成年人会有更复杂的行为，包括睡眠中进食和睡眠性行为[60]。尽管儿童期睡眠异常很常见，但在成年期也很常见，有 3%～4% 的成年人出现过非快速眼动睡眠异常[61]。非快速眼动睡眠异常可以被认为是游离唤醒状态，即只有大脑的某些区域被唤醒，而其他区域，特别是额叶皮质和联合区仍处于"睡眠状态"[62, 63]。人们可能容易出现非快速眼动睡眠紊乱，但需要唤醒（无论出于何种原因）来诱导[61, 64]。这些唤醒可能是由于外部因素，如噪声；或内部因素，如精神疾病（如抑郁、焦虑、强迫症）、其他病理性睡眠（如 PLMS、OSA）、药物、酒精、治疗和癫痫发作[61, 64]。人们总是对事情感到困惑，同时也经常遗忘。它们通常每晚发生 1～3 次，而且大多发生在晚上的前 1/3 时段（深度睡眠时）。

由于遗忘症和伴侣对患者夜间活动描述不清，非快速眼动睡眠异常和癫痫有时很难区分。此外，两者可以有很强的联系。超过 1/3 的夜间额叶癫痫患者存在异态睡眠[65]。这种相关性可能是由于将夜间癫痫误诊为异态睡眠或癫痫导致的非快速眼动睡眠异常。然而，有一种更直接的联

系。与对照组相比，夜间额叶癫痫患者中出现觉醒性睡眠异常的频率有所增加[66]。这增加了夜间额叶癫痫与异常睡眠症的病理生理机制相同的可能性，如胆碱能唤醒系统障碍。此外，在夜间额叶癫痫和异态睡眠中出现的相似特征进一步支持了这两种疾病具有共同致病背景的假设[67, 68]。中枢模式发生器（激活特定序列的基本运动反应的神经元网络）通过大脑皮质释放对该发生器的控制而被激活，可能发生在夜间癫痫发作和非快速眼动睡眠异常时，这导致常见的现象，如口消化道自动症、蹬踏、游荡、情绪反应（发作性恐惧、夜惊）。

当睡眠异常和癫痫发作时间较短时，这些共同的特征可能会导致区分它们很困难，即使有视频 – 脑电图自动记录（脑电图经常被人为干扰所掩盖）。有一些时间和符号特征可能会有所帮助（图 11–2）。刻板印象和姿势异常是癫痫发作的常见特征，而打哈欠、打呼噜起伏动作、持续时间延长（＞2min）、睡眠异常多见[67]。然而，当癫痫发作导致非快速眼动睡眠异常时，就会很少出现。非快速眼动睡眠异常对氯硝西泮和某些抗抑郁药有反应[60]。然而，重要的是识别和治疗任何特定的诱发因素（如 OSA、PLMS 和癫痫发作）[64]。

患有癫痫的老年人会出现快速眼动睡眠行为障碍，即正常的快速眼动睡眠弛缓丧失，导致梦境重现[69]。老年人快速眼动睡眠行为障碍常与神经退行性疾病（帕金森病、多系统萎缩、路易体痴呆）和脑血管病综合征相关[70]。因此，目前尚不清楚与癫痫的联系是巧合、共同的潜在病因、癫痫发作对快速眼动睡眠的直接影响，还是快速眼动睡眠行为障碍对癫痫发作阈值的影响。快速眼动睡眠行为障碍的治疗通常是氯硝西泮和（或）褪黑素。

睡眠障碍在癫痫中很常见，可能导致癫痫控制不良、加重心理健康，以及与睡眠不良相关的其他因素，如事故风险增加、体重指数增加，以及高血压和心血管疾病风险增加。癫痫干扰睡眠的机制还不完全清楚。癫痫发作本身可能起作用，但癫痫相关的共患病也可能起作用。此外，癫痫可增加睡眠障碍的风险。

癫痫患者的睡眠障碍未得到充分认识，由于其对健康和生活质量的影响，应加大诊断和治疗癫痫患者睡眠障碍的力度。已经有成熟的筛查工具可以用来识别有发病风险的患者，但更重要的是，医生应该询问癫痫患者的睡眠情况，并且应该提高自己这方面的认识。

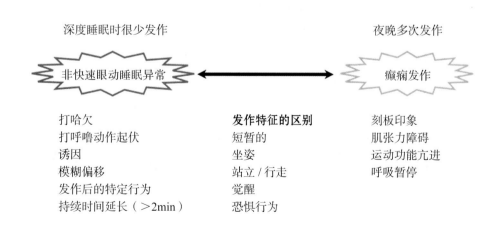

▲ 图 11–2　区分非快速眼动（NREM）睡眠异常和癫痫发作的特征

引自 Derry CP, Harvey AS, Walker MC, Duncan JS, Berkovic SF. NREM arousal parasomnias and their distinction from nocturnal frontal lobe epilepsy: a video EEG analysis. Sleep 2009; 32: 1637–44.

参 考 文 献

[1] Weerd AD, Haas SD, Otte A, Trenite DK-N, Erp GV, Cohen A, Kam MD, Gerven JV. Subjective sleep disturbance in patients with partial epilepsy: a questionnaire-based study on prevalence and impact on quality of life. Epilepsia 2004;45:1397–404. https://doi.org/10.1111/j.0013–9580.2004.46703.x.

[2] Xu X, Brandenburg NA, McDermott AM, Bazil CW. Sleep disturbances reported by refractory partial-onset epilepsy patients receiving Polytherapy. Epilepsia 2006;47:1176–83. https://doi.org/10.1111/j.1528–1167.2006.00591.x.

[3] Kwan P, Yu E, Leung H, Leon T, Mychaskiw MA. Association of subjective anxiety, depression, and sleep disturbance with quality-of-life ratings in adults with epilepsy. Epilepsia 2009;50:1059–66. https://doi.org/10.1111/j.1528–1167.2008.01938.x.

[4] Luyster FS, Choi J, Yeh C-H, Imes CC, Johansson AEE, Chasens ER. Screening and evaluation tools for sleep disorders in older adults. Appl Nurs Res 2015;28:334–40. https://doi.org/10.1016/j.apnr.2014.12.007.

[5] Johns MW. A new method for measuring daytime sleepiness: the Epworth sleepiness scale. Sleep 1991;14:540–5.

[6] Culebras A. Update on disorders of sleep and the sleep-wake cycle. Psychiatr Clin North Am 1992;15:467–89.

[7] Catarino CB, Ng G, Walker MC, Sander JW. A fitful night's sleep. Pract Neurol 2010;10:233–6. https://doi.org/10.1136/jnnp.2010.217810.

[8] Malow BA, Fromes GA, Aldrich MS. Usefulness of polysomnography in epilepsy patients. Neurology 1997;48:1389–94.

[9] Frucht MM, Quigg M, Schwaner C, Fountain NB. Distribution of seizure precipitants among epilepsy syndromes. Epilepsia 2000;41:1534–9. https://doi.org/10.1080/09583150020011717.

[10] Janz D. The grand Mai epilepsies and the sleeping-waking cycle. Epilepsia 1962;3:69–109. https://doi.org/10.1111/j.1528–1157.1962.tb05235.x.

[11] Gibberd FB, Bateson MC. Sleep epilepsy: its pattern and prognosis. Br Med J 1974;2:403–5.

[12] D'Alessandro R, Guarino M, Greco G, Bassein L. Emilia-Romagna study group on clinical and epidemiological problems in neurology. Risk of seizures while awake in pure sleep epilepsies: a prospective study. Neurology 2004;62:254–7.

[13] Manford M, Fish DR, Shorvon SD. An analysis of clinical seizure patterns and their localizing value in frontal and temporal lobe epilepsies. Brain 1996;119(Pt 1):17–40.

[14] Sinha S, Brady M, Scott CA, Walker MC. Do seizures in patients with refractory epilepsy vary between wakefulness and sleep? J Neurol Neurosurg Psychiatry 2006;77:1076–8. https://doi.org/10.1136/jnnp.2006.088385.

[15] Loiseau P, Beaussart M. The seizures of benign childhood epilepsy with Rolandic paroxysmal discharges. Epilepsia 1973;14:381–9.

[16] Yan Liu X, Wong V. Spectrum of epileptic syndromes with electrical status epilepticus during sleep in children. Pediatr Neurol 2000;22:371–9.

[17] Karoly PJ, Ung H, Grayden DB, Kuhlmann L, Leyde K, Cook MJ, Freestone DR. The circadian profile of epilepsy improves seizure forecasting. Brain 2017;140:2169–82. https://doi.org/10.1093/brain/awx173.

[18] Bagshaw AP, Jacobs J, LeVan P, Dubeau F, Gotman J. Effect of sleep stage on interictal high-frequency oscillations recorded from depth macroelectrodes in patients with focal epilepsy. Epilepsia 2009;50:617–28. https://doi.org/10.1111/j.1528–1167.2008.01784.x.

[19] Sammaritano M, Gigli GL, Gotman J. Interictal spiking during wakefulness and sleep and the localization of foci in temporal lobe epilepsy. Neurology 1991;41:290–7.

[20] Hoeppner JB, Garron DC, Cartwright RD. Self-reported sleep disorder symptoms in epilepsy. Epilepsia 1984;25:434–7.

[21] Bazil CW, Castro LH, Walczak TS. Reduction of rapid eye movement sleep by diurnal and nocturnal seizures in temporal lobe epilepsy. Arch Neurol 2000;57:363–8.

[22] Terzano MG, Parrino L, Anelli S, Boselli M, Clemens B. Effects of generalized interictal EEG discharges on sleep stability: assessment by means of cyclic alternating pattern. Epilepsia 1992;33:317–26.

[23] Abel T, Havekes R, Saletin JM, Walker MP. Sleep, plasticity and memory from molecules to whole-brain networks. Curr Biol 2013;23:R774–88. https://doi.org/10.1016/j.cub.2013.07.025.

[24] Gelinas JN, Khodagholy D, Thesen T, Devinsky O, Buzsáki G. Interictal epileptiform discharges induce hippocampal-cortical coupling in temporal lobe epilepsy. Nat Med 2016;22:641–8. https://doi.org/10.1038/nm.4084.

[25] Foldvary-Schaefer N. Sleep complaints and epilepsy: the role of seizures, antiepileptic drugs and sleep disorders. J Clin Neurophysiol 2002;19:514–21.

[26] Jain SV, Glauser TA. Effects of epilepsy treatments on sleep architecture and daytime sleepiness: an evidence-based review of objective sleep metrics. Epilepsia 2014;55:26–37. https://doi.org/10.1111/epi.12478.

[27] Sateia MJ. International classification of sleep disorders-third edition. CHEST 2014;146:1387–94. https://doi.org/10.1378/chest.14–0970.

[28] Mac^edo PJOM, de OPS, Foldvary-Schaefer N, Gomes M da M. Insomnia in people with epilepsy: a review of insomnia prevalence, risk factors and associations with epilepsy-related factors. Epilepsy Res 2017;135:158–67. https://doi.org/10.1016/j.eplepsyres.2017.05.014.

[29] Zammit GK, Weiner J, Damato N, Sillup GP, McMillan CA. Quality of life in people with insomnia. Sleep 1999;22(Suppl 2):S379–85.

[30] Buysse DJ. Insomnia. JAMA 2013;309:706–16. https://doi.org/10.1001/jama.2013.193.

[31] Frase L, Nissen C, Riemann D, Spiegelhalder K. Making sleep easier: pharmacological interventions for insomnia. Expert Opin Pharmacother 2018;19:1465–73. https://doi.org/10.1080/14656566.2018.1511705.

[32] Espie CA, Emsley R, Kyle SD, Gordon C, Drake CL, Siriwardena AN, Cape J, Ong JC, Sheaves B, Foster R, Freeman D, Costa-Font J, Marsden A, Luik AI. Effect of digital cognitive behavioral therapy for insomnia on health, psychological well-being, and sleep-related quality of life: a randomized clinical trial. JAMA Psychiat 2018;https://doi.org/10.1001/jamapsychiatry.2018.2745.

[33] Manni R, Terzaghi M, Arbasino C, Sartori I, Galimberti CA, Tartara A. Obstructive sleep apnea in a clinical series of adult epilepsy patients: frequency and features of the comorbidity. Epilepsia 2003;44:836–40.

[34] Punjabi NM. The epidemiology of adult obstructive sleep apnea. Proc Am Thorac Soc 2008;5:136–43. https://doi.org/10.1513/pats.200709–155MG.

[35] Malow BA, Levy K, Maturen K, Bowes R. Obstructive sleep apnea is common in medically refractory epilepsy patients. Neurology 2000;55:1002–7.

[36] Popkirov S, Stone J, Derry CP. Abnormal sleep in patients with epileptic or dissociative (non-epileptic) seizures: a polysomnography study. Eur J Neurol 2018;https://doi.org/10.1111/ene.13798.

[37] Ben-Menachem E. Weight issues for people with epilepsy—a review. Epilepsia 2007;48(Suppl 9):42–5. https://doi.org/10.1111/j.1528–1167.2007.01402.x.

[38] Malow BA, Edwards J, Marzec M, Sagher O, Fromes G. Effects of vagus nerve stimulation on respiration during sleep: a pilot study. Neurology 2000;55:1450–4.

[39] Ebben MR, Sethi NK, Conte M, Pollak CP, Labar D. Vagus nerve stimulation, sleep apnea, and CPAP titration. J Clin Sleep Med 2008;4:471–3.

[40] Lacuey N, Zonjy B, Hampson JP, Rani MRS, Zaremba A, Sainju RK, Gehlbach BK, Schuele S, Friedman D, Devinsky O, Nei M, Harper RM, Allen L, Diehl B, Millichap JJ, Bateman L, Granner MA, Dragon DN, Richerson GB, Lhatoo SD. The incidence and significance of periictal apnea in epileptic seizures. Epilepsia 2018;59:573–82. https://doi.org/10.1111/epi.14006.

[41] Maglajlija V, Walker MC, Kovac S. Severe ictal hypoxemia following focal, subclinical temporal electrographic scalp seizure activity. Epilepsy Behav 2012;24:143–5. https://doi.org/10.1016/j.yebeh.2012.03.019.

[42] Foldvary-Schaefer N, Stephenson L, Bingaman W. Resolution of obstructive sleep apnea with epilepsy surgery? Expanding the relationship between sleep and epilepsy. Epilepsia 2008;49:1457–9. https://doi.org/10.1111/j.1528–1167.2008.01677.x.

[43] Assessment SC on HT. n.d. Obstructive sleep Apnoea syndrome: a systematic literature review.

[44] Sharafkhaneh A, Giray N, Richardson P, Young T, Hirshkowitz M. Association of psychiatric disorders and sleep apnea in a large cohort. Sleep 2005;28:1405–11.

[45] Kerner NA, Roose SP, Pelton GH, Ciarleglio A, Scodes J, Lentz C, Sneed JR, Devanand DP. Association of obstructive sleep apnea with episodic memory and cerebral microvascular pathology: a preliminary study. Am J Geriatr Psychiatry 2017;25:316–25. https://doi.org/10.1016/j.jagp.2016.11.009.

[46] McCarter AR, Timm PC, Shepard PW, Sandness DJ, Luu T, McCarter SJ, Dueffert L, Dresow M, Feemster JC, Cascino GD, So EL, Worrell GA, Britton JR, Sherif A, Jaliparthy K, Chahal AA, Somers VK, Louis EKS. Obstructive sleep apnea in refractory epilepsy: a pilot study investigating frequency, clinical features, and association with risk of sudden unexpected death in epilepsy. Epilepsia 2018;59:1973–81. https://doi.org/10.1111/epi.14548.

[47] Chihorek AM, Abou-Khalil B, Malow BA. Obstructive sleep apnea is associated with seizure occurrence in older adults with epilepsy. Neurology 2007;69:1823–7. https://doi.

org/10.1212/01. wnl.0000279334.78298.d5.

[48] Malow BA, Foldvary-Schaefer N, Vaughn BV, Selwa LM, Chervin RD, Weatherwax KJ, Wang L, Song Y. Treating obstructive sleep apnea in adults with epilepsy: a randomized pilot trial. Neurology 2008;71:572–7. https://doi.org/10.1212/01.wnl.0000323927.13250.54.

[49] Hollinger P, Khatami R, Gugger M, Hess CW, Bassetti CL. Epilepsy and obstructive sleep apnea. Eur Neurol 2006;55:74–9. https://doi.org/10.1159/000092306.

[50] Sharma A, Molano J, Moseley BD. The STOP-BANG questionnaire improves the detection of epilepsy patients at risk for obstructive sleep apnea. Epilepsy Res 2017;129:37–40. https://doi.org/10.1016/j.eplepsyres.2016.11.009.

[51] Chung F, Yegneswaran B, Liao P, Chung SA, Vairavanathan z

[52] Haba-Rubio J, Marti-Soler H, Marques-Vidal P, Tobback N, Andries D, Preisig M, Waeber G, Vollenweider P, Kutalik Z, Tafti M, Heinzer R. Prevalence and determinants of periodic limb movements in the general population. Ann Neurol 2016;79:464–74. https://doi.org/10.1002/ana.24593.

[53] ö Oztüurk I', Aslan K, Bozdemir H, Foldvary-Schaefer N. Frequency of restless legs syndrome in adults with epilepsy in Turkey. Epilepsy Behav 2016;57:192–5. https://doi.org/10.1016/j. yebeh.2016.02.013.

[54] Khatami R, Zutter D, Siegel A, Mathis J, Donati F, Bassetti CL. Sleep-wake habits and disorders in a series of 100 adult epilepsy patients—a prospective study. Seizure 2006;15:299–306. https://doi.org/10.1016/j.seizure.2006.02.018.

[55] Malow BA, Bowes RJ, Lin X. Predictors of sleepiness in epilepsy patients. Sleep 1997;20:1105–10. https://doi.org/10.1093/sleep/20.12.1105.

[56] Geyer JD, Geyer EE, Fetterman Z, Carney PR. Epilepsy and restless legs syndrome. Epilepsy Behav 2017;68:41–4. https://doi.org/10.1016/j.yebeh.2016.12.010.

[57] Miano S, Bruni O, Elia M, Musumeci SA, Verrillo E, Ferri R. Sleep breathing and periodic leg movement pattern in Angelman syndrome: a polysomnographic study. Clin Neurophysiol 2005;116:2685–92. https://doi.org/10.1016/j.clinph.2005.08.005.

[58] Wijemanne S, Ondo W. Restless legs syndrome: clinical features, diagnosis and a practical approach to management. Pract Neurol 2017;17:444–52. https://doi.org/10.1136/practneurol-2017–001762.

[59] Mantoan L, Walker M. Treatment options in juvenile myoclonic epilepsy. Curr Treat Options Neurol 2011;13:355–70. https://doi.org/10.1007/s11940–011–0131–z.

[60] Mahowald MW, Bornemann MC, Schenck CH. Parasomnias. Semin Neurol 2004;24:283–92. https://doi.org/10.1055/s-2004–835064.

[61] Ohayon MM, Mahowald MW, Dauvilliers Y, Krystal AD, Léger D. Prevalence and comorbidity of nocturnal wandering in the US adult general population. Neurology 2012;78:1583–9. https://doi. org/10.1212/WNL.0b013e3182563be5.

[62] Terzaghi M, Sartori I, Tassi L, Didato G, Rustioni V, LoRusso G, Manni R, Nobili L. Evidence of dissociated arousal states during NREM Parasomnia from an Intracerebral neurophysiological study. Sleep 2009;32:409–12.

[63] Bassetti C, Vella S, Donati F, Wielepp P, Weder B. SPECT during sleepwalking. Lancet 2000;356:484–5. https://doi.org/10.1016/S0140–6736(00)02561–7.

[64] Fois C, Wright M-AS, Sechi G, Walker MC, Eriksson SH.

The utility of polysomnography for the diagnosis of NREM parasomnias: an observational study over 4 years of clinical practice. J Neurol 2015;262:385–93. https://doi.org/10.1007/s00415-014-7578-2.

[65] Provini F, Plazzi G, Tinuper P, Vandi S, Lugaresi E, Montagna P. Nocturnal frontal lobe epilepsy a clinical and polygraphic overview of 100 consecutive cases. Brain 1999;122:1017–31. https://doi. org/10.1093/brain/122.6.1017.

[66] Bisulli F, Vignatelli L, Naldi I, Licchetta L, Provini F, Plazzi G, Di Vito L, Ferioli S, Montagna P, Tinuper P. Increased frequency of arousal parasomnias in families with nocturnal frontal lobe epilepsy: a common mechanism? Epilepsia 2010;51:1852–60. https://doi.org/10.1111/j.1528–1167.2010.02581.x.

[67] Derry CP, Harvey AS, Walker MC, Duncan JS, Berkovic SF. NREM arousal parasomnias and their distinction from nocturnal frontal lobe epilepsy: a video EEG analysis. Sleep 2009;32:1637–44.

[68] Tassinari CA, Rubboli G, Gardella E, Cantalupo G, Calandra-Buonaura G, Vedovello M, Alessandria M, Gandini G, Cinotti S, Zamponi N, Meletti S. Central pattern generators for a common semiology in fronto-limbic seizures and in parasomnias. A neuroethologic approach. Neurol Sci 2005;26(Suppl 3):s225–32. https://doi.org/10.1007/s10072-005-0492-8.

[69] Manni R, Terzaghi M, Zambrelli E. REM sleep behaviour disorder in elderly subjects with epilepsy: frequency and clinical aspects of the comorbidity. Epilepsy Res 2007;77:128–33. https://doi.org/10.1016/j.eplepsyres.2007.09.007.

[70] Postuma RB, Gagnon J-F, Montplaisir J. Rapid eye movement sleep behavior disorder as a biomarker for neurodegeneration: the past 10 years. Sleep Med 2013;14:763–7. https://doi.org/10.1016/j. sleep.2012.09.001.

第 12 章　癫痫及其他神经系统疾病

Epilepsy and other neurological disorders

Gaetáno Zaccara　Filippo Sean Giorgi　Fabio Giovannelli　著

缩略语

AED	antiepileptic drug	抗癫痫药物
AD	Alzheimer's disease	阿尔茨海默病
ARV	antiretroviral	抗逆转录病毒的
CNS	central nervous system	中枢神经系统
CFS	cerebrospinal fluid	脑脊液
DRESS	drug-related rash with eosinophilia and systemic symptoms	伴嗜酸性粒细胞增多及全身症状的药物相关性皮疹
FTD	frontotemporal lobe degeneration	额颞叶变性
HD	Huntington's disease	亨廷顿病
LBD	Lewy body disease	路易体病
MRI	magnetic resonance imaging	磁共振成像
MCI	mild cognitive impairment	轻度认知障碍
PD	Parkinson's disease	帕金森病
PET	positron emission tomography	正电子发射断层显像
VaD	vascular dementia	血管性痴呆

共患病是同一患者超出巧合地罹患两种疾病[1]。就与癫痫相关的神经系统共患病而言，共患病可以与癫痫互为因果，或在癫痫发病之前，或与癫痫同时发病，抑或癫痫之后[2]。

癫痫与其他神经系统疾病并存有如下几种解释：①癫痫与共患病的关系具有偏见性，并非真正的因果关系（机会性或人为造成的共患病）；②共患病通过直接或间接机制引起癫痫（因果关系）；③癫痫与共患病的关系类似于因果模型，但时间顺序相反（癫痫可能先于共患病出现）；④混杂因素是癫痫及其共患病的共同原因（共同的危险因素）；⑤癫痫与共患病互为因果（双向作用）[3]。

最近有人认为，在若干情况下，系统性功能

异常在某种程度上是癫痫及其共患病的病因[4]。鉴于上述假说，正确的癫痫治疗方式也许囊括引起共患病的系统功能异常的治疗。

这一章主要讲述最重要的神经系统癫痫共患病。

一、脑血管疾病

脑血管疾病是老年癫痫患者最常见原因[2]，并且若干数据显示两者之间关系复杂。以下两种互不排斥的假说解释了癫痫与脑血管疾病的关系：两者可由同一因素引起，和（或）两种彼此互为危险因素（双向作用）。

根据卒中后癫痫出现的时间不同，有两种不同发病机制和预后的癫痫类型。早期癫痫发作（亦称为急性症状性癫痫发作）发生在卒中发病7天内，多由急性脑梗死相关的局部代谢紊乱所致。迟发性癫痫发作（也称为远隔部位症状性或非诱发性癫痫发作[3]）通常发生在持续数月至若干年的静止期之后[5]，由受损脑区结构异常引起神经元网络持续高兴奋性所致[6]。

癫痫复发风险与癫痫发作类型密切相关。因此，治疗策略也不尽相同。

总体而言，诸多研究报道早期癫痫发作的发生率为3%～13%[7]，甚至发生率更高[8]。此外，早期癫痫发作的发生率与卒中类型密切相关，缺血性和出血性卒中后癫痫发病率分别为2.4%和4.8%。缺血性脑卒中与大血管/小血管疾病相关卒中比较，心源性卒中后癫痫风险更高。据报道，蛛网膜下腔出血和静脉性脑栓塞的早期癫痫发作的风险最高[7]。一项Meta分析表明：脑出血、脑梗死出血转化、严重脑卒中和酗酒均可增加早期癫痫发作风险[9]。

癫痫持续状态是脑卒中相对常见的急性并发症，尽管严密的脑电图及临床监测可以提高诊断水平，但仍有可能被漏诊。一项针对脑出血住院患者的回顾性研究发现：1999—2011年，癫痫持续状态的患病率有所上升[10]。

一项持续了12年并针对迟发性或非诱发性卒中后癫痫的大规模研究表明，癫痫出现的累积发生率在卒中后3个月时为1.5%，1年为3.5%，5年为9%，10年为12.4%[11]。虽然迟发性癫痫发作在65岁以下患者发生率更高，但是，脑损伤的解剖特征仍是其主要决定因素。完全性前循环梗死发生卒中后癫痫发作风险最高，蛛网膜下腔出血、原发性脑出血、部分前循环梗死、腔隙性梗死和后循环梗死的癫痫发作出现风险逐渐降低。两项Meta分析表明脑皮质受累及卒中严重程度是迟发性癫痫发作的危险因素[9, 12]。小血管疾病可导致深部脑梗死和脑白质疏松症（白质稀疏），并增加迟发性癫痫发作的风险[13]。

虽然诸多数据表明脑血管疾病是癫痫的强风险因素，但癫痫也可能是脑卒中的风险因素。事实上，已有研究发现，开始于老年人[14]和成年[15]的癫痫与较高的脑卒中发病率有关，对可能与癫痫和脑血管疾病具有相似的风险因素有关。事实表明心脏病、高血压、高脂血症、糖尿病、吸烟和缺乏运动都是脑卒中和癫痫发作的风险因素[14]。此外，癫痫患者罹患静脉血栓栓塞症的风险是偏头痛患者的3倍[16]。

脑血管病癫痫发作的治疗

一些证据表明，在合并有脑血管病的癫痫患者中，一代抗癫痫药物可能与不良的康复预后相关，甚至可以加速动脉粥样硬化的进展。一些抗癫痫药物对合并有脑卒中的癫痫患者具有运动或认知功能不良反应，并且呈现典型剂量依赖性。此外，早期的抗癫痫药物会引起微妙的代谢变化，这可能是动脉粥样硬化的易感因素[17]。这些药物可能会对血脂和其他与脑血管疾病风险相关的代谢参数产生负面影响。卡马西平和苯巴比妥可影响胆固醇（高密度脂蛋白、低密度脂蛋白和极低密度脂蛋白）、甘油三酯和脂蛋白的代谢[17]。酶诱导的同型半胱氨酸是动脉粥样硬化的独立危险因素，其浓度在接受苯妥英或苯巴比妥治疗的成年癫痫患者中升高。

接受降钠药物治疗的老年人在口服卡马西平或奥卡西平后更容易出现症状性低钠血症。最后，一些抗癫痫药物（特别是加巴喷丁、普瑞巴林、氨己烯酸和丙戊酸）可能会导致体重增加，并成为心脑血管疾病的重要风险因素[17]。

一代抗癫痫药物可对治疗动脉粥样硬化和阻止静脉血栓的药物代谢产生诱导作用，进而对合并脑血管疾病的癫痫患者产生不良反应[18,19]。例如，新型抗凝药物（阿哌沙班、达比加群、依多沙班及利伐沙班等）在与具有酶诱导作用的抗癫痫药物联合使用时可能无效或疗效降低，并导致严重的后果，如心脏栓塞和脑卒中。

表 12-1 列举了大多数抗癫痫药物及其与 ATC 编码系统相关药物的相互作用，如 B 类（血液及造血器官）及 C 类（心血管系统）。

心脑血管药物对癫痫的影响不容忽视。近来，唯一被批准的溶栓药物重组组织型纤溶酶原激活药，可能会增加急性脑卒中患者早期和迟发性癫痫发作的风险。然而，一项对 792 名接受溶栓治疗的缺血性脑卒中患者的系统回顾研究发现，接受与未接受该溶栓药物治疗的癫痫发生率无差别[20]。

基于所有这些考虑，决定是否开始抗癫痫治疗具有重要的战略意义。由于缺乏抗癫痫药物疗效的临床证据，所有指南不推荐对于脑卒中或其他脑血管病相关性癫痫进行一级预防[21,22]。有趣的是，实验研究表明，若干用于治疗脑血管疾病的药物可能具有干预癫痫发生过程的特性。例如，他汀类药物通过抗炎及阻止血脑屏障损伤的作用来降低迟发性癫痫发作的风险[23]。

对于蛛网膜下腔出血或脑静脉血栓的一些病例，虽然缺乏常规使用抗癫痫药的高质量的证据，但偶有在出血后短期预防性使用抗癫痫药物[24,25]，主要是因为癫痫发作或者癫痫持续状态

表 12-1　ATC 编码 B 类药物（血液及造血器官）和 C 类药物（心血管系统）药物与抗癫痫药物的相互作用

相互作用	改变药物代谢	代谢改变的药物
ATC 系统中 B 类药物代谢诱导作用（血液及造血系统）	苯巴比妥、卡马西平、苯妥英	阿哌沙班、贝米肝素、比伐卢定、氯吡格雷、达比加群、达肝素、依度沙班、依诺肝素、肝素、利伐沙班、替格瑞洛、华法林
ATC 系统中 C 类药物代谢诱导作用（心血管系统）	苯巴比妥、卡马西平、苯妥英	胺碘酮、氨氯地平、阿替洛尔、阿托伐他汀、比索洛尔、波生坦、地高辛、地尔硫卓、丙吡胺、多巴胺、决奈达隆、依普利酮、非洛地平、氟伐他汀、伊拉地平、伊伐布雷定、拉贝洛尔、拉西地平、乐卡地平、氯沙坦、洛伐他汀、马西替坦、美托洛尔、美西律、奈必洛尔、尼卡地平、硝苯地平、尼莫地平、尼索地平、尼群地平、普罗帕酮、雷诺嗪、瑞舒伐他汀、辛伐他汀、托伐普坦、缬沙坦、维拉帕米
AED 血药浓度的抑制作用	地尔硫草、噻氯匹定、维拉帕米	苯妥英、卡马西平
P 糖蛋白诱导作用	左乙拉西坦	达比加群、阿哌沙班、依度沙班、利伐沙班

上述表格比较简洁，其中药物相互作用具有临床意义

引自 Zaccara G, Perucca E. Interactions between antiepileptic drugs, and between antiepileptic drugs and other drugs. Epileptic Disord 2014;16(4):409–31.Medscape 医学网可获取该文献

可能给急性重症患者带来额外的伤害[21, 26]。

尽管早期和迟发性癫痫发作的治疗策略不同，但癫痫发作后，可能需要药物治疗以预防进一步的癫痫发作。

对于早期癫痫发作的病例，应立即采取措施降低癫痫短期内复发风险并且立即控制发作[27]，然而，对于迟发性癫痫患者，需要长期抗癫痫治疗[6]。

老年人通常罹患血管性疾病，并且药代动力学变化随年龄而改变（肝和肾清除率降低，蛋白结合力降低），由此引起某些药物的脑内浓度和毒性增加。对于那些适合抗癫痫治疗的患者，低起始剂量和循序渐进地调整药物是非常必要的。

目前尚无脑血管疾病合并癫痫的患者的大规模临床研究，因此对于该类人群的合适的一线抗癫痫药物治疗尚未达成共识。但是，传统抗癫痫药物具有不良的动力学特点，对运动和认知功能存在潜在的有害影响，并促使动脉粥样硬化进展。对动脉粥样硬化的进展也有负面影响。左乙拉西坦、拉莫三嗪、拉考沙胺、托吡酯和唑尼沙胺比传统抗癫痫药物更加安全，应该作为首选抗癫痫药物。

二、中枢神经系统感染

在资源匮乏的年代，中枢神经系统（CNS）感染是世界范围内急性癫痫发作和症状性癫痫最最普遍的危险因素[28]，包括病毒、细菌、原生动物、真菌和朊病毒引起的疾病。

癫痫发作可能发生在所有这些急性中枢神经系统感染期间，也可能是感染的唯一症状，如脑囊虫病，或者可能在潜伏期过后出现。

即使在这种情况下，早发性癫痫类似于血管性疾病，出现在全身损害后30%的中枢神经系统感染中，不归类于自发性癫痫，其机制与继发性慢性癫痫不同。早发性癫痫发作可能导致癫痫持续状态，后者往往比其他病因所致的预后更差。

自发复发性迟发性癫痫发作源于神经元丢失、胶质增生、分子和结构重组，以及表观遗传重编程的结果，这与感染源、脑损伤的严重程度、年龄等因素有关。在发达国家，迟发性癫痫发作的风险为 6.8%～8.3%，而在资源匮乏的环境中，这一风险更高[29]。

一些抗菌药物可能有致痫作用。在一般人群中，关于抗生素导致癫痫发作不良反应的证据是少之又少[30]。然而，在中枢神经系统感染患者中，这种风险可能要高很多，即使在这种情况下，由于并发疾病的伴随效应，因此中枢神经系统感染与癫痫之间难以建立因果关系[31]。常见的可能致痫抗菌药物包括抗疟药、碳青霉烯类、头孢菌素类、青霉素类和环丙沙星联合用药。此外，异烟肼过量与癫痫发作有关[18, 30]。因此，中枢神经系统感染患者在选择合适的抗菌药物时应采取一些预防措施。应选择致痫潜能最低的药物。对于经肾脏代谢的抗菌药物，要根据肾功能调整合适的剂量。对有特殊易感性的患者，我们提倡监测血液中抗菌药物浓度。应该注意的是，在头孢类抗生素治疗期间观察到的癫痫发作经常被报道为非惊厥发作，此时脑电图成为诊断癫痫的必不可少的诊断工具[30]。

抗癫痫药物与感染性疾病存在联系。在这些疾病的患者中，一些特殊的药物不良反应更为常见。有证据表明病毒感染与严重的药物不良反应之间存在复杂的关系，即伴嗜酸性粒细胞增多和全身症状的药物性皮疹（drug-related rash with eosinophilia and systemic symptom，DRESS），这与芳香族抗癫痫药物（苯妥英、苯巴比妥、卡马西平、奥卡西平、艾司立卡西平）有关[32]。事实上，在 AED 诱导的 DRESS 患者血清中，出现特异性反应 2～3 周后，观察到人类疱疹病毒（human herpes virus，HHV）-6 DNA 水平升高，提示该病毒可能在该病中起致病作用。HHV-7、巨细胞病毒和（或）EB 病毒的重新激活也可能在这些药物不良反应中起作用[33]。

另外，几种抗炎药物具有抗炎特性，因此可能会影响免疫防御。近来，在一项对包含 16 种 AED 的 127 项随机临床试验的 Meta 分析中，托吡酯、左乙拉西坦和布瓦西坦合并使用时，感染风险略有增加[34]。我们可以合理地假设，这些抗癫痫药物对传染病可能有微弱的促进作用。

最后，抗菌药物与抗癫痫药物之间也作用频繁。酶诱导型抗癫痫药可使伊曲康唑血药浓度降低 10 倍以上。大环内酯类抗菌药物可以增加卡马西平的血药浓度并且最终导致毒性。美罗培南或其他碳青霉烯类抗生素诱导丙戊酸代谢，导致药效丧失和戒断癫痫发作[18]。

表 12-2 中列出了彼此相互作用的大多数抗癫痫药物与抗菌药物。

（一）HIV 感染后的中枢神经系统并发症

尽管新的感染人数正在减少，但人类免疫缺陷病毒（HIV）在全球范围内的流行率正在上升，主要是因为接受抗逆转录病毒治疗的患者生存时间更长了[35]。早在 HIV 感染后 3 个月就观察到神经参与的证据，并延伸到整个病程。HIV 相关神经认知障碍的患病率随着疾病进展而增加，包括无症状神经认知障碍、轻度神经认知障碍和晚期 HIV 相关痴呆。癫痫发作常见于受此感染性疾病影响的人群中，可能是由多种机制引起的，包括中枢神经系统机会性感染、HIV 复制所致的神经损伤及代谢紊乱等机制。然而，在引入联合抗逆转录病毒疗法治疗该病后，其患病率已从 17% 下降到 6%，这证明癫痫发作通常是疾病发展的结果。同样，在 HIV 感染的情况下，就像在其他病毒感染疾病中一样，芳香族抗癫痫药物在这类

表 12-2　系统性抗感染药物（ATC 编码 J 类药物）与抗癫痫药物的相互作用

	改变药物水平的药物	代谢改变的药物
抗癫痫药物可促进抗菌药物代谢	酶诱导作用的抗癫痫药物，最显著的是卡马西平、苯妥英、苯巴比妥和扑米酮	阿苯达唑、氯霉素、多西环素、依非韦仑、茚地那韦、洛匹那韦、甲硝唑、奈伟拉平、泊沙康唑、吡喹酮、利福平、利托那韦、沙奎那韦、伏立康唑
抗菌药物可能增加抗癫痫药物血药浓度	克拉霉素、红霉素、氟康唑、异烟肼、伊曲康唑、酮康唑、甲硝唑、利托那韦、醋竹桃霉素、伏立康唑	卡马西平
	氯霉素、氟康唑、异烟肼、咪康唑、磺胺苯吡唑	苯妥英
	氯霉素	苯巴比妥
	红霉素、异烟肼	丙戊酸
	酮康唑	氯巴占
	克拉霉素	奥卡西平
抗菌药物可能降低抗癫痫药物血药浓度	亚胺培南、美罗培南、厄他培南、多利培南	丙戊酸
	利福平	拉莫三嗪

参见表 12-1 的表注

患者中使用时，与免疫调节不良反应的风险更高相关[35]。然而，在引入联合抗逆转录病毒疗法治疗该病后，其患病率已从17%下降到6%，这证明癫痫发作通常是疾病发展的结果[35]。

同样，在HIV感染的情况下，就像在其他病毒性疾病中一样，芳香族抗癫痫药物在这类患者中使用时，与免疫调节不良反应的风险更高相关[33]。例如，由苯妥英引起的皮疹在HIV感染患者中更为常见，尽管这类患者通常是免疫无能的，预计不太容易出现免疫介导的不良反应。因此，在这些患者使用芳香族AED时要特别注意。也有研究表明，丙戊酸可能会增加HIV感染者的病毒复制[36]。

由于有效的HIV治疗需要至少3种抗逆转录病毒（antiretroviral，ARV）药物的终身治疗，这些药物与联合使用的AED之间可能存在的相互作用是非常重要的。应该考虑的是，在这些患者中，抗癫痫药物也用于癫痫以外的疾病，如痛苦的神经疾病和精神疾病。

最令人关注的相互作用与老一代AED的P_{450}系统酶诱导效应有关。苯巴比妥、卡马西平和苯妥英仍最常用于药物选择有限的低收入和中等收入国家，预计它们会诱导非核苷酸逆转录酶抑制药和蛋白酶抑制药的代谢，这些抑制药也是由P_{450}系统代谢的。这种相互作用可能导致临床疾病进展和ARV耐药性的产生。抗逆转录病毒药物与抗逆转录病毒药物的额外相互作用表现为抗逆转录病毒药物诱导抗病毒药物代谢，丙戊酸或司替戊醇抑制抗逆转录病毒药物的代谢。

这些相互作用最重要的例子是苯妥英引起的洛匹那韦/利托那韦血浆浓度下降，卡马西平引起的茚地那韦血药浓度急剧下降16倍，丙戊酸抑制齐多夫林代谢，利托那韦/阿扎那韦使拉莫三嗪浓度下降50%[35]。

在一些发展中国家，苯巴比妥是唯一可用的抗癫痫药物，这些相互作用是一个关键问题。

HIV抗逆转录病毒治疗失败的风险，以及随之而来的HIV抗逆转录病毒药物耐药性的增加，往往会导致决定避免治疗癫痫发作[37]。

（二）中枢神经系统感染性疾病癫痫的治疗

在中枢神经系统感染性疾病患者中，癫痫可出现数次急性发作，甚至癫痫持续状态。在这些患者中，可能需要静脉注射苯二氮䓬类药物，特别是在癫痫持续状态的患者中，必须通过静脉途径给予AED。静脉使用的制剂包括四种抗癫痫药物（苯妥英、苯巴比妥、左乙拉西坦、拉科酰胺）。尽管苯妥英是唯一一种其产品特性摘要报道了治疗癫痫持续状态适应证的AED，但这种药物不容易使用，而且是一种强酶诱导药，可能会与几种用于治疗癫痫持续状态的药物相互作用[38]。左乙拉西坦、丙戊酸，甚至拉科酰胺可能更好。

在口服药治疗方面，应特别注意选择不与抗菌药相互作用且发生特殊不良反应风险较低的抗菌药物[18, 33]。

三、中枢神经系统炎症性疾病

在中枢神经系统炎症性疾病与癫痫共患病的情况下，炎症通过直接或间接的致病机制引起急性癫痫发作和癫痫。然而，在这种情况下也有一些双向机制。

（一）免疫性脑炎

越来越多的人意识到，免疫介导的癫痫可能是难治性癫痫的共同原因，显然是隐源性癫痫。在所有病因不明的难治性癫痫中，有11%～35%可能有自身免疫性病因[39]。但与自身免疫性脑炎相关的癫痫仍未得到充分诊断，主要是因为这些患者没有明确的临床症状。自身免疫性癫痫应在以下情况下被怀疑：癫痫开始于急性或亚急性高度频繁发作，并伴有不同的症状（特别是在出生后的第 3 个 10 年），脑电图上出现多灶性发作，最初表现为癫痫持续状态，或有自身免疫史或肿瘤史。支持诊断的证据包括炎性脑脊液（CSF）表现［细胞增多症、IgG 指数升高和（或）寡克隆条带］和提示炎症的磁共振成像（典型的颞叶近侧结构 T_2 高信号，常累及双侧）。

同时检测血清和脑脊液中是否存在针对细胞内抗原或神经细胞表面蛋白的抗体对诊断至关重要，尽管阴性结果并不排除自身免疫性癫痫[39]。如果对免疫治疗有临床反应，仍可诊断可能的自身免疫性癫痫[40]。

（二）免疫性脑炎所致癫痫的治疗

自身免疫性脑炎相关的癫痫发作对抗癫痫药物治疗具有耐药性。

接受 AED 单一治疗的患者中，仅有 10% 的患者可以获得癫痫自由，而 <15% 的患者癫痫发作频率将减少 50% 以上[41]。此外，特异性的抗体综合征的并存可能极易使患者发生特殊的药物不良反应。例如，奥卡西平和卡马西平可能更频繁地引起或加重电压门控钾通道复合体抗体阳性患者的低钠血症，高达 50% 的 LG1 抗体阳性患者观察到芳香族 AED 的皮肤不良反应[40]。

没有单一的 AED 特别推荐用于治疗自身免疫性癫痫。有人报道钠通道阻滞药（如卡马西平、奥卡西平、拉科酰胺、拉莫三嗪和苯妥英）有一定的疗效[42]。也有人推测，某些抗肿瘤药物可能通过改变血清白细胞介素和肿瘤坏死因子 –α 的水平发挥积极的免疫调节作用[43]。实验结果表明，左乙拉西坦和最新的布里伐西坦可能具有保护和抗炎作用，调节血浆肿瘤坏死因子 –α 的产生和抗氧化能力[44]。这些药物的作用机制可能与它们与 SV2A 蛋白的结合有关，SV2A 蛋白不仅在神经元中表达，而且在包括人 $CD8^+T$ 淋巴细胞

在内的其他细胞类型中也有表达。研究表明，左乙拉西坦对这些淋巴细胞的功能有抑制作用[45]。

然而，抗癫痫药物并不是治疗自身免疫性脑炎的主要药物。皮质类固醇、静脉注射免疫球蛋白和血浆置换被认为是治疗自身免疫性癫痫患者的一线免疫疗法，而更特异的免疫抑制药，如单克隆抗体（主要是利妥昔单抗）则被认为是二线免疫疗法。有些患者可能需要免疫抑制药（环磷酰胺、霉酚酸酯）[40]。

同样在这种情况下，苯巴比妥、苯妥英和卡马西平可诱导皮质类固醇和几种免疫抑制药的代谢。因此，应避免使用酶诱导的抗癫痫药物[18]。

（三）多发性硬化症

多发性硬化症是影响中枢神经系统的最常见的慢性免疫介导性疾病，以神经元髓鞘的炎症和破坏为特征，具有广泛的体征和症状。全世界约有 230 万人受到这种疾病的影响，不同地区和不同人群的发病率差别很大[46]。

多发性硬化症病程中癫痫的年发病率为 2.28%，患病率为 3.09%，提示癫痫与多发性硬化症的关联比预期的更为常见[46]。

癫痫可能在疾病期间的任何时候发生，也被描述为疾病的主要症状。由于癫痫的发生必然涉及大脑皮质，因此单纯的皮质内病变在这类疾病的癫痫发病机制中发挥特殊的作用[47]。用于治疗这种疾病的干扰素被认为是致痫药物[48]。

关于癫痫的治疗，在急性复发的情况下，癫痫一般是自限性的，不需要治疗，而与复发无关的癫痫复发则应该治疗。

临床上重要的治疗多发性硬化症的药物与 AED 之间的相互作用尚未观察到[19]。对运动和认知功能的影响，如疲劳、眩晕、共济失调、复视和认知减慢，这些都是几种抗癫痫药物的典型症状，可能会加剧疾病的症状，也会模仿疾病的活动。虽然目前还没有治疗多发性硬化症

患者癫痫的治疗指南，但应该首选具有不那么严重的特定运动和认知不良反应的新一代抗癫痫药物。

四、脑肿瘤

癫痫和癌症的共患病已在其他章中详细讨论。虽然作为癫痫病因的脑瘤仅占癫痫患者的4%，但无论是原发性还是转移性肿瘤，癫痫发作都相对频繁。30%～50%的脑肿瘤患者会以癫痫发作为首发症状，另有10%～30%的患者会在病程中经历癫痫发作[49]。

癫痫发作的风险取决于肿瘤的类型和位置[50]。一般来说，生长缓慢的肿瘤，特别是神经节胶质瘤和胚胎发育不良的神经上皮肿瘤，与癫痫的发生率最高有关，而高级别的肿瘤风险较低。与原发性肿瘤相比，脑转移瘤患者癫痫发作的频率较低。不同转移性肿块的癫痫发生率也不同，转移性黑色素瘤高达67%。此外，皮质受累更常与癫痫发作有关，而白质、幕下和鞍区肿瘤较少与癫痫发作相关[51]。

就部位而言，额叶、顶叶和颞叶肿瘤，特别是那些累及内侧颞叶、脑岛和其他边缘旁结构的肿瘤，比枕叶肿瘤具有更高的癫痫发生率[51]。

癫痫的发生机制在不同的肿瘤类型中有所不同。而在低级别病变中，这一过程是由于血管或机械变化导致的局灶性异常缓慢发展，从而可能隔离脑区，而在高级别病变中，组织损伤主要是由于坏死和含铁血黄素沉积所致。一般来说，癫痫灶确实起源于皮损和邻近正常皮质之间的改变组织部分，也可能与肿瘤边缘有一定距离。肿瘤周围变化可改变血管供应的通透性，导致血脑屏障的破坏和可能的水肿。兴奋性和抑制性传递之间失去平衡[52]。例如，星形胶质细胞外谷氨酸浓度的改变，腺苷介导的神经传递功能障碍，以及缝隙连接共患病的改变，都发生在这个区域，

低级别胶质瘤比在高级别胶质瘤中更容易受到损害[53]。

最后，癫痫发作可能不仅是肿瘤的直接后果，也可能是继发性的脑部感染，这可能是化疗或放射性坏死的免疫抑制效应造成的[17]。

中枢神经系统肿瘤相关性癫痫

对于从未发作过的患者，不推荐常规预防性使用抗癫痫药物。一些文献和临床研究的系统分析表明，使用苯妥英、苯巴比妥或丙戊酸预防性治疗不会降低首次发作的风险，但会显著增加不良反应的风险[54, 55]。此外，对于那些接受了预防急性症状性癫痫发作的药物的患者，应该在手术后一周停止服用抗癫痫药物[56]。

在第一次非诱发性癫痫发作后，脑瘤患者应该使用抗癫痫治疗[57]，尽管在这种情况下，由于一系列的担忧，选择第一种抗癫痫药物是至关重要的。抗癫痫药物的特殊不良反应在这一人群中更为常见。例如，接受化疗的患者对卡马西平诱导的再生障碍性贫血的风险会增加，这会抑制骨髓，而放疗会导致芳香族抗癫痫药物引起的严重和危及生命的皮肤不良反应的出现[51]。

脑瘤引起的癫痫更容易产生抗药性。大约40%的患者在第一次AED治疗后癫痫发作缓解，这一比例低于癫痫患者的总体水平。这一发现可以通过多药耐药相关蛋白的过度表达、受体敏感性降低或广泛的致痫区域来解释[55]。关于药物耐受性，应该考虑的是，脑瘤患者和随之而来的神经损害患者可能更容易出现运动和认知药物引起的不良反应[56]。

然而，到目前为止，最重要的问题是联合应用AED对抗肿瘤药物疗效和疾病进展的影响。越来越多的人意识到抗肿瘤药物和抗癫痫药物之间的药代动力学相互作用可能会产生重要的临床后果。酶诱导的AED，如卡马西平、苯妥英和巴比妥酸盐，可增强代谢清除，使许多同时服用

的抗癌药物和皮质类固醇（这些药物通常在这些患者中开具）效果较差，甚至无效。一些研究表明，接受酶诱导抗癫痫药物治疗的多形性胶质母细胞瘤患者总体生存期较短，这一发现被归因于抗肿瘤药物疗效较低[58]。关于丙戊酸，它是一种酶抑制药，据报道，它与替莫唑胺和其他抗癌药物联合使用可能会增加存活率，但也会导致更频繁的不良反应，如血小板减少症和白细胞减少症[59, 60]。这类患者预后改善的原因是丙戊酸对这些药物的清除有轻微的抑制作用，但也有丙戊酸的直接抗癌作用，丙戊酸通过抑制组蛋白去乙酰化酶抑制血管生成，诱导肿瘤细胞分化和生长停滞[60]。

丙戊酸在患者中血液毒性增加可能是由于丙戊酸和抗肿瘤药物对血小板功能的毒性增加，或者是由于抗肿瘤药物的代谢抑制造成的[60]。据报道，抗肿瘤药物可以增加或降低抗癫痫药物的血清浓度[60]。

表 12-3 中报道了脑肿瘤患者使用的抗癫痫药物和其他药物之间最重要的药代动力学相互作用。

所有评估脑肿瘤患者抗癫痫药物疗效的研究通常由回顾性或小的前瞻性病例系列组成，这些病例系列在肿瘤组织学、疾病阶段、抗癌治疗种类和发作频率方面是不同的。

因此，治疗选择在很大程度上取决于医生的意见和患者的个体特征。经常被选为一线治疗的抗癫痫药物包括第二代非酶诱导抗癫痫药物，如拉莫三嗪、左乙拉西坦、奥卡西平、托吡酯和唑尼沙胺，所有这些药物都被批准作为局灶性癫痫的初始单一疗法。对于那些对最初的处方药全剂量反应不满意的患者，可以考虑使用超过一种抗癫痫药物的综合疗法，尽管也有一些情况下，一些轻微癫痫的持续存在是不可避免的，应该被接受，而不是视为无法忍受的不良反应。

手术切除肿瘤、放疗和化疗，这些都是控

表 12-3 抗肿瘤药物、免疫抑制药及抗癫痫药物的相互作用

相互作用分类	改变药物水平的药物	代谢改变的药物
抗肿瘤药物和免疫抑制药的代谢诱导	苯巴比妥、卡马西平、苯妥英	阿比特龙、阿法替尼、阿昔替尼、苯达莫司汀、贝沙罗汀、博莱霉素、硼替佐米、博舒替尼、白消安、卡巴他赛、卡培他滨、卡铂、卡莫司汀、顺铂、克唑替尼、环磷酰胺、环孢霉素、达拉非尼、达沙替尼、多烯紫杉醇、多柔比星、厄洛替尼、依托泊苷、依维莫司、氟尿嘧啶、吉非替尼、异环磷酰胺、伊马替尼、伊立替康、依西美坦、拉帕替尼、甲氨蝶呤、米托蒽醌、霉酚酸酯、尼洛替尼、培唑帕尼、吡非尼酮、泊马度胺、紫杉醇、丙卡巴肼、瑞戈非尼、西罗莫司、索拉非尼、舒尼替尼、他克莫司、他莫昔芬、坦罗莫司、替尼泊苷、噻替哌、拓扑替康、托瑞米芬、曲贝替定、凡德他尼、维莫非尼、长春碱、长春新碱、长春地辛、长春瑞滨 a
类固醇的药物代谢诱导作用	苯巴比妥、卡马西平、苯妥英	皮质醇、地塞米松、氢化可的松、甲泼尼龙、泼尼龙、泼尼松龙 a
AED 对抗肿瘤药物和免疫抑制药物代谢的抑制作用	丙戊酸	顺铂、依托泊苷、亚硝脲类药物、替莫唑胺、坦罗莫司
抗癫痫药物对代谢的抑制作用	氟尿嘧啶、他克莫司、他莫昔芬	苯妥英

参见表 12-1 的表注
a. 表中每种药物代谢可被至少一种具有酶诱导作用的抗癫痫药物所诱导

制肿瘤生长的治疗方法，通常也与癫痫的改善有关。相反，先前癫痫发作控制良好的患者的癫痫复发可能是由于肿瘤的复发或进展、癌症治疗的不良反应（放射性坏死）或感染性/代谢性脑病引起的[60]。

五、神经退行性病变

（一）痴呆症

癫痫和痴呆症共患病在老年人中相当普遍。这种共存的原因可能是这两种神经疾病都很常见，尽管有几条证据表明痴呆症患者，特别是阿尔茨海默病（Alzheimer's disease，AD）患者的癫痫发病率更高。

痴呆症的主要原因是退行性和血管性的，而且这两种情况经常在同一个体出现[61]。关键部位脑梗死是血管性痴呆的常见原因，也是老年人获得性癫痫的主要原因。

英国全科医生已通过基于人群的嵌套病例对照研究对血管性痴呆与癫痫之间的关系进行了探索。结果表明，血管性痴呆患者确诊后 2 年内癫痫的发病率比同龄对照组高 9 倍以上，也高于阿尔茨海默病组（比对照组高 7.1 倍）。在嵌套分析中，在 65 岁后发生癫痫的患者样本中，痴呆症(主要是血管性痴呆）的患病率是样本的 1/3[62]。

1. 阿尔茨海默病

神经变性痴呆的主要形式有阿尔茨海默病（AD）、额颞叶变性（frontotemporal lobe degeneration，FTD）和路易体病（Lewy body disease，LBD）[63]。其中，阿尔茨海默病是迄今为止最常见的疾病，尤其是在 65 岁以上的患者中。在过去的研究中，痴呆症患者，特别是那些病情较严重的患者，肌阵挛的发生率更高[64, 65]。至于其他类型的癫痫，它们的确切发病率尚未确定，因为不同的研究之间差异很大[66, 67]。造成这种差异的一个原因可能是，在早期评估阿尔茨海默症患者癫痫的研究

中，痴呆症的诊断标准与目前使用的标准不同。事实上，如今对阿尔茨海默病的诊断不仅基于临床，还基于客观标准，如 MRI 和氟脱氧葡萄糖正电子发射断层扫描（PET），以及最近发现的很多阿尔茨海默病的生物标志物，如淀粉样蛋白水平（通过 PET 或 CSF 分析评估），或 Tau 蛋白和磷酸化 Tau 蛋白（目前仅在 CSF 中）[68]。来自临床数据库[69]和大型社区公共数据集[70]的分析的局限性是由于它们是回顾性的。在所有情况下，提取癫痫数据的数据库都不是专门为评估癫痫发作的发生而设计。因此，患者的亲属可能只会报道明确的、先前的强直阵挛发作，而更微妙的细节很容易被遗漏。复杂的部分性癫痫，以意识障碍的定义为代表，在这些患者中可能很难识别，除非他们还伴有明显的运动行为。然而，即使在后一种情况下，伴随复杂的部分癫痫发作的重复刻板印象行为也很难与痴呆症患者中经常发生的重复行为区分开来，特别是在痴呆症晚期。

上述列出的原因一致认为，痴呆症/认知障碍患者癫痫发作的发生率被低估。无论如何，在最近一项有趣的回顾性分析中，我们观察到阿尔茨海默病发病越早，伴随癫痫的发病率越高[71]。此外，这些患者的癫痫发作多为复杂的部分性和无抽搐。

在大多数关于癫痫和阿尔茨海默病的研究中，脑电图数据通常无法获得或仅在少数患者中可用[72]。一项在记忆诊所进行的研究中，连续收集了患有轻度认知障碍、阿尔茨海默病或其他痴呆症的患者（近 1700 名）的脑电图，并对癫痫样放电的发生进行了评估。大约 2% 的阿尔茨海默病或轻度认知障碍（mild cognitive impairment，MCI）患者和 1% 的其他形式的痴呆症患者出现这些症状；大约 20% 的癫痫样活动患者在随访时出现新的癫痫发作；最后，癫痫样活动更常出现在较年轻的患者中[72]。在一项对 33 名使用更复杂分析技术的患者进行的前瞻性研究中发现，

亚临床放电的比例一直较高（＞40% 的无癫痫史的 AD 患者，这一比例明显高于年龄匹配的对照组）[73]。

总而言之，人们普遍认为癫痫在阿尔茨海默病的发病率明显高于正常人群，在早期阿尔茨海默病（尤其是家族性阿尔茨海默病）和更年轻的患者中尤为普遍；癫痫发作主要是局灶性发作，而在晚期则是肌阵挛发作。

在阿尔茨海默病中观察到的神经病理改变与癫痫之间关系的有趣数据来自于临床前阿尔茨海默病模型的研究[74]。转基因淀粉样蛋白致病突变的小鼠在 AD 相关的病理改变开始之前，脑电图惊厥的阈值显著降低[74]。最新研究表明，早期使用抗癫痫药物可以明显缓解这些小鼠的癫痫活动[75]并改善认知功能及病理改变[76]。

去甲肾上腺素能蓝斑核变性似乎也与痴呆症和癫痫的发病有关[76]。这种脑核的退化可能早于痴呆症发病数十年，并在痴呆症的发生发展中发挥作用[76]。另外，去甲肾上腺素在几乎所有测试的癫痫模型中都有抗惊厥作用[77]。

阿尔茨海默病合并癫痫的治疗

一般来说，痴呆症患者癫痫最佳治疗方案的选择与老年人的治疗方案选择大体一样，血管性痴呆与脑血管疾病遵循同样的治疗原则。

对于阿尔茨海默病的癫痫的治疗，还有其他特定的潜在方面需要考虑[78]。

已有研究表明，丙戊酸可能会损害认知功能，还有少许关于丙戊酸可能增加脑萎缩比率的报道[79]。数据还显示，在极少数情况下，它可能会增加大脑萎缩比率。基于这些原因，尽管该药已经用于控制痴呆症患者的某些行为障碍，但它不应该是首选药物[80]。

来自非对照研究的证据表明左乙拉西坦有潜在的抗癫痫疗效[81]。同样，回顾研究证实显示拉莫三嗪对患有癫痫的痴呆症患者也同样有效[71]。尽管左乙拉西坦对可以改善认知功能，但

应牢记其对精神状态潜在的效应（包括情绪激动），这种效应常被多次描述。应牢记其潜在的精神影响（包括激越），这种药物已经被反复描述过了。然而，在轻度认知障碍或阿尔茨海默病早期患者中，左乙拉西坦和拉莫三嗪是阿尔茨海默病实验研究中最具有前景的药物（本章已讲述）。

最后，患有痴呆症的癫痫患者有药物诱发癫痫发作的风险，因为他们经常接受抗精神病药物治疗，其中一些药物有明显的致痫作用[82]。本书后文将主要讲述抗抑郁药物和抗精神病药物之间的相互作用。

用于改善痴呆症患者认知功能的乙酰胆碱酯酶抑制药和抗癫痫药物之间存在联系。多奈哌齐和加兰他明的代谢都是由老一代抗癫痫药物（苯巴比妥、苯妥英、卡马西平）诱导，通常需要增加剂量。相反，在通过肝脏代谢的细胞色素 P_{450} 酶系统之外的卡巴拉汀和抗癫痫药物之间没有相互作用。

2. 其他类型的退行性痴呆

癫痫在路易体病中的发病率只是粗略的估计，而且主要是基于回顾性分析。癫痫在路易体病中的发病率高于其他一般人群，近似于阿尔茨海默病[83]，甚至还高[84]。此外，皮质型肌阵挛可能在路易体病患者中特别常见，占比甚至超过 20%[85]，其发生可能与特定的皮质病理特征有关。尽管无法对路易体病患者最常见的癫痫发作类型进行详细分析，但应牢记，路易体病的核心诊断特征之一是白天警觉性的波动，这种波动往往相当突然，可能使人难以识别，也可能是主要以注意力 / 警觉性降低为主要特征的局灶性癫痫发作。已有多项研究证明，脑电图经常显示出局灶性尖锐波[85]。

目前还没有专门的研究评估特定的抗癫痫药合并对路易体病癫痫患者的影响。有趣的是，最近的一项对照临床试验提供了一些证

据，表明唑尼沙胺与左旋多巴（L-DOPA）联合应用于路易体病患者的认知特征和耐受性良好，与 L-DOPA 相比甚至对帕金森病有附加作用[86]。

额颞叶变性是一个非对称地描述主要累及额叶和颞叶的痴呆的术语，但在这个术语下，痴呆的不同原因及不同的病因被包括在内[87]；因此，额颞叶变性与其他疾病的共存可能会因亚型的不同而显著不同。最近对一组相对较大的患者进行的回顾性研究表明，与阿尔茨海默病和路易体病相比，额颞叶变性与新发癫痫发作的相关性较小，但比普通人群更多[84]。

（二）帕金森病

癫痫和帕金森病（Parkinson's disease，PD）通常被认为是不相关的。事实上，一些神经病学家认为癫痫与帕金森病是互相排斥的，即两种疾病几乎不可能同时出现。这一观点可以追溯到 20 世纪初的几十年，一些感染后帕金森病患者出现癫痫发作的频率较低[88]。脑炎综合征与特发性帕金森病的神经病理学并不相符，甚至有报道发现癫痫发作后，帕金森病的症状有所缓解[87]。无论如何，这两种情况是基于既往报道，尚未有大规模研究。然而，队列研究中包含三级神经病学中心评估的一组帕金森病患者的大型分析[89]。这项研究显示，1215 例帕金森病患者中，年龄匹配的一般人群样本的癫痫发病率低于预期。本综述还评估了癫痫持续状态在帕金森病患者中发生的频率是普通人群的 2 倍，这一结论有趣又耐人寻味。

然而，一项大规模的流行病学分析表明，癫痫与帕金森病的并存率略有增加[2]。后一项研究是基于大规模英国全科医学研究数据库的一部分，该数据库来源于 100 多万人的数据。在那些被编码诊断为癫痫的人中，4% 的人同时被诊断为帕金森病。不过，有几个偏见可能会削弱这些数据。尤其是帕金森病的诊断，主要基于临床判断，没有得到专家的确诊。

实验室数据并未给癫痫和帕金森病之间的联系带来更多的证据。在帕金森病小鼠模型中，未发现不同类型实验性癫痫发作发生率或阈值的变化[90]。

左旋多巴、罗匹尼罗、雷沙吉兰和苯妥英之间具有诱导新陈代谢药物的特征，而司来吉兰和罗匹尼罗是由卡马西平诱导的[19]。最后，丙戊酸在老年患者中通常会产生颤动[91]，这可能会使帕金森病患者中丙戊酸的使用进一步复杂化。

（三）其他神经退行性疾病

关于亨廷顿病（Huntington's disease，HD），有证据表明早发亨廷顿患者的癫痫发病率很高[91]，而最近的数据显示成人发病的亨廷顿病患者的癫痫发病率与年龄匹配的人群相似[92]。应该注意的是，亨廷顿病患者通常接受抗精神病药物治疗，这些药物具有潜在的致痫作用[82]。

最后，关于皮质基底部变性[93]或者进行性麻痹并发癫痫尚无大规模病例报道，尽管早期报道显示有不可忽视的癫痫发病率[94]。

如今，癫痫比过去更容易与其他神经系统疾病共患病，并且这些疾病都可能是由共同的病因引起的[4]，也可能是相互影响的。在所有情况下，治疗策略都应该仔细考虑这些方面。

参 考 文 献

[1] Feinstein AR. The pretherapeutic classification of comorbidity in chronic disease. J Chronic Dis 1970;23:455–68.

[2] Gaitatzis A, Carroll K, Majeed A, et al. The epidemiology of the comorbidity of epilepsy in the general population. Epilepsia 2004;45(12):1613–22.

[3] Beghi E, Carpio A, Forsgren L, Hesdorffer DC, Malmgren K, Sander JW, Tomson T, Hauser WA. Recommendation for a definition of acute symptomatic seizure. Epilepsia 2010;51(4):671–5.

[4] Keezer MR, Sander JW. Comorbidity as an epidemiological construct. Lancet Neurol 2016;15(1):32.

[5] Bladin CF, Alexandrov AV, Bellavance A, Bornstein N, Chambers B, Coté R, Lebrun L, Pirisi A, Norris JW. Seizures after stroke: a prospective multicenter study. Arch Neurol 2000;57(11):1617–22.

[6] Fisher RS, Acevedo C, Arzimanoglou A, Bogacz A, Cross JH, Elger CE, Engel Jr. J, Forsgren L, French JA, Glynn M, Hesdorffer DC, Lee BI, Mathern GW, Moshe SL, Perucca E, Scheffer IE, Tomson T, Watanabe M, Wiebe S. ILAE official report: a practical clinical definition of epilepsy. Epilepsia 2014;55(4):475–82.

[7] Szaflarski JP, Rackley AY, Kleindorfer DO, Khoury J, Woo D, Miller R, Alwell K, Broderick JP, Kissela BM. Incidence of seizures in the acute phase of stroke: a population-based study. Epilepsia 2008;49(6):974–81.

[8] Bentes C, Martins H, Peralta AR, Casimiro C, Morgado C, Franco AC, Fonseca AC, Geraldes R, Canhão P, Pinho E, Melo T, Paiva T, Ferro JM. Post-stroke seizures are clinically underestimated. J Neurol 2017;264(9):1978–85.

[9] Zhang C, Wang X, Wang Y, Zhang JG, Hu W, Ge M, Zhang K, Shao X. Risk factors for post-stroke seizures: a systematic review and meta-analysis. Epilepsy Res 2014;108(10):1806–16.

[10] Mehta A, Zusman BE, Shutter LA, Choxi R, Yassin A, Antony A, Thirumala PD. The prevalence and impact of status epilepticus secondary to intracerebral hemorrhage: results from the US nationwide inpatient sample. Neurocrit Care 2018;11.

[11] Graham NS, Crichton S, Koutroumanidis M, Wolfe CD, Rudd AG. Incidence and associations of poststroke epilepsy: the prospective South London stroke register. Stroke 2013;44(3):605–11.

[12] Ferlazzo E, Gasparini S, Beghi E, Sueri C, Russo E, Leo A, Labate A, Gambardella A, Belcastro V, Striano P, Paciaroni M, Pisani LR, Aguglia U, Epilepsy Study Group of the Italian Neurological Society. Epilepsy in cerebrovascular diseases: review of experimental and clinical data with metaanalysis of risk factors. Epilepsia 2016;57(8):1205–14.

[13] De Reuck J, Nagy E, Van Maele G. Seizures and epilepsy in patients with lacunar strokes. J Neurol Sci 2007;263:75–8.

[14] Cleary P, Shorvon S, Tallis R. Late-onset seizures as a predictor of subsequent stroke. Lancet 2004;363:1184–6.

[15] Shinton RA, Gill JS, Zezulka AV, Beevers DG. The frequency of epilepsy preceding stroke. Casecontrol study in 230 patients. Lancet 1987;1:11–3.

[16] Martz GU, Wilson DA, Malek AM, Selassie AW. Risk of venous thromboembolism in people with epilepsy. Epilepsia 2014;55(11):1800–7.

[17] Zaccara G. Neurological comorbidity and epilepsy: implications for treatment. Acta Neurol Scand 2009;120(1):1–15.

[18] Zaccara G, Perucca E. Interactions between antiepileptic drugs, and between antiepileptic drugs and other drugs. Epileptic Disord 2014;16(4):409–31.

[19] Medscape. Available from: https://reference.medscape.com/drug-interactionchecker. Accessed 18 April 2018.

[20] Lekoubou A, Awoumou JJ, Kengne AP. Incidence of seizure in stroke patients treated with recombinant tissue plasminogen activator: a systematic review and meta-analysis. Int J Stroke 2017;12(9):923–31.

[21] Connolly Jr. ES, Rabinstein AA, Carhuapoma JR, Derdeyn CP, Dion J, Higashida RT, Hoh BL, Kirkness CJ, Naidech AM, Ogilvy CS, Patel AB, Thompson BG, Vespa P, American Heart Association Stroke Council; Council on Cardiovascular Radiology and Intervention; Council on Cardiovascular Nursing; Council on Cardiovascular Surgery and Anesthesia; Council on Clinical Cardiology. Guidelines for the management of aneurysmal subarachnoid hemorrhage: a guideline for healthcare professionals from the American Heart Association/american Stroke Association. Stroke 2012;43(6):1711–37.

[22] Price M, Günther A, Kwan JS. Antiepileptic drugs for the primary and secondary prevention of seizures after intracranial venous thrombosis. Cochrane Database Syst Rev 2014;8.

[23] Guo J, Guo J, Li J, Zhou M, Qin F, Zhang S, Wu B, He L, Zhou D. Statin treatment reduces the risk of poststroke seizures. Neurology 2015;85:701–7.

[24] Choi KS, Chun HJ, Yi HJ, Ko Y, Kim YS, Kim JM. Seizures and epilepsy following aneurysmal subarachnoid hemorrhage: Incidence and risk factors. J Korean Neurosurg Soc 2009;46:93–8.

[25] Deutschman CS, Haines SJ. Anticonvulsant prophylaxis in neurological surgery. Neurosurgery 1985;17:510–7.

[26] Ferro JM, Bousser MG, Canhão P, Coutinho JM, Crassard I, Dentali F, di Minno M, Maino A, Martinelli I, Masuhr F, Aguiar de Sousa D, Stam J, European Stroke Organization. European stroke organization guideline for the diagnosis and treatment of cerebral venous thrombosis—endorsed by the European Academy of Neurology. Eur J Neurol 2017;24(10):1203–13.

[27] Sykes L, Wood E, Kwan J. Antiepileptic drugs for the primary and secondary prevention of seizures after stroke. Cochrane Database Syst Rev 2014;24(1):CD005398. https://doi.org/10.1002/14651858. CD005398.pub3.

[28] Annegers JF, Hauser WA, Beghi E, Nicolosi A, Kurland LT. The risk of unprovoked seizures after encephalitis and meningitis. Neurology 1988;38:1407–10.

[29] Vezzani A, Fujinami RS, White HS, Preux PM, Blümcke I, Sander JW, Löscher W. Infections, inflammation and epilepsy. Acta Neuropathol 2016;131(2):211–34.

[30] Sutter R, Rüegg S, Tschudin-Sutter. Seizures as adverse events of antibiotic drugs: a systematic review. Neurology 2015;85(15):1332–41.

[31] Sander JW, Perucca E. Epilepsy and comorbidity: infections and antimicrobials usage in relation to epilepsy management. Acta Neurol Scand 2003;108:16–22.

[32] Tohiama M, Hashimoto K, Yasukawa M, et al. Association of human herpesvirus-6 reactivation with the flaring and severity of drug-induced hypersensitivity syndrome. Clin Lab Invest 2007;157:934–40.

[33] Zaccara G, Franciotta D, Perucca E. Idiosyncratic adverse reactions to antiepileptic drugs. Epilepsia 2007;48(7):1223–44.

[34] Zaccara G, Giovannelli F, Giorgi FS, Franco V, Gasparini S, Tacconi FM. Do antiepileptic drugs increase the risk of infectious diseases? A meta-analysis of placebo-controlled studies. Br J Clin Pharmacol 2017;83(9):1873–9.

[35] Birbeck GL, French JA, Perucca E, Simpson DM, Fraimow H, George JM, Okulicz JF, Clifford DB, Hachad H, Levy RH, Quality Standards Subcommittee of the American Academy of Neurology, Ad Hoc Task Force of the Commission on Therapeutic Strategies of the International League Against Epilepsy. Antiepileptic drug selection for people with HIV/AIDS: evidence-based guidelines from the ILAE and AAN. Epilepsia 2012;53(1):207–14.

[36] Bearden D, Steenhoff AP, Dlugos DJ, Kolson D, Mehta P, Kessler S, Lowenthal E, Monokwane B, Anabwani G, Bisson GP. Early antiretroviral therapy is protective against epilepsy in children with human immunodeficiency virus infection in botswana. J Acquir Immune Defic Syndr 2015;69(2):193–9.

[37] Jennings HR, Romanelli F. The use of valproic acid in HIV positive patients. Ann Pharmacother 1999;33:1113–6 Epilepsy and HIV—a dangerous combination. Lancet Neurol 2007;6:747.

[38] Zaccara G, Giorgi FS, Amantini A, Giannasi G, Campostrini R, Giovannelli F, Paganini M, Nazerian P. Tuscany study group on seizures in the emergency department and status epilepticus in adults. Why we prefer levetiracetam over phenytoin for treatment of status epilepticus. Acta Neurol Scand 2018; https://doi.org/10.1111/ane.12928.

[39] Brenner T, Sills GJ, Hart Y, Howell S, Waters P, Brodie MJ, et al. Prevalence of neurologic autoantibodies in cohorts of patients with new and established epilepsy. Epilepsia 2013;54(6):1028–35.

[40] Bhatia S, Schmitt SE. Treating immune-related epilepsy. Curr Neurol Neurosci Rep 2018;18(3):10.

[41] Feyissa AM, López Chiriboga AS, Britton JW. Antiepileptic drug therapy in patients with autoimmune epilepsy. Neurol Neuroimmunol Neuroinflamm 2017;4(4).

[42] Suleiman J, Brilot F, Lang B, Vincent A, Dale RC. Autoimmune epilepsy in children: case series and proposed guidelines for identification. Epilepsia 2013;6:1036–45.

[43] Himmerich H, Bartsch S, Hamer H, Mergl R, Schönherr J, Petersein C, et al. Modulation of cytokine production by drugs with antiepileptic or mood stabilizer properties in anti-CD3– and anti-Cd40–stimulated blood in vitro. Oxid Med Cell Longev 2014;2014:8061–2.

[44] Erbaş O, Yeniel AÖ, Akdemir A, Ergenoğlu AM, Yilmaz M, Taskiran D, et al. The beneficial effects of levetiracetam on polyneuropathy in the early stage of sepsis in rats: electrophysiological and biochemical evidence. J Invest Surg 2013;26:312–8.

[45] Nowak M, Bauer S, Schlegel K, Stei S, Allenhöfer L, Waschbisch A. Levetiracetam but not valproate inhibits function of CD8+ T lymphocytes. Seizure 2013;22:462–6.

[46] World Health Organization. Atlas: multiple sclerosis resources in the World 2008 (PDF). Geneva: World Health Organization; 2008. p.15–6. ISBN 92–4–156375–315–6.

[47] Koch M, Uyttenboogaart M, Polman S, De Keyser J. Seizures in multiple sclerosis. Epilepsia 2008;49:948–53.

[48] Ruffmann C, Bogliun G, Beghi E. Epileptogenic drugs: a systematic review. Expert Rev Neurother 2006;6:575–89.

[49] Moots PL, Maciunas RJ, Eisert DR, Parker RA, Laporte K, Abou-Khalil B. The course of seizure disorders in patients with malignant gliomas. Arch Neurol 1995;52:717–24.

[50] van Breemen MS, Wilms EB, Vecht CJ. Epilepsy in patients with brain tumours: epidemiology, mechanisms, and management. Lancet Neurol 2007;6:421–30.

[51] Ertürk C, etinÖ, I'şler C, Uzan M, Özkara C, . Epilepsy-related brain tumors. Seizure 2017;44:93–7.

[52] Wolf HK, Roos D, Blümcke I, Pietsch T, Wiestler OD. Perilesional neurochemical changes in focal epilepsies. Acta Neuropathol 1996;91:376–84.

[53] Aronica E, Gorter JA, Jansen GH, Leenstra S, Yankaya B, Troost D. Expression of connexin 43 and connexin 32 gap-junction proteins in epilepsy-associated brain tumors and in the perilesional epileptic cortex. Acta Neuropathol 2001;101:449–59.

[54] Tremont-Lukats IW, Ratilal BO, Armstrong T, Gilbert MR. Antiepileptic drugs for preventing seizures in people with brain tumours. Cochrane Database Syst Rev 2008;16(2).

[55] Politsky JM. Brain tumor-related epilepsy: a current review of the etiologic basis and diagnostic and treatment approaches. Curr Neurol Neurosci Rep 2017;17(9):70.

[56] Glantz MJ, Cole BF, Forsyth PA, et al. Practice parameter: anticonvulsant prophylaxis in patients with newly diagnosed brain tumors. Report of the Quality Standards Subcommitee of the American Academy of Neurology. Neurology 2000;54:1886–93.

[57] Klinger NV, Shah AK, Mittal S. Management of brain tumor-related epilepsy. Neurol India 2017;65(Suppl):S60–70.

[58] Oberndorfer S, Piribauer M, Marosi C, et al. P450 enzyme-inducing and non-enzyme inducing antiepileptics in glioblastoma patients treated with standard chemotherapy. J Neurooncol 2005;72:255–60.

[59] Weller M, Gorlia T, Cairncross JG, van den Bent MJ, Mason W, Belanger K, Brandes AA, Bogdahn U, Macdonald DR, Forsyth P, Rossetti AO, Lacombe D, Mirimanoff RO, Vecht CJ, Stupp R. Prolonged survival with valproic acid use in the EORTC/NCIC temozolomide trial for glioblastoma. Neurology 2011;77:1156–64.

[60] Perucca E. Optimizing antiepileptic drug treatment in tumoral epilepsy. Epilepsia 2013;54(Suppl 9):97–104.

[61] Langa KM, Foster NL, Larson EB. Mixed dementia: emerging concepts and therapeutic implications. JAMA 2004;292(23):2901–8.

[62] Imfeld P, Bodmer M, Schuerch M, Jick SS, Meier CR. Seizures in patients with Alzheimer's disease or vascular dementia: a population-based nested case-control analysis. Epilepsia 2013;54(4):700–7.

[63] Alzheimer's Association. Alzheimer's disease facts and figures. Alzheimers Dement 2016; 12(4):459–509.

[64] Hauser WA, Morris ML, Heston LL, Anderson VE. Seizures andmyoclonus in patientswithAlzheimer's disease. Neurology 1986;36(9):1226–30.

[65] Chen JY, Stern Y, Sano M, Mayeux R. Cumulative risks of developing extrapyramidal signs, psychosis, or myoclonus in the course of Alzheimer's disease. Arch Neurol 1991;48(11):1141–3.

[66] Friedman D, Honig LS, Scarmeas N. Seizures and epilepsy in Alzheimer's disease. CNS Neurosci Ther 2012;18(4):285–94.

[67] Subota A, Pham T, Jette N, Sauro K, Lorenzetti D, Holroyd-Leduc J. The association between dementia and epilepsy: a systematic review and meta-analysis. Epilepsia 2017;58(6):962–72.

[68] Dubois B, Feldman HH, Jacova C, Hampel H, Molinuevo JL, Blennow K, DeKosky ST, Gauthier S, Selkoe D, Bateman R, Cappa S, Crutch S, Engelborghs S, Frisoni GB, Fox NC, Galasko D, Habert MO, Jicha GA, Nordberg A, Pasquier F, Rabinovici G, Robert P, Rowe C, Salloway S, Sarazin M,

Epelbaum S, de Souza LC, Vellas B, Visser PJ, Schneider L, Stern Y, Scheltens P, Cummings JL. Advancing research diagnostic criteria for Alzheimer's disease: the IWG-2 criteria. Lancet Neurol 2014;13(6):614–29.

[69] Giorgi FS, Baldacci F, Dini E, Tognoni G, Bonuccelli U. Epilepsy occurrence in patients with Alzheimer's disease: clinical experience in a tertiary dementia center. Neurol Sci 2016;37(4):645–7.

[70] Bell JS, Lönnroos E, Koivisto AM, Lavikainen P, Laitinen ML, Soininen H, Hartikainen S. Use of antiepileptic drugs among community-dwelling persons with Alzheimer's disease in Finland. J Alzheimers Dis 2011;26(2):231–7.

[71] Vossel KA, Beagle AJ, Rabinovici GD. Seizures and epileptiform activity in the early stages of Alzheimer disease. JAMA Neurol 2013;70(9):1158–66.

[72] Liedorp M, Stam CJ, van der Flier WM, Pijnenburg YA, Scheltens P. Prevalence and clinical significance of epileptiform EEG discharges in a large memory clinic cohort. Dement Geriatr Cogn Disord 2010;29(5):432–7.

[73] Vossel KA, Ranasinghe KG, Beagle AJ, Mizuiri D, Honma SM, Dowling AF, Darwish SM, Van Berlo V, Barnes DE, Mantle M, Karydas AM, Coppola G, Roberson ED, Miller BL, Garcia PA, Kirsch HE, Mucke L, Nagarajan SS. Incidence and impact of subclinical epileptiform activity in Alzheimer's disease. Ann Neurol 2016;80(6):858–70.

[74] Palop JJ, Chin J, Roberson ED, Wang J, Thwin MT, Bien-Ly N, Yoo J, Ho KO, Yu GQ, Kreitzer A, Finkbeiner S, Noebels JL, Mucke L. Aberrant excitatory neuronal activity and compensatory remodeling of inhibitory hippocampal circuits in mouse models of Alzheimer's disease. Neuron 2007;55(5):697–711.

[75] Zhang MY, Zheng CY, Zou MM, Zhu JW, Zhang Y, Wang J, Liu CF, Li QF, Xiao ZC, Li S, Ma QH, Xu RX. Lamotrigine attenuates deficits in synaptic plasticity and accumulation of amyloid plaques in APP/PS1 transgenic mice. Neurobiol Aging 2014;35(12):2713–25.

[76] Giorgi FS, Ryskalin L, Ruffoli R, Biagioni F, Limanaqi F, Ferrucci M, Busceti CL, Bonuccelli U, Fornai F. The neuroanatomy of the reticular nucleus locus coeruleus in Alzheimer's disease. Front Neuroanat 2017;19(11):80.

[77] Giorgi FS, Pizzanelli C, Biagioni F, Murri L, Fornai F. The role of norepinephrine in epilepsy: from the bench to the bedside. Neurosci Biobehav Rev 2004;28(5):507–24.

[78] Giorgi FS, Guida M, Vergallo A, Bonuccelli U, Zaccara G. Treatment of epilepsy in patients with Alzheimer's disease. Expert Rev Neurother 2017;17(3):309–18.

[79] Fleisher AS, Truran D, Mai JT, et al. For Alzheimer's disease cooperative study, chronic divalproex sodium use and brain atrophy in Alzheimer disease. Neurology 2011;77(13):1263–71.

[80] Tariot PN, Schneider LS, Cummings J, Thomas RG, Raman R, Jakimovich LJ, Loy R, Bartocci B, Fleisher A, Ismail MS, Porsteinsson A, Weiner M, Jack Jr. CR, Thal L, Aisen PS, Alzheimer's Disease Cooperative Study Group. Chronic divalproex sodium to attenuate agitation and clinical progression of Alzheimer disease. Arch Gen Psychiatry 2011;68(8):853–61.

[81] Belcastro V, Costa C, Galletti F, Pisani F, Calabresi P, Parnetti L. Levetiracetam monotherapy in Alzheimer patients with late-onset seizures: a prospective observational study. Eur J Neurol 2007;14(10):1176–8.

[82] Mula M, Monaco F, Trimble MR. Use of psychotropic drugs in patients with epilepsy: interactions and seizure risk. Expert Rev Neurother 2004;4(6):953–64.

[83] Morris M, Sanchez PE, Verret L, Beagle AJ, Guo W, Dubal D, Ranasinghe KG, Koyama A, Ho K, Yu GQ, Vossel KA, Mucke L. Network dysfunction in α-synuclein transgenic mice and human Lewy body dementia. Ann Clin Transl Neurol 2015;2(11):1012–28.

[84] Beagle AJ, Darwish SM, Ranasinghe KG, La AL, Karageorgiou E, Vossel KA. Relative incidence of seizures and myoclonus in Alzheimer's disease, dementia with Lewy bodies, and frontotemporal dementia. J Alzheimers Dis 2017;60(1):211–23.

[85] Barber PA, Varma AR, Lloyd JJ, Haworth B, Haworth JSS, Neary D. The electroencephalogram in dementia with Lewy bodies. Acta Neurol Scand 2000;101:53–6.

[86] Murata M, Odawara T, Hasegawa K, Iiyama S, Nakamura M, Tagawa M, Kosaka K. Adjunct zonisamide to levodopa for DLB parkinsonism: a randomized double-blind phase 2 study. Neurology 2018;90(8):e664–72.

[87] Vercueil L. Parkinsonism and epilepsy: case report and reappraisal of an old question. Epilepsy Behav 2000;1:128–30.

[88] Yakovlev P. Epilepsy and Parkinsonism. N Engl J Med 1928;198:629–38.

[89] Feddersen B, Rémi J, Einhellig M, Stoyke C, Krauss P, Noachtar S. Parkinson's disease: less epileptic seizures, more status epilepticus. Epilepsy Res 2014;108(2):349–54.

[90] Bonuccelli U, Fariello RG. Evidence for an epileptogenic action of 1–methyl-4–phenyl-1,2,3,6,–tetrahydropyridine. Neuropharmacology 1989;28(12):1419–22.

[91] Barker RA, Squitieri F. The clinical phenotype of juvenile Huntington's disease. In: OWJ Q, Brewer HM, Squitieri F, Barker RA, Nance MA, Landwehrmeyer GB, editors. Juvenile Huntington's disease and other trinucleotide repeat disorders. Oxford: Oxford University Press; 2009. p. 39–50.

[92] Sipilä JO, Soilu-H€anninen M, Majamaa K. Comorbid epilepsy in Finnish patients with adult-onset Huntington's disease. BMC Neurol 2016;16:24.

[93] Kompoliti K, Goetz CG, Boeve BF, Maraganore DM, Ahlskog JE, Marsden CD, Bhatia KP, Greene PE, Przedborski S, Seal EC, Burns RS, Hauser RA, Gauger LL, Factor SA, Molho ES, Riley DE. Clinical presentation and pharmacological therapy in corticobasal degeneration. Arch Neurol 1998;55(7):957–61.

[94] Duvoisin RC, Golbe LI, Lepore FE. Progressive supranuclear palsy. Can J Neurol Sci 1987;14(3 Suppl):547–54.

拓展阅读

[95] Warren JD, Rohrer JD, Rossor MN. Clinical review. Frontotemporal dementia. BMJ 2013;347:f4827.

[96] Easterford K, Clough P, Kellett M, Fallon K, Duncan S. Reversible parkinsonism with normal beta-CIT-SPECT in patients exposed to sodium valproate. Neurology 2004;62(8):1435–7.

第 13 章　癫痫和认知
Epilepsy and cognition

Rachel Friefeld Kesselmayer　Gloria M. Morel　Jessica M. Bordenave　Jana Jones　Bruce Hermann　著

缩略语

ABM	autobiographical memory	自传性记忆
AED	antiepileptic drug	抗癫痫药物
ALF	accelerated long-term forgetting	加速长期遗忘
BECTS	benign partial epilepsy of childhood with centrotemporal spikes	儿童期良性部分性癫痫伴中央颞叶尖峰
CWE	children with epilepsy	癫痫患儿
DRS	Dementia Rating Scale	痴呆评级量表
FSIQ	full scale intelligence quotient	全量程智商
GGE	genetic generalized epilepsy	遗传性全身性癫痫
GTCS	generalized tonic-clonic seizure	全面强直 – 阵挛性发作
IQ	intelligence quotient	智商
JME	juvenile myoclonic epilepsy	青少年肌阵挛性癫痫
LRE	localization-related epilepsy	定位相关性癫痫
RCFT	Rey Complex Figure Test	雷伊复杂图形测试
RE	rolandic epilepsy	运动性癫痫
RMT	Warrington Recognition Memory Test	沃灵顿识别记忆测试
SI	seizures improved group	癫痫发作改善组
SU	seizures unimproved group	癫痫发作未改善组
TEA	transient epileptic amnesia	短暂性癫痫性遗忘症
TLE	temporal lobe epilepsy	颞叶癫痫
T2	time two	时间二
VIQ	verbal intelligence quotient	言语智商
WAIS	Wechsler Adult Intelligence Scale	韦克斯勒成人智力量表

WAIS-R	Wechsler Adult Intelligence Scale-Revised	韦克斯勒成人智力量表修订版
WAIS-Ⅲ	Wechsler Adult Intelligence Scale-Third Edition	韦克斯勒成人智力量表第 3 版
WISC	Wechsler Intelligence Scale for Children	韦克斯勒儿童智力量表
WMS-Ⅲ	Wechsler Memory Scale-Third Edition	韦克斯勒记忆标准第 3 版

目前国际抗癫痫联盟对癫痫的定义为，"癫痫是一种以长期易发生癫痫发作，并以这种疾病的神经生物学、认知、心理和社会后果为特征的疾病"[1]。几百年来，研究人员和临床医生一直在关注癫痫对认知、精神状况（mental status）、精神病状况（psychiatric status）的影响，试图在医学理论的不同程度上理解癫痫。认识到癫痫对认知能力影响的评论可以在 18 世纪的文献中找到。在 Tissot（1770 年）的文献中提及记忆力减退和判断障碍，特别是严重和频繁的癫痫发作（引自 Berrios[2]）。更"现代"的理解和观察出现在 19 世纪初，Esquiro 报道了一组患有癫痫的女童中，存在认知障碍（伴有记忆障碍的痴呆）和精神障碍，上述患者的智力、知觉和记忆力逐渐下降[3]。Bouchet 和 Cazauvieilh 报道了癫痫患者痴呆和精神错乱的发展[4]。Gowers 还假设痴呆与癫痫会更频繁地同时发生，"众所周知，癫痫患者的精神状态经常表现为恶化"，并推断痴呆和癫痫可能代表一种共同的潜在病因，而不是一方是导致另一方的病因[5]。

神经心理学领域的出现及其对认知的心理测量，使得对癫痫患者离散的认知能力及其随时间而变化的客观量化成为可能。直到 2004 年，Carl Dodrill 才出版了第一篇专门关注癫痫患者认知纵向变化的文献综述[6]。在该文中，参考的文献至少进行了两次正式客观心理评估，但并非旨在评估治疗效果（如药物、手术等）。Dodrill 确定了 22 篇符合标准的论文（9 篇涉及儿童，13 篇涉及青少年和成人）[6]。综述得出以下结论：随着时间的推移，癫痫和认知能力下降之间存在"轻微

但明确的关系"。多项研究表明，癫痫发作的结果喜忧参半或不确定，这与前面的结论不同；另外还有几项研究表明，癫痫发作与认知能力下降之间没有关系。Seidenberg 等发表一篇更新的文献综述[7]，使用了和 Dodrill 研究相同的纳入标准，重点关注在此期间发表的纵向研究，以扩展 Dodrill 对研究前瞻性认知变化研究的监测。他们报道了成人癫痫患者认知功能障碍进展的持续证据，以及儿童认知过程的复杂模式。关于这些综述中包含的具体调查结果和更多详情将在随后的儿童和成人内容中总结。

这篇综述更新了 Dodrill[6] 和 Seidenberg[7] 之前的综述，纳入内容包括迄今为止发表的评估成人和青少年癫痫患者认知变化的纵向研究的总体。也就是说，应该明确的是，我们采取了一种全新的观点，并初步考虑了所有已发表的纵向认知研究——包括在之前的评论中包含的研究，以及我们能够从不同来源找到的其他研究。与 Dodrill[6] 和 Seidenberg 等[7] 一致的是，只有在至少两项评估中包含客观的认知测试的研究才被考虑。鉴于 Seidenberg 等在讨论无对照受试者的研究时提出的比较和泛化的局限性，本综述仅包括使用了对照组（健康或其他医疗条件）的研究。其他纳入标准包括至少在两个时间点进行的正式神经心理学评估；就儿科文献而言，只包括学龄儿童的研究检查结果。

从本质上讲，我们以全新的视角重新审视前瞻性癫痫神经心理学文献，增加重要的附加选择标准，发现以前未纳入的新研究，并将 Dodrill 和 Seidenberg 等研究中的一些论文改为非对照研究

的状态。上述这些不是重点，我们的重点完全放在对照前瞻性调查上。我们列出了一些表格，列举并汇总了已发表的非对照儿童和成人研究的结果，从而全面地汇编了前瞻性认知文献。横断面调查和分析既不考虑也没被列出。

一、前瞻性癫痫神经心理学文献：简要总结

表 13-1 提供了已发表文献的核心特征的总体摘要，这些特征在表 13-2（儿童对照研究）和表 13-3（成人对照研究）中得到了详细反映，这也代表了本章的重点。章末附表提供了关于儿童非对照研究（表 13-4）和成人非对照研究（表 13-5）的补充信息。

总结一下前瞻性文献（表 13-1），就对照研究而言，可以看出这是一个中等规模的文献，仅包含 11 项儿童研究和 9 项成人研究。考虑到一些已发表的研究来自同一队列，对照文献由 7 个独立的儿童队列和 8 个独立的成人队列组成。鉴于人们对这一临床问题的长期兴趣，文献的局限性也值得注意。儿童对照研究和成人对照研究的参与者总数也很有限，仅包括不到 700 名儿童癫痫患者（1983 年开始的研究）和 550 名成年患者（1990 年开始的研究）。除其中 3 项研究外，其他研究都仅涉及 2 次测试 - 重测试会话。

不受控的文献的结构也很有趣。可以看出，对这个话题的兴趣由来已久，第一批儿童和成人研究分别出现在 1924 年和 1938 年。非对照研究（2016 年）已有报道，但在儿童和成人文献中癫痫受试者总数在 1500 人以下。

表 13-1 前瞻性文献概要

	儿 童	成年人
对照研究		
最早的研究	Bourgeois 等[8]	Dodrill 和 Wilensky[9]
最新研究	Rathouz 等[10]	Savage 等[11]
研究数量	10	9
独立队列数量	6	8
测试 - 重测试间隔	3 个月至 6 年	1～10 年
癫痫受试者总数	658（随访 652）	543
对照受试者总数	497（随访 503）	422
无对照的研究		
最早的研究	Fox[12]	Barnes 和 Fetterman[13]
最新研究	Reuner 等[14]	Mameniškienė 等[15]
研究数量	14	16
独立队列数量	14	14
测试 - 重测试间隔	1 个月至 9 年	1～13 年
癫痫受试者总数	1423	1271

表 13-2　对照前瞻性儿童研究

研　究	（N）癫痫发作类型	对照组	年　龄	平均复测间隔	认知领域检查	主要结果
Bouereois 等[8]	72 例全面性发作、非全面发作、混合发作癫痫、单纯型热性惊厥	45 例无癫痫的兄弟姐妹	21 月龄—15.9 岁	4 年	智商	基线：与对照组相比，认知领域没有显著差异；在所有认知领域没有预期下降
Bailet 和 Turk[16]	74 例特发性癫痫	23 例无癫痫的兄弟姐妹	8—13 岁	≥3 年	智商、精神运动速度、记忆（言语和视觉）、学习成绩	基线：所有认知领域均明显低于对照组；在所有认知领域没有预期下降
Oostrom 等[17]	51 例特发性或隐源性癫痫	48 例性别匹配的同学	7—16 岁	3 个月和 12 个月	一般认知能力、记忆力、持续注意力、学习成绩	基线：注意力、反应时间、位置学习、学习技能显著低于对照组；学习成绩预期下降；一般认知能力、记忆力、持续注意力没有下降
Lindrren 等[18]	32 例首发运动性癫痫（Rolandic epilepsy, RE），26 例继发 RE	25 例健康的同学	7—15 岁	2.5～3 年	记忆（言语和视觉）、执行功能	基线：对听觉 - 视觉材料的记忆和学习、延迟回忆、执行功能和单词理解能力测试显著低于对照组；在所有认知领域没有预期下降
Oostrom 等[19]	42 例特发性或隐源性癫痫	30 例性别匹配的健康同学	7—16 岁	3 个月、12 个月、42 个月	智商、注意力、记忆力、处理速度、学习语言能力	基线：所有认知领域均明显低于对照组；在所有认知领域没有预期下降
Hermann 等[20]	52 例特发性全身性癫痫和定位相关性癫痫（localizationrelated epilepsy, LRE）	48 例健康的一级表亲	8—18 岁	2 年	智商、学习成绩、语言、记忆、执行功能、运动功能	基线：CWE 伴神经行为共患病的认知领域明显低于对照组；CWE 伴神经行为共患病的所有认知领域预期下降
Dunn 等[21]	197 例混合型癫痫（全面和 LRE）	131 例兄弟姐妹（13 例无参照，7 例无随访）	6—14 岁	36 个月	学习成绩（阅读、书写、计算）	基线：书写能力显著低于对照；预期衰退范围涵盖所有认知领域
Almane 等[22]	50 例全面性和局灶性癫痫	41 例健康的一级表亲	8—18 岁	2 年和 5 年	学习成绩（阅读、拼写、计算）	基线：有学术问题的 CWE 的所有认知领域都明显低于对照组；在所有认知领域的 CWE 与学术问题在所有领域预期下降
Lin 等[23]	19 例青少年肌阵挛性癫痫（juvenile myoclonic epilepsy, JME）	57 例健康的一级表亲	8—18 岁	2 年	智商、执行功能，反应抑制、认知 / 精神运动处理速度	基线：智商、反应抑制和精神运动速度与对照相比显著降低；智商潜在预期下降；反应抑制、精神运动速度，解决问题的能力无预期下降
Rathouz 等[10]	特发性和局灶性癫痫	62 例健康的一级表亲	8—18 岁	2 年、5 年、6 年	学习成绩（阅读、拼写、计算）、智商、语言、执行功能、运动动能	基线：运算能力、反应抑制能力、注意力、精细运动灵巧性和精神运动速度明显低于对照组；在所有认知领域没有预期的下降

表 13-3　对照前瞻性成人研究

研 究	(N) 癫痫发作类型	对照组	年 龄	平均复测间隔	认知领域检查	主要结果
Dodrill 和 Wilensky[9]	143 例慢性非特异性癫痫综合征	105 例非癫痫持续状态	平均 22 岁	5 年	智商	基线：与对照组比，智商显著降低；智商预期下降
Aikiä 等[24]	39 例新发／未经治疗的左侧颞叶癫痫（left temporal lobe epilepsy, LTLE）；16 例慢性 LTLE	46 例健康对照者	新确诊平均年龄 5 岁；慢性患者平均 42 岁；对照组平均 31 岁	5 年	智商、言语记忆	基线：在新诊断的 LTLE 中总即时回忆、延迟回忆、保留率显著低于对照组；在慢性 LTLE 中，总即时回忆、近期回忆、延迟回忆、保留率和延迟识别率均显著低于对照组；言语记忆无预期下降
Dodrill[25]	35 例定位相关癫痫（localization related epilepsy, LRE）	35 例对照者（没有病史）	在研究开始时平均年龄 30 岁	10 年（±6 个月）	智商、学习成绩、记忆力、运动功能	未提供基线；两组均出现视觉记忆丧失，且预期下降，意义不明显；请注意对照组在 20 个变量中的 3 个方面有更大的改善；未提供与基线的比较或显著性
Hermann 等[26]	46 例 LRE	65 例对照者	14—59 岁	4 年	智商、语言、视觉感知／空间技能、记忆、执行功能、精神运动处理、精细动作	基线：所有认知领域均明显低于对照组；在 LRE 亚组中以下功能可能预期下降，40% 存在对证命名（confrontation naming），27% 存在视觉记忆延迟，38% 言语记忆延迟，64% 存在双侧动作加速
Piazzini 等[27]	50 例 LRE	50 例健康对照者	18—60 岁	5 年以上	智商、注意力、精神运动速度、语言、记忆（语言和视觉）	基线：与对照组相比，认知领域没有显著差异；注意力、精神运动速度预期下降；智商、语言、记忆（语言和视觉）没有预期下降
Anderson-Roswall 等[28]	36 例 LRE，其中 50% 伴全面强直–阵挛性发作	25 例健康对照者	平均年龄 33 岁；对照组 36 岁	癫痫组 4.8 年；对照组 3.1 年	言语记忆、言语认知、注意力／处理速度	基线：所有认知显著低于与对照组。预期下降：2 个言语记忆变量；3 个注意／处理速度变量。无预期下降：言语认知
Griffith 等[29]	17 例 LRE 和全身性癫痫老年患者	17 例健康老年人	受试者平均年龄：65 岁对照：64 岁	2～3 年	语言记忆、注意力、视觉空间／结构、执行功能、语言	基线：整体认知和语言记忆显著低于对照组；执行控制预期下降；语言记忆、注意力、视觉空间／结构和语言没有预期下降

（续表）

研　究	(N) 癫痫发作类型	对照组	年　龄	平均复测间隔	认知领域检查	主要结果
Baker 等[30]	147 例新发不明原因癫痫综合征	69 例健康对照者	受试者平均年龄：40 岁对照：29 岁	12 个月	记忆、执行功能、精神运动速度、信息处理、情绪	基线：精神运行速度、记忆力、心理应激能力、信息处理显著低于对照组；精神运动速度、更高的执行功能、记忆预期下降
Savage 等[11]	TLE 中 14 例短暂性癫痫性遗忘症（TEA）	12 例健康年龄匹配的对照者	随访平均年龄：78 岁，没有基本信息	10 年	智商、视觉空间/结构、记忆（语言和视觉）、执行功能	基线：与对照组相比，认知领域没有显著差异；记忆力预期下降；视觉回忆、物体命名、视觉构造功能、执行功能无预期下降

综上所述，在 1924 年，前瞻性认知过程的重要临床问题首次以经验方式解决。相关的对照研究和非对照研究持续了几十年，直到现在相关研究也有报道。尽管这项研究对学者具有长期的吸引力，且本研究有重要的临床意义，但在研究数量、参与者数量和对照研究数量方面，调查的程度（特别是在对照研究中反映出来的）是有限的。

现在我们来回顾一下儿童和成人的对照研究（表 13-2 和表 13-3），并从先前综述中提供的简要总结开始，然后是如前所述的目标文献的关键检查。

二、儿童和青少年研究

（一）以往的儿童和青少年文献综述

Dodrill[6] 和 Seidenberg 等[7] 提供了关于儿童和青少年的对照及非对照前瞻性研究的讨论。在对照研究中，最早的回顾性病例——对照前瞻性调查观察了癫痫发作儿童的智力，并与其无癫痫的兄弟姐妹进行对照，以确定其智力（intelligence quotient，IQ）状况的稳定性是否随着时间的推移改变，结果显示两组在基线和随访时无明显差异[8]。智力差异在组内是可识别的。症状性癫痫儿童的智商明显低于特发性癫痫儿童。作者指出，少数癫痫患儿（CWE，11%）的智商下降与智商下降 10 分或更多有关，可归因于癫痫发病年龄较早、癫痫频繁发作和药物毒性。远期的药物毒性，特别是苯巴比妥，预测智商下降的作用优于癫痫发作控制不佳[8]。

Lindgren 等[18] 发现，患有运动性癫痫（rolandic epilepsy，RE）的儿童的一般智商和对照组的健康同班同学之间没有差异。患有 RE 的儿童在即时记忆、阅读理解，阅读速度和拼写也与对照组没有差异。在初步评估中，RE 患儿在听觉 - 言语材料的记忆和学习、延迟回忆、执行功能测量和单词理解方面具有较大困难；然而，这些差异在随访中并没有持续。这使得研究人员在发病后近 5 年得出以下结论，RE 患儿与对照组相比，没有重大的认知能力下降。

此外，Oostrom 等[17] 还超越了仅关注智力的范畴，旨在了解 CWE 的教育困境，将 CWE 与健康的同学在认知的各个组成部分进行了对照比较。在所有随访时间点（3 个月和 12 个月），CWE 在注意力、反应时间、地点学习和学术技能等指标上的得分显著较低。与 Bourgeois 等的发现相反[8]，这些发现不能用组内的癫痫特征来解释。

（二）儿童和青少年文献综述

本书回顾了自 Dodrill[6] 和 Seidenberg 及其同事[7] 发布研究结果以来进行的 7 项病例对照纵向研究。在这 7 项研究中，有 4 项使用了同一队列[10, 20, 22, 23]。因此作为综述的一部分，每项研究中最新文章将被纳入本章[10]。接下来讨论的是本文献新增的 5 篇文章中特定领域的发现。在许多认知领域（包括智力、学习成绩、执行功能和运动功能）都有显著的发现。这些研究的完整总结见表 13-3。

通过使用多个领域和相关测试对儿童和青少年的认知能力进行评估：①智力［韦克斯勒儿童智力量表（Wechsler Intelligence Scale for Children，WISC）修订版、彩色渐进矩阵、标准渐进矩阵、WISC 修订版（荷兰语版），韦克斯勒简化智力量表（词汇表、矩阵推理），考夫曼简易智力测试（Kaufman Brief Intelligence Test，KBIT）］；②学习成绩［广泛成就测试（Wide Range Achievement Test，WRAT）］；③执行功能［Delis-Kaplan 执行功能系统（确认正确排序、色字干扰——抑制测试）、康纳斯连续操作测试Ⅱ、颜色痕迹测试Ⅰ和Ⅱ、气球穿孔测试］；④记忆［单词的前后跨度、学习地点、日常记忆问卷、WISC（第 4 版），记忆与学习的广域评估（第 2 版），底特律学习能力测试修订版，Benton 视觉保留测试修订版］；⑤运动功能［（WISC 修订版（编码子测试）、反应时间（维也纳测试系统）、认知心理修订版测试、WISC（第 3 版，数字符号编码）］。

1. 智力

4 项新回顾的研究中有 3 项包括了测试间隔从 3 个月到 6 年的智力测试[10, 16, 19]。其中 2 项研究经过与直接病例对照比较发现，患有特发性和遗传性全身性癫痫的儿童表现明显低于其兄弟姐妹和健康儿童对照组[16]；与先前综述的研究结果相反，两组之间的智商没有潜在的差异[8, 18]。Bailet 和 Turk[16] 对儿童进行了 3 个测试，测试之间的时间不明确。结果显示癫痫对照组对智商的影响仅在前两个阶段显著低于其兄弟姐妹。这些比较虽然表明普遍存在认知缺陷，但并不是正式的预期变化。调查发现，癫痫的严重程度、较早的发病年龄和癫痫发作类型对智力各领域的不良表现没有显著的预测作用[16]。Rathouz 等[10] 没有发现智商随时间变化的显著差异或预期变化。其余的研究没有明确报道智力测试的结果[19]。

2. 学习成绩

在 Bailet 和 Turk 进行的 3 次测试中[16]，CWE 在所有 3 次测试中在阅读和拼写方面的表现都比对照组差，在第 3 次测试中只有每组在算术方面的表现比对照组差，这表明在单个时间点上有不可变量的群体差异，导致作者得出存在持续的学习困难的结论。Dunn 等[21] 发现阅读和数学的基线成绩与 36 个月的随访结果相当，这表明在学习成绩方面的表现恶化。书写能力在基线和随访中，表现明显较差，并伴有预期下降。结果显示，癫痫早期发作的年龄和症状 / 隐源性病因被确定为学习成绩表现较差的危险因素[21]，这一结论与 Bourgeois 等的结论一致[8]。

Rathouz 等[10] 发现统计学意义的差异只存在于算术计算方面，而基本的学术技能，包括单词阅读和拼写则受影响较小。此外，这些影响尽管存在于基线水平，但在基线评估后 6 年内保持稳定，无进展性下降。这三项研究的总体趋势表明：CWE 在各个时间点的表现不如对照组参与者，但没有随时间推移发生重大变化。这些发现是在不同癫痫人群和不同的学习成绩衡量标准中得出的。

3. 执行功能

最近的研究继续考察 CWE 的执行能力。虽然以前的回顾性研究表明[18]，CWE 和对照组在执行功能方面的表现是积极的和相当的，但其他研究发现持续注意和反应抑制是他们的弱点[10,19]。而 Oostrom 及其同事[19] 发现 CWE 在整个随访过程中保持较差的注意力，Rathouz 等[10] 仅在基线时识别反应抑制和注意力的差异。基线损伤随时间保持稳定，并且在随后的评估中没有出现恶化或下降的情况。

4. 记忆力

两项研究发现，与对照组参与者相比，CWE 在语言、视觉、日常、工作和短期记忆方面存在缺陷[16, 19]。其中一项研究在历时 3 年以上的过程中发现，在 3 个评估点中的 2 个评估点上存在静态组差异，同时发现 CWE 的即时言语和视觉回忆较差[16]。对单词的记忆持续时间也发现了渐进性下降[19]。这些发现的重测周期为 3 个月～3.5 年。并且不同研究的评估也不同。随访时表现较差与在诊断前进行学习有关[19]。

5. 运动功能

此外，研究结果提示 CWE 的运动和精神运动功能受损情况会随着时间的推移而持续存在，但不是渐进进展的。Bailet 和 Turk[16] 发现 CWE 在第一和第二阶段的精神运动速度比对照组差，但在第三阶段没有上述情况，这表明运动功能没有逐渐下降。Rathouz 等[10] 发现精细运动灵活性和精神运动速度在基线时是认知发展的薄弱区域，异常稳定且持续存在，不会随时间逐渐恶化。

综上所述，在这些调查中，CWE 受试者在初始评估中的表现往往比对照组差。有时是在癫痫发作前后对他们的智力、学习成绩、执行功能、记忆力和运动功能进行评估，但这一情况不常发生。这些损伤在不同的复检间隔内被记录下来（3 个月至 6 年）、评估措施、癫痫的类型中均可注意到。在智力[20, 23]、执行功能[19] 和学习成绩方面观察到[17, 20-22] 明显下降。否则，以非进展性认知异常为主。

三、成人学习

（一）既往青少年和成人相关的文献综述

在 Dodrill 的初步综述[6] 中，他发现与儿科文献相比，成人研究纳入并检查了更多样化的认知领域和测试（13 项研究中有 8 项检查了除智商外的其他认知领域），测试—重测间隔更长（1～10 年）。与评估儿童癫痫认知的研究类似，除了少数例外，Dodrill 检查的成人研究通常没有提供有关癫痫发作类型或频率具体细节。综上所述，调查结果是喜忧参半的，这表明癫痫与认知能力下降之间存在轻微的相关性。在报道癫痫发作频率的研究中，癫痫发作与对言语和视觉记忆、注意力、执行功能和智力功能的不利影响有关。而智商的提高与癫痫发作控制的改善相关。

在 Seidenberg 等的综述中指出[7]，总体而言，癫痫组表现出的认知变化模式可以被描述为"与对照组相比缺乏或改善较少（缺乏测试—重测的实践效果），而不是绝对水平的下降"。然而，一些研究报道了多个认知领域水平的客观下降，其中最显著的是口头记忆、注意力和精神运动速度。

（二）成人相关的文献综述

9 项针对成人进行的纵向调查结果（表13-3）显示语言记忆、注意力、处理速度和高阶执行功能方面都发生了进行性变化。527 例癫痫患者（如部分性、全身性和混合性）及其对照组（410 例）被随访，并测量了 1～10 年的认知变化。

认知能力的评估采用不同的评估方法，按照特定的认知领域分为八个方面：①智商：韦克斯勒成人智力量表（Wechsler Adult Intelligence Scale，WAIS）、WAIS 修订版、WAIS—Ⅲ、韦克斯勒智力简写量表、韦克斯勒成人阅读测试、瑞文推理测试（Raven's progressive matrices，RPM）；②成绩（广泛达标测试）、整体认知状态［痴呆评分量表（Dementia Rating Scale，DRS）］；③注

意力 / 精神运动速度：WAIS-R，数字跨度、数字符号、跟踪测试（A 和 B 部分），二进制选择反应时间，计算机化视觉搜索任务；④ 记忆：韦克斯勒记忆量表（Wechsler memory scale，WMS）、WMS—Ⅲ、Rey 听觉词语测验、Claeson-Dahl 学习和记忆测试、Cronholm-Molander 记忆测试、成人记忆和信息处理套表（Adult Memory and Information Processing Battery，AMIPB）、听觉语言学习测试、Rey 复杂图形测试（Rey Complex Figure Test and Recognition Trial，RCFT）延迟回忆、Warrington 识别记忆测试（Recognition Memory Test，RMT）——单词和 RMT-faces；⑤ 视觉空间 / 构造能力：RCFT；⑥ 处理功能：威斯康星州卡片分拣测试、Stroop 干扰测试、WMS-Ⅲ、工作记忆、执行面试测试；⑦ 语言：分级命名测试、分级面孔测试、波士顿命名测试、对照口语单词重音测试、FAS、动物流畅性测试和指令标记测试；⑧ 运动能力：认知心理修订版测试。Halsted-Reitan 神经心理成套测试仅在一项研究中使用[25]。

1. 记忆力

5 项涉及部分性、全身性和混合性癫痫患者的研究随访时间在 1～10 年，显示口头记忆能力的预期下降[25, 26, 28-30]。在 4 个方面的研究中注意到了稳定的言语记忆表现[11, 24, 27, 29]。Andersson-Roswall[28] 认为在部分性癫痫队列中，言语记忆下降与癫痫的关联最强。较低水平的语言水平记忆力表现在基线时也很明显[28]。较差的言语记忆表现与新诊断和继发性慢性的左颞叶癫痫的早发病有关，但随时间推移无明显下降[24]。Griffith 等[29] 发现患有慢性部分性癫痫的老年人在言语记忆测试中的表现低于对照组，但没有证据表明言语记忆会进行性下降。另一组患有短暂性癫痫性遗忘症的患者在基线时显示出加速遗忘的证据，大多数患者在近期的自传式记忆（autobiographical memory）方面表现出改善，但在远程记忆中没有显著改善[11]。两项针对定位相关性癫痫进行的前

瞻性研究共纳入了 81 名受试者，随访时间 4～10 年，结果显示癫痫持续状态与视觉记忆评分的前瞻性变化有关[25, 26]。另外两组在视觉记忆上表现出了极大的稳定性[11, 27]。

2. 智力

癫痫持续状态患者的智商评分差异也见于文献。2 项研究发现智商分数随时间的推移而变化[9, 25]。1 项研究发现言语智商[9] 和整体智力（如 WAIS、FSIQ）具有前瞻性变化[25]。

3. 注意 / 处理速度

在癫痫患者中，注意力和处理速度是与癫痫患者的渐进式衰退特别相关的领域。2 项研究显示注意力[27, 28]、精神运动速度[28, 30] 和处理速度[28] 水平的下降。相反，Griffith[29] 等发现在一组老年人中，随着时间的推移，注意力指标（如 DRS）没有发生渐进式变化。本研究中的注意力测量可能对更微妙的认知变化不敏感，是认知筛选的一部分。

4. 执行功能

在 3 项癫痫相关的纵向研究中，执行功能水平明显下降[26, 29, 30]。一项针对老年人的研究显示，在基线时认知功能表现较低，但这些下降不被认为是渐进的。在执行控制方面的下降是显而易见的[29]。Baker 等[30] 发现思维灵活性下降。Hermann 等[26] 报道了在 4 年间隔内执行功能方面的变化。在这项研究中，12%～25% 的个体表现出不良的认知结果，与基线定量磁共振容量异常、智力能力降低、癫痫持续时间较长和更大的年龄相关[26]。

总体而言，这 9 项研究的结果表明了癫痫患者在 1～10 年中的纵向变化，特别是在言语记忆、注意力、处理速度和高阶执行职能方面的变化。

5. 局限

本综述以对照的前瞻性研究为重点，考察了对成人和青少年癫痫患者的认知轨迹。虽然以前缺乏对于对照组的关注，而且反过来，关于认知进展[7] 的结论的能力也得到了解决。该研

究汇编在文献中确定了几个方法学局限性的背景。首先，用多种不同的评估来衡量研究中的相似领域，这限制了对研究结果的直接比较。虽然跨中心的标准化评估组肯定会被证明难以实施，但它肯定会促进跨研究结果的比较，特别是在长期随访中更为明显。其次，在回顾的文章中，可以看到适度的测试 – 复测间隔。一些研究人员[6, 10, 21, 26] 已经承认，也许必须经过更长的时间才能充分表征癫痫对认知功能不良影响的可能程度。最后，除了其中两项研究[9, 21] 外，受试者群体规模往往少于 100 人，这可能限制了研究背景之外和不同癫痫类型的研究结果的普遍性。考虑这些限制性，对于展望成人神经心理功能和 CWE 前瞻性研究的未来方向至关重要。

我们仍然认为认知能力下降确实发生在一些

癫痫患者身上，但这只是例外而不是普遍规则。更常见的是随着时间推移出现的静态异常、缺乏实践效果，或儿童患者存在的发育不正常。与其他研究领域（衰老、临床前期的阿尔茨海默病、精神分裂症等），癫痫的对照前瞻性神经心理学研究可以说仍处于初级阶段。这些领域表明了 2 次以上的多重评估对于排除病因不明的偶然性和短暂性下降、较长的随访间隔、更多地考虑其他重要的预测变量（如基线健康状况、神经影像学状态等），并使用高级指标来识别可靠的变化具有重要作用。这种类型的研究既复杂又昂贵，需要癫痫患者的全身心投入。这显然是一个重要的临床问题，需要实质性的经济投资、调查人员和研究中心之间的合作，以一种大数据方法，最终用于回答 1924 年首次提出的、在那之前就引起临床关注的经验问题。

附表

表 13-4　非对照前瞻性儿童研究

研　究	（N）癫痫发作类型	年　龄	平均复测间隔	认知领域检查	主要结果
Fox[12]	130 例未指明的癫痫综合征	5—17 岁	1 年（1922 年 vs. 1923 年）	智商	总体趋势恶化
Patterson 和 Fonner[31]	128 例未指明的癫痫综合征		98 例（51 例男孩，47 例女孩）测试 2 次；30 例（12 例男孩，18 例女孩）测试 3 次	智商	智商随时间变化（正向或负向）
Fetterman 和 Barnes[32]	46 例未指明的癫痫综合征	未提供	21 个月	智商	没有决定性的趋势；推测的变化与健康个体的变化没有区别
Sullivan 和 Gahagan[33]	103 例器质性（确定或可疑）、特发性（未分化或心因性）或未指明的癫痫综合征		1 个月至 4 年 11 个月（平均间隔 14 个月）	智商	智商评分有正有负
Kugelmass 等[34]	129 例特发性癫痫		3 个月至 3 年	智商	未改善组有恶化趋势
Tenny[35]	284 例未指明的癫痫综合征	未提供	未提供	智商	智商分数有正有负。负面变化；癫痫发作频率增加的学生，其智商的负面变化比癫痫发作未变、减少或对照组学生更明显

（续表）

研　究	（N）癫痫发作类型	年　龄	平均复测间隔	认知领域检查	主要结果
Rodin 等[36]	64 例未指明的癫痫综合征	初发年龄 5—16 岁	至少 5 年（平均 9.6 年，范围 5～33 年）	智商	言语、表现和 FSIQ 得分略低，但在随访中无明显差异；在癫痫发作组的儿童中，智商没有明显提升；而在对照组的儿童中，智商没有显著下降
Aldenkamp 等[37]	45 例全身性癫痫，局部（左或右），或多灶性癫痫	平均年龄分别为 9.3 岁、10.5 岁（仅 20 例）和 13.5 岁	平均随访 4.2 年（范围 2.1～9.8 年）	智商	认知表现的稳定模式——平均全量表、语言和表现智商没有显著增加或减少；以下测试的得分一直较低：信息、编码、数字广度、词汇
Metz-Lutz 和 Filipino [38]	44 例运动性癫痫 RE）	发病年龄 4—7 岁	每年 2 次；其中 WISC 为每 18 个月测一次	语言、视觉空间/结构、记忆、执行功能	非典型组 FSIQ 和语言智商均显著低于典型组。反应时间较慢
Northcott 等[39]	42 例 RE	3—15 岁	差异：17 例间隔为 12～18 个月；8 例间隔为 18～24 个月；3 例间隔较长（2+ 年、3+ 年、5+ 年）	智商、记忆力、学习成绩、处理速度、语言、执行功能	言语记忆、语言接受能力和音素操作改善；视觉记忆和语音意识方面没有变化；改善与临床变量无关
Prevost 等[40]	21 例额叶癫痫	平均发病年龄 6.7 岁（±3.9 岁）	9.4 年 ±3.5 年	未指定	没有提供明确的数据结果
Berg 等[41]	198 例，包括 West 综合征、儿童良性癫痫伴中央颞区棘波（benign childhood epilepsy with centrotemporal spikes, BECTS）、儿童失神癫痫、肌阵挛 – 失张力癫痫、具有病灶特征的非综合征、全身性或混合性癫痫，以及不明癫痫综合征	发病时间小于 8 岁	8～9 年	智商	耐药与较 FSIQ 低 11.4 % 相关；耐药组患者智商与发病年龄相关
Van Iterson 等[42]	113 例全身性、局灶性、双侧或多灶和未指明的癫痫综合征	4—15 岁	根据重新评估的需要而有所不同	智商	向下发展；发病年龄越晚，随访时语言表现下降越大
Reuner 等[14]	76 例特发性癫痫	6—17 岁	3 个月	注意力、执行功能（EpiTrack Junior®）	与对照组相比，新发癫痫儿童的预期表现受损，但优于慢性癫痫儿童；即使在抗癫痫治疗之前，病因不明或未分类是认知功能预期下降的预测变量

表 13-5　非对照组前瞻性成人研究

研　究	（N）癫痫发作类型	年　龄	平均复测间隔	认知领域检查	主要结果
Barnes 和 Fetterman[13]	35 例特发性、器质性、出生创伤、脑病后，酒精性、腺性、癔症性癫痫	15—52 岁	1 年	智商、语言记忆力	癫痫持续时间，与实际年龄和发作次数保持不变，被确定为癫痫患者"效率损失"的重要因素
Somerfeld-Ziskind 和 Ziskind[43]	100 例未指明的癫痫综合征	3—58 岁	1 年	智商	1 年后的认知功能未出现障碍；无明显的智商差异
Arieff 和 Yacorzynski[44]	27 例非器质性癫痫	16—68 岁	1～10 年	智商、语言记忆力	器质性癫痫患者在第 1 次检查和最后检查之间智商明显下降 6 分
Yacorzynski 和 Arieff[45]	63 例混合性癫痫	10—57 岁	1～7 年	智商	在第 1 次和最终测试之间，8 名患者智商出现显著增加；1 名患者智商显示显著下降；癫痫发作的次数或严重程度与智商的变化之间没有关系
Falk 等[46]	85 例混合性癫痫	23—63 岁	9～14 年	智商	除 3 名精神病患者外，未发现认知能力恶化的证据
Hilkevitch[47]	66 例特发性癫痫	8—53 岁	没报道	智商	在住院期间，病情恶化程度和较大的病情变化可忽略不计；在 2 次测试之间智商差异约 4 分，这意味着 17 人（65.4%）在重新测试时智商稳定或提高；在 9 例（34%）病情恶化者中，平均智商下降 19%；低智商倾向与更频繁的攻击有关；癫痫发作频率与智商变化有关
Seidenberg 等[48]	58 例部分初级发作、部分复合型发作、部分继发全面性发作、失神发作、强直-阵挛性发作	平均 22 岁	癫痫改善（seizures improved，SI）组 18.6 个月，癫痫未改善（seizures unimproved，SU）组 19.4 个月	智商、处理速度、运动速度、记忆力	复测结果显示，SI 组 14 例中有 9 例 WAIS 评分显著高于 SU 组；癫痫发作频率的变化与复测分数变化相关；在 VIQ 中更容易发现减少
Trimble[49]	240 例强直阵挛性、复杂部分、棘波、非特异性癫痫综合征	20—57 岁	未报道	智商	智商下降（15%），平均下降 21.3；智商下降与药物使用（苯妥英和血清叶酸）有关；30 人中有 21 人（70%）的智商下降超过 15 分；癫痫发作类型、头部损伤和 AED 与病情恶化相关

（续表）

研　究	(N) 癫痫发作类型	年　龄	平均复测间隔	认知领域检查	主要结果
Dodrill 和 Wilensky[50]	198 例非特异性癫痫综合征	16 岁以上	5 年	智商	对于智商表现方面，使用研究统计数据发现，没有任何一组在时间上有显著差异；这项研究没有发现持续服用 AED 与长期认知功能下降相关的证据
Selwa 等[51]	47 例颞叶癫痫（TLE）	手术组平均年龄：31 岁；非手术组平均年龄：30 岁	1~8 年	智商、注意力（语言和视觉）	在相对较长的时间内，经药物治疗的 TLE 患者的可测记忆力或智商几乎没变化
Holmes 等[52]	35 例难治性的复杂部分癫痫	16—59 岁	10 年	智商、注意力、执行功能、记忆力、处理速度、语言	对于大多数难治复杂性癫痫成年人来说，智商或者 10 年后神经心理功能没有普遍的变化；神经心理学测试分数在过去的 10 年保持了相当程度的稳定
Bjørnaes 等[53]	34 例混合型癫痫（17 例儿童，17 例成人）	儿童平均年龄：10 岁；成人平均年龄：24 岁	3.5 年（儿童）6 年（成人）	智商	在复测间隔期间，儿童的智商平均得分有所下降，而成人组智商得分有所上升；反复发作的癫痫可能是儿童智力下降的一个相当大的风险因素，而在早发性癫痫的成年人中，智力功能似乎不那么容易下降
Pai 和 Tsai[54]	64 例部分和非部分性、症状性和特发性 / 隐源性癫痫	高学历平均年龄：32 岁；低学历平均年龄：45 岁	1 年	记忆力、注意力、运行功能、语言、视觉空间 / 构造	注意力、提高心理控制力下降；语言流利改善；记忆力、语言，抽象思维，定位、绘画没变化
Thompson 和 Duncan[55]	136 例混合性癫痫	平均年龄：31 岁；随访：44 岁	10 年	智商、记忆力、语言、执行功能	所有方面功能下降；GTCS 的频率是功能下降的最强预测因子；复杂部分性癫痫发作频率与记忆力和执行功能下降有关，但与智商无关；缓解期与更好的认知结果相关
Taylor 和 Baker[56]	50 例新诊断和以前未经治疗的部分泛发性和非特异的癫痫综合征	基础年龄：15—78 岁；随访：21—84 岁	5 年	精神运动速度、记忆力、执行功能、情绪、主观报告的认知抱怨	反应时间、语言记忆功能下降；在单词序列识别、信息处理和计算机视觉搜索方面的表现趋于恶化；数字序列识别和抑制能力有改善的趋势
Mameniškiene 等[15]	33 例 TLE	30—66 岁	13 年	精神运动速度、注意力、语言（语言和视觉）	大多数方面没有显著变化；非语言记忆下降

参 考 文 献

[1] Scheffer IE, Berkovic S, Capovilla G, Connolly MB, French J, Guilhoto L, Hirsch E, Jain S, Mathern GW, Moshe SE, Nordli DR, Perucca E, Tomson T, Wiebe S, Zhang YH, Zuberi SM. ILAE classification of the epilepsies: position paper of the ILAE commission for classification and terminology. Epilepsia 2017;58(4):512–21.

[2] Berrios GE. Memory disorders and epilepsy during the nineteenth century. In: Zeman A, Kapur N, Jones-Gotman M, editors. Epilepsy and memory. United Kingdom: Oxford University Press; 2012.p. 51–9.

[3] Esquirol PE. Des maladies mentales: considérées sous les rapports médical, hygienique et medico-legal. Paris: Chez J.B. Baillière; 1838.

[4] Bouchet C, Cazauvieilh G. De la epilepsie consideree dans ses rapports avec l'alienation mentale: recherches sur la nature et le siége de ces deux maladies. Arch Gen Med 1825;9:510–42.

[5] Gowers WR. Epilepsy and other chronic convulsive disorders: their causes, symptoms, & treatment. London: J & A Churchill; 1881.

[6] Dodrill CB. Neuropsychological effects of seizures. Epilepsy Behav 2004;5:S21–4.

[7] Seidenberg M, Pulsipher DT, Hermann BP. Cognitive progression in epilepsy. Neuropsychol Rev 2007;17:445–54.

[8] Bourgeois BFD, Prensky AL, Palkes HS, Talent BK, Busch SG. Intelligence in epilepsy: a prospective study in children. Ann Neurol 1983;14(4):438–44.

[9] Dodrill C, Wilensky A. Intellectual impairment as an outcome of status epilepticus. Neurology 1990;40(Suppl. 2):23–7.

[10] Rathouz PJ, Zhao Q, Jones JE, Jackson DC, Hsu DA, Stafstrom CE, Seidenberg M, Hermann BP. Cognitive development in children with new onset epilepsy. Dev Med Child Neurol 2014;56(7):635–41.

[11] Savage S, Hoefeijzers S, Milton F, Streatfield C, Dewar M, Zeman A. The evolution of accelerated long-term forgetting: evidence from the TIME study, Cortex 2017;1–21. [cited 2017 June 25], https://doi.org/10.1016/j.cortex.2017.09.007.

[12] Fox JT. The response of epileptic children to mental and educational tests. Br J Med Psychol 1924;4(3):235–48.

[13] Barnes MR, Fetterman JL. Mentality of dispensary epileptic patients. Arch Neurol Psychiatr 1938;40(5):903–10.

[14] Reuner G, Kadish NE, Doering JH, Balke D, Schubert-Bast S. Attention and executive functions in the early course of pediatric epilepsy. Epilepsy Behav 2016;60:42–9.

[15] Mameniškié R, Rimšién_e J, Puronaitè R. Cognitive changes in people with temporal lobe epilepsy over a 13–year period. Epilepsy Behav 2016;63:89–97.

[16] Bailet LL, Turk WR. The impact of childhood epilepsy on neurocognitive and behavioral performance: a prospective longitudinal study. Epilepsia 2000;41(4):426–31.

[17] Oostrom KJ, Smeets-Schouten A, Kruitwagen CLJJ, Boudewyn Peters AC, Jennekens-Schinkel A. Not only a matter of epilepsy: early problems of cognition and behavior in children with "epilepsy only"—a prospective, longitudinal, controlled study starting at diagnosis. Pediatrics 2003;112(6):1338–44.

[18] LindgrenÅ , Kihlgren M, Melin L, Croona C, Lundberg S, Eeg-Olofsson O. Development of cognitive functions in children with rolandic epilepsy. Epilepsy Behav 2004;5(6):903–10.

[19] Oostrom KJ, van Teeseling H, Smeets-Schouten A, Peters ACB, Jennekens-Schinkel A. Three to four years after diagnosis: cognition and behaviour in children with 'epilepsy only'. A prospective, controlled study. Brain 2005;128(7):1546–55.

[20] Hermann BP, Jones JE, Sheth R, Koehn M, Becker T, Find J, et al. Growing up with epilepsy: a twoyear investigation of cognitive development in children with new onset epilepsy. Epilepsia 2008;49(11):1847–58.

[21] Dunn DW, Johnson CS, Perkins SM, Fastenau PS, Byars AW, deGrauw TJ, Austin JK. Academic problems in children with seizures: relationships with neuropsychological functioning and family variables during the 3 years after onset. Epilepsy Behav 2010;19(3):455–61.

[22] Almane D, Jones JE, Jackson DC, Seidenberg M, Koehn M, Hsu DA, Hermann BP. Brief clinical screening for academic underachievement in new-onset childhood epilepsy: utility and longitudinal results. Epilepsy Behav 2014;43:117–21.

[23] Lin JJ, Dabbs K, Riley JD, Jones JE, Jackson DC, Hsu DA, Stafstrom CE, Seidenberg M, Hermann BP. Neurodevelopment in new-onset juvenile myoclonic epilepsy over the first 2 years. Ann Neurol 2014;76(5):660–8.

[24] Aikia M, Salmenpera T, Partanen K, Kalviainen R. Verbal memory in newly diagnosed patients with chronic left temporal epilepsy. Epilepsy Behav 2001;2:20–7.

[25] Dodrill CB. Progressive cognitive decline in adolescents and adults with epilepsy. Prog Brain Res 2002;135:399–407.

[26] Hermann BP, Seidenberg M, Dow C, Jones J, Rutecki P, Bhattacharya A, et al. Cognitive prognosis in chronic temporal lobe epilepsy. Ann Neurol 2006;60(60):80–7.

[27] Piazzini A, Turner K, Chifari R, Morabito A, Canger R, Canevini MP. Attention and psychomotor speed decline in patients with temporal lobe epilepsy: a longitudinal study. Epilepsy Res 2006;72(2–3):89–96.

[28] Andersson-Roswall L, Engman E, Malmgren K, Samuelsson H. Verbal cognition and attention deficits do not explain the verbal memory decline associated with pharmacoresistant partial epilepsy. Epilepsy Behav 2007;17(3):413–20.

[29] Griffith R,MartinRC,Bambara JK, Faught E,Vogtle LK,MarsonDC.Cognitive functioning over 3 years in community dwelling older adults with chronic partial epilepsy. Epilepsy Res 2007;74(2–3):91–6.

[30] Baker GA, Taylor J, Aldenkamp AP. Newly diagnosed epilepsy: cognitive outcome after 12 months. Epilepsia 2011;52(6):1084–91.

[31] Patterson HA, Fonner D. Some observations on the intelligence quotient in epileptics. Psychiatry Q 1928;2(4):542–8.

[32] Fetterman J, Barnes M. Serial studies of the intelligence of patients with epilepsy. Arch Neurol Psychiatr 1934;32(4):797–801.

[33] Sullivan EB, Gahagan L. On intelligence of epileptic children. Genet Psychol Monogr 1935;17:309–76.

[34] Kugelmass IN, Poull LE, Rudnick J. Mental growth of epileptic children. Am J Dis Child 1938;55(2):295–303.

[35] Tenny JW. Epileptic children in Detroit's special school program: a study. Except Child 1955;21(5):162–7.

[36] Rodin EA, Schmaltz S, Twitty G. Intellectual functions of patients with childhood-onset epilepsy. Dev Med Child Neurol 1986;28(1):25–33.

[37] Aldenkamp AP, Alpherts WCJ, De Bruine-Seeder D. Test-retest variability in children with epilepsy—a comparison of WISC-R profiles. Epilepsy Res 1990;7(2):165–72.

[38] Metz-Lutz M-N, Filippini M. Neuropsychological findings in rolandic epilepsy and Landau-Kleffner syndrome. Epilepsia 2006;47(Suppl. 2):71–5.

[39] Northcott E, Connolly AM, McIntyre J, Christie J, Berroya A, Taylor A, Batchelor J, Aaron G, Soe S, Bleasel AF, Lawson JA, Bye AM. Longitudinal assessment of neuropsychologic and language function in children with benign rolandic epilepsy. J Child Neurol 2006;21(6):518–22.

[40] Prevost J, Lortie A, Nguyen D, Lassonde M, Carmant L. Nonlesional frontal lobe epilepsy (FLE) of childhood: clinical presentation, response to treatment and comorbidity. Epilepsia 2006;47(12):2198–201.

[41] Berg AT, Zelko FA, Levy SR, Testa FM. Age at onset of epilepsy, pharmacoresistance, and cognitive outcomes: a prospective cohort study. Neurology 2012;79(13):1384–91.

[42] van Iterson L, Zijlstra BJH, Augustijn PB, van der Leij A, de Jong PF. Duration of epilepsy and cognitive development in children: a longitudinal study. Neuropsychology 2014;28(2):212–21.

[43] Somerfeld-Ziskind E, Ziskind E. Effect of phenobarbital on mentality of epileptic patients. Arch Neurol Psychiatr 1940;43(1):70–9.

[44] Arieff AJ, Yacorzynski GK. Deterioration of patients with organic epilepsy. J Nerv Ment Dis 1942;96(1):49–55.

[45] Yacorzynski GK, Arieff AJ. Absence of deterioration in patients with non-organic epilepsy with special reference to bromide therapy. J Nerv Ment Dis 1942;95(6):687–97.

[46] Falk R, Penrose LS, Clark EA. The search for intellectual deterioration among epileptic patients. Am J Ment Defic 1945;49:469–71.

[47] Hilkevitch RR. A study of the intelligence of institutionalized epileptics of the idiopathic type. Am J Orthopsychiatry 1946;16(2):262–70.

[48] Seidenberg M, O'Leary D, Berent S, Boll T. Change in seizure frequency and test-rest scores on the Wechsler Adult Intelligence Scale. Epilepsia 1981;22(1):75–83.

[49] Trimble MR. Cognitive hazards of seizure disorders. Epilepsia 1988;29(1):19–24.

[50] Dodrill C, Wilensky A. Neuropsychological abilities before and after 5 years of stable antiepileptic drug therapy. Epilepsia 1992;33(2):327–34.

[51] Selwa LM, Berent S, Giordano B, Henry TR, Buchtel HA, Ross D. Serial cognitive testing in temporal lobe epilepsy: longitudinal changes with medical and surgical therapies. Epilepsia 1994;35(4):743–9.

[52] Holmes MD, Dodrill C, Wilkus RJ, Ojemann LM, Ojemann GA. Is partial epilepsy progressive? Tenyear follow-up of EEG and neuropsychological changes in adults with partial seizures. Epilepsia 1998;39(11):1193–8.

[53] Bjørnaes H, Stabell K, Henriksen O, Løyning Y. The effects of refractory epilepsy on intellectual functioning in children and adults. A longitudinal study. Seizure 2001;10(4):250–9.

[54] Pai MC, Tsai JJ. Is cognitive reserve applicable to epilepsy? The effect of educational level on the cognitive decline after onset of epilepsy. Epilepsia 2005;46(Suppl. 1):7–10.

[55] Thompson PJ, Duncan JS. Cognitive decline in severe intractable epilepsy. Epilepsia 2005;46(11):1780–7.

[56] Taylor J, Baker GA. Newly diagnosed epilepsy: cognitive outcome at 5 years. Epilepsy Behav 2010;18(4):397–403.

第 14 章　癫痫和智障

Epilepsy and intellectual disabilities

Christian Brandt　著

一、癫痫与智障的定义

DSM-V 将智障（intellectual disability，ID）定义为一种"发育期间的由智力和调节功能在概念、社交和实践领域产生障碍引发的疾病"[1]。术语和定义已经随着时间发生变化，但是进一步来讲，其目的也是为了更加准确清晰。术语"精神迟钝"以前曾被使用，但如今，"智力和发育障碍"普遍被使用。

智商（intelligence quotient，IQ）是通过智力测试来衡量的。当智商值至少低于平均值两个标准差时，可以诊断为 ID（参考 Brue 和 Wilmshurst 的评估框架[2]）。

二、流行程度 / 发病率

普通人群中，癫痫的发病率约为 1%，然而智障者中的癫痫发病率就相当高。智障程度不同，癫痫发病情况也不同。轻微智障儿童中，癫痫发病率为 6%；中度智障儿童中，发病率为 24%；重度智障儿童中，发病率为 50%[3]。一项 46 人参与的研究发现，智障人群中的发病率约为 22.2%[4]。癫痫的发病率也因障碍的复杂性而有差异。在大脑性瘫痪的成年人中，癫痫发生率为 13%。在自闭症患者中占 25%，在智力迟钝的患者中占 26%，在这 3 种疾病同时存在的患者中占 40%。

与智力正常的人相比，癫痫和智障人群引发

的癫痫预后较差。然而，也有可能随时突发。长期居住在护理机构的 675 名癫痫患者中，无癫痫发作者占 36%[5]。进一步来说，这和 ID 程度有关。边缘性智力患者的癫痫突发率为 44%，轻度智障者发病率为 39%，中度智障者发病率为 33%，重度智障者发病率为 32%，深度智障者发病率为 22%。

可以推测，居住在社区的人比居住在护理机构的人更容易出现癫痫，所以后者的预后可能更好。癫痫患者的死亡率已经高于一般人群，标准化死亡率（standardized mortality ratio，SMR）为 1.6～3，但癫痫加 ID 或脑瘫患者的死亡率甚至更高。这一组的 SMR 范围为 7～50[6]。常见的死亡原因是肺炎和与癫痫相关的死亡，如癫痫患者的意外死亡（sudden unexpected death in epilepsy，SUDEP）。SUDEP 实际上是癫痫和 ID 患者第二常见的死亡原因，仅排在呼吸道疾病后[7]。目前还没有明确的证据表明癫痫和 ID 患者发生 SUDEP 的风险是否会增加。49 项评估 SUDEP 的危险因素的研究中，23 项考虑了这个问题，并且其中 14 项总结出 ID 和 SUDEP 是同时存在的危险因素[8]。没有研究发现 ID 是预防 SUDEP 的保护性因素。然而，与智力正常的癫痫患者相比，智障癫痫患者的自杀风险似乎更低。在一项关于癫痫和轻度发育障碍患者死亡原因的大型研究中，自杀导致的 SMR 为 0.3[9]。一般来讲，在过去几年里，智障患者的寿命预期有了明显的提高[10]。轻度智障的寿命预期和正常接近于相同[10]。

三、癫痫和智障患者的诊断方法

与癫痫一样，ID 也应该得到准确的诊断，包括评估其程度和病因。有共患病的患者需要和医学专家进行专门的接触。他们可能存在语言能力有限、行为障碍（见本章后续内容）和其他的身体障碍。他们的能力可能在诊所预约甚至住院方面都是有限的。像往常一样，卫生保健提供者（health care provider，HCP）将需要更多的时间进行咨询，与亲属和照顾者的互动也是至关重要的。这适用于历史记录、计划和执行诊断，以及关于治疗的共享决策。亲属可能是非医务人员，但通常是患者的病史、疾病、性格和行为方面的"专家"。不同的医学专家之间的合作是必要的，如神经学家、精神病医生和骨科医生。机构往往没有足够的设备来满足智障患者的需要，对医生的培训可能不足。自我管理项目对癫痫和智障共患病的患者是可行的，它可能提高癫痫相关的知识，甚至癫痫发作频率和生活质量[11]。这些项目的例子是德国关于癫痫的心理教育项目（PEPE；http://www.bethel-regional.de/psycho-edukatives-programm-epilepsie.html）或同名的英文版本（https://www.epilepsysociety.org.uk/pepe-facilitatortraining#.WyllwC35yb8）。

一个研究癫痫合并智障成人管理的共识小组使用 Delphi 程序优化了 11 个指导区域[12]。其中 7 项涉及癫痫治疗和（或）行为问题，2 项与鉴别诊断和获得诊断方法相关，1 项与共患病相关。

四、诊断

就诊断而言，和其他医学问题一样，仔细记录病史是第一步。这一点尤其重要，因为将癫痫误诊为非癫痫病（如行为事件），在 ID 患者中很常见[13]。为了诊断躯体共患病的体格检查是必不可少的。神经成像通常只能在全身麻醉下才能进行。因此，预期的利弊关系必须进行评估。当考虑到癫痫手术时，准确的 MRI 诊断是必不可少的，但它也可能有助于在所谓的病因学（如"围产期脑损伤"作为一种对无知的诊断）和一种由其他原因引起的脑结构性损伤学（如局灶性皮质发育不良）之间进行区别。 如果病因不明，应考虑进行基因检查。微阵列比较基因组杂交技术（Array CGH）或 panel 检测可能有助于进行诊断。这可能有助于找到一个适当的治疗方案（见本章后面的内容）或对患者及家庭成员的遗传进行咨询。这也有助于因长期遭受折磨的家庭最终找到病因。获得患者或法定监护人的知情同意是很重要的。除了医疗义务外，这还可能受国家法律的约束。近年来，医学遗传学方面已经取得了相当大的科学进展，期待未来还会有进一步的进展。

五、并发症 / 共患病

这一章提到 ID 是作为癫痫的共患病，接下来将会介绍更多的癫痫共患病。这看似矛盾，却是合理的和必要的，因为癫痫和 ID 的结合与特殊的共患病条件有关。在这里，我们必须区分可能发生在癫痫和 ID 患者的共患病条件，一般来说与抗癫痫药物（AED）相互作用，以及与特定的综合征相关。在这些领域之间有重叠之处。从另一个观点来看，我们必须要了解精神 / 行为和躯体共患病。

这里必须提到自闭症和注意缺陷多动障碍[14]。挑战性行为（challenging behavior）在智障患者中很常见。发生率大于 50%，约 10% 处于严重程度[15-17]。挑战性的行为可能会有许多不同的表现它可能是言语或身体攻击、财产损害、自残、破坏性行为、发脾气、刻板印象和不服从。为了理解挑战性行为的起源，考虑一个有 ID 患者的发展水平是很重要的[18]。情绪发展简表已被开发用于评估成人 ID 患者的情绪发展[19]。至少在重度 ID 患者，抑郁症是一个典型表现。

癫痫性和精神性非癫痫性发作（psychogenic nonepileptic seizures，PNES）的共存通常是常见的。关于这种共存的研究证据很少。在最近的一项研究中，居住在护理机构的癫痫患者中，7.1% 的人也被发现患有 PNES。其中大多数为女性，而且她们患有轻度或中度 ID。与癫痫和 ID 但没有 PNES 的患者相比，他们有更多的抑郁症状和消极行为，更常见的是，ID 谱的一个域比其他域受损更严重[20]。虽然 PNES 患者通常应该接受心理治疗；而对于 ID 患者而言，抛开这一组中有限的心理治疗选择，可能会从对 PNES 引发的环境和情况的细致分析中获益。在狭隘的意义上，社会治疗干预可能比心理治疗干预更重要。重要的是要询问亲人的流失、工作人员的变化、养老护理机构中嘈杂的伴侣等。

身体共患病包括残疾（如痉挛、CP）、肥胖、并发症、牙齿问题、呼吸道感染（肺炎）、尿路感染、骨折、反流性食管炎、营养问题等。其中一些可能至少可以部分地解释为与药物作用的相互作用，如肥胖（可能由丙戊酸盐引起）、便秘（精神药物）、牙龈增生（然而，苯妥英比多年前更少使用）、骨多孔症（酶诱导 AED）和营养问题（托吡酯、唑尼沙胺）。

癫痫和 ID 患者可能有多种骨质疏松症的风险因素[21]。他们可能有营养问题，减少阳光照射（可能是由于离开房屋时的援助不足造成的）和缺乏锻炼（由于身体残疾或不合理的运动禁令），某些综合征（如唐氏综合征）可能是骨质疏松症的内在风险。酶诱导型 AED 可能会进一步增加风险。超过 50% 的人超重或肥胖；大约 5% 是体重不足[22, 23]。超重可能与特定遗传相关的综合征有关（如 Prader-Willi 综合征和唐氏综合征）[24]。

如上所述，必须考虑 AED 的不良反应。

一些综合征与特殊共患病的特质有关。结节性硬化症（tuberous sclerosis complex，TSC）是由 TSC1 或 TSC2 基因的突变引起的疾病。这些突变导致雷帕霉素靶蛋白（mechanistic target of rapamycin，mTOR）信号通路的作用靶点发生紊乱[25]。80%～90% 的 TSC 患者会有癫痫发作。然而，它是一种多器官疾病，可表现为 ID、心脏横纹肌瘤、室管膜下巨细胞星形细胞瘤、肾血管平滑肌脂肪瘤、肺淋巴管平滑肌瘤病、甲状腺结节、骨纤维结构不良和牙齿问题[26-29]。神经精神病共患病在 TSC 中很常见。目前已经有专门的术语"结核性硬化相关神经精神障碍（tuberous-sclerosis associated neuropsychiatric disorders，TAND）"[30]。TAND 影响了几乎所有 TSC 患者，包括行为、智力和心理社会方面。50%TSC 患者合并有不同程度的 ID[30]；40%～50% 的 TSC 患者合并自闭症谱系障碍；30%～40% 患者合并注意力缺陷 / 多动障碍[30]。根据最近对德国 TSC 成年患者[31] 的一项研究，建议对这些共患病状况进行定期检查，但仅限于一定比例的患者[31]。跨学科的 TSC 中心可以帮助改善患者群体的医疗保健。

唐氏综合征可能与先天性心脏病、视力障碍、听力损失、牙齿问题、急性神经系统疾病、早发性阿尔茨海默症（AD）和自身免疫性疾病有关。在 AD 背景下，患有唐氏综合征的人可能会在早期发展为癫痫，或发病频率随着预期寿命的增加而增加[32]。在后一种情况下，最常见的突发类型是全身性阵挛发作和肌阵挛性发作[33]。术语"迟发性肌阵挛性癫痫唐氏综合征"（late-onset myoclonic epilepsy in Down syndrome，LOMEDS）[34] 是由其他作者根据老年性肌阵挛性癫痫提出的[35]。脑电图（EEG）显示广泛性癫痫放电。左乙拉西坦通常治疗有效，但可能与精神病学方面的不良反应有关。

六、治疗

（一）目的

一般来说，癫痫治疗的目的是减少发病的频率，特别是突发病频率，同时消除不良反应或将不良反应减小在可控范围内。如前所述，控制智障合并癫痫患者的癫痫突发是困难的。他们中的一些人甚至一天中会出现多次癫痫发作。因此，重新修订预后的标准可能是更有用的。通过减少跌落发作次数来预防伤害可能比减少癫痫发作次数更重要，提高癫痫急诊入院的频率和降低癫痫持续状态的频率可能一样重要。对于不能控制癫痫突发的患者，药物治疗的耐受性是特别重要的。减少 AED 的使用数量是实现这一目标的方式之一。

治疗可以在门诊或住院的基础上进行。在不同国家，癫痫患者住院进行诊断和治疗的选择并不平等。即使在德国这样的国家，持续进行几周的住院治疗仍有可能，但缩短住院时间或只进行门诊治疗的经济压力也越来越大。然而一项前瞻性对照研究表明，如护理人员评分量表[36]所示，在一个专门为癫痫和 ID 患者提供服务的部门进行住院治疗有一些好处。与对照组相比，治疗组在标准量表 GEOS-43D（总分）和"对癫痫发作的关注""癫痫发作相关风险"和"不良反应/医疗"三个评分量表中均有显著改善。

（二）AED 治疗标准

一般来讲，对 ID 患者进行的 AED 治疗和其他患者遵循一样的原则和标准。有一个问题是，ID 患者是被排除在大多数安慰剂对照试验之外的。这是对无法自行作出知情同意的人的一种保护措施。此外，这意味着对于新推行的 AED 在这一特殊患者群体中的有效性和安全性一无所知。最近的一项 Cochrane 综述研究了对癫痫患者和学习障碍患者进行药物干预的随机对照试验（RCT）和半随机临床对照试验（quasi-RCT）[37]，纳入了 14 个临床试验的 1116 个原发病患者。这个数值在一些使用特定药物的普通癫痫病患者的关键的 AED 试验中也很容易发现。试验的标准差异很大，只有 4 例报道了癫痫突发率，8 例报道了癫痫的发病率。研究者得出以下结论：AED 在 ID 合并癫痫患者治疗的安全性和有效性和普通癫痫患者是相似的。然而，在大多数 RCT 中，行为不良事件（behavioral adverse event，AE）没有得到充分评估。没有一项 RCT 对认知不良事件进行评估。AED 对 ID 患者的行为不良反应已经在开放性研究中观察到，有时也在回顾性试验中进行。这些主要是在智力正常的人身上已经知道的不良反应，现在有了更精确的定义。

一些 AED 的行为不良事件目前已有报道，而且 ID 患者在这方面更容易受到伤害[38, 39]。拉莫三嗪的相关影响目前已有报道，但该药对行为不良反应方面的不良影响并不严重[40]。开放性试验也证明了抗癫痫药吡仑帕奈（Perampanel）和布瓦西坦（Brivaracetam）在行为不良反应方面的影响[41, 42]。必须监测 AED 治疗的行为耐受性。标准化仪器也是有帮助的。行为改变可能由执行异常行为检查表进行评估[43]。认知行为也必须被考虑在内。我们中心的一项研究发现，使用托吡酯治疗的 ID 患者发生的认知不良事件也会发生在智力正常的患者身上[44]。必须仔细观察 AED 治疗的认知耐受性，否则认知能力下降可能会被忽略，或者归因于 ID 或痴呆，而不是药物治疗。如果一个人不能接受正式的神经心理学检查，由职业治疗师对其进行仔细观察是有帮助的。具体内容包括详细的体格检查、实验室和影像学检查、询问病史，并且了解药物的可能相互作用和治疗性药物监测（therapeutic drug monitoring，TDM）都是十分必要的[45]。在临床实践中，对于一个食欲不振、恶心呕吐的患者反复进行胃镜检查，但没有抽血进行 TDM 的情况并不罕见。使用血液以外的其他基质（如唾液）进行 TDM 检测的方法对抽血检测有困难的患者更可行[46]。不良事件也可能被误认为是 ID 的一部分，而不是作为 AED 的不良反应。只有少数标准化的结果测量方法能用于 ID 合并癫痫的患者。上述患者主要关注行为、冲动、功能、认知和生活质量[47]。

一般而言，与其他癫痫患者一样，应避免选择酶诱导型 AED 药物，并应选择具有良好认知耐受性特征的药物。

（三）孤儿药和个性化医疗

少数一些药物已经被指定为孤儿药，如用于治疗 Dravet 综合征的司替戊醇（Stiripentol）和用于治疗癫痫 Lennox-Gastaut 综合征（Lennox-Gastaut syndrome，LGS）跌倒发作的卢非酰胺（Rufinamide）。LGS 是一种严重的癫痫和发育期脑病，以多种发作类型、典型的脑电图改变和智障为特征[48]。LGS 合并的癫痫是很难治疗的，AED 治疗成功率相当低[49]。其他药物目前正在评估中或正在研究中，如治疗 Dravet 综合征的芬氟拉明（Fenfluramine）[50] 或能同时治疗 Dravet 综合征和 LGS 的大麻二酚（Cannabidiol）[51-53]。遗传学在科学和临床实践中的进步，以及关于某些综合征的病理生理学知识更新，使癫痫学在医学领域迎来了曙光。这在与 ID 相关的综合征的治疗中尤为明显。上文已经强调过 mTOR 通路对 TSC 的意义。对于 mTOR 信号通路的研究发现，mTOR 抑制药依维莫司（Everolimus）可用于治疗室管膜下巨细胞星形胶质瘤和肾血管平滑肌瘤等。最近研究发现，依维莫司还可用于治疗 TSC 的癫痫发作[54]。在一项随机对照试验中，无论是低暴露组还是高暴露组，依维莫司的治疗有效率明显高于安慰剂[54]。依维莫司的暴露和效果有强烈、一致且高度显著的相关性[55]。另一个例子是生酮饮食，它特别适用于治疗葡萄糖转运蛋白 1 型、丙酮酸脱氢酶缺乏症和线粒体复合体 I 缺陷[56]。

（四）癫痫的手术治疗

先前由于认为与 ID 相关的弥漫性脑损伤被认为是一个不利的预后因素，患有 ID 的患者通常被禁止进行癫痫手术。然而，合并 ID 并不是将患者排除在术前监测之外的正当理由。

一项回顾性研究发现，语言 IQ<70 的患者和智力正常的患者，预后相当。在这个研究中，低 IQ 的人数比较少[57]。ID 患者进行癫痫手术的预后取决于损伤程度，IQ 越高，预后越好，反之亦然。一项研究显示，无癫痫发作者中，IQ<50 的人占 22%（4/18），IQ 为 50~69 的人占 37%（20/54），而 IQ 为 70 及以上的人占 61%（228/376）[58]。在 TSC 治疗中，外科切除术也是一种选择。根据一项 Meta 分析，纳入患者中 57% 无癫痫发作，另外 18% 的患者癫痫发作率降低了 90% 以上[59]。胼胝体切开外科手术是治疗癫痫伴跌倒发作的姑息性手术选择方式。例如，这对于经常发生跌倒的 LGS 患者来说是特别重要的。在这类病患中，胼胝体切开术已经被发现是有价值的治疗方式。在一项小型系列研究中发现，几乎 40% 的患者无致残性癫痫发作（定义为术后 1 年发生的跌落发作和全身性强直阵挛性癫痫发作）[60]。刺激交感神经也是一种手术治疗方法[48]。

（五）健康状态

ID 患者的健康需求常得不到满足，本章概述了一些体制问题。除了自身的内在障碍（如缺乏充分的合作能力），ID 患者通常面临歧视和具有消极态度[61]。目前已经在努力改善 ID 患者的健康状况，其未满足的需要可能需要通过正式筛选来确定，以维持好的预后健康状况[62]。英国引入了初级卫生保健小组、专业的护士和专业的组织[63, 64]。随着智障患者预期寿命的增加（参见本章中的前面），类似白内障、听力障碍、糖尿病、高血压、骨关节炎 / 关节炎和骨质疏松症等疾病，以及久坐不动的生活方式也随之而来[10]。如前章所述，ID 患者多存在体重不足。如果体重不足是由吞咽困难导致的，可以通过经皮内镜胃造口术进食改善症状。尽管起初许多患者的亲人会对该方法持怀疑态度，但是这种治疗方法不仅可以增加体重，还可以让患者的行为得以放松。

七、结论和展望

ID 是癫痫的常见共患病。癫痫学家和其他

医疗保健专业人员（HCP）必须意识到这一病患群的特殊需求。存在 ID 的癫痫患者需要特殊的药物和心理治疗。对于这个群体，没有标准的解决方法。诊断和治疗必须遵循不同的癫痫发作症状、ID 的程度和综合征的特征进行定制。从"一刀切"到个性化医疗的方法的转变是未来可能期待突破的重要领域。

参考文献

[1] AP Association. Diagnostic and statistical manual of mental disorders (DSM-5®). American Psychiatric Pub; 2013.

[2] Brue AW, Wilmshurst L. Essentials of intellectual disability assessment and identification. John Wiley & Sons; 2016.

[3] Lhatoo SD, Sander JW. The epidemiology of epilepsy and learning disability. Epilepsia 2001;42 Suppl 1:6–9; discussion 19–20. PubMed PMID: 11422344. Epub 2001/06/26.

[4] Robertson J, Hatton C, Emerson E, Baines S. Prevalence of epilepsy among people with intellectual disabilities: a systematic review. Seizure 2015;29:46–62. PubMed PMID: 26076844.

[5] Huber B, Hauser I, Horstmann V, Jokeit G, Liem S, Meinert T, et al. Seizure freedom with different therapeutic regimens in intellectually disabled epileptic patients. Seizure 2005;14(6):381–6. PubMed PMID: 15985376. Epub 2005/06/30.

[6] Fauser S, Essang C, Altenmuller DM, Staack AM, Steinhoff BJ, Strobl K, et al. Long-term seizure outcome in 211 patients with focal cortical dysplasia. Epilepsia 2015;56(1):66–76. PubMed PMID:25495786.

[7] Kiani R, Tyrer F, Jesu A, Bhaumik S, Gangavati S, Walker G, et al. Mortality from sudden unexpected death in epilepsy (SUDEP) in a cohort of adults with intellectual disability. J Intellect Disabil Res 2014;58(6):508–20. PubMed PMID: 23647577.

[8] Young C, Shankar R, Palmer J, Craig J, Hargreaves C, McLean B, et al. Does intellectual disability increase sudden unexpected death in epilepsy (SUDEP) risk?. Seizure, 2015;25:112–6. PubMed PMID: 25457453.

[9] Day SM, Wu YW, Strauss DJ, Shavelle RM, Reynolds RJ. Causes of death in remote symptomatic epilepsy. Neurology 2005;65(2):216–22. PubMed PMID: 16043789.

[10] Haveman M, Perry J, Salvador-Carulla L, Walsh PN, Kerr M, Van Schrojenstein Lantman-de Valk H, et al., Ageing and health status in adults with intellectual disabilities: results of the European POMONA II study. J Intellect Dev Disabil 2011;36(1):49–60. PubMed PMID: 21314593.

[11] Dannenberg M, Mengoni SE, Gates B, Durand MA. Self-management interventions for epilepsy in people with intellectual disabilities: a scoping review. Seizure 2016;41:16–25. PubMed PMID: 27447692.

[12] Kerr M, Scheepers M, Arvio M, Beavis J, Brandt C, Brown S, et al. Consensus guidelines into the management of epilepsy in adults with an intellectual disability. J Intellect Disabil Res 2009;53(8):687–94. PubMed PMID: 19527434.

[13] Chapman M, Iddon P, Atkinson K, Brodie C, Mitchell D, Parvin G, et al. The misdiagnosis of epilepsy in people with intellectual disabilities: a systematic review. Seizure 2011;20(2):101–6. PubMed PMID: 21123090. Epub 2010/12/03.

[14] Depositario-Cabacar DF, Zelleke TG. Treatment of epilepsy in children with developmental disabilities. Dev Disabil Res Rev 2010;16(3):239–47. PubMed PMID: 20981762. Epub 2010/10/29.

[15] Kay SR, Wolkenfeld F, Murrill LM. Profiles of aggression among psychiatric patients. II. Covariates and predictors. J Nerv Ment Dis 1988;176(9):547–57. PubMed PMID: 3418328.

[16] Lowe K, Allen D, Jones E, Brophy S, Moore K, James W. Challenging behaviours: prevalence and topographies. J Intellect Disabil Res 2007;51(Pt 8):625–36. PubMed PMID: 17598876.

[17] Emerson E, Kiernan C, Alborz A, Reeves D, Mason H, Swarbrick R, et al. The prevalence of challenging behaviors: a total population study. Res Dev Disabil 2001;22(1):77–93. PubMed PMID: 11263632.

[18] Dosen A. Applying the developmental perspective in the psychiatric assessment and diagnosis of persons with intellectual disability: part I—assessment. J Intellect Disabil Res 2004;49(1):1–8. 2005/01/01.

[19] Sappok T, Barrett BF, Vandevelde S, Heinrich M, Poppe L, Sterkenburg P, et al. Scale of emotional development—short. Res Dev Disabil 2016;59:166–75. PubMed PMID: 27614275. Epub 2016/09/11.

[20] van Ool JS, Haenen AI, Snoeijen-Schouwenaars FM, Aldenkamp AP, Hendriksen JGM, Schelhaas HJ, et al. Psychogenic nonepileptic seizures in adults with epilepsy and intellectual disability: a neglected area. Seizure 2018;59:67–71.

PubMed PMID: 29754013. Epub 2018/05/14.

[21] Mayer T. Besondere Bedeutung von Knochenstoffwechselstörungen bei mehrfach–behinderten Menschen mit Epilepsie. Z Epileptol 2005;18(3):178–83. 2005/08/01.

[22] Krause S, Ware R, McPherson L, Lennox N, O'Callaghan M. Obesity in adolescents with intellectual disability: prevalence and associated characteristics. Obes Res Clin Pract. 2016;10(5):520–30. PubMed PMID: 26559898. Epub 2015/11/13.

[23] Temple VA, Foley JT, Lloyd M. Body mass index of adults with intellectual disability participating in Special Olympics by world region. J Intellect Disabil Res 2014;58(3):277–84. PubMed PMID: 23331860. Epub 2013/01/22.

[24] Melville CA, Cooper SA, McGrother CW, Thorp CF, Collacott R. Obesity in adults with Down syndrome: a case-control study. J Intellect Disabil Res 2005;49(Pt 2):125–33. PubMed PMID: 15634321. Epub 2005/01/07.

[25] Curatolo P. Mechanistic target of rapamycin (mTOR) in tuberous sclerosis complex-associated epilepsy. Pediatr Neurol 2015;52(3):281–9. PubMed PMID: 25591831.

[26] Thiele EA, Granata T, Matricardi S, Chugani HT. Transition into adulthood: tuberous sclerosis complex, Sturge-Weber syndrome, and Rasmussen encephalitis. Epilepsia 2014;55 Suppl 3:29–33. PubMed PMID: 25209083.

[27] Auladell M, Boronat S, Barber I, Thiele EA. Thyroid nodules on chest CT of patients with tuberous sclerosis complex. Am J Med Genet A 2015;167A(12):2992–7. PubMed PMID: 26332136.

[28] Li P, Boronat S, Geffrey Alexandra L, Barber I, Grottkau Brian E, Thiele Elizabeth A. Rib and vertebral bone fibrous dysplasia in a child with tuberous sclerosis complex. Am J Med Genet A 2015;167(11):2755–7. 2015/11/01.

[29] Purwar P, Sareen S, Sheel V, Gupta A, Ansari U, Becharbhai PU, et al. Gingival overgrowth leading to the diagnosis of familial tuberous sclerosis complex. Case Rep Dent 2016;2016:8195321. PubMed PMID: 26885413. Pubmed Central PMCID: PMC4738710.

[30] Curatolo P, Moavero R, de Vries PJ. Neurological and neuropsychiatric aspects of tuberous sclerosis complex. Lancet Neurol 2015;14(7):733–45.

[31] Hamer HM, Pfafflin M, Baier H, Bosebeck F, Franz M, Holtkamp M, et al. Characteristics and healthcare situation of adult patients with tuberous sclerosis complex in German epilepsy centers. Epilepsy Behav 2018;82:64–7. PubMed PMID: 29587187.

[32] Pueschel SM, Louis S, McKnight P. Seizure disorders in Down syndrome. Arch Neurol 1991;48(3):318–20. PubMed PMID: 1825777. Epub 1991/03/01.

[33] Gholipour T, Mitchell S, Sarkis RA, Chemali Z. The clinical and neurobehavioral course of Down syndrome and dementia with or without new-onset epilepsy. Epilepsy Behav 2017;68:11–6. PubMed PMID: 28109983. Epub 2017/01/23.

[34] Moller JC, Hamer HM, Oertel WH, Rosenow F. Late-onset myoclonic epilepsy in Down's syndrome (LOMEDS). Seizure 2001;10(4):303–6. PubMed PMID: 11466028. Epub 2001/07/24.

[35] De Simone R, Puig XS, Gelisse P, Crespel A, Genton P. Senile myoclonic epilepsy: delineation of a common condition associated with Alzheimer's disease in Down syndrome. Seizure 2010;19(7):383–9. PubMed PMID: 20598585. Epub 2010/07/06.

[36] Brandt C, Mueffelmann B, May T, Thorbecke R, Hopf L, Ottenottebrock H, et al. Effects of a specialized inpatient treatment program on epilepsy related impairments of patients with epilepsy and intellectual disability as rated by relatives and carers. Epilepsia 2017;58(Suppl. 5):S5–S199.

[37] Jackson CF, Makin SM, Marson AG, Kerr M. Pharmacological interventions for epilepsy in people with intellectual disabilities. Cochrane Database Syst Rev 2015 03(9):CD005399. PubMed PMID: 26333428.

[38] Helmstaedter C, Fritz NE, Kockelmann E, Kosanetzky N, Elger CE. Positive and negative psychotropic effects of levetiracetam. Epilepsy Behav 2008;13(3):535–41. PubMed PMID: 18583196. Epub 2008/06/28.

[39] Harbord MG. Significant anticonvulsant side-effects in children and adolescents. J Clin Neurosci 2000;7(3):213–6. PubMed PMID: 10833618.

[40] Beran RG, Gibson RJ. Aggressive behaviour in intellectually challenged patients with epilepsy treated with lamotrigine. Epilepsia 1998;39(3):280–2.

[41] Andres E, Kerling F, Hamer H, Kasper B, Winterholler M. Behavioural changes in patients with intellectual disability treated with perampanel. Acta Neurol Scand 2017;136(6):645–53. PubMed PMID: 28568478.

[42] Andres E, Kerling F, Hamer H, Winterholler M. Behavioural changes in patients with intellectual disability treated with brivaracetam. Acta Neurol Scand. 2018. 138(3): 195–202 PubMed PMID: 29658982. Epub 2018/04/17.

[43] Aman MG, Singh NN, Stewart AW, Field CJ. The aberrant behavior checklist: a behavior rating scale for the assessment of treatment effects. Am J Ment Defic 1985;89(5):485–91. PubMed PMID: 3993694.

[44] Brandt C, Lahr D, May TW. Cognitive adverse events of topiramate in patients with epilepsy and intellectual disability. Epilepsy Behav 2015;45:261–4. PubMed PMID: 25843340.

[45] Brandt C, May TW. Therapeutic drug monitoring of newer antiepileptic drugs. LaboratoriumsMedizin. 2011;35(3):161–9. PubMed PMID: WOS:000293164300005.

[46] Brandt C, Bien CG, Helmer R, May TW. Assessment of the correlations of lacosamide concentrations in saliva and serum in patients with epilepsy. Epilepsia 2018;59(4):e34–e9. PubMed PMID: 29450894. Epub 2018/02/17.

[47] Copeland L, Meek A, Kerr M, Robling M, Hood K, McNamara R. Measurement of side effects of anti-epileptic drugs (AEDs) in adults with intellectual disability: a systematic review. Seizure 2017;51:61–73. PubMed PMID: 28806588. Epub 2017/08/15.

[48] Cross JH, Auvin S, Falip M, Striano P, Arzimanoglou A. Expert opinion on the management of Lennox-Gastaut syndrome: treatment algorithms and practical considerations. Front Neurol 2017;8:.

[49] Nikanorova M, Brandt C, Auvin S, McMurray R. Real-world data on rufinamide treatment in patients with Lennox-Gastaut syndrome: results from a European noninterventional registry study. Epilepsy Behav 2017;76:63–70. PubMed PMID: 28927712.

[50] Ceulemans B, Boel M, Leyssens K, Van Rossem C, Neels P, Jorens PG, et al. Successful use of fenfluramine as an add-on treatment for Dravet syndrome. Epilepsia 2012;53(7):1131–9. PubMed PMID:22554283. Epub 2012/05/05.

[51] Devinsky O, Cross JH, Laux L, Marsh E, Miller I, Nabbout R, et al. Trial of cannabidiol for drugresistant seizures in the Dravet syndrome. N Engl J Med 2017;376(21):2011–20. PubMed PMID:28538134.

[52] Devinsky O, Patel AD, Cross JH, Villanueva V, Wirrell EC, Privitera M, et al. Effect of cannabidiol on drop seizures in the Lennox-Gastaut syndrome. N Engl J Med 2018;378(20):1888–97. 2018/05/17.

[53] Thiele EA, Marsh ED, French JA, Mazurkiewicz-Beldzinska M, Benbadis SR, Joshi C, et al. Cannabidiol in patients with seizures associated with Lennox-Gastaut syndrome (GWPCARE4): a randomised, double-blind, placebo-controlled phase 3 trial. Lancet 2018;391:1085–96.

[54] French JA, Lawson JA, Yapici Z, Ikeda H, Polster T, Nabbout R, et al. Adjunctive everolimus therapy for treatment-resistant focal-onset seizures associated with tuberous sclerosis (EXIST-3): a phase 3, randomised, double-blind, placebo-controlled study. Lancet 2016;388(10056):2153–63. PubMed PMID:27613521.

[55] Franz DN, Lawson JA, Yapici Z, Brandt C, Kohrman MH, Wong M, et al. Everolimus dosing recommendations for tuberous sclerosis complex-associated refractory seizures. Epilepsia 2018;59(6):1188–97. PubMed PMID: 29727013. Epub 2018/05/05.

[56] Elia M, Klepper J, Leiendecker B, Hartmann H. Ketogenic diets in the treatment of epilepsy. Curr Pharm Des 2017;23(37):5691–701. PubMed PMID: 28799513. Epub 2017/08/12.

[57] Davies R, Baxendale S, Thompson P, Duncan JS. Epilepsy surgery for people with a low IQ. Seizure 2009;18(2):150–2. PubMed PMID: 18657450. Epub 2008/07/29.

[58] Malmgren K, Olsson I, Engman E, Flink R, Rydenhag B. Seizure outcome after resective epilepsy surgery in patients with low IQ. Brain 2008;131(Pt 2):535–42. PubMed PMID: 18063587.

[59] Jansen FE, van Huffelen AC, Algra A, van Nieuwenhuizen O. Epilepsy surgery in tuberous sclerosis: a systematic review. Epilepsia 2007;48(8):1477–84. PubMed PMID: 17484753. Epub 2007/05/09.

[60] Asadi-Pooya AA, Malekmohamadi Z, Kamgarpour A, Rakei SM, Taghipour M, Ashjazadeh N, et al. Corpus callosotomy is a valuable therapeutic option for patients with Lennox-Gastaut syndrome and medically refractory seizures. Epilepsy Behav 2013;29(2):285–8. PubMed PMID: 24012506. Epub 2013/09/10.

[61] Ali A, Scior K, Ratti V, Strydom A, King M, Hassiotis A. Discrimination and other barriers to accessing health care: perspectives of patients with mild and moderate intellectual disability and their carers. PLoS One 2013;8(8):e70855. PubMed PMID: 23951026. Pubmed Central PMCID: PMC3741324.

[62] Cooper SA, Morrison J, Melville C, Finlayson J, Allan L, Martin G, et al. Improving the health of people with intellectual disabilities: outcomes of a health screening programme after 1year. J Intellect Disabil Res 2006;50(Pt 9):667–77. PubMed PMID: 16901294.

[63] Melville CA, Finlayson J, Cooper SA, Allan L, Robinson N, Burns E, et al. Enhancing primary health care services for adults with intellectual disabilities. J Intellect Disabil Res 2005;49(Pt 3):190–8. PubMed PMID: 15713194.

[64] Balogh R, McMorris CA, Lunsky Y, Ouellette-Kuntz H, Bourne L, Colantonio A, et al. Organising healthcare services for persons with an intellectual disability. Cochrane Database Syst Rev 2016;4: CD007492. PubMed PMID: 27065018.

第15章 癫痫和自闭症谱系疾病：诊断困难和治疗方案

Epilepsy and autistic spectrum disorder: Diagnostic challenges and treatment consideration

Stéphane Auvin　Blandine Dozières-Puyravel　Anna Loussouarn　著

自从 Kanner 首次描述了一名同时患有自闭症谱系疾病（autistic spectrum disorder，ASD）和癫痫症的患者[1]以来，许多作者都认为自闭症和癫痫症存在很强的关联[2]。尽管对 ASD 和癫痫的共患病存在很大的共识，但根据不同的研究，对 ASD 患者癫痫患病率和发病率的研究结果存在很大差异。这确实不是一个非常常见的临床情况。由于临床回顾研究中病例不常见的局限性、在该人群中进行脑电图（electroencephalogram，EEG）记录的困难及 EEG 记录异常的高频率，ASD 患者的癫痫诊断无疑具有挑战性。

事实上，ASD 人群中脑电图大部分时间都是异常的，从而导致临床诊疗过程更加复杂。此外，与一般人群相比，患有 ASD 的患者发生癫痫的风险更高，并且他们经常接受脑电图记录。在大多数情况下，仅发现癫痫样异常而没有癫痫发作。对于一些作者来说，EEG 异常可能与临床特征相关，如退化或癫痫发作的风险。对于其他作者，这些异常是偶然的，似乎与任何相关的临床事件无关。

首先，本章根据国际抗癫痫联盟（International League Against Epilepsy，ILAE）、《精神障碍诊断与统计手册（第5版）》（DSM-Ⅴ）标准回顾癫痫和 ASD 的实际定义，考虑关于 ASD 与癫痫关系的主要流行病学发现，并试图解释不同研究在 ASD 患者癫痫患病率和发病率方面的差异；同时描述对疑似新发癫痫的 ASD 患者进行电生理评估的挑战；还将重点讨论 EEG 是否可能被视为 ASD 的生物标志物这一争论的问题。其次，考虑 ASD 患者脑电图记录异常患病率估计的可变性。本章从各种记录中观察这些 EEG 异常的复发和位置，然后讨论 EEG 是否可能是预测 ASD 患者癫痫的有用工具。再次，考虑 ASD 患者的临床消退与癫痫的关系，并讨论是否有理由认为癫痫在儿童早期消退中发挥作用，如 Landau-Kleffner 综合征和癫痫性脑病伴睡眠中持续棘慢波（epileptic encephalopathy with continuous spike and waves during sleep，EE-CSWS）。最后，我们将对 ASD 患者的癫痫治疗提出一些考虑。

一、定义癫痫和自闭症谱系疾病

（一）国际抗癫痫联盟（ILAE）对癫痫的定义

根据 ILAE 对癫痫的定义[3]，癫痫是一种脑部疾病，大脑具有持久的癫痫发作倾向，由以下任何一种情况定义。

1. 至少2次无端发作的癫痫且发作间隔超过 24h。

2. 在未来10年内2次无端癫痫发作后，1次无端（或反射性）癫痫发作和进一步癫痫发作的概率与一般发生风险相似（至少 60%）。

3. 癫痫综合征的诊断。

癫痫分类的 ILAE 框架区分了三个级别的分类[4]：首先，癫痫发作类型分为局灶性发作、全身性发作或未知发作；其次，癫痫按先前确定为局灶性、全身性或全身性和局灶性癫痫发作类型进行分类；最后，包括表征癫痫综合征，此时可以指出特定的癫痫综合征。在每个步骤中，分类都试图根据治疗考虑确定一个或几个病因因素，如遗传、结构、代谢、免疫、感染或未知病因等[4]。

（二）精神疾病诊断和统计手册对自闭症的定义

Kanner 首次将 ASD 定义为一种以 Wing "三联障碍" 为特征的障碍，包括：①社交互动中的质量障碍；②沟通质量障碍；③限制重复和刻板的行为、兴趣和活动模式[1]。DSM 的定义实际上非常接近 Kanner 的定义。根据该定义，ASD 的诊断依赖于以下标准。

1. 持续存在跨环境的社会交流和社会互动缺陷，一般发育迟缓不能解释，并表现为以下 3 个方面：①社交缺陷 – 情感互惠；②用于社交互动的非语言交流行为缺陷；③缺乏发展和维持关系。

2. 受限的、重复的行为、兴趣或活动模式，至少表现为以下两项：①刻板或重复的言语、运动或物体使用；②过分遵守常规，口头或非语言行为的仪式化模式，或对改变的过度抵制；③高度受限的、固定的兴趣，强度或专注度异常；④对感官输入的过度或低反应性，或对环境感官方面的异常兴趣。

3. 症状必须在儿童早期出现（但在社会需求超过有限能力之前可能不会完全表现出来）。

4. 症状共同限制和损害日常功能。

二、癫痫和 ASD 的流行病学

（一）ASD 患者的癫痫患病率

尽管对 ASD 患者癫痫风险增加程度的估计存在重要差异[5]，但人们普遍认为 ASD 中癫痫的患病率比普通人群更高。事实上，虽然癫痫在普通人群中的患病率约为 1%，但在患有 ASD 的人群中往往为 6%～30%[2, 6]。据估计，在患有 ASD 的学龄前儿童中，这一比例为 7%，据报道在成年期增加高达 20%～35%[2]。

ASD 患者癫痫患病率的这种差异性可以通过几种方法学来解释。除了原发性自闭症外，一些研究还包括了继发性自闭症[5]。这可能造成了主要偏差，因为癫痫在原发性和继发性自闭症中的患病率为 12%～61%，因此后者癫痫的相对风险为 5：1[7]。这种流行率的差异甚至导致了 Pavone 等将自闭症对癫痫发病风险的影响相对化，表明这种风险可能与自闭症患者的相关共患病和脑功能障碍有关，而不是与自闭症本身有关。此外，一些研究包括在普通人群中发生率为 3%～5% 的热性惊厥，这是导致高估癫痫患病率的原因[5]。还有对患病率的不同的研究结果可能依赖于癫痫发作本身定义的差异和方法学偏差[5, 8]。事实上，并非所有研究都使用当前或过去 ILAE 对癫痫的定义。一些研究认为，在阵发性事件后出现异常的 EEG 足以考虑癫痫的诊断。然而，ASD 患者癫痫样活动的发生率很高，即在基于长期 EEG 记录的研究中从 15% 上升到 32%，甚至高达 60.7%[9]。然而，鉴于经常报道没有癫痫发作的异常 EEG[8, 10-13]，因此必须将其与癫痫本身的患病率区分开。

因此，患病率研究结果的差异可能归因于 ASD 患者癫痫的假阳性诊断。还可能归因于混杂因素的存在，这些混杂因素代表 ASD 患者癫痫的危险因素。

（二）危险因素

许多研究已经描述了在 ASD 中发展为癫痫的 3 个主要危险因素，其可能导致 ASD 患者发生癫痫。首先，年龄与癫痫呈正相关，与年幼的儿童相比，患有 ASD 的青少年或年轻人的癫痫患病率更高[14, 15]。其次，认知水平与患癫痫的风险呈负相关，与智商较高的患者相比，中度至重度智力低下的患者患癫痫的风险更高[6, 13, 16]。最后，语言障碍的程度与癫痫的风险相关，患有严重语言障碍的患者患癫痫的风险更大[17]。

文献中描述了其他更具争议性的危险因素。例如，已发现性与认知水平对癫痫发病风险的影响[18]。Danielsson 等发现，癫痫在女性中更为常见（女性为 58%，男性为 32%）[18]。Amiet 等进行的 Meta 分析的结论与之相反。根据 1963—2006 年发表的关于自闭症和癫痫症的报道中提取的数据，同时患有自闭症和癫痫症的患者中男性 / 女性比例似乎接近 2：1，而在无癫痫患者中比例为 3.5：1[6]。

另一个有争议的风险因素是社会经济地位。根据一些作者的说法，它与发生癫痫的风险成反比[19]。

（三）发病率

Su 等在 10 年间（1997—2008 年）进行了两项队列研究，并分析了新诊断为患有 ASD 或癫痫的患者的数据，这些患者在诊断时没有癫痫和 ASD 共患病[20]。在此基础上，他们估计 ASD 患者（之前没有已知癫痫症）的癫痫发病率为 13.7%（而对照组为 1.3%），风险比为 9.4（95%CI 5.5~12.7）。值得注意的是，与之相反，诊断为癫痫的患者（纳入之前没有诊断为 ASD）的 ASD 发生率为 3.4，而未患癫痫的患者为 0.3，相对风险比率为 8.4（95%CI 6.2~11.4）[20]。

另一项评估原发性 ASD 患者癫痫发病率的研究也在 130 名儿童时期确诊的患者中进行。他们根据对 18—35 岁患者的年度临床电生理评估进行了为期 10 年的随访研究。根据 ILAE 标准定义癫痫发作和癫痫。在接受筛查的 130 名自闭症患者中，33 名（25%）在评估时出现癫痫发作，癫痫发作的年龄为 8—26 岁。值得注意的是，该组中 61% 的患者在发病前有癫痫性放电，但没有癫痫发作[16]。

鉴于这些混杂因素和估计 ASD 患者癫痫患病率及发病率方法上的困难，需要进行流行病学研究以进一步确定确切的发病率和患病率。然而，现有研究证实了 ASD 与癫痫的联系，特别是关于 ASD 患者癫痫发生率的研究。

三、ASD 患者癫痫诊断的电生理方法

在 ASD 患者癫痫风险较高的背景下，医生倾向于从电生理学角度监测患者。问题是大多数时候脑电图记录是异常的，不一定记录到癫痫发作。所谓的癫痫样异常在这种情况下很难解释。大量研究试图评估 EEG 是否可能是即将发生癫痫的预测因子。以下部分考虑了有关异常脑电图的患病率和发生率的已知信息。

（一）ASD 患者脑电图记录中癫痫样异常和癫痫发作的患病率

在一项仅针对 106 名原发性 ASD 患者的研究中，Rossi 等发现有 18.9% 的患者有阵发性癫痫样异常，没有任何癫痫发作记录。值得注意的是，这种异常在该人群中比一般人群中更明显，在一般人群中估计为 1.1%~6.8%[13]，在儿童健康人群中为 2.4%~3.5%[21]。

Hara 等在对 130 名 ASD 患者进行为期 10 年

的大型随访研究中发现类似的癫痫样异常发生率。在这次随访期间，他们检查了不少于 1165 例患者的脑电图，其中 464 例来自 ASD 和癫痫患者，701 例来自 ASD 患者。他们在非癫痫（即仅 ASD）组中发现了 18% 的癫痫放电。有趣的是，癫痫组 61%（24/33）的患者在癫痫发作前出院[16]。

Akshoomoff 等报道的 62 名患者（49 名患有 ASD 和 11 名患有广泛性发育障碍）中，患病率甚至更高，即 32% 的脑电图异常，只有 3% 记录了癫痫发作[11]。他们通过研究的人群年龄较大这一事实来解释这一较高的比率。

这些基于短期脑电图记录的比率可能在很大程度上低估了脑电图异常的发生率。在 1996—2005 年进行的一项回顾性研究中，Chez 等分析了 889 名 ASD 患者的 24 小时动态脑电图数据。纳入的患者没有遗传综合征、脑畸形、既往药物治疗或临床癫痫发作。他们发现癫痫样活动异常的发生率为 60.7%[9]。同样，根据 DSM-IV 诊断的 32 名 2 岁及以上 ASD 患者的 24 小时脑电图记录进行的另一项回顾性研究报道称，上述患者中有 19 名（59%）有发作间期癫痫样异常[8]。然而，Kim 等的研究引起了人们对以下事实的关注：区分癫痫样与非癫痫样，以及癫痫样异常与癫痫发作的区别很重要。在分析的发作间期脑电图中，31% 正常，9% 有非癫痫样异常，22% 有发作间期癫痫样异常，38% 合并了非癫痫样异常和发作间期癫痫样异常。此外，他们注意到许多表现出癫痫样异常的患者在这些发作期间并没有癫痫发作[8]。

（二）临床方法和诊断

回到 ILAE 对癫痫的定义[3]，如前所述，有三种可能性符合癫痫的定义。关于第二种（一次癫痫发作且复发风险高于 60%），没有研究证实单次癫痫发作后出现癫痫样异常的 ASD 患者具

有如此高的癫痫复发风险。换句话说，无论脑电图记录中是否存在任何发作间期异常，都不应将具有单次癫痫发作的 ASD 诊断为癫痫。

如果患者在间隔 24 小时以上出现至少两次无端癫痫发作，或者如果有可能确定癫痫综合征，则 ASD 患者将被诊断为癫痫。

第一步是确定 ASD 患者发生的阵发性事件是否为癫痫发作。如果全身性阵挛性发作或强直-阵挛性发作的发生通过临床回访很容易确定，那么伴有意识障碍的局灶性发作性癫痫的发生可能就比较困难。当运动参与最少时尤其如此。在 ASD 中看到的一些重复行为，如抽搐样动作或不寻常的刻板运动，在临床上很难与癫痫发作区分开来。看护者经常被要求提供视频记录，但这不总是有帮助的。以下两项研究可能说明了这些困难。第一项研究通过对 92 名 16 岁以下自闭症儿童的脑电图进行回顾性分析来评估 ASD 患者的凝视事件，这些儿童在凝视、注意力不集中或反应能力下降时被记录[12]。脑电图记录被重新分析。在这些脑电图记录期间，没有儿童表现出任何缺失或伴有意识障碍的局灶性癫痫发作。再次分析由第一位电生理学家认为异常的 22 个脑电图和报告为正常的 70 个脑电图。第二次查看将 7 个所谓的异常脑电图重新分类为正常。最后，在 80 名患者中发现了异常，但大部分时间都不是癫痫样发作。只有 7 名儿童有典型的癫痫样活动。作者得出结论，大多数记录的发作间期异常是偶然的，与临床问题无关[12]。同样，第二项研究报道了 32 名 ASD 患者的视频-脑电图遥测数据[8]。32 名患者中有 22 名因发作性事件而被转诊，看起来像癫痫发作。在被转诊进行癫痫发作评估的 22 名患者中，15 名记录了事件，但没有一个是癫痫发作。其他 7 名患者没有记录事件。记录的非癫痫事件最常见的是多种类型（14/15）。安静的凝视是 14/15 患者中最常见的事件，其次是短暂觉醒、肢体僵硬/抽搐、睡眠期间肢体抽搐和

摇头[8]。沟通障碍、认知缺陷和相关的重复刻板行为使这种癫痫发作的诊断确定性成为一项重大挑战。

大量研究评估了 ASD 患者可能出现的癫痫发作类型，但很少有研究讨论癫痫综合征。所有癫痫发作类型均有报道[2]。从现有研究来看，似乎大多数癫痫发作是局灶性癫痫发作，有时会变成双侧强直－阵挛发作（以前称为继发性全身性发作）。然而，也可以观察到全身性癫痫发作[13, 16, 18, 22]。在一个由 108 名患有 ASD 的年轻人组成的队列中，有 43 人被诊断出患有癫痫，其中 23 人（即 55%）被诊断为局灶性癫痫发作[18]。在年龄较小的儿童中，有 3/4 的自闭症和癫痫儿童也仅出现局灶性癫痫发作或与其他癫痫发作类型相结合的情况[16, 22]。一些作者报道了一些患有颞叶癫痫（中央棘波）的患者[13]。在 60 名患者的队列中，17%（4/23）的 ASD 患有癫痫[13]，但是这项研究因为患者数量有限，所以有待进一步研究。大多数研究只关注癫痫发作类型，我们没有研究明确地观察到癫痫综合征以及是否存在更具体的 ASD 癫痫综合征。此外，大多数患者通常要在全身麻醉下进行大脑 MRI，从而寻找潜在的病因。根据临床发现，如畸形特征、畸形或智力障碍，应考虑进行有针对性的遗传调查。具体方法可能包括罕见癫痫中心的诊所、染色体复制或缺失的评估（如 CGH 阵列）和基因组分析。

四、癫痫样异常和癫痫在 ASD 恶化患者中的争议作用

临床上，通过列出已经获得的智力／发展能力的损失来评估恶化。自闭症加重可以定义为儿童语言、行为和社会交流技能的丧失或显著恶化。它发生在 30% 的 ASD 患儿中[23]，在 18～24 月龄最常见。在一些癫痫综合征中［如 EE-CSWS 和 Landau-Kleffner 综合征（LKS）］，也可以观察到恶化[24]。EE-CSWS 的恶化可以在任何认知功能和行为上观察到，而 LKS 的恶化包括获得性失语症或听觉失认症。EE-CSWS 和 LKS 的恶化应通过临床和辅助检查手段与自闭症恶化区分开来。

在 EE-CSWS 中，大多数患者在 4—5 岁经历过很少的癫痫发作，而这些癫痫发作很容易被抗癫痫药物（AED）控制。随后是癫痫复发，包括在 6—7 岁恶化之前的频繁多次癫痫发作。恶化时的脑电图记录包括睡眠期间持续的棘波[24, 25]。在 ASD 中，大部分时间是在较年轻时观察到恶化，并且之前没有任何癫痫发作或癫痫发作恶化。在行为方面，ASD 的恶化涉及社交能力，ASD 患者更容易出现僵化和重复行为[2]。如前所述，脑电图异常在 ASD 中很常见，并且在睡眠期间可以观察到持续的全身性棘波放电。

由于一些相似之处，一个有争议的问题涉及癫痫异常和癫痫本身是否可能有助于甚至导致自闭症恶化。关于癫痫与自闭症或神经认知恶化相关性的问题，已经发表了许多不同的数据。Tuchman 和 Rapin 报道了 ASD 和恶化患者的脑电图异常更多（即 19%），但癫痫发作本身与恶化没有相关性[10]。Hrdlicka 等报道了相反的结果，即他们发现癫痫与自闭症恶化存在相关性，但癫痫样异常与自闭症恶化没有相关性[26]。与这两个相反的结果相反，Rossi 和 Canitano（2005）没有发现临床恶化与癫痫样异常发生率或癫痫发作登记率存在相关性[13, 27]。Akshoomoff 等发现神经功能障碍水平与脑电图异常没有相关性[11]。这些不同的结果可能依赖于所研究人群的差异。

尽管关于癫痫样异常或癫痫发作与 ASD 相关性的结果不是很令人信服，但文献中仍然存在癫痫可能导致 ASD 患者认知和自闭症恶化的观点。迄今为止，没有报道表明 ASD 的恶化与认知恶化的癫痫性脑病（即 EE-CSWS 和 LKS）存在任何重叠。谨慎的临床推理应该有助于得出 ASD 患者的恶化或癫痫性脑病引起的恶化的结论。

五、治疗方案

治疗的目的是像普通癫痫患者一样用药物控制癫痫发作。理想的目标是在没有 AED 引起的临床显著不良反应的情况下达到完全无癫痫发作。在癫痫人群中，超过 2/3 的患者可以做到这一点。在 ASD 的癫痫病例中，药物耐药性癫痫的发病率尚未确定。癫痫发作的频率因研究而异。据 Rossi 等[13] 报道，癫痫发作大多不频繁，即大约每年 1 次，并且可以通过 AED 控制，而 Hara 等却发现 73% 的药物耐药性癫痫[16]。

AED 治疗的目的可能会随着时间的推移而改变，特别是如果癫痫发作具有抗药性，那么治疗目标将主要是减少或抑制对日常生活影响最严重性的癫痫发作。例如，患者每周经历两次癫痫发作并在短时间内失去意识而没有任何跌倒或任何后果会更容易被接受。一名患者每两周面临一次癫痫发作，每次都需要呼叫救护车。换句话说，治疗的目的变成了患者生活质量的改善。

在过去的 20 年中，对成人和儿童使用 AED 的评估已导致超过 15 种 AED 被批准用于局灶性癫痫发作和全身性癫痫发作[28, 29]。然而，没有研究探讨 AED 在 ASD 和癫痫患者群体中的疗效和安全性。这导致缺乏与癫痫发作类型、癫痫综合征、药物治疗和共患病相关的 AED 选择的证据。因此，AED 的选择基于对癫痫人群中报道的 AED 疗效和安全性的推断。

尽管缺乏对照研究，但似乎患有癫痫症和自闭症谱系疾病的儿童患精神或行为问题的风险可能会增加。那么 AED 的选择将考虑精神症状可能恶化的情况。考虑在认知中可能发挥的作用也很重要，那么我们可以推荐选择对认知影响最小的 AED。当其他 AED 失效时，也应使用一些 AED。由于可能影响认知，最初应避免使用苯巴比妥和托吡酯[30, 31]。由于攻击性或多动症恶化的风险，最初也应避免使用左乙拉西坦和吡仑

帕奈[32-34]。更罕见的是，在癫痫患者中使用左乙拉西坦的其他精神不良反应也有报道，如精神病和自闭症消退[35, 36]。一项大型在线调查也可能提示 ASD 癫痫患者的不良反应风险。虽然这不是一项对照研究，但大量患者参与了这项调查（733 名患有 ASD 和癫痫症，290 名患有 ASD）。调查结果表明 AED 可改善癫痫发作，但睡眠、交流、行为、注意力和情绪恶化等不良反应的发生也不断被报道[37]。这种特殊的癫痫 ASD 患者群体可能对某些不良反应更敏感。这需要通过进行良好的研究来进一步确定。

过去，AED 也被认为是 ASD 精神症状的治疗选择。对 7 项随机对照试验（RCT）进行了 Meta 分析，其中 3 项 RCT 中使用丙戊酸盐，另外 3 项 RCT 分别使用了拉莫三嗪、左乙拉西坦和托吡酯。一些研究可能动力不足，但已发现任何 AED 治疗与安慰剂在易激惹 / 激动或整体行为改善方面没有差异[38]。

总之，我们应该特别关注 ASD 患者在开始任何 AED 治疗后对的行为和认知症状，以避免出现负的收益 – 风险比。在行为或认知水平发生巨大变化的情况下完全控制癫痫发作，这绝对不是这一特殊人群 AED 治疗的目标。目前有证据表明使用 AED 可以改善 ASD 的某些症状。通过扩展，没有数据表明我们应该尝试修改脑电图异常以改变任何认知或行为异常。

其中一些患者可能还需要对调节精神症状的潜在特定分子进行药物治疗。处方应遵循通常的规则，根据药代动力学特性和可能的药物 – 药物相互作用来组合药物。基于癫痫发作可能加重的风险，一些药物也存在一些担忧。使用利培酮（一种非典型抗精神病药物）是可行的。尽管最初存在一些争议，但现在有几项研究并未发现小儿癫痫患者的癫痫发作频率有任何显著恶化[39, 40]。抗精神病药物可能与镇静有关，这不是儿科治疗的最终目标。抗精神病药物与 AED 方

案的组合可能会进一步增加这种风险。因此，重要的是要在控制某些精神症状（如自伤、攻击性或破坏性行为）、癫痫控制水平和镇静之间找到良好的平衡。实现良好的平衡并不总是一件容易的事。

现在清楚地确定，癫痫在 ASD 患者中比在一般人群中更常见。尽管流行病学研究将癫痫和自闭症联系起来，但这两种疾病的确切联系仍有待完全破译。除了导致自闭症癫痫和癫痫自闭症出现的神经生物学过程的复杂性之外，ASD 患者癫痫的诊断仍然是一个挑战。癫痫的诊断应基于 ILAE 的定义。临床访谈通常很困难。因此，即使有事件的视频，也经常难以确认 ASD 患者重复性阵发性事件的性质。如果文献中描述了在 ASD 患者中观察到的癫痫发作类型，几乎没有关于 ASD 中的癫痫综合征的研究，那么调查是

基于病史，目前没有任何建议。即使在没有癫痫的 ASD 患者中，EEG 记录也最常出现异常。单次癫痫发作伴脑电图记录异常不足以确诊癫痫。AED 治疗主要基于癫痫发作类型。在没有评估 AED 对 ASD 患者癫痫发作的研究的情况下，我们过去常常从一般人群的数据中推断疗效。ASD 和癫痫患者似乎很容易经历 AED 的认知或行为不良反应。然后需要对这组特殊的患者进行定期和仔细的收益 – 风险比评估。

本章阐述了很多分歧。进一步了解 EEG 异常和 ASD 表型的联系（如果有的话）将是有意义的。ASD 癫痫综合征的鉴别有助于分析可能的潜在病因，选择更合适的 AED，并向护理人员解释预后。最后，对遗传因素和相关神经生物学变化理解的进展可能有助于在未来为其中一些患者开发个性化的药物治疗。

参 考 文 献

[1] Kanner L, Kanner L. Autistic disturbances of affective contact. Nerv Child 1943;2:217–50.

[2] Tuchman R, Rapin I. Epilepsy in autism. Lancet Neurol 2002;1(6):352–8.

[3] Fisher RS, Acevedo C, Arzimanoglou A, Bogacz A, Cross JH, Elger CE, et al. ILAE official report: a practical clinical definition of epilepsy. Epilepsia 2014;55(4):475–82.

[4] Scheffer IE, Berkovic S, Capovilla G, Connolly MB, French J, Guilhoto L, et al. ILAE classification of the epilepsies: position paper of the ILAE commission for classification and terminology. Epilepsia 2017;58(4):512–21.

[5] McCue LM, Flick LH, Twyman KA, Xian H, Conturo TE. Prevalence of non-febrile seizures in children with idiopathic autism spectrum disorder and their unaffected siblings: a retrospective cohort study. BMC Neurol 2016;16:245.

[6] Amiet C, Gourfinkel-An I, Bouzamondo A, Tordjman S, Baulac M, Lechat P, et al. Epilepsy in autism is associated with intellectual disability and gender: evidence from a meta-analysis. Biol Psychiatry 2008;64(7):577–82.

[7] Pavone P, Incorpora G, Flumara A, Parano E, Trifiletti RR, Ruggieri M. Epilepsy is not a prominent feature of primary autism. Neuropediatrics 2004;35(4):207–10.

[8] Kim HL, Donnelly JH, Tournay AE, Book TM, Filipek P. Absence of seizures despite high prevalence of epileptiform EEG abnormalities in children with autism monitored in a tertiary care center. Epilepsia 2006;47(2):394–8.

[9] Chez MG, Chang M, Krasne V, Coughlan C, Kominsky M,

Schwartz A. Frequency of epileptiform EEG abnormalities in a sequential screening of autistic patients with no known clinical epilepsy from 1996 to 2005. Epilepsy Behav 2006;8(1):267–71.

[10] Tuchman RF, Rapin I. Regression in pervasive developmental disorders: seizures and epileptiform electroencephalogram correlates. Pediatrics 1997;99(4):560–6.

[11] Akshoomoff N, Farid N, Courchesne E, Haas R. Abnormalities on the neurological examination and EEG in young children with pervasive developmental disorders. J Autism Dev Disord 2007;37(5):887–93.

[12] Hughes R, Poon WY, Harvey AS. Limited role for routine EEG in the assessment of staring in children with autism spectrum disorder. Arch Dis Child 2015;100(1):30–3.

[13] Rossi PG, Parmeggiani A, Bach V, Santucci M, Visconti P. EEG features and epilepsy in patients with autism. Brain Dev 1995;17(3):169–74.

[14] Viscidi EW, Triche EW, Pescosolido MF, McLean RL, Joseph RM, Spence SJ, et al. Clinical characteristics of children with autism spectrum disorder and co-occurring epilepsy. PLoS One 2013;8(7):e67797.

[15] Rossi PG, Posar A, Parmeggiani A. Epilepsy in adolescents and young adults with autistic disorder. Brain Dev 2000;22(2):102–6.

[16] Hara H. Autism and epilepsy: a retrospective follow-up study. Brain Dev 2007;29(8):486–90.

[17] Ballaban-Gil K, Tuchman R. Epilepsy and epileptiform EEG: association with autism and language disorders. Ment Retard Dev Disabil Res Rev 2000;6(4):300–8.

[18] Danielsson S, Gillberg IC, Billstedt E, Gillberg C, Olsson I. Epilepsy in young adults with autism: a prospective population-based follow-up study of 120 individuals diagnosed in childhood. Epilepsia 2005;46(6):918–23.

[19] Thomas S, Hovinga ME, Rai D, Lee BK. Brief report: prevalence of co-occurring epilepsy and autism spectrum disorder: the US national survey of children's health 2011–2012. J Autism Dev Disord 2017;47(1):224–9.

[20] Su CC, Chi M, Lin SH, Yang YK. Bidirectional association between autism spectrum disorder and epilepsy in child and adolescent patients: a population-based cohort study. Eur Child Adolesc Psychiatry 2016;25(9):979–87.

[21] Cavazzuti GB, Cappella L, Nalin A. Longitudinal-study of epileptiform eeg patterns in normalchildren. Epilepsia 1980;21(1):43–55.

[22] Olsson I, Steffenburg S, Gillberg C. Epilepsy in autism and autistic-like conditions—a populationbased study. Arch Neurol 1988;45(6):666–8.

[23] Burack JA, Volkmar FR. Development of low-functioning and high-functioning autistic-children. J Child Psychol Psychiatry Allied Discip 1992;33(3):607–16.

[24] Auvin S, Cilio MR, Vezzani A. Current understanding and neurobiology of epileptic encephalopathies. Neurobiol Dis 2016;92:72–89.

[25] Desprairies C, Dozieres-Puyravel B, Ilea A, Bellavoine V, Nasser H, Delanoe C, et al. Early identification of epileptic encephalopathy with continuous spikes-and-waves during sleep: a case-control study. Eur J Paediatr Neurol 2018;22:837–44.

[26] Hrdlicka M, Komarek V, Propper L, Kulisek R, Zumrova A, Faladova L, et al. Not EEG abnormalities but epilepsy is associated with autistic regression and mental functioning in childhood autism. Eur Child Adolesc Psychiatry 2004;13(4):209–13.

[27] Canitano R, Luchetti A, Zappella M. Epilepsy, electroencephalographic abnormalities, and regression in children with autism. J Child Neurol 2005;20(1):27–31.

[28] Rosati A, De Masi S, Guerrini R. Antiepileptic drug treatment in children with epilepsy. CNS Drugs 2015;29(10):847–63.

[29] Rosati A, Ilvento L, Lucenteforte E, Pugi A, Crescioli G, McGreevy KS, et al. Comparative efficacy of antiepileptic drugs in children and adolescents: a network meta-analysis. Epilepsia 2018;59(2):297–314.

[30] Moavero R, Santarone ME, Galasso C, Curatolo P. Cognitive and behavioral effects of new antiepileptic drugs in pediatric epilepsy. Brain Dev 2017;39(6):464–9.

[31] Ulate-Campos A, Fernandez IS. Cognitive and behavioral comorbidities: an unwanted effect of antiepileptic drugs in children. Semin Pediatr Neurol 2017;24(4):320–30.

[32] Halma E, de Louw AJA, Klinkenberg S, Aldenkamp AP, Ijff DM, Majoie M. Behavioral side-effects of levetiracetam in children with epilepsy: a systematic review. Seizure 2014;23(9):685–91.

[33] Andres E, Kerling F, Hamer H, Kasper B, Winterholler M. Behavioural changes in patients with intellectual disability treated with perampanel. Acta Neurol Scand 2017;136(6):645–53.

[34] Juhl S, Rubboli G. Add-on perampanel and aggressive behaviour in severe drug-resistant focal epilepsies. Funct Neurol 2017;32(4):215–20.

[35] Camacho A, Espin JC, Nunez N, Simon R. Levetiracetam-induced reversible autistic regression. Pediatr Neurol 2012;47(1):65–7.

[36] Kossoff EH, Bergey GK, Freeman JM, Vining EPG. Levetiracetam psychosis in children with epilepsy. Epilepsia 2001;42(12):1611–3.

[37] Frye RE, Sreenivasula S, Adams JB. Traditional and non-traditional treatments for autism spectrum disorder with seizures: an online survey. BMC Pediatr 2011;11:37.

[38] Hirota T, Veenstra-VanderWeele J, Hollander E, Kishi T. Antiepileptic medications in autism spectrum disorder: a systematic review and meta-analysis. J Autism Dev Disord 2014;44(4):948–57.

[39] Gonzalez-Heydrich J, Pandina GJ, Fleisher CA, Hsin O, Raches D, Bourgeois BF, et al. No seizure exacerbation from risperidone in youth with comorbid epilepsy and psychiatric disorders: a case series. J Child Adolesc Psychopharmacol 2004;14(2):295–310.

[40] Holzhausen SPF, Guerreiro MM, Baccin CE, Montenegro MA. Use of risperidone in children with epilepsy. Epilepsy Behav 2007;10(3):412–6.

第 16 章　癫痫和情绪障碍

Epilepsy and mood disorders

Marco Mula　著

抑郁症是癫痫中最常见的精神疾病，这两种疾病之间的密切关系是在 2000 多年前由希腊医生 Hippocrates 首次观察到的，他认为："抑郁症通常会变成癫痫症，而癫痫症或忧郁症是由什么决定的？决定它们偏好的是疾病的发展方向：如果与身体有关，则为癫痫；如果与智力有关，则为抑郁"[1]。从那时起，治疗癫痫的神经精神问题的方法已经改变了很多次，但在过去的几十年里，人们对这一主题的兴趣有所增加。这也体现在对癫痫的新定义中，即一种不仅以反复发作为特征的大脑紊乱，而且还表现为其神经生物学、认知、心理和社会后果[2]。

许多生理和心理因素可以解释癫痫和抑郁症的密切关系。迄今为止，癫痫仍然是一种高度被误解的疾病，导致歧视和边缘化；它是一种具有显著社会局限性的慢性疾病（如不能取得驾照）；癫痫发作的不可预测性及与之相关的社会尴尬可能导致自尊心下降、社交障碍、孤僻和情绪低落[3]。尽管如此，癫痫和抑郁症的关系也有明确的神经生物学基础。事实上，与癫痫无关的抑郁症的神经影像学研究已经揭示了抑郁症的大脑网络，涉及与颞叶癫痫相关的大脑区域重叠，即杏仁核和海马。

尽管抑郁症是一个经常遇到的问题，但它仍然未被充分诊断和治疗，除非严重到足以导致重大问题或残疾。这是由多种因素造成的，包括患者不愿意接受自己出现心理健康问题，神经科医生缺乏（或完全缺乏）识别和管理精神问题的特定培训，以及在非常繁忙的门诊就诊缺乏足够的时间。现在有数据清楚地表明，抑郁症是癫痫的重要预后标志，因为它不仅与生活质量差[4]相关，而且与抗癫痫药物（AED）耐药性相关[5, 6]，导致癫痫发作严重程度增加[7]，AED 的不良反应增加[8]，事故和伤害的风险增加[9]，癫痫手术后的不良结果[10]及死亡率增加[11]。

本章的目的是概述癫痫和抑郁症的流行病学数据，并讨论癫痫背景下的情绪障碍诊断和治疗相关的主要临床问题。

一、流行病学

（一）成人研究

抑郁症是影响 5%～10% 的普通人群的常见疾病[12]。横向流行病学研究表明，成年癫痫患者的抑郁症患病率普遍增加；但在无癫痫发作的患者中，抑郁症患病率与普通人群接近[13]，而且明显高于未选择样本中的患病率（17%～22%）[14]，抑郁症患病率在耐药癫痫患者中高达 55%[15]。一般来说，这些数字一定程度上反映了潜在癫痫的严重程度，不仅在社会心理障碍方面，还包括脑功能障碍方面。然而，横向研究提供了有关问题的有用公共卫生信息，但它们存在很大的局限性，如无法解释这两种情况同时发生的假设。相反，对癫痫或抑郁症进行队列研究能够探索这种关系的时间顺序。事实上，现在许多研究表明癫痫和抑郁的关系不一定是单向的，但抑郁症患者本身患癫痫的风险增加。来自英国全科医学研究数据库的数据显示，在癫痫发作前的 3 年内，抑郁症的发病率明显较高[16]。瑞典的一项基于人群的研究表明，抑郁症患者发生癫痫的年龄调整优势比为 2.5[17]。其他 3 项基于人群的研究证实，患有抑郁症的患者患癫痫的风险增加了 3~7 倍[18-20]。综合所有这些数据清楚地表明，一些抑郁症患者发展为癫痫是抑郁症"自然病程"的一部分，或者抑郁症可能代表某些癫痫综合征的病前阶段。抑郁症或癫痫的神经生物学研究提供了进一步的见解，并将在下文中讨论。

（二）儿童研究

对癫痫儿童的流行病学研究仍然有限，因为历史上一直在成人癫痫的背景下研究抑郁症。然而，现在许多研究表明，与一般儿科人群相比，癫痫儿童的抑郁症和焦虑症更为常见。一项对新诊断的癫痫儿童进行了长达 9 年的长期前瞻性研究报道，抑郁症的患病率为 13%[21]。美国的一项大型调查显示，8% 的癫痫儿童、7% 的有癫痫病史的儿童和 2% 的对照组儿童患有抑郁症[22]；英国一项以社区为基础的在 Sussex 上学的 5—15 岁[23] 癫痫儿童研究报道了类似的数据。正如成人横向研究已经表明的那样，儿童抑郁症的患病率似乎反映了潜在癫痫症的严重程度，因为抑郁症和焦虑症似乎更常见于在神经心理学评估[24-26]中智商低、语言迟缓和得分较低的人。这进一步得到以下观察结果的支持：患有儿童期癫痫的神经型（正常的神经系统、认知和影像学检查）年轻成人精神疾病的发病率并没有增加[27]。

但是，与成人相比，儿童抑郁症与癫痫的关系更为复杂。美国的一项研究指出，青少年对癫痫的态度及外部或未知的因素与抑郁症密切相

关[28]。癫痫发作对家庭的不利影响、有限的情感支持、沟通不畅、对儿童自主权的支持不足及母亲抑郁也是癫痫儿童焦虑和抑郁的相关因素[28-30]。因此很明显，除了神经生物学变量外，社会变量、耻辱感和父母态度也起着重要作用，针对所有这些原因，需要持续筛选和量身定制多学科方法，包括心理治疗、职业治疗。

最后，需要重点指出的是焦虑症在儿科人群中的关键作用。众所周知，在癫痫之外，焦虑症在儿童中比在成人中更常见[31, 32]，但也有证据表明，儿童期的焦虑症与其他精神疾病的风险增加有关，如注意力缺陷 / 多动障碍（attention-deficit/hyperactivity disorder，ADHD）、行为障碍[33] 及成年期的其他精神问题。事实上，50% 的成年抑郁症患者在 15 岁之前就有焦虑史[34]。关于癫痫儿童焦虑症及与抑郁症和多动症的潜在关系的数据缺乏，迫切需要进一步研究，但很明显，任何癫痫儿童的筛查和预防计划都应高度关注焦虑症。

二、癫痫与抑郁症共患病的神经生物学基础

尽管有大量研究调查癫痫和抑郁症的联系，但这种双向关系的神经生物学基础尚未完全阐明。正如已经指出的那样，抑郁症和颞叶癫痫在同一个大脑网络中都出现了中断，但这显然不足以解释这种关联，最重要的是，不能解释观察到的时间关系。癫痫或抑郁动物模型的基础科学研究结果似乎提出了一些潜在的假设（表 16-1）。

几十年来，5- 羟色胺功能障碍在历史上一直在抑郁症的神经生物学中占主导地位，但现在似乎也明显存在于癫痫中。事实上，据报道，癫痫动物模型中 5- 羟色胺表达水平低，如遗传性癫痫大鼠[35]、Wistar 大鼠和恒河猴的毛果芸香碱癫痫持续状态模型[36, 37]。5- 羟色胺 C_2（5–HTC$_2$）

表 16-1　癫痫与抑郁症关系的假设神经生物学因素

5- 羟色胺 • 神经传递功能障碍 　– 5- 羟色胺水平低 　– 5- 羟色胺受体功能障碍	• 在癫痫动物模型中报道，包括癫痫易发生率、Wistar 大鼠和恒河猴毛果芸香碱癫痫持续状态模型 • 5-HTC$_2$ 缺失 • 5-HT$_1$ 下调
HPA 轴的过度激活	• 加速启动过程 • CA$_3$ 神经元细胞的减少
塑造大脑的变化	• 海马体积减小 • 额叶、扣带回、延髓和尾侧眶额皮质厚度减少

5-HT. 5- 羟色胺受体；CA. 海马；HPA. 下丘脑 – 垂体 – 肾上腺轴

受体亚基的缺失降低了癫痫小鼠模型中听源性癫痫发作的阈值[38]，而癫痫和抑郁症动物模型中已经记录了 5- 羟色胺 1（5-HT$_1$）受体的突触后密度降低和突触前密度增加[39]。因此，很容易推测 5- 羟色胺神经传递的进行性功能障碍是导致这两种情况发生的原因。然而，在这种情况下，确定导致抑郁症或自发性癫痫发作的 5- 羟色胺丢失的特定阈值及其中 5- 羟色胺能途径更可能导致抑郁症或癫痫发作的特定阈值是很重要的。

癫痫与抑郁症关系的另一个潜在生物学解释与压力对边缘系统的影响有关。下丘脑 – 垂体 – 肾上腺（hypothalamic-pituitary-adrenal，HPA）轴在抑郁症中的作用已得到充分证实。然而，现在有数位作者支持癫痫神经生物学中的类似作用。事实上，皮质酮预处理加速了大鼠的兴奋过程[40]，高皮质醇水平可通过影响神经递质（包括谷氨酸、5- 羟色胺和 GABA）促进皮质过度兴奋。事实上，在抑郁症动物模型中，高皮质醇水平会干扰齿状回颗粒细胞的神经发生，并导致海马 3（CA$_3$）神经元细胞总数逐渐减少[41]。尽管如此，许多作者报道，没有癫痫的抑郁症患者的双侧海马体积减少 10%～20%[42]，额叶皮质

厚度减少，扣带回、吻侧、尾侧眶额叶皮质和背侧前额叶皮质神经胶质细胞 / 神经元细胞密度减少[43, 44]。有趣的是，这些变化在慢性颞叶癫痫患者中也有报道[45]。

尽管有大量数据显示癫痫和抑郁症存在共同的病理生理学特征，但仍然不清楚为什么只有部分患者会同时罹患这两种疾病。一种可能性是导致这两种情况的大脑回路的复杂重组发生在易感个体中，这种易感性是遗传背景和环境压力因素的结合[45]。心理素质 – 压力模型代表了精神疾病与癫痫相互作用的潜在解释。根据该模型，如果背景倾向和压力的组合超过阈值，受试者将发展为特定疾病[46]。心理素质 – 压力模型在历史上一直被用来解释精神分裂症或情绪障碍[47]，但它也可以很容易地应用于这种情况，解释为什么一些患者仅发展为癫痫或仅发展为抑郁症，或两者兼而有之，这取决于个体易感因素和环境因素 / 压力源的组合。

三、临床方面

治疗癫痫抑郁症的第一步是剖析各种潜在因素，如心理社会问题、AED 治疗中出现的不良反应或与癫痫发作 / 癫痫症直接相关的神经生物学因素。事实上，不同的诱因可能需要不同的方法，包括心理治疗、咨询服务、抗抑郁药物和 AED 的改变。根据与癫痫发作的时间关系（围发作期 / 平行发作期症状与发作间期症状）对精神症状进行分类的实用性已得到充分确立，它可以帮助临床医生识别伴随的因素（表 16-2）。

许多作者已经很好地描述了围发作期现象[48, 49]，并且区分围发作期和发作间期的精神症状在管理方面具有相关意义。

（一）围发作期情绪症状

从历史上看，据报道，一些患者在抽搐前

表 16-2　与癫痫发作相关的情绪症状

围发作期抑郁症	围发作期	发作前 24 小时内出现烦躁情绪或失眠（据报道高达 30% 的 TLE 患者出现症状，但仍有争议）
	发作期	少见（不到 1% 的局灶性癫痫患者），未发现确定的侧别和定位
	发作期后	高达 18% 的患者（来自监测单元的数据） 还要考虑发作间期抑郁症患者的发作后情绪恶化
平行发作期抑郁症	强制正常化	罕见但有报道（患病率未知）
发作间期抑郁症	合并 DSM-V 情绪障碍	严重抑郁症 持续性抑郁症
	其他临床疾病	发作间期焦虑障碍

DMS. 精神疾病诊断和统计手册；TLE. 颞叶癫痫

可能会出现持续数小时至数天的情绪波动或易怒[50]。更加系统的研究表明，高达 30% 的局灶性癫痫患者可出现多种先兆症状[51]。然而，发作前的精神症状仍然存在争议，其神经生物学仍不清楚。

偶尔有发作期抑郁症的报道，据一些作者称，在 1% 的颞叶癫痫患者中可见到发作期抑郁症[52]。它的特点是极度强烈的快感缺失、内疚感和（或）自杀念头、思维游离，这些情况持续几秒钟或几分钟，但意识保持不变，未发现确定的侧别和定位。发作期恐惧或发作期恐慌肯定比发作期抑郁症更常见，并且具有很强的定位和侧别价值[53]，与右侧颞叶内侧结构相关[54]，一些作者提出可能与癫痫手术后的效果不佳有关[55]。

还有报道指出发作后抑郁情绪和抑郁发作后恶化。监测单元中的系列病例表明，多达 18% 的患者可以出现持续超过 24 小时的抑郁症状[56]。有趣的是，据报道类似比例的患者（即 22%）在发作后出现了躁狂 / 轻躁狂症状等控制性情绪变化，但通常与精神病症状相关[56]。发作后躁狂症比发作后抑郁症具有更强的定位价值，它似乎与额叶脑电图（EEG）放电和非优势半球受累有关[57]。

45% 的患者被报道发作后焦虑症状可持续 6～25 小时，但 1/3 的病例发作前就患有焦虑症，在这个特定的亚组中，应将其视为发作后恶化或加重而不是发作后的症状。

（二）发作间期抑郁症的现象学

发作间期抑郁症的现象学多年来一直是争论的焦点。尽管已经确定癫痫患者会出现与非癫痫患者在临床上相同的心理障碍[58]，但一些作者指出，癫痫心理障碍的特征可能是传统分类系统难以反映的非典型特征，如《精神障碍诊断与统计手册》（DSM）和《国际疾病分类》[59, 60]。从历史上看，Kraepelin 和 Bleuler 都曾报道，癫痫患者可出现多种抑郁症状模式，并伴有欣快情绪、易怒、恐惧和焦虑，以及乏力、疼痛和失眠[61]。随后，Blumer 重新提出了这一表述，他创造了术语"发作间期烦躁障碍"（interictal dysphoric disorder，IDD），指的是一种癫痫患者典型的特殊躯体形式抑郁障碍[62]。现代研究指出，高达 12% 的患者可以诊断出这种情况，但它不是癫痫本身的特异性，因为它也可以在其他神经系统疾病中诊断出来[60]。正如 Blumer 所指出的，它确实以情绪不稳定和伴随焦虑［社交恐惧症和（或）

广泛性焦虑症〕的重要组成部分为特征[60]，但围发作期情绪症状可能是这种情况的一些非典型和多形性的原因[63]。

总之，癫痫发作间期抑郁症的特征似乎很明显，其特征是由于多种因素导致的多种表现，即焦虑症共患病的高发病率、发作期症状的存在、归咎于潜在的神经系统疾病和 AED 的精神作用的认知问题的存在。在诊断癫痫心理障碍时，必须考虑所有这些因素。

（三）诊断癫痫中的抑郁症

发作间期抑郁症的复杂现象清楚地表明在癫痫人群中使用临床量表有效。许多著名的抑郁量表已在癫痫患者中得到验证，包括贝克抑郁量表、汉密尔顿抑郁量表（Hamilton Rating Scale for Depression，HRSD）、医院焦虑和抑郁量表[64]。例如，贝克抑郁量表已在癫痫环境中与 SCID-I 进行了验证，显示出良好的敏感性（93%）、可接受的特异性（81%）、出色的阴性预测值（98%）和低阳性预测值（47%）[65]。正如 HRSD 所示，低阳性预测值的问题似乎是抑郁症临床工具的常见问题。HRSD 已针对迷你国际神经精神病学访谈（Mini-International Neuropsychiatry Interview，MINI）附加量表进行了验证，其敏感性为 94%，特异性为 80%，阴性预测值为 99%，阳性预测值为 46%[66]。癫痫神经障碍抑郁量表（Neurological Disorder Depression Inventory for Epilepsy，NDDIE）是唯一专门为癫痫患者开发的临床工具[67]。它是目前最流行的筛查方式之一，因为它简便且易于使用。此外，它还具有专门构建以尽量减少混杂因素的优势，如与 AED 相关的不良事件或与癫痫相关的认知问题。NDDIE 的特异性为 90%，敏感性为 81%[67]。此外，NDDIE 也已被验证为一种自杀倾向筛查工具，其敏感性为 84%，特异性为 91%[68]。

一般而言，在癫痫之外使用的所有临床量表明显都显示出低阳性预测值。这部分是由于验证研究的样本量小，但也与发作间期抑郁症的多形性和非典型现象学有关。出于这个原因，许多作者试图开发针对这些非典型表现的临床工具。在结构化访谈中，有人提出了一种名为 SCID-E 的改编版 SCID-I[69]，并且还开发了一种与 MINI 一起使用的特定癫痫问卷，称为用于精神病学评估的癫痫附录[70]。然而，在社区研究中评估一般精神病理学时，这些不同工具的相对益处是相当大的争论主题。

有几份问卷用于评估 IDD。癫痫发作问卷[71]包含对 IDD 的 8 个关键症状的询问。患者和直系亲属共同回答这些问题，检查者为了完整性和准确性而审查所有答案。另一个主要用于研究目的的问卷，即发作间期焦虑症量表，也已被开发[60]。这些问卷的可靠性一直存在争议。IDD 本身的多样性及围发作期症状的问题使得癫痫特异性临床量表的开发非常具有挑战性。

四、抑郁症作为治疗中出现的不良事件

（一）抑郁症和抗癫痫药

从历史上看，AED 治疗期间抑郁症状的出现主要与 GABA 能药物有关。随后，几种 AED 很明显可导致治疗中出现的抑郁症状[72]，并且在该文献中，强制正常化的概念得到了复兴。强制正常化现象是顽固性癫痫患者的脑电图突然改善甚至正常化，然后出现精神症状，通常是精神病发作，但也有抑郁情绪的报道[73]。

现在已经确定，AED 的作用不仅限于调节皮质兴奋性，而且还调节情绪和行为的调控系统[74]。研究还确定 AED 与治疗中出现的行为问题有关，当 AED 用于其他疾病（如疼痛、偏头痛或运动障碍）时，这些行为问题的报道频率不如癫痫患者那么频繁[75]。如前所述，最常与抑郁

症相关的 AED 是那些调节 GABA 能神经传递的药物，如噻加宾、托吡酯和氨己烯酸，但其他具有完全不同作用机制的药物，如左乙拉西坦，也显示出类似的效果[72]。据报道，无论个体 AED 的作用机制如何，大约 8% 的耐药性癫痫患者会在治疗中出现精神不良事件，这显然是由潜在的个体倾向所致[76]。在癫痫患者中，颞叶边缘系统的功能障碍和精神疾病的存在代表了这些矛盾反应发展的有利因素[72]，进一步提高了定期筛查精神疾病以识别有风险的患者的重要性。

AED 药量调整的快慢是另一个相关变量。事实上，即使某些药物似乎比其他药物更频繁地与行为问题相关[72, 74, 77]，但也已确定快速药量调整可以显著增加发生治疗相关精神问题的可能性[78, 79]。一项对连续接受托吡酯治疗的大型队列患者进行的回顾性研究表明，虽然以往的抑郁史与作为治疗紧急不良事件发生抑郁的风险增加 3.5 倍相关，在既往有抑郁史的基础上使用快速药量调整计划可使风险增加 23 倍[80]。因此，应在不同的患者中采用个体化方案，以最大限度地降低治疗引起的精神不良事件的风险。

（二）癫痫术后抑郁

尽管发表了大量的术后精神并发症病例，但我们对这些条件的了解仍然有限。大多数研究一致认为，10%～30% 的患者在癫痫手术后 3 个月可出现抑郁症状[81, 82]。术后抑郁的现象学似乎是相当多变的。发作间期抑郁症往往更多地表现为心境恶劣或烦躁不安的特征，而与发作间期抑郁症相比，术后抑郁症似乎更持久、更严重，更常伴有明显的快感缺失特征[82]。其他患者可能表现为身体和精神衰弱，伴有回避行为和社交退缩，但没有典型的快感缺乏特征[83]。出于所有这些原因，通常建议在手术后进行仔细的临床监测。大多数研究表明，既往存在抑郁障碍的患者发生精神并发症的风险增加，但需要进一步的数据来识

别有风险的患者，特别是关于新发生的精神并发症。

五、癫痫病的自杀现象

在西方国家，自杀是第 11 位死亡原因，在 25—34 岁人群中为第 2 位死亡原因；但在癫痫患者中，自杀的总体风险几乎是一般人群的 3 倍。几项研究试图理解为什么癫痫患者的自杀风险很高，因为抑郁症的存在似乎不能完全解释这种风险的增加[84]。正如本章开头已经讨论过的，精神疾病与癫痫及自杀的关系相当复杂，流行病学研究已经指出了一种明确的双向关系，在癫痫发作前就已经增加了风险[20]。一些作者认为与颞叶癫痫有关[85]，但另一些作者发现与癫痫相关变量无关[86]。

在过去的 10 年里，癫痫患者的自杀问题被认为与抗癫痫药有关，可能是这种风险增加的潜在原因[87]。虽然临床医生在 AED 治疗过程中应始终考虑治疗引起的精神不良事件，但目前似乎没有可靠的数据支持 AED 的因果关系[88]。自杀预防策略在三级癫痫诊所得到越来越多的认可，并提出了可能的筛查工具[68]。

六、问题处理

基于数据的癫痫抑郁症治疗证据仍然有限，严重依赖临床经验。唯一的抗抑郁药物治疗癫痫的双盲试验发表于 30 年前，比较了诺米芬辛、阿米替林和安慰剂的作用[89]。从那时起，在未选定的不同癫痫类型的小样本患者中发表了许多开放研究（如舍曲林、西酞普兰、瑞波西汀、米氮平和氟西汀）[90]。其中一项研究尤其令人感兴趣，因为它是唯一发表的关于儿童和青少年癫痫和抑郁症的研究[91]。所有这些抗抑郁药物似乎都有效且耐受性良好，但由于缺乏对照数据，癫痫基金

会[92]和国际抗癫痫联盟[93, 94]发表了一系列建议，以指导临床医生。一般来说，遵循国际公认的癫痫以外的心理障碍治疗指南是合理的，根据癫痫类型和与AED相互作用的可能性，对个别患者进行个别调整。

（一）抗抑郁药和抗癫痫药的相互作用

抗抑郁药通常分为较老的或经典的药物（如三环类抗抑郁药和单胺氧化酶抑制药）、较新的抗抑郁药[如选择性5-羟色胺再摄取抑制药（selective serotonin reuptake inhibitor，SSRI），5-羟色胺和去甲肾上腺素再摄取抑制药]，以及其他具有不同作用机制的抗抑郁药。

在第一代AED中，卡马西平（Carbamazepine，CBZ）、苯妥英（Phenytoin，PHT）和巴比妥酸盐（Barbiturate）是包括CYP和UGT系统在内的几种药物代谢酶的强诱导药。丙戊酸（Valproate，VPA）传统上被认为是对CYP和UGT的广谱酶抑制药[90, 95]。由于所有这些酶都参与了大多数抗抑郁药的代谢，这些AED可能与抗抑郁药存在药代动力学上的相互作用。关于SSRI，第一代诱导药（即卡马西平、苯妥英和苯巴比妥）似乎能将大多数患者的血浆水平降低至少25%，但这是否具有临床相关性取决于个别患者。关于VPA的研究有限，但似乎没有临床相关的药代动力学相互作用。就其他抗抑郁药物而言，卡马西平、苯妥英、巴比妥酸盐等诱导药可明显降低米氮平、文拉法辛、安非他酮的血浆水平。这对于安非他酮尤其明显，当在稳定的150mg安非他酮方案中加入卡马西平时，AUC可减少90%[90]。

与第一代AED相比，新化合物具有更好的药代动力学特征，相互作用的风险较低。奥卡西平和托吡酯可能具有弱的诱导特性，特别是在高剂量时，但缺乏系统的研究。最新的药物，如左乙拉西坦和拉考沙胺，具有单纯的药代动力学，相互作用的可能性非常低。

（二）癫痫恶化

神经科医生经常担心服用抗抑郁药会有癫痫发作的潜在风险。然而，这是基于先验假设，而不是基于临床证据[90]。与药物有关的癫痫发作问题是相当复杂的，这不仅局限于精神药物，因为在许多其他药物中也已被描述。一般来说，需要考虑多种因素，动物模型研究表明，5-羟色胺增强剂甚至可能是抗惊厥药物[35]。在所有的抗抑郁药物中，只有马普替林、高剂量的氯丙咪嗪和阿米替林（200mg），以及高剂量的安非他酮（450mg）与癫痫发作有明显的相关性[90]。对于所有其他的抗抑郁药物，没有明确的证据表明会增加癫痫发作的风险。如果我们考虑到癫痫发作的风险增加的双向关系，报道的癫痫发生率与抗抑郁药物治疗期间患者的情绪障碍[96]甚至低于预期，表明抗抑郁药物降低癫痫发作的风险[90]。在这方面，重要的是要记住，现在关于抗抑郁药物治疗期间癫痫患病率的数据是基于精神障碍人群，而且还不知道这些数据是否可以转移到癫痫患者，以及某些癫痫综合征是否比其他综合征风险更大。

毫无疑问，癫痫中的抑郁是一个相关的临床问题，这两种情况有着复杂的关系。抑郁症的现象学可能不同于癫痫，但关于治疗和预后的可靠数据仍然有限，需要进行进一步的研究，以便为癫痫患者制订具体的治疗指南。此外，对这一共患病的神经生物学研究可能会阐明癫痫本身的神经生物学，并可能导致新的治疗方法的开发。

参 考 文 献

[1] Temkin O. The falling sickness: a history of epilepsy from the Greeks to the beginnings of modern neurology. JHU Press; 1994. p.492.

[2] Fisher RS, Acevedo C, Arzimanoglou A, Bogacz A, Cross JH, Elger CE, et al. ILAE official report: a practical clinical definition of epilepsy. Epilepsia 2014;55(4):475–82.

[3] Mula M, Sander JW. Psychosocial aspects of epilepsy: a wider approach. BJPsych Open 2016;2(4):270–4.

[4] Boylan LS, Flint LA, Labovitz DL, Jackson SC, Starner K, Devinsky O. Depression but not seizure frequency predicts quality of life in treatment-resistant epilepsy. Neurology 2004;62:258–61.

[5] Hitiris N, Mohanraj R, Norrie J, Sills GJ, Brodie MJ. Predictors of pharmacoresistant epilepsy. Epilepsy Res 2007;75(2–3):192–6.

[6] Nogueira MH, Yasuda CL, Coan AC, Kanner AM, Cendes F. Concurrent mood and anxiety disorders are associated with pharmacoresistant seizures in patients with MTLE. Epilepsia 2017;58(7):1268–76.

[7] Cramer JA, Blum D, Reed M, Fanning K. The influence of comorbid depression on seizure severity. Epilepsia 2003;44: 1578–84.

[8] Mula M, von Oertzen TJ, Cock HR, Lozsadi DA, Agrawal N. Clinical correlates of memory complaints during AED treatment. Acta Neurol Scand 2016;134(5):368–73.

[9] Gur-Ozmen S, Mula M, Agrawal N, Cock HR, Lozsadi D, von Oertzen TJ. The effect of depression and side effects of antiepileptic drugs on injuries in patients with epilepsy. Eur J Neurol 2017;24(9):1135–9.

[10] Kanner AM, Byrne R, Chicharro A, Wuu J, Frey M. A lifetime psychiatric history predicts a worse seizure outcome following temporal lobectomy. Neurology 2009;72(9):793–9.

[11] Fazel S, Wolf A, Långström N, Newton CR, Lichtenstein P. Premature mortality in epilepsy and the role of psychiatric comorbidity: a total population study. Lancet 2013;382(9905):1646–54.

[12] World Health Organization. Depression and other common mental disorders: global health estimates; 2017.

[13] Jacoby A, Baker GA, Steen N, Potts P, Chadwick DW. The clinical course of epilepsy and its psychosocial correlates: findings from a U.K. community study. Epilepsia 1996;37(2):148–61.

[14] Tellez-Zenteno JF, Patten SB, Jette N, Williams J, Wiebe S. Psychiatric comorbidity in epilepsy: a population-based analysis. Epilepsia 2007;48(12):2336–44.

[15] Gilliam FG, Santos J, Vahle V, Carter J, Brown K, Hecimovic H. Depression in epilepsy: ignoring clinical expression of neuronal network dysfunction? Epilepsia 2004;45(Suppl. 2):28–33.

[16] Hesdorffer DC, Ishihara L, Mynepalli L, Webb DJ, Weil J, Hauser WA. Epilepsy, suicidality, and psychiatric disorders: a bidirectional association. Ann Neurol 2012;72(2):184–91.

[17] Adelow C, Andersson T, Ahlbom A, Tomson T. Hospitalization for psychiatric disorders before and after onset of unprovoked seizures/epilepsy. Neurology 2012;78(6):396–401.

[18] Forsgren L, Nystrom L. An incident case-referent study of epileptic seizures in adults. Epilepsy Res 1990;6(1):66–81.

[19] Hesdorffer DC, Hauser WA, Annegers JF, Cascino G. Major depression is a risk factor for seizures in older adults. Ann Neurol 2000;47(2):246–9.

[20] Hesdorffer DC, Allen Hauser W, Olafsson E, Ludvigsson P, Kjartansson O. Depression and suicide attempt as risk factors for incident unprovoked seizures. Ann Neurol 2006;59(1):35–41.

[21] Berg AT, Caplan R, Hesdorffer DC. Psychiatric and neurodevelopmental disorders in childhood-onset epilepsy. Epilepsy Behav 2011;20(3):550–5.

[22] Russ SA, Larson K, Halfon N. A national profile of childhood epilepsy and seizure disorder. Pediatrics 2012;129(2):256–64.

[23] Reilly C, Atkinson P, Das K, Chin R. Neurobehavioral comorbidities in children with active epilepsy: a population-based study. Pediatrics 2014;133(6):1586–603.

[24] Buelow JM, Austin JK, Perkins SM, Shen J, Dunn DW, Fastenau PS. Behavior and mental health problems in children with epilepsy and low IQ. Dev Med Child Neurol 2003;45(10):683–92.

[25] Caplan R, Siddarth P, Gurbani S, Hanson R, Sankar R, Shields WD. Depression and anxiety disorders in pediatric epilepsy. Epilepsia 2005;46(5):720–30.

[26] Austin JK, Perkins SM, Johnson CS, Fastenau PS, Byars AW, deGrauw TJ, et al. Self-esteem and symptoms of depression in children with seizures: relationships with neuropsychological functioning and family variables over time. Epilepsia 2010;51(10):2074–83.

[27] Baldin E, Hesdorffer DC, Caplan R, Berg AT. Psychiatric disorders and suicidal behavior in neurotypical young adults with childhood-onset epilepsy. Epilepsia 2015;56(10):1623–8.

[28] Dunn DW, Austin JK, Huster GA. Symptoms of depression in adolescents with epilepsy. J Am Acad Child Adolesc Psychiatry 1999;38(9):1132–8.

[29] Rodenburg R, Marie Meijer A, Dekovic M, Aldenkamp AP. Family predictors of psychopathology in children with epilepsy. Epilepsia 2006;47(3):601–14.

[30] Ferro MA, Speechley KN. Depressive symptoms among mothers of children with epilepsy: a review of prevalence, associated factors, and impact on children. Epilepsia 2009;50(11):2344–54.

[31] Franz L, Angold A, Copeland W, Costello EJ, Towe-Goodman N, Egger H. Preschool anxiety disorders in pediatric primary care: prevalence and comorbidity. J Am Acad Child Adolesc Psychiatry 2013;52(12):1294–303.

[32] Costello EJ, Egger HL, Angold A. The developmental epidemiology of anxiety disorders: phenomenology, prevalence, and comorbidity. Child Adolesc Psychiatr Clin N Am 2005;14(4):631–48.

[33] Kendall PC, Compton SN, Walkup JT, Birmaher B, Albano AM, Sherrill J, et al. Clinical characteristics of anxiety disordered youth. J Anxiety Disord 2010;24(3):360–5.

[34] Kim-Cohen J, Caspi A, Moffitt TE, Harrington H, Milne BJ, Poulton R. Prior juvenile diagnoses in adults with mental disorder: developmental follow-back of a prospective-longitudinal cohort. Arch Gen Psychiatry 2003;60(7):709–17.

[35] Kanner AM. Can neurobiological pathogenic mechanisms of depression facilitate the development of seizure disorders?

Lancet Neurol 2012;11(12):1093–102.

[36] Mazarati A, Siddarth P, Baldwin RA, Shin D, Caplan R, Sankar R. Depression after status epilepticus: behavioural and biochemical deficits and effects of fluoxetine. Brain 2008;131(8):2071–83.

[37] Jobe PC. Common pathogenic mechanisms between depression and epilepsy: an experimental perspective. Epilepsy Behav 2003;4(Suppl. 3):S14–24.

[38] Brennan TJ, Seeley WW, Kilgard M, Schreiner CE, Tecott LH. Sound-induced seizures in serotonin 5–HT2c receptor mutant mice. Nat Genet 1997;16(4):387–90.

[39] Ravizza T, Onat FY, Brooks-Kayal AR, Depaulis A, Galanopoulou AS, Mazarati A, et al. WONOEP appraisal: biomarkers of epilepsy-associated comorbidities. Epilepsia 2017;58(3):331–42.

[40] Kumar G, Couper A, O'Brien TJ, Salzberg MR, Jones NC, Rees SM, et al. The acceleration of amygdala kindling epileptogenesis by chronic low-dose corticosterone involves both mineralocorticoid and glucocorticoid receptors. Psychoneuroendocrinology 2007;32(7):834–42.

[41] Rajkowska G, Miguel-Hidalgo JJ, Wei J, Dilley G, Pittman SD, Meltzer HY, et al. Morphometric evidence for neuronal and glial prefrontal cell pathology in major depression. Biol Psychiatry 1999;45(9):1085–98.

[42] Sheline YI, Gado MH, Kraemer HC. Untreated depression and hippocampal volume loss. Am J Psychiatry 2003;160(8):1516–8.

[43] Cotter DR, Pariante CM, Everall IP. Glial cell abnormalities in major psychiatric disorders: the evidence and implications. Brain Res Bull 2001;55(5):585–95.

[44] Cotter D, Mackay D, Chana G, Beasley C, Landau S, Everall IP. Reduced neuronal size and glial cell density in area 9 of the dorsolateral prefrontal cortex in subjects with major depressive disorder. Cereb Cortex 2002;12(4):386–94.

[45] Kanner AM, Scharfman H, Jette N, Anagnostou E, Bernard C, Camfield C, et al. Epilepsy as a network disorder (1): what can we learn from other network disorders such as autistic spectrum disorder and mood disorders? Epilepsy Behav 2017;77:106–13.

[46] Belsky J, Pluess M. Beyond diathesis stress: differential susceptibility to environmental influences. Psychol Bull 2009;135(6):885–908.

[47] Walker EF, Diforio D. Schizophrenia: a neural diathesis-stress model. Psychol Rev 1997;104(4):667–85.

[48] Boylan LS. Peri-ictal behavioral and cognitive changes. Epilepsy Behav 2002;3:16–26.

[49] Mula M, Monaco F. Ictal and peri-ictal psychopathology. Behav Neurol 2011;24(1):21–5.

[50] Blanchet P, Frommer GP. Mood change preceding epileptic seizures. J Nerv Ment Dis 1986;174:471–6.

[51] Scaramelli A, Braga P, Avellanal A, Bogacz A, Camejo C, Rega I, et al. Prodromal symptoms in epileptic patients: clinical characterization of the pre-ictal phase. Seizure 2009;18(4):246–50.

[52] Gaitatzis A, Trimble MR, Sander JW. The psychiatric comorbidity of epilepsy. Acta Neurol Scand 2004;110(4):207–20.

[53] Mula M. Epilepsy-induced behavioral changes during the ictal phase. Epilepsy Behav 2014;30:14–6.

[54] Guimond A, Braun CMJ, Belanger E, Rouleau I. Ictal fear depends on the cerebral laterality of the epileptic activity. Epileptic Disord: Int Epilepsy J Videotape 2008;10(2):101–12.

[55] Feichtinger M, Pauli E, Sch€afer I, Eberhardt KW, Tomandl B, Huk J, et al. Ictal fear in temporal lobe epilepsy: surgical outcome and focal hippocampal changes revealed by proton magnetic resonance spectroscopy imaging. Arch Neurol 2001;58(5):771–7.

[56] Kanner AM, Soto A, Gross-Kanner H. Prevalence and clinical characteristics of postictal psychiatric symptoms in partial epilepsy. Neurology 2004;62(5):708–13.

[57] Nishida T, Kudo T, Inoue Y, Nakamura F, Yoshimura M, Matsuda K, et al. Postictal mania versus postictal psychosis: differences in clinical features, epileptogenic zone, and brain functional changes during postictal period. Epilepsia 2006;47(12):2104–14.

[58] Jones JE, Hermann BP, Barry JJ, Gilliam F, Kanner AM, Meador KJ. Clinical assessment of Axis I psychiatric morbidity in chronic epilepsy: a multicenter investigation. J Neuropsychiatr Clin Neurosci 2005;17(2):172–9.

[59] Kanner AM, Kozak AM, Frey M. The use of sertraline in patients with epilepsy: is it safe? Epilepsy Behav 2000;1(2):100–5.

[60] Mula M, Jauch R, Cavanna A, Collimedaglia L, Barbagli D, Gaus V, et al. Clinical and psychopathological definition of the interictal dysphoric disorder of epilepsy. Epilepsia 2008;49(4):650–6.

[61] Bleuler E. Textbook of psychiatry. New York: The Macmillan Co.; 1924.

[62] Blumer D. Dysphoric disorders and paroxysmal affects: recognition and treatment of epilepsy-related psychiatric disorders. Harv Rev Psychiatry 2000;8:8–17.

[63] Mula M, Jauch R, Cavanna A, Gaus V, Kretz R, Collimedaglia L, et al. Interictal dysphoric disorder and periictal dysphoric symptoms in patients with epilepsy. Epilepsia 2010;51(7):1139–45.

[64] Gill SJ, Lukmanji S, Fiest KM, Patten SB, Wiebe S, Jette N. Depression screening tools in persons with epilepsy: a systematic review of validated tools. Epilepsia 2017;58(5):695–705.

[65] Jones JE, Hermann BP, Woodard JL, Barry JJ, Gilliam F, Kanner AM, et al. Screening for major depression in epilepsy with common self-report depression inventories. Epilepsia 2005;46(5):731–5.

[66] Mula M, Iudice A, La Neve A, Mazza M, Mazza S, Cantello R, et al. Validation of the hamilton rating scale for depression in adults with epilepsy. Epilepsy Behav 2014;41:122–5.

[67] Gilliam FG, Barry JJ, Hermann BP, Meador KJ, Vahle V, Kanner AM. Rapid detection of major depression in epilepsy: a multicentre study. Lancet Neurol 2006;5(5):399–405.

[68] Mula M, McGonigal A, Micoulaud-Franchi J-A, May TW, Labudda K, Brandt C. Validation of rapid suicidality screening in epilepsy using the NDDIE. Epilepsia 2016;57(6):949–55.

[69] Krishnamoorthy ES. The evaluation of behavioral disturbances in epilepsy. Epilepsia 2006;47(Suppl. 2):3–8.

[70] Mintzer S, Lopez F. Comorbidity of ictal fear and panic disorder. Epilepsy Behav 2002;3(4):330–7.

[71] Blumer D. Psychiatric aspects of intractable epilepsy. Adv Exp Med Biol 2002;497:133–47.

[72] Mula M, Sander JW. Negative effects of antiepileptic drugs on mood in patients with epilepsy. Drug Saf Int J Med Toxicol Drug Exp 2007;30(7):555–67.

[73] Trimble MR, Schmitz B. Forced normalization and alternative psychoses of epilepsy. Wrightson Biomedical Pub.; 1998. 235 p.

[74] Perucca P, Mula M. Antiepileptic drug effects on mood and behavior: molecular targets. Epilepsy Behav 2013;26(3):440–9.

[75] Mula M. Topiramate and cognitive impairment: evidence and clinical implications. Ther Adv Drug Saf 2012;3(6):279–89.

[76] Mula M, Trimble MR, Sander JW. Are psychiatric adverse events of antiepileptic drugs a unique entity? A study on topiramate and levetiracetam. Epilepsia 2007;48(12):2322–6.

[77] Stephen LJ, Wishart A, Brodie MJ. Psychiatric side effects and antiepileptic drugs: observations from prospective audits. Epilepsy Behav 2017;71(Pt A):73–8.

[78] Mula M, Trimble MR, Lhatoo SD, Sander JWAS. Topiramate and psychiatric adverse events in patients with epilepsy. Epilepsia 2003;44(5):659–63.

[79] White JR, Walczak TS, Leppik IE, Rarick J, Tran T, Beniak TE, et al. Discontinuation of levetiracetam because of behavioral side effects: a case-control study. Neurology 2003;61(9):1218–21.

[80] Mula M, Hesdorffer DC, Trimble M, Sander JW. The role of titration schedule of topiramate for the development of depression in patients with epilepsy. Epilepsia 2009;50(5):1072–6.

[81] Macrodimitris S, Sherman EMS, Forde S, Tellez-Zenteno JF, Metcalfe A, Hernandez-Ronquillo L, et al. Psychiatric outcomes of epilepsy surgery: a systematic review. Epilepsia 2011;52(5):880–90.

[82] Koch-Stoecker S, Schmitz B, Kanner AM. Treatment of postsurgical psychiatric complications. Epilepsia 2013;54(Suppl. 1):46–52.

[83] Malmgren K, Starmark JE, Ekstedt G, Rosen H, Sjöberg-Larsson C. Nonorganic and organic psychiatric disorders in patients after epilepsy surgery. Epilepsy Behav 2002;3(1):67–75.

[84] Christensen J, Vestergaard M, Mortensen PB, Sidenius P, Agerbo E. Epilepsy and risk of suicide: a population-based case-control study. Lancet Neurol 2007;6:693–8.

[85] Park S-J, Lee HB, Ahn MH, Park S, Choi EJ, Lee H-J, et al. Identifying clinical correlates for suicide among epilepsy patients in South Korea: a case-control study. Epilepsia 2015;56(12):1966–72.

[86] Hecimovic H, Santos JM, Carter J, Attarian HP, Fessler AJ, Vahle V, et al. Depression but not seizure factors or quality of life predicts suicidality in epilepsy. Epilepsy Behav 2012;24(4):426–9.

[87] Mula M, Sander JW. Suicide and epilepsy: do antiepileptic drugs increase the risk? Expert Opin Drug Saf 2015;14(4):553–8.

[88] Mula M, Kanner AM, Schmitz B, Schachter S. Antiepileptic drugs and suicidality: an expert consensus statement from the task force on therapeutic strategies of the ilae commission on neuropsychobiology. Epilepsia 2013;54(1):199–203.

[89] Robertson MM, Trimble MR. The treatment of depression in patients with epilepsy. A double-blind trial. J Affect Disord 1985;9(2):127–36.

[90] Mula M. The pharmacological management of psychiatric comorbidities in patients with epilepsy. Pharmacol Res 2016;107:147–53.

[91] Thomé-Souza MS, Kuczynski E, Valente KD. Sertraline and fluoxetine: safe treatments for children and adolescents with epilepsy and depression. Epilepsy Behav 2007;10(3):417–25.

[92] Barry JJ, Ettinger AB, Friel P, Gilliam FG, Harden CL, Hermann B, et al. Consensus statement: the evaluation and treatment of people with epilepsy and affective disorders. Epilepsy Behav 2008;13(Suppl. 1):S1–29.

[93] Kerr MP, Mensah S, Besag F, de Toffol B, Ettinger A, Kanemoto K, et al. International consensus clinical practice statements for the treatment of neuropsychiatric conditions associated with epilepsy. Epilepsia 2011;52(11):2133–8.

[94] Mula M, Kanner AM. Introduction—treatment of psychiatric disorders in adults with epilepsy: what every epileptologist should know. Epilepsia 2013;54(Suppl. 1):1–2.

[95] Mula M. Anticonvulsants—antidepressants pharmacokinetic drug interactions: the role of the CYP450 system in psychopharmacology. Curr Drug Metab 2008;9(8):730–7.

[96] Alper K, Schwartz KA, Kolts RL, Khan A. Seizure incidence in psychopharmacological clinical trials: an analysis of Food and Drug Administration (FDA) summary basis of approval reports. Biol Psychiatry 2007;62:345–54.

第 17 章 癫痫和精神病

Epilepsy and psychosis

Joanna Whitson　Niruj Agrawal　著

缩略语		
AED	antiepileptic drug	抗癫痫药物
APD	antipsychotic drug	抗精神病药物
AIPD	antiepileptic drug-induced psychotic disorder	抗癫痫药物引起的精神障碍
BIP	brief interictal psychosis	短暂发作间期性精神病
CIP	chronic interictal psychosis	慢性发作间期性精神病
CPS	complex partial seizures	复杂部分性癫痫发作
CT	computed tomography	计算机断层扫描
ECT	electroconvulsive therapy	电休克疗法
EEG	electroencephalogram	脑电图
GABA	gamma-Aminobutyric acid	γ- 氨基丁酸
HV	healthy volunteer	健康志愿者
HMPAO-SPECT	hexamethylpropyleneamine-oxime single-photon emission computed tomography	六甲基丙烯胺肟单光子发射计算机断层扫描
MRI	magnetic resonance imaging	磁共振成像
MTR	magnetization transfer	磁化转移
NCSE	nonconvulsive status epilepticus	非惊厥性癫痫持续状态
NMDA	N–methyl-D–aspartate	N– 甲基 –D- 天冬氨酸
PLA_2	phospholipase A_2	磷脂酶 A_2
PIP	postictal psychosis	发作后精神病
POE	psychosis of epilepsy	癫痫相关精神病
SPECT	single-photon emission computed tomography	单光子发射计算机断层扫描
TLE	temporal lobe epilepsy	颞叶癫痫

精神病（"与现实失去联系"）是一种影响思想、感觉和行为的心理障碍。精神病可以是精神原因造成的，如精神疾病（抑郁症、双相情感障碍、精神分裂症、分裂情感障碍等），也可以是由身体状况引发的器质性疾病，如癫痫相关的精神病。精神分裂症通常表现为阳性（精神病）症状，如妄想、幻觉、思维障碍，以及被控制的感觉（表现为行为紊乱），或消极症状（类似于抑郁症），如情感表达减弱、无动于衷、失语症和厌世症。精神病可能是一种非常可怕的经历，会影响人际关系、判断力、日常生活活动和洞察力，并带来相关风险。

精神病和癫痫在普通人群中的患病率相似，约为 1%，而精神病在癫痫患者中的流行率更高，这使得癫痫成为精神病的危险因素，反之亦然[1]。关于癫痫患者人群中精神病实际发病率的研究结果缺乏一致性；估计值为 3.8%～35.7%，这可能是由于采用不同的统计方法及神经病学、精神病学不断变化的诊断分类标准造成的[2]。Clancy 等[1] 进行的一项系统回顾发现，癫痫患者的精神病患病率为 5.2%（95%CI 3.3～7.2）。许多研究表明[1-5]，与癫痫患者的精神病患病率总体水平相比，复杂部分性癫痫（complex partial seizure，CPS）的精神病患病率高出 13%，颞叶癫痫（temporal lobe epilepsy，TLE）精神病患病率高出 7%～12%。精神病在颞叶、边缘系统病变、海马硬化、"外来病变"（如神经节胶质瘤和错构瘤等）、额叶病变[6]和左侧大脑半球病变[7]的患者中更为常见。深入理解癫痫相关精神病（psychosis of epilepsy，POE）有可能提高我们对这两种疾病和潜在的神经病理生理学的认识，从而有效地减少该类疾病造成的巨大经济和社会负担。据报道，精神病患者和癫痫患者的预期寿命都会减少，其中精神病患者预期寿命平均减少约 10 年，癫痫患者预期寿命平均减少约 20 年。精神病患者死亡的原因经常与呼吸系统疾病有关。在癫痫患者中，癫痫发作及意外事件导致死亡构成了预期寿命降低的主要原因[8]。

一、癫痫相关精神病的历史和发病机制

大多数关于癫痫和精神病的工作始于 19 世纪。然而，早在公元前 4 世纪，自 Hippocrates 时代以来，癫痫和精神病之间就有了联系[9]。今天，癫痫被当作普通的疾病来治疗，但在过去，癫痫患者因其发作时骇人的表现而受到区别对待[9]。在 18 世纪中期，人们认为癫痫与精神病是对立的。这启发了 Auenbrugger（他发明的用于体格检查的叩诊法一直沿用至今），他猜想癫痫发作可能有助于治疗精神疾病[10]。他用具有致癫痫特性的樟脑来治疗精神病患者。Paracelsu 在 16 世纪首次进行这种治疗方法的尝试，随后，Whytt 和 Oliver 分别于 1751 年和 1785 年进行了类似治疗方法的尝试[10]。Auenbrugger 给他的患者增加剂量，直到诱发严重的抽搐。20 世纪 30 年代，樟脑被引入作为精神分裂症的治疗方法，其假定的生物拮抗作用是癫痫和精神分裂症从不同时发生。20 世纪 30 年代，樟脑被戊四唑取代。Belgrave 在 1868 年写了关于溴化物的抗癫痫作用和伴随的精神错乱[11]。1868 年，Holm 观察到溴化物在使患者出现精神病症状的同时，减少了癫痫发作的频率。这种对抗性理论导致了后来的电休克疗法（electroconvulsive therapy，ECT）的发展。电休克疗法于 1939 年在英国首次使用并沿用至今[10]。Landolt 在 20 世纪 50 年代创造了"强制正常化"一词，以描述与癫痫患者的发作缓解和脑电图（EEG）上的癫痫样活动消失有关的精神病发作的现象[12]。尽管进行了广泛的研究，但"强制正常化"的机制仍然不清楚[12]。Landolt 指出了异常精神状态和癫痫发作之间的相互关系。

这种互为因果的性质导致了"交替性精神病"这一术语被用作临床表达[13]。Kawakami 等在 2017 年讨论了多巴胺（dopamine，DA）的作用，它似乎是"强制正常化"中的一个关键因素[12]。

在 19 世纪，Lombroso 试图证明癫痫、犯罪、疯狂和天才的共同起源[9]。他描述了癫痫患者的额叶皮质发育病变，并认为这些观察可以支持他的"犯罪与癫痫之间存在联系"的观点。1897 年，Lombroso 抓住机会会见了作家 Leo Tolstoy，他认为 Leo Tolstoy 是一个疯子式的"天才"，并认为他有机会通过这次会面来检验他的理论。然而，他们的会面并不成功。对于这次会面，两人持有不同的观点。但据称 Leo Tolstoy 在其小说《复活》中透露了他的观点[9]。

1923 年，Freud[13a] 将一位 17 世纪画家的癫痫病发作、出神和幻觉描述为"恶魔般的神经症"，但没有讨论癫痫发作。在早期的自传体文献资料中，人们就已经注意到了癫痫相关精神病的存在[14]。然而，直到 Gall、Hitzig、Reynolds、Gowers、Wenzel、Burdach、Brown-Sequard 等的首次实验研究后，才有了关键性的进展。这些研究表明，癫痫是由于神经元细胞的突然、过度、不受控制的放电造成的，它可以涉及整个或部分大脑皮质[9]。Charcot 定义了癔症性癫痫，并提议将癫痫的临床概念扩展到以精神性发作为特征的疾病[9]。正是神经学家 Jackson 在 1873 年[14a] 提出了他自己的神经系统进化论，将神经系统分为三个层次：低级（脊髓和脊柱）、中级（基底神经节）和高级（大脑皮质），将癫痫解释为从高级向低级延续的失控[5]。Jackson 的理论对神经病学产生了超乎寻常的积极影响。正是因为 Jackson 的研究，让人们认识到癫痫可能是由于神经元的突然、过度和不受控制的放电导致的。同年，Maudsley 描述了精神错乱和癫痫之间的严格关联[9]。"就这一点而言，精神错乱和癫痫是两种关系最密切的疾病；凡是癫痫患者的后代，成

为癫痫患者和精神病患者的概率相同；在精神病患者的后代中出现癫痫症状的也并不罕见"[9]（图 17-1）。

1971 年神经病理学家和精神病学家 Corsellis 及 Taylor 认为局灶性皮质发育不良是癫痫发作的病因之一。1983 年，Corsellis 和 Burton 首次对癫痫状态的病理进行了系统研究[15]。Corsellis 重点研究了有关癫痫的以下方面：ECT 后的脑组织变化；ECT 是安全的，并不会造成脑损伤[15]。

Hill 等[15a] 认为颞叶癫痫中精神病患者的比例很高。研究表明：一部分精神分裂症患者的颞叶（特别是海马）的体积是缩小的。1963 年 Slater 等提出了精神分裂症的颞叶假说[15b]，认为颞叶癫痫患者中偏执性精神病的发作更为普遍[16]。已有研究发现，癫痫相关精神病与颞叶肿瘤有关[17]。Mendez 等[17a] 报道，与非精神病性癫痫患者[18] 相比，癫痫相关精神病患者中复杂部分性发作的发生率较高，但颞叶病灶的发生率不高。Crow 等[18a] 的研究认为颞叶多巴胺能系统的破坏与精神分裂症的阳性症状相关。Jibiki 等（1993 年）利用单光子发射计算机断层扫描（single-photon emission computed tomography，SPECT）的区域脑血流模式，证明颞叶功能紊乱，特别是左侧优势半球的颞叶系统功能亢进，与癫痫性精神病相关[19, 20]。Tebartz Van Elst 曾进

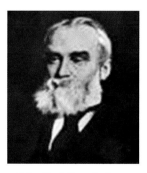
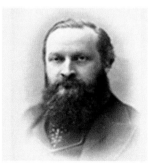

John Hughlings Jackson
神经病学家
（1835—1911 年）

Henry Maudsley
精神病学家
（1835—1918 年）

▲ 图 17-1　两位知名科学家照片

205

行了一项回顾性研究（2002），他们使用磁共振成像比较了颞叶癫痫患者（合并或不合并精神病）和健康志愿者（healthy volunteers，HV），发现海马体积没有差异。但癫痫相关精神病患者的杏仁核有16%～18%的明显增大[16]。Bruton等在1994年比较了一组同时患有癫痫相关精神病患者和无精神病的癫痫患者的临床、脑电图和神经病理学数据。与没有精神病的癫痫患者相比，患有精神病的癫痫患者的脑室较大，脑室周围胶质增生过多，脑部局灶性损害较多[21]。Kendrick和Gibbs在1957年[21a]首次使用植入式电极研究精神分裂症和精神运动性癫痫的电生理紊乱，两组患者的内侧、额叶和颞叶都有尖峰放电现象[18]。Heath[21b]注意到类似的异常放电没有扩散到杏仁核、海马和隔区[18]。这导致Kendrick和Gibb报道了内侧颞叶结构手术对精神分裂症[18]有益。由于伦理方面的原因，他们的研究无法继续。

Sato等在1976年认为Goddard在1969年发现的由反复神经电生理紊乱导致的神经化学紊乱，是癫痫、精神病和记忆丧失的良好模型[22]。他首先对杏仁核进行研究，然后继续研究海马和颞叶皮质上进行研究[23]。Sato发现，反复使用中枢兴奋药会产生类似于精神分裂症的精神病，并报道长期摄入儿茶酚胺类药物会引起大脑的长期变化[22]。此外，这些结果表明实验性癫痫和精神分裂症之间存在拮抗关系，可能为"强制正常化"的概念提供理论基础，即精神分裂症症状和癫痫发作之间存在拮抗关系[22]。

Canuet等在2011年使用脑磁图发现，癫痫相关精神病患者的双侧顶叶皮质内侧和外侧的θ波增加。此外，精神病患者在有癫痫病灶的半球有更多的β颞-前额叶连接。颞-前额叶回路的这种功能连接与精神病症状相关[24]。Adachi等[24a]认为癫痫相关精神病伴有宗教妄想与前额叶有关，而与内侧颞叶无关[25]。患有精神病的

颞叶癫痫也被推测为源于胎儿大脑发育的异常。人们认识到，这些疾病有共同的遗传或环境原因[24]。Slater和Moran[25a]建立了"癫痫相关精神病"的现代概念，即在癫痫发作数年后出现偏执性精神病[26]。在最近的文献中，癫痫相关精神病可能与癫痫相关的过程有关[26a, 26b]，但也存在其他类型的癫痫相关精神病；而不是器质性精神病，癫痫相关精神病可能是先天性因素的结果，如抗癫痫药物（AED）的不良反应。有关于癫痫前就存在的精神病的描述，是一种变异的癫痫相关精神病[18, 27]。最近的研究说明，不仅是癫痫因素，而且非癫痫因素也与癫痫相关精神病有关[26, 27a]。

二、癫痫相关精神病的临床表现

根据与癫痫发作有关的精神错乱发生的时间，癫痫相关精神病可细分为以下5类。

1. 发作前精神病：紧接在癫痫发作前发生。

2. 发作期精神病：与癫痫发作直接相关；癫痫发作状态；小发作状态、精神运动状态。

3. 发作后精神病：由于发作性放电对大脑皮质功能的直接和广泛的干扰，导致精神错乱的状态。

4. 发作间期精神病：与发作性放电无直接关系，但边缘系统结构被异常电活动和（或）病变所累，引起发作。

5. 癫痫治疗带来的精神病：如药物治疗或手术[28, 29]。这些内容将在下文中逐一讨论。

（一）发作前精神病

关于发作前精神病的文献很少。患者在发作前的几天和几小时内可能会出现各种模糊的症状，作为前驱症状。癫痫发作前可能立即出现先兆。这在复杂部分性发作、颞叶癫痫或颞外癫痫（如额叶复杂部分性发作）中最为常见。先兆具

有典型的模式，例如，自主神经或内脏先兆、去意识化和去人格化体验、认知症状（呼吸困难、强迫思维、意念运动先兆）、情感症状（焦虑、欣快）和感知体验（幻觉或幻象）[30, 31]。

一名 49 岁的患者，有超过 20 年的颞叶癫痫病史，观察到有两种不同类型的精神病，即发作前和发作间期的精神病；在表现为强迫性思维和幻听的发作前期，脑电图描记显示出现了癫痫活动，而在发作性精神病间期则出现了相对正常的脑电图描记[31]。这一案例研究强调了良好的临床评估对于区分这两种情况的重要性[31]。如果精神病在癫痫发作频率之前并同时增加逐渐发展，很可能是发作前[18]。正常优化的癫痫发作控制有助于控制发作前精神病；没有特定的抗精神病药物（antipsychotic drug，APD）。

（二）发作期精神病

局部性精神病最常与复杂部分性发作（或精神运动状态）有关[18]。癫痫部分持续状态是一种长时间的复杂部分性发作，可能与谵妄或精神错乱相混淆[30, 31]。单纯部分状态可能在意识清楚的情况下产生自主神经、情感和精神病症状（包括幻觉和思维障碍）[18]。根据定义，除了一些单纯部分状态的患者外，发作性精神病与大脑中的癫痫性放电同时存在[18]。大多数脑电图放电的病灶在边缘系统和颞叶等部分。30% 的患者的病灶在颞外，通常是额叶或扣带回皮质[18]。精神症状是短暂的，通常是几小时到几天[18]。患者表现为广泛的知觉、行为、认知和情感症状，通常与自动症有关。发作期间出现的自动症（涉及口腔活动、眼睑跳动、抠衣服、缄默症、简单或复杂的刻板动作，这些动作往往无序和无目的），表明有局灶性病灶可能，病灶有可能位于内侧颞叶。癫痫发作时意识有改变，对自动症有失忆。通常持续时间<5 分钟。自动症可能是朦胧状态和神游状态的基础（EEG 可能有助于鉴别诊断）[18]。

有些理论认为，癫痫相关精神病是由于癫痫异常放电导致了异常的行为机制。自动症被认为是由于癫痫放电的激活作用，但其中也有癫痫放电的抑制作用。例如，当自动症患者不能完成某一动作时，可能是由于癫痫异常放电使得相应功能区暂时受到抑制所致[18, 31]。通常情况下，发作性精神病会在有效的癫痫治疗下得到解决，而不必直接治疗精神病[32]。

非惊厥性癫痫持续状态（nonconvulsive status epilepticu，NCSE）可能与各种潜在的疾病有关，并可能被误认为是特发性的慢性精神疾病[33]。及时识别和治疗对于防止持续的癫痫发作非常重要。一位 46 岁患有非惊厥性癫痫持续状态的女性患者，她长期患有精神分裂症和听力损失，接受氯氮平和左乙拉西坦治疗后出现意识模糊、幻觉（噪声和声音），并被观察到有肌阵挛性运动和注意力波动[33]。她有癫痫大发作的病史，但有时也有部分发作。怀疑是非惊厥性癫痫持续状态，脑电图显示有癫痫样活动。患者口服苯妥英后所有症状都得到了改善[33]。非惊厥性癫痫持续状态的临床挑战包括对药物相互作用和毒性及潜在原因的认识[33]。一个 16 岁女孩的病例研究再次强调了视频 EEG 记录的重要性。该患者有精神病性症状，包括幻听和偏执，尤其是在夜间[34]，持续时间为 2～3 分钟，最长可达 30 分钟。在发作期间，她保留了意识。增加抗精神病药物的剂量没有效果。磁共振成像是正常的。脑电图显示左颞区有间歇性的多形性 θ 慢波。针对她的夜间症状加用了氯异安定，并注意到有轻微的改善。视频-脑电图显示左颞区有非常频繁的棘波和慢波。停用抗精神病药物，并开始使用卡马西平，每天 400mg；随后她就没有再出现幻觉发作[34]。一位 55 岁的女士因情绪下降、妄想症和嗅觉幻觉等行为改变而入院。她曾被诊断为双相情感障碍，正在接受锂剂治疗，但不符合要求。入院时，她的 CT 扫描结果正常，但脑电图却严重异常[35]。鉴于诊断已改为颞叶癫痫，开始使用卡马西平[35]。患者对卡马西平的各方面反应都非常好[35]。

（三）发作后遗症

发作后谵妄是癫痫发作后一种非常常见的意识混乱状态。癫痫发作后精神病（postictal psychosis，PIP）是一种众所周知的并发症，发生在 7%～10% 的颞叶癫痫[36, 37]或脑炎患者中[38]。它通常发生在癫痫频繁发作或近期癫痫发作频率加剧后，可能与停用抗惊厥药有关[18, 27]。精神症状通常在清醒间期后出现，在 Kanner[38a]的研究中为 12～72 小时，根据参考文献，最长为 1 周[18, 30, 38b, 39]。此后，患者会出现短暂的精神症状发作，包括妄想、幻觉、紧张症和情感症状；意识模糊有时会在 PIP 之前或期间预先出现[18]。PIP 期间也有攻击性行为的报道，在一项研究中占比约 22.9%[27]。Kanemoto 等进行了一项研究，说明攻击性、自我伤害与 PIP 有关，但与其他形式的癫痫相关精神病无关[40]。由于 PIP 是短暂的，持续几天到 1 个月，平均持续时间为 70 小时，并与癫痫发作密切相关，这对于研究其发病机制是很理想的。1 年内可能复发 2～3 次，15%的人成为慢性病[18, 30]。大多数患者患有继发性全身性复杂部分性发作，癫痫比精神病早 10 年左右[18, 30]。PIP 常见于成人患者，但在儿科人群中仅有少量的报道[39]。

诱发因素尚不完全清楚；精神病阳性家族史[38, 41]、癫痫持续时间较长、智力受损、发作间期癫痫样活动[27, 37, 38]、严重的颅内病灶都与 PIP 有关[18]。精神病发作时，脑电图呈现明显的变化[30]。一些患者表现出频繁的双颞叶独立癫痫样放电，在颞叶内侧区域最多[18]。Falip 等用视频－脑电图对颞叶癫痫和 PIP 进行了研究，指出大多数 PIP 往往发生在双颞叶功能障碍的患者身上[27]。Logsdail 和 Toone 观察到 PIP 患者的颞

叶 CT 存在异常[42]。Kanemoto 等的 MRI 研究显示，PIP 在颞部硬化症患者中的发生率很高，尤其是在左侧，这组患者很可能存在颞部新皮质的萎缩[18]。其他研究表明，并非是明显的大脑结构改变，而是由于双侧或广泛的功能性中枢神经系统紊乱，导致这一症状的产生[37]。一项案例研究进一步证实了这一点，即 PIP 更可能是病理生理性的，而不是结构性的[43]。最近，人们对自身免疫与癫痫和精神病的发病机制之间的关系产生了兴趣。研究表明，在大约 10% 的散发性癫痫病例中存在针对突触自身抗原［如 N- 甲基 -D- 天冬氨酸（NMDA）受体或电压门控钾通道复合物］的抗体[44]。众所周知，这些自身抗体也可导致以精神症状为特征的脑病综合征[44]。有人假设，PIP 可能是一种由针对突触抗原的自身抗体介导的自身免疫现象。从本质上讲，有人提出 PIP 是一种有时间限制的、依赖癫痫发作的、由自身抗体介导的脑病综合征。PIP 的一些特征可以用这一机制来解释，如癫痫发作和精神病发作之间的清醒间隔，以及在某些情况下发展为慢性 PIP[44]。

Leutmezer 等研究了 5 名颞叶癫痫患者，他们在视频 EEG 过程中出现 PIP[36]。他们用 HMPAO-SPECT 进行进一步研究。结果显示，与发作间期相比，PIP 期间获得的所有 SPECT 扫描都有明显的双额和双颞部高灌注模式。一些研究还显示单侧左额叶高灌注。结论表明，颞叶癫痫患者的 PIP 与颞叶和额叶结构的过度激活有关。这种过度激活可能反映了正在进行的（皮质下）放电、终止癫痫发作的主动抑制机制，或者仅仅是脑血流的失调[36]。一个案例研究说明，在精神病时期反复进行脑电图检查后，他们习惯性的局灶性癫痫样异常消失了。在他们的癫痫样异常重新出现后，他们的精神病症状得到缓解。这些观察结果可能表明，精神症状的延长和脑电图上癫痫样放电的抑制之间可能存在重叠的机制[45]。

PIP 的病程通常是良性的[40]，但低剂量的抗精神病药物，如利培酮或喹硫平，可以帮助解决这个问题[32]。再次发作可能会加重精神病，通常需要抗惊厥治疗[18]。使用喹硫平 400mg OD 治疗精神病症状，发现有减少自杀意图的额外效果[46]。一个 14 岁的男孩，智商 75，诊断为 PIP，表现为易怒、听觉、视觉幻觉和迫害性妄想[47]，他从 7 岁开始接受癫痫治疗。该患者使用卡马西平、左乙拉西坦治疗。在开始使用喹硫平 25mg 的时候，用脑电图观察到左侧额颞中央区的癫痫样活动。剂量逐渐增加到 200mg，成功地控制了他的精神病症状[47]。另一位发展为 PIP 的癫痫患者在长时间的复杂部分性发作后 2 天出现了妄想和幻听；在使用地西泮和氟哌啶醇治疗后，精神病症状在 3 天内得到缓解[48]。Brown 等证明了锂剂对治疗 PIP 的疗效[49]。一些罕见的儿科患者的案例研究表明，单用抗癫痫药物（如左乙拉西坦）就能改善精神病症状[39]。这些案例说明了神经科医生和精神科医生之间的密切合作对于治疗的最佳成功的重要性[47]。

神经元抗体脑炎（如抗 NMDA 受体脑炎），可表现为癫痫发作和精神错乱，这两种情况都可以通过及时、适当的免疫治疗可以解决。青少年与癫痫有关的精神病的处理与成年人的处理相类似。如果出于临床需要，不应禁止抗精神病药物。如果精神病是由抗癫痫药物诱发的，则有必要对药物的使用进行审查[50]。

文献中有许多争议；虽然有些 PIP 患者在癫痫手术后精神状况得到改善，但有些患者却出现了新的抑郁症或精神病症状[51]。接受颞叶癫痫手术的反复出现 PIP 的患者，再患新的精神疾病的风险增加，特别是情绪障碍。对这类患者应该进行严格的术前评估，并强调需要对这类患者进行术后精神监测[41]。D'Alessio 等在一项关于接受手术的颞叶癫痫的病例研究中发现，虽然有一部分患有精神病史的患者在癫痫手术后精神病症状

得到了改善，但其他患者仍有精神症状或出现抑郁症等其他新的精神症状[41]。

（四）发作间期精神病

1. 短暂的发作间期精神病

当癫痫得到良好控制时，短暂发作间期精神病（brief interictal psychosis，BIP）的发生与癫痫发作无关[30]。这种精神病持续数天至数周，通常是自限性的[18]。可能有一些前兆症状，如焦虑和失眠，因此在这个阶段用抗焦虑药治疗被发现可以预防 BIP[18]。精神病的特点是偏执性妄想，并可能出现听觉幻觉、情感症状和行为症状[18]。据报道，BIP 患者要么有复杂部分性发作，要么有原发性全身性癫痫，而颞叶发病是不常见的。在 Wolf 的一项研究中[51a]，所有患者都有全身性发作[18]。

2. 慢性发作间期精神病

慢性发作间歇性精神病（chronic interictal psychosis，CIP）在有热性惊厥、癫痫状态、癫痫样放电侧化的慢性癫痫病例、女性患者和有认知障碍者中更为常见[52-54]。癫痫和精神病的发病之间往往有 10~15 年的时间；Slater 报道的平均发病年龄为 30 岁[13, 30]。在临床上，这种疾病与特发性精神分裂症非常相似，尽管往往有突出的情感成分和自主神经先兆[13, 30]；也有保留的病前人格和较少的消极症状。精神病性症状主要是偏执性妄想、幻觉（包括视觉）、紧张症、情感迟钝等[18]。CIP 被认为符合目前 DSM-Ⅳ 对精神分裂症的分类；因此，它通常被命名为"精神分裂症样精神病"[55]。

CIP 尤其与复杂部分性发作（包括颞叶癫痫和海马硬化)[54, 55]或全身强直 - 阵挛性发作[53]相关。研究对单侧颞叶癫痫患者（无精神病、精神分裂症）进行了 MRI 检查，发现与对照组相比，所有患者组都有脑室扩大，颞叶、额顶和颞上回灰质体积较小，CIP 的这些异常程度更大[56]。

一项使用（^{15}O）H_2O 正电子发射断层扫描（PET）研究表明，CIP 患者的额叶、颞叶和基底神经节区域的氧摄取率较低，但非精神病性癫痫患者则不然 [18]，一项使用 SPECT 的小型研究表明，CIP 患者的左颞内侧血流较低，但非精神病性癫痫患者则不然 [18]。另一项 PET 研究显示 CIP 和精神分裂症患者的二羟基苯丙氨酸（DOPA）脱羧酶活性高于正常水平。Reith 等 [56a] 认为由于皮质纹状体谷氨酸能输入低导致纹状体中多巴胺（DA）的释放受到抑制 [18]。脑电图监测提示慢性发作间歇性精神病有大量的颞侧基底棘波的病灶 [18]。大多数证据表明，导致精神病的是中基底层而不是新皮质的颞叶异常 [18]，精神病被认为涉及额叶和颞叶内侧边缘脑区的功能障碍，而这些区域是情绪调节的关键区域。

关于病理生理学的讨论大致集中在精神病是由于反复放电，直接或间接通过神经生理学或神经化学异常的发展而引起的机制。Sato [22] 提出癫痫灶的异常放电是 CIP 的一个可能机制。Cifelli 和 Grace 在使用大鼠进行的颞叶癫痫研究中证明，来自海马腹侧的病理性增加的驱动力可诱发异常的多巴胺（DA）信号传导。他们的数据为颞叶癫痫引起的海马活动增加与多巴胺（DA）系统的高反应性之间的直接联系提供了支持，这种高反应性被认为是 CIP 中精神病行为的基础 [57]。另一个机制是频繁的癫痫发作导致产生可塑性的再生变化，特别是影响内侧颞叶。已经证明，对海马的刺激导致齿状颗粒细胞的异常轴突萌发，然后才会出现癫痫发作。颞叶切除标本中谷氨酸能突触前苔藓纤维的扩张和颗粒细胞上突触后密度的增加支持了这一点，这些变化可能是由复发性边缘发作引起的 c-fos 和 NGF 的信使 RNA 表达增加而引发的，这可能是 CIP 的基础 [18]。

已开展的工作研究了大脑中磷脂酶 A_2（PLA_2）的活性增加与否也与 CIP 有关，这在精神分裂症中经常被报道，并且发现大脑 PLA_2 的增加也与癫痫相关精神病（POE）有关 [58]。Suckling 等 [58a] 研究了颞叶癫痫患者的海马 / 颞叶神经病理学与精神病之间的关系，特别注意到对钙结合蛋白具有免疫反应性的海马神经元密度的可能差异。精神病性病例与非精神病性病例的不同之处在于，前者在海马区外有更多的局灶性病变，而伴有精神病的颞叶癫痫病例可根据 CA$_4$ 较高密度的钙结合蛋白反应性神经元及其病理学的一般方面进行区分 [58]。钙结合蛋白（S100B）是一种主要在星形胶质细胞中表达的 21kDa 蛋白，与大脑功能障碍有关。有证据表明，S100B 在精神分裂症和癫痫相关精神病（POE）（特别是癫痫发作后）中有所增加。皮摩尔和纳摩尔水平的 S100B 具有神经营养作用，而微摩尔水平的 S100B 具有毒性和凋亡作用 [59]。与健康受试者相比，癫痫患者（无精神病）的 S100B 水平高数十倍，癫痫性精神病患者的水平高数百倍，CIP 患者的水平高数千倍。Barrau 等（2012 年）将这些结果解释为癫痫和精神病的双重脑损伤对星形胶质细胞的强烈激活 [59]。

Monji 等 [59a] 研究了功能性叶酸缺乏和（或）血浆同型半胱氨酸水平升高是否与 CIP 有关。患有 CIP 的癫痫患者的叶酸水平明显低于无癫痫的患者，而同型半胱氨酸水平较高。两组之间的维生素 B_{12} 水平没有明显差异 [57]。这项研究表明，低血浆叶酸和高血浆同型半胱氨酸水平可能与 CIP 的病理生理学有关 [57]。Scherer 等（2011）调查了去甲肾上腺素、DA、5- 羟色胺（5-HT）和 P 物质（NK1）受体在海马中的作用，这些受体来源于有或没有精神病共患病的颞叶癫痫患者 [60]。他这样做是为了利用 PCR 技术评估不同的神经递质在有或没有精神病共患病的颞叶癫痫中的作用是否存在差异。结果表明，多巴胺（DA）受体 AD2A 和 AD2C 与对照组相比，在癫痫组表现出差异和更多的表达。在精神病组中，AD2A 显示出抗癫痫变量的意义，这种物质能激活海马中的 AD2A。癫痫和精神病组之间 AD2A 和 AD2C 受体表达的差异表明，与精神病和癫痫有关的肾上腺素能机制不同。5-HT2A 在颞叶癫痫中的作用表现为与对照组相比，其在癫痫组中的表达更高，对癫痫发作频率具有重要意义。3 组之间没有发现 D4、5-HT1A、5-HT2C 和 NK1 的显著差异[60]。

这些理论意味着，与其说精神病是癫痫活动的结果，不如说精神病和癫痫都是潜在的神经病理或生理功能障碍的症状，主要有两种可能性：[18]神经发育障碍导致皮质发育不良；以及[1]脑损伤的扩散导致的癫痫和精神病[18]。根据皮质发育不良假说，发现大部分颞叶癫痫患者有海马细胞丢失和硬化症，尤其是在前下丘脑和 CA_1 区，其他颞叶癫痫患者有神经胶质瘤、错构瘤，这种异质组织的存在表明神经胚胎发育有缺陷[18]。

内侧硬化症患者通常有异位、海马神经元丢失和突触重组[18]。隐性损伤，如儿童时期的病毒、发热或缺氧，可能会导致脆弱大脑的突触重组[18]。值得关注的是，有重要证据表明，精神分裂症与皮质发育不良有关[18]。十多年前，有人说明精神分裂症患者有锥体细胞层的紊乱，被认为是迁移到了海马区。异位和突触重组也已在精神分裂症患者中得到证实[18]。这些障碍可能是遗传性的，也可能是神经发育的早期损伤，此外，癫痫活动可能加剧潜在的精神病发病障碍，从而解释了发病的延迟[18]。

把这些假说放在一起，可能是患有 CIP 的癫痫患者脑部存在病变，使他们容易罹患精神病和癫痫。这种病变可能是神经发育性的，导致大脑皮质发育不良或获得性的（如由创伤、感染或缺氧引起的）。这种异常可能是广泛的，但可能涉及边缘结构。这种异常很可能导致边缘皮质的异常放电，从而导致幼年时的癫痫发作。这可能会触发运动机制，涉及轴突发芽的再生变化，突触

重组，从而导致 CIP 的发生[18]。无论是通过连续的发作下活动的存在，还是通过对儿茶酚胺、谷氨酸和 GABA 能通路的调节，都会引发或抑制精神病，后者解释了拮抗作用的可能机制（"强制正常化"）[18]。癫痫的长期用药和癫痫的社会心理因素使情况更加复杂[18]（图 17-2）。

患有 CIP 的颞叶癫痫患者的 MTR 成像表明这些患者在执行和语义记忆任务上的认知能力明显比非精神病性颞叶癫痫组要差。精神病患者的词汇测试分数说明了这一点，而非精神病患者组与颞叶左侧枕颞回部分的 MTR 降低显著相关，涉及认知功能 / 记忆，尤其与阅读障碍、同步感觉、面容失认等[54]。这些研究结果表明，这些患者的认知能力可能随着病情的发展而发生改变，其原因是多因素的[54]。在 CIP 患者中，额下回的皮质厚度减少，他们的智商与额颞叶皮质区域的面积减少有关，但与厚度无关[54]。这可能反映了精神病相关的遗传因素和癫痫发作活动对大脑的累积影响[54]。牵涉到精神分裂症的额下回的皮质变薄，可能与癫痫活动有关，而额颞叶皮质（该区域与智商变化有关）面积减少，可能与精神病的存在有关[54]。

三、治疗问题

尽管有抗精神病药物（antipsychotic drug, APD）降低癫痫发作阈值的理论，但除精神病发作外，所有形式的癫痫相关精神病的治疗都可能需要使用抗精神病药物；最好具有低或可忽略的降低癫痫阈值潜力的非典型抗精神病药物（如利培酮、阿立哌唑或喹硫平），治疗上需注意从低剂量开始，逐步增加[61]。所有 APD 都有降低发作阈值的倾向，这与药物类型和剂量有关，而氯氮平被认为是 APD 中致痫性最强的一种[19, 62]。然而，病例表明，使用 APD 控制精神病也改善了患者的癫痫症状，即使使用氯氮平也是如此。

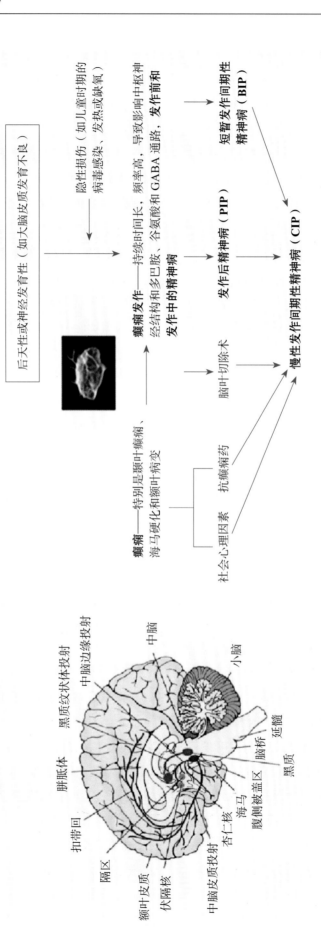

▲ 图 17-2　慢性发作间期性精神病的病理生理学[18]

在对一名 8 岁男性的案例研究中，该男性患儿出现幻视、幻听和意识丧失，MRI 显示左侧额下回皮质和相邻结构的皮质发育不全[63]。SPECT 成像显示左侧颞部灌注不足。由于经卡马西平和丙戊酸钠治疗后症状未见缓解，所以开始使用利培酮治疗。在利培酮治疗后，症状有所缓解。一项 SPECT 研究表明，左颞部的低灌注已恢复正常[63]。停用利培酮后，症状恢复，脑电图显示全身慢波活动，特别是在左颞区突出。这是第一份关于儿童精神病患者治疗后脑血流变化的病例报道之一[63]。在 11 个病例中，APD（主要是氟哌啶醇）的减少或停用明显加重了精神病症状[64]。虽然奥氮平和利培酮在一定程度上是有效的，但 2 名接受奥氮平治疗的患者出现了癫痫发作的加重，1 名接受利培酮治疗的患者出现了锥体外系症状。由于试验数量少，喹硫平和阿立哌唑的疗效难以判断[65]。患有复杂部分性发作（complexpartialseizure，CPS）和新发精神病的青少年的治疗策略包括氯氮平，只有在其他 APD 治疗失败的情况下才会考虑使用。在 2 个病例中，患者在儿童早期就患上了癫痫，在青少年时期又患上了精神分裂症。他们的 CPS 症状使用抗癫痫药物（AED）治疗未获成功。试用氯氮平后，精神病性症状和功能水平有明显改善[65]。在这两个病例中，使用氯氮平后，癫痫发作的控制有了明显的改善。看来，减少精神病性活动可以改善癫痫的发作。在氯氮平对精神病性症状的影响和癫痫活动的复发之间似乎存在着一种权衡[65]。6 名接受氯氮平治疗的癫痫和严重精神病患者的病例报道显示，没有一名患者的癫痫发作频率增加；3 名患者的癫痫发作大幅度减少，而 1 名患者的非癫痫性发作也明显减少[66]。

治疗应考虑优化 AED 与 APD 联合使用的剂量[55]。抗抑郁药在慢性发作间歇性精神病（CIP）中的作用非常突出[55]，因为大量发作性精神病患者有抑郁症[67]。使用 APD 的治疗通常需要长期进行。使用的剂量比用于原发性精神分裂症的剂量低，临床实践证明治疗是有效的[19]。社会心理支持和家庭教育也很重要。

CIP 常常是在难治性颞叶癫痫患者中发现的。然而，CIP 难治性癫痫患者常常被许多癫痫手术项目拒绝，被拒绝的理由纯粹是出于患者精神方面的原因。术者常常认为，紊乱的行为会妨碍充分的术前评估，或者患者不能为术前检查和手术提供知情同意[68]，而新的精神病症状可能在颞叶切除术后数月或数年内发生；这一现象发生的比例为 3%~28%[18]。精神病多表现为偏执狂并伴有幻觉，常伴有抑郁特征。然而，有报道称颞叶切除术可改善 CIP，有趣的是，这种情形常见于左侧颞叶手术的病例中[18]。Marchetti 等在一项涉及接受颞叶切除术的中度难治性颞叶癫痫和 CIP 患者的个案研究中[69]，说明在适当的精神干预下，难治性癫痫和 CIP 患者可以成功地进行手术[69]。一项对 5 位患者（这 5 位患者均符合难治性颞叶癫痫和慢性发作间期性精神病的双重诊断）进行颞叶切除术的案例研究支持了这一点。这些患者能够提供知情同意书，并且在术前检查中很容易进行人工干预。所有患者的癫痫的治疗效果都很好。颞叶切除和癫痫的缓解都不会影响精神病的性质或演变。患者在日常生活中的功能得到了改善，摆脱了癫痫发作，提高了生活质量。通过适当的精神干预，慢性精神病和难治性癫痫患者可以成功地接受手术[68]。

在一份关于一名 49 岁男子的病例报道中，该男子患有下丘脑错构瘤，并有痴笑发作的病史，在经过 3 次神经外科手术后，患者痴笑发作症状消失，但却出现了耐药的偏执性精神病。他接受了 ECT 治疗。经过 2 周的 6 次刺激，导致癫痫发作，精神现象完全消失了。在 42 个月的随访中，精神症状和癫痫发作都没有复发。这份病例报道说明了 ECT 对癫痫相关精神病的治疗作用[69]。但目前在癫痫患者中使用 ECT 治疗缺乏循证医学的支持[69]。随着研究的进展，已经有新的研究表明 ECT 有抗惊厥的作用[69]。另有一例患者，该患者对于抗癫痫药物耐药并且同时患有精神分裂症，经 ECT 治疗后效果满意[69]。鉴于经典抗精神病类药物的致痫风险因素和 ECT 在严重癫痫相关精神病中的抗惊厥潜力，ECT 是 CIP 的一个潜在的治疗方案[69]。

四、癫痫治疗所引起的癫痫相关精神病

（一）由抗癫痫药物（AED）引起的精神病

在分类系统中，由抗癫痫药物（AED）诱发的精神障碍（AED-induced psychotic disorder，AIPD）没有一致的定义或诊断标准[70]。行为紊乱和思维异常是 AIPD 的主要症状，但 AIPD 与非药物诱发的精神障碍不同，其结果要好得多[70]。一项研究调查了 AIPD 的临床范围；他们评估了 2630 名癫痫和精神障碍患者。结果发现与 AIPD 相关的 4 个因素：女性性别、颞叶癫痫和左乙拉西坦、托吡酯的使用，以及与卡马西平的负相关[70]。当抗癫痫药物（AED）引发精神病发作时，癫痫发作与精神病之间的拮抗关系就得到了凸显，抗精神病药物（APD）在少数患者中具有促惊厥作用[30, 62]。有研究显示一些 AED，如卡马西平、巴比妥类药物、苯二氮䓬类药物（如氯巴占）、乙琥胺、加巴喷丁、拉莫三嗪、左乙拉西坦、吡拉西坦、普瑞巴林、扑米酮、噻加宾、托吡酯、丙戊酸、氨己烯酸和唑尼沙胺可能会引发精神症状；但其他研究认为情况正好相反，或者说这是一种罕见的不良反应[18, 62]。耐药性癫痫患者的精神问题发生率较高。有人担心 γ- 氨基丁酸（gamma-aminobutyric acid，GABA）药物可能与治疗引起的精神症状有关[69]。3 名青少年癫痫患者在开始使用左乙拉西坦之前，均有轻度行为问题和认知缺陷；在使用左乙拉西坦治疗后，3 名患者都出现了突发性精神症状，但症状是可逆的[70]。其他研究显示托吡酯可能会诱发精神病症状，可能是通过对额叶和前额叶区域的抑制。一名 34 岁的男性癫痫患者，伴有结节性硬化症，以前没有精神病史，在托吡酯达到 200mgOD 的剂量时，又加入了利拉西坦和卡马西平，患者出现了精神症状。一旦停用托吡酯，精神病症状就消失了[71]。8 名难以控制的癫痫患者（均有精神病史）接受了维拉巴肽的治疗，经过治疗后，5 名患者没有出现精神状态恶化，有 3 名出现了精神症状加重，通过调整抗癫痫药物和抗精神病药物，最终都得到了逆转[72]。

拉莫三嗪是一种普遍耐受性良好的 AED，对各种形式的部分性和全身性癫痫具有广谱的疗效，同时也被许可用于双相情感障碍的治疗。在研究的 1400 名患者中，仅有 6 名患者在拉莫三嗪治疗下出现了精神病。这表明，精神症状是拉莫三嗪的一个罕见的不良事件[73]。另一项关于难治性癫痫相关精神病的病例研究发现，拉莫三嗪和氨磺必利取得了很好的临床疗效[74]。

额叶癫痫与行为变化有关，包括恐惧和躁动。一项涉及 2 名出现精神病的患者的案例研究观察到，用卡马西平治疗后，他们的精神症状完全消失了[75]。一个 11 岁的女孩因枕叶癫痫而服用抗癫痫药物，因出现精神症状和书写障碍而住院。她的癫痫和精神症状在服用卡马西平后消失了[76]。其他案例研究也支持卡马西平可以有效地治疗部分癫痫和精神病[35]。

（二）癫痫手术诱发的精神病

颞叶癫痫手术已经成为难治性癫痫患者的一种成功的选择。然而，癫痫手术的结果可能会受到手术后精神并发症的影响[77]。据观察，术前

就已经存在的精神症状在癫痫手术后通常不会改善。有学者认为随着手术后癫痫发作的缓解，精神症状可能会加重[78]，或者是出现新的精神症状。确实存在患者接受癫痫手术（前颞叶切除术）后出现精神病的病例报道。但是术后不良事件也发生在术前没有精神病史的癫痫患者身上[79]。有个案报道，术前没有精神症状的癫痫患者，在接受癫痫手术后，癫痫发作消失了，但是患者却出现了亚急性幻觉 – 妄想综合征[79]。相反，颞叶切除术后迟发的精神症状可能与颞叶切除术后异常的神经支配导致的突触变化有关[78]。右侧的颞叶切除术可能对精神病有诱发作用[79]。一份报告描述了 3 例难治性颞叶癫痫和海马硬化症，在前颞叶切除术后出现急性精神症状。其中 1 名患者既往有精神病史，并且在手术前的精神病评估中均符合 A 类人格障碍（分裂样 / 分裂型）的标准。这 3 名患者的癫痫治疗效果满意，但在术后第 1 年的随访中，却分别出现了与精神分裂症、短暂性精神障碍和妄想症相符的急性精神症状[77]。

2 名患者接受了右颞叶切除术和左额部病变切除术加胼胝体切开术，术后出现精神状态改变；1 名 19 岁的男性，患有智力低下和难治性癫痫，为控制癫痫发作，接受了左额部病变切除术加胼胝体切开术。术中或术后几天未出现并发症。术后 2 周，尽管该患者的癫痫有了明显的改善，但他出现了攻击性、行为改变和失眠症状。给予抗精神病药物治疗后，他的精神病症状有所改善[79]。1 名 16 岁的女性患者在右颞叶切除术后 1 年出现了精神症状，其特点是易怒、幻视、幻听和妄想。连续的脑电图监测均提示正常。她的精神症状是在卡马西平的减量期开始出现的[79]。2 名患者在手术前都没有精神病史或家族史。几个月后，在抗精神病药物（APD）的帮助下，他们的精神症状明显改善[79]。

合并精神症状和难治性颞叶癫痫的患者可从

癫痫手术中获益[28]。皮质 – 杏仁核海马切除术已成为难治性颞叶硬化症（TLE mesial temporal sclerosis，TLE-MTS）癫痫患者的一个重要治疗选择；它的手术有效率为 60%～70%[28]。视频 EGG 监测是评估难治性颞叶硬化症癫痫的一种安全方法[28]。谨慎选择抗癫痫药物和抗精神病药物的种类、剂量可以将手术后出现精神症状的风险降至最低[80]。在癫痫手术中，对于可能出现术后精神症状的患者，精神科医生在术前识别和术后支持方面的作用非常重要[78]。

五、临床评估和诊断

为了正确的处理癫痫相关精神病，重要的是需要神经科医生进行全面评估并进行适当的检查（脑部 MR 成像和脑电图），正确诊断癫痫的类型和原因。应准确的明确各种精神病症状，并确定其与癫痫发作的时间关系。癫痫中最常见的精神症状是妄想（67%），主要是偏执狂和迫害性的妄想[81]，此外还有幻觉（61%）和思维障碍（45%）[82]。研究发现，有部分病例将复杂部分性发作患者误诊为精神分裂症[82]。癫痫患者被认为比精神分裂症患者更轻[83]。值得注意的是，癫痫相关精神病也常常会表现为消极症状：遗忘（71%）、失语（67%）、冷漠（66%）、情绪低落（61%）和情感迟钝（61%）[9]。POE 患者在精神分裂症患者中常见的 POE 发病前很少出现前驱症状或人格障碍。

一些研究表明，癫痫相关精神病很少符合 Bleulerian 的精神分裂症概念，因此，癫痫相关精神病这一术语比"类似精神分裂症的精神病"更受欢迎[83]。癫痫相关精神病被列入《精神健康障碍诊断与统计手册（第 5 版）》（DSM-Ⅴ），并且表 17–1 中强调了诊断标准的改进[82]。

在一项案例中，使用韦克斯勒成人智力量表、Luria 神经心理学测试和脑电图检查得出结

表 17-1　精神分裂症的 DSM- V 诊断标准与器质性精神病（非物质／药物引起的精神病性障碍）的比较

精神分裂症 295.90（F20.9）	因疾病（如癫痫）导致的精神障碍 包括疾病的名称 293.81（F06.2）有妄想症 293.81（F06.0）有幻觉
<ul><li>＞2（如果没有成功治疗，至少一个月的时间）<ul><li>– 妄想</li><li>– 幻觉</li><li>– 言语杂乱无章</li><li>– 严重混乱或紧张的行为</li><li>– 消极症状</li></ul></li><li>功能水平下降（如教育／工作、关系、个人护理）。持续的干扰迹象至少持续 6 个月，除非成功治疗，否则至少有 1 个月的症状</li><li>已经排除了精神分裂症和抑郁症，以及带有精神病特征的双相情感障碍</li><li>精神病的器质性原因和药物滥用及药物治疗已被排除</li></ul>	<ul><li>突出的幻觉或妄想</li><li>来自病史、检查表明，精神状态的混乱是因为医疗状况的直接的病理生理学结果</li><li>这种混乱的精神症状不能用另一种精神疾病来更好地解释</li><li>这种混乱的精神症状并不只发生在谵妄的过程中</li><li>这种精神症状在社会、职业或其他重要的日常生活活动中造成了重大痛苦或损害</li></ul>

论：在癫痫相关精神病患者中，由于额叶的皮质功能障碍，他们的语言能力下降[83]。与对照组相比，精神分裂症患者组和癫痫相关精神病患者组的神经心理状况几乎相同，在注意力、记忆力和执行功能方面都有损害[84]。

与癫痫相关精神病有关的危险因素是慢性癫痫、发病年龄较小、持续到青春期，以及癫痫的严重程度（发作频率、多发性癫痫类型；有癫痫状态／对药物治疗有抵抗的病史）[5, 7, 18]。据说在癫痫发病和精神病之间有许多年（10～14 年）的间隔，尽管时长不固定[18]，而且可以部分地解释为与精神病的平均发病年龄相比，癫痫的发病年龄往往较小[83]。精神病发病时癫痫的发作频率是不同的；一些作者报道称有所改善，而另一些则报道称有所恶化[4]。癫痫的社会心理影响也可作为精神病的诱发因素[29, 85]。有证据表明，癫痫和精神分裂症之间有重叠的病因和环境因素，最近有证据表明两者之间有着相似的遗传背景[86, 87]。分子遗传学研究结果表明，精神病和癫痫具有共同的潜在生物学机制。

目前已经有特定基因亚型被认为是导致精神分裂症、自闭症、癫痫和智力障碍的原因[88]。值得关注的是编码离子通道，特别是基因 CACNA1C（编码 L 型电压依赖性钙通道的一个亚单位）的变异，它也与精神分裂症以及复发性抑郁症和双相情感障碍有关。支持这一观点的是，个体可能同时经历精神病和癫痫，部分原因是潜在的遗传易感性在癫痫和精神病的发病机制中起作用[88]。一个家族的 TBC1D24 突变引起扩大的显性和隐性表型，这些表型在癫痫相关精神病（POE）中已经出现过[89]。大脑结构的异常（如皮质发育不良或弥漫性大脑病变等）很可能是癫痫和精神病的基础。癫痫发作会改变精神病的表现，反之亦然，从而产生两种疾病之间既亲和又拮抗的临床表现[18]。

精神病家族史和癫痫家族史是癫痫相关精神病的重要风险因素[86]。因此，综合评估应包括对心理社会因素（包括环境和家庭因素）的评估。对于难治性和顽固性的癫痫相关精神病病例，详细的检查应包括脑电图和磁共振扫描，可能还需要进行自身抗体检查。仔细评估抗癫痫药物（AED）及其对 POE 的影响可能需要考虑。需要根据 POE 的不同类型选择不同的处理方法，见表 17-2。

表 17-2 不同组别癫痫相关精神病的总结 [32]

癫痫相关精神病	特 点	精神病的治疗方法
发作前	• 脑电图很重要；发作前数天到数小时的前驱症状	• 精神症状通常不需要治疗就能缓解。旨在控制癫痫发作
发作期	• 脑电图很重要；常常涉及一种非惊厥性癫痫状态的类型 • 持续数小时到数天	• 如果超过几天可能是发作期的行为 • 精神症状通常不需要治疗就能缓解。旨在控制癫痫发作
发作后	• 精神病症状通常在癫痫发作的 7 天内出现；在数小时至 1 周的中间清醒期之后 • 失眠、攻击性和自我伤害是其特点	• 通常不需要治疗就能解决，但是应用抗精神病药物（如利培酮、喹硫平或奥氮平）可以缩短精神症状的持续时间
发作间期（短暂 /慢性）	• 可在任何时候发生，与癫痫发作的时间没有关系 • 常见于长期的复杂部分性发作（如颞叶癫痫）	• 通常对药物治疗反应良好，如利培酮、喹硫平或奥氮平。如果其他抗精神病药物治疗无效且未加重癫痫，氯氮平也有一定效果 • ECT 被证实是有效的，并具有潜在的抗癫痫作用
癫痫的治疗	• 精神病可能是抗癫痫药物或手术的不良反应的表现。但停用具有稳定情绪作用的抗癫痫药物也可能引发狂躁症或精神病 • 颞叶切除术后有一小部分患者会出现精神症状	• 抗癫痫药物诱发的精神症状更有可能发生在难治性癫痫病例中 • 如果精神症状得以控制并且癫痫手术成功进行，那么对于抗精神病药物反应效果会比较良好

精神病和癫痫有着相似的潜在病理，后天或神经发育的变化使大脑变得脆弱，然后引发癫痫发作。在癫痫相关精神病（POE）的病因学中已经发现了分子遗传学的因素，特别是基因 *CACNA1C* 和 *TBC1D24* 内编码离子通道的基因，这也与精神分裂症及复发性抑郁症和双相情感障碍有关。然后，癫痫发作会影响多巴胺（DA）、谷氨酸和 GABA 通路，从而导致精神病的发生。这就解释了为什么家族史和环境因素起作用，以及为什么癫痫患者的精神病发病率比普通人群高（在颞叶癫痫、海马硬化和额叶病变中发病率更高），还解释了为什么从癫痫发病到患上精神病有 10 年左右的间隔。癫痫和精神病有着复杂的关系，可以相互对立（"强制正常化"），这就解释了为什么对一种疾病（癫痫或精神病）的治疗会引发另一种疾病。这突出了神经科医生和精神病学医生在管理 POE 方面合作的重要性。POE 与精神分裂症的不同之处在于，它往往主要是阳性症状，并且保留了病前人格；消极症状非常罕见，并被视为预后不佳的因素。

精神病与癫痫发作的时间关系很重要，因为它影响到治疗，为此，我们将本章分为发作前的精神病、发作中的精神病、发作后的精神病（其中自残和攻击是常见的特征）、发作间期和抗癫痫治疗引起的 POE。在发作前和发作期癫痫相关精神病中，控制癫痫发作是治疗的关键。对于其他类型的 POE，优化癫痫控制和慎重地考虑抗癫痫药物（AED）的不良反应（可能诱发精神病），以及通过药物治疗精神病是很重要的。我们用小剂量的抗精神病药物（如利培酮、喹硫酮或奥氮平）来治疗，这已被证明是有治疗作用的，而且仍能保持癫痫发作的控制（甚至使用氯氮平治疗精神症状，尽管氯氮平具有一定的致痫性）。尽管目前尚未获得许可，但有越来越多的病例研究证据支持使用

ECT 治疗 POE。另外，在仔细的围术期评估和管理下，癫痫手术也已成功地应用于 POE 的治疗。

参考文献

[1] Clancy MJ, Clarke M, Connor D, Cotter DR, Cannon M. The prevalence of psychosis in epilepsy: a systematic review. Schizophr Bull 2011;37:49.

[2] Sherwin I, Peron-Magnan P, Bancaud J. Prevalence of psychosis in epilepsy as a function of the laterality of the epileptogenic lesion. Arch Neurol 1982;39(10):621–5.

[3] Bredkajer SR, Mortensen PB, Parnas J. Epilepsy and non-organic non-affective psychosis. National epidemiologic study. Br J Psychiatry 1998;172:235–8.

[4] Kandratavicus L, Hallak JE, Leite JP. What are the similarities and differences between schizophrenia and schizophrenia like psychosis of epilepsy? A neuropathological approach to the understanding of schizophrenia spectrum and epilepsy. Epilepsy Behav 2014;38:143–7.

[5] Mendez MF, Grau R, Doss RC, Taylor JL. Schizophrenia in epilepsy: seizure and psychosis variables. Neurology 1993;43(6):1073–7.

[6] van der Feltz-Cornelis CM, Ader HJ, Van Dyck R, Aldenkamp AP, Linszen D, Boenink A. Psychosis in epilepsy patients and other chronic medically ill patients and the role of cerebral pathology in the onset of psychosis: a clinical epidemiological study. Seizure 2008;17(5):446–56.

[7] Irwin LG, Fortune DG. Risk factors for psychosis secondary to temporal lobe epilepsy: a systematic review. J Neuropsychiatry Clin Neurosci 2014;26(1):5–23.

[8] Pal SG, Grillo EB, Salazar GF, Odio SOF. Causas de muerte en pacientes con epilepsia y psicosis asociada. Comparacion con pacientes esquizofrenicos y pacientes no psiquiatricos [Causes of death on patients suffering from epilepsy and associated psychosis. A comparison made with schicophrenic patients and nonpsychiatric patients]. Revista del Hospital Psiquiatrico de la Habana 2005;2(1).

[9] Granieri E, Fazio P. The Lombrosian prejudice in medicine. The case of epilepsy. Epileptic psychosis. Epilepsy and aggressiveness. Neurophysiology 2012;33(1):173–92.

[10] Pearce JMS. Leopold Auenbrugger: camphor-induced epilepsy—remedy for manic psychosis. Eur Neurol 2008;59(1–2):105–7.

[11] Lund, M. Does bromide cause conversion of epilepsy to psychosis? J Hist Neurosci; Apr 1997; vol. 6 (1); p. 61–71

[12] Kawakami Y, Itoh Y. Forced normalization: antagonism between epilepsy and psychosis. Paediatr Neurol 2017;70:16–9.

[13] Kanemoto K, Tsuji T, Kawasaki J. Reexamination of interictal psychoses based on DSM IV psychosis classification and international epilepsy classification. Epilepsia 2001;42(1):98–103.

[13a] Freud S. A seventeenth-century demonological neurosis. Standard Edition of the Complete Psychological Works of Sigmund Freud. 19:London: Hogarth Press; 1923. p. 77–105.

[14] Ovsiew F. A case of epilepsy and psychosis in the seventeenth century. Behav Neurol 1992;5(4):215–7.

[14a] Jackson H. On the anatomical, physiological, and pathological investigations of epilepsies. West Riding Lunatic Asylum Med Rep 1873;3:315–49.

[15] Kasper BS, Taylor DC, Janz D, Kasper EM, Maier M, Williams MR, Crow TJ. Neuropathology of epilepsy and psychosis: the contributions of J.A.N. Corsellis. Brain 2010;133(12):3795–805.

[15a] Hill D, Pond DA, Mitchell W, Falconer MA. Personality changes following temporal lobectomy for epilepsy. J Ment Sci 1957;103(430):18–27.

[15b] Slater E, Beard AW, Glithero E. The schizophrenia-like psychosis of epilepsy. Br J Psychiatry 1963;109:95–150.

[16] Tebartz Van Elst L, et al. Amygdala pathology in psychosis of epilepsy: a magnetic resonance imaging study in patients with temporal lobe epilepsy. Brain 2002;125:140–9.

[17] Adams S, O'Brien TJ, et al. Neuropsychiatry morbidity in focal epilepsy. Br J Psychiatry 2008;192:464–9. https://doi.org/10.1192/bjp.107.046664.

[17a] Mendez MF, Grau R, Doss RC, Taylor JL. Schizophrenia in epilepsy: seizure and psychosis variables. Neurology 1993;43(6):1073–7.

[18] Sachdev P. Schizophrenia-like psychosis and epilepsy: the status of the association. Am J Psychiatry 1998;155:3.

[18a] Crow TJ, Ball J, Bloom SR, Brown R, Bruton CJ, Colter N, Frith CD, Johnstone EC, Owens DG, Roberts GW. Schizophrenia as an anomaly of development of cerebral asymmetry. A postmortem study and a proposal concerning the genetic basis of the disease. Arch Gen Psychiatry 1989;46(12):1145–50.

[19] Gattaz WF, Valente KD, Raposo NRB, Vincentiis S, Talib LL. Increased PLA2 activity in the hippocampus of patients with temporal lobe epilepsy and psychosis. J Psychiatr Res 2011;45(12):1617–20.

[20] Jibiki I, Maeda T, Kubota T, Yamaguchi N. I-IMP SPECT brain imaging in epileptic psychosis: a study of two cases of temporal lobe epilepsy with schizophrenia-like syndrome. Neuropsychobiology 1993;28(4):207–11.

[21] Bruton CJ, Stevens JR, Frith CD. Epilepsy, psychosis, and schizophrenia: clinical and neuropathologic correlations. Neurology 1994;44(1):34–42.

[21a] Kendrick JF, Gibbs FA. Origin spread and neurosurgical treatment of the psychomotor type seizure discharge. J Neurosurg 1957;14:270–84.

[21b] Heath RG. Common clinical characteristics of epilepsy and schizophrenia. Am J Psychiatry 1962;11:1013–26.

[22] Akiyama T, Tsuchiya M. Study on pathological mechanisms of

temporal lobe epilepsy and psychosis through kindling effect. Asian J Psychiatr 2009;2(1):37–9.

[23] Sato M, Hikasa N, Otsuki S. Experimental epilepsy, psychosis, and dopamine receptor sensitivity. Biol Psychiatry 1979;14(3):537–40.

[24] Canuet L, Ishii R, Iwase M, Ikezawa K, Kurimoto R, Takahashi H, Currais A, Azechi M, Aoki Y, Nakahachi T, Soriano S, Takeda M. Psychopathology and working memory-induced activation of the prefrontal cortex in schizophrenia-like psychosis of epilepsy: evidence from magnetoencephalography. Psychiatry Clin Neurosci 2011;65(2):183–90.

[24a] Adachi N, Onuma T, Nishiwaki S, Murauchi S, Akanuma N, Ishida S, Takei N. Inter-ictal and postictal psychoses in frontal lobe epilepsy: a retrospective comparison with psychoses in temporal lobe epilepsy. Seizure 2000;9(5):328–35.

[25] Sperling W, Franzek E. Evaluation of 'schizophrenia-like psychosis' in left hemispheric temporal lobe epilepsy. Eur J Psychiatry 1995;9(3):143–50.

[25a] Slater E, Moran PA. The schizophrenia-like psychoses of epilepsy: relation between ages of onset. Br J Psychiatry 1969;115:599–600.

[26] Adachi N, Onuma T, Kato M, Ito M, Akanuma N, Hara T, Oana Y, et al. Analogy between psychosis antedating epilepsy and epilepsy. Epilepsia 2011;52(7):1239–44.

[26a] Schmitz B, Trimble MR, Moriarty J, Costa PC, Ell PJ. Pschiatric profiles and patterns of blood flow in patients with focal epilepsies. J Neurol Neurosurg Psychiatry 1997;62:458–63.

[26b] Trimble M. The Psychoses of Epilepsy. New York, NY: Raven Press; 1991.

[27] Falip, M.; Carreño, M.; Donaire, A; Maestro, I; Pintor, L; Bargallo', N; Boget, T; Raspall, A; Rumia`, J; Setoaı́n, J. Postictal psychosis: a retrospective study in patients with refractory temporal lobe epilepsy. Seizure; Mar 2009; vol. 18 (2); p. 145–149

[27a] Adachi N, Akanuma N, Ito M, Kato M, Hara T, Oana Y, et al. Epilpetic organic and genetic vulnerabilities for timing of the development of interictal psychosis. Br J Psychiatry 2010;196:212–6.

[28] Fenton GW. Epilepsy and psychosis. Ir Med J 1978;71(9):315–24.

[29] Smith PF, Darlington CL. The development of psychosis in epilepsy: a re-examination of the kindling hypothesis. Behav Brain Res 1996;75(1–2):59–66.

[30] Semple D, Smyth R. Oxford handbook of psychiatry. 2nd ed ; 2011.p. 152–4.

[31] David A, Fleminger S, Kopelman M, Lovestone S, Mellers J. Lishman's organic psychiatry—a textbook of neuropsychiatry. 4th ed. Wiley-Blackwell Chapter 6 Epilepsy p. 335.

[32] https://www.epilepsy.com/learn/challenges-epilepsy/moods-and-behavior/mood-and-behavior-101/psychosis.

[33] Bennett J, Dusad A. Non-convulsive status epilepticus in a woman with psychosis and epilepsy treated with clozapine: an EEG and video evidence presentation. J Neuropsychiatry Clin Neurosci 2014;26(2):10.

[34] Kazis DA, Papaliagkas V, Vlaikidis N, Kiana T, Lialias I. Psychosis or epilepsy? Prolonged events do not always indicate psychosis and should prompt, under certain conditions, further investigation. Epilepsia 2013;54:110–1.

[35] Gandhi P, Ogunyemi B, MacDonald A, Gadit A. Psychosis in temporal lobe epilepsy: atypical presentation. BMJ Case Rep 2012;2012. https://doi.org/10.1136/bcr.11.2011.5169.

[36] Leutmezer F, Podreka I, Asenbaum S, Pietrzyk U, Lucht H, Back C, Benda N, Baumgartner C. Postictal psychosis in temporal lobe epilepsy. Epilepsia 2003;44(4):582–90.

[37] Hilger E, Zimprich F, Jung R, Pataraia E, Baumgartner C, Bonelli S. Postictal psychosis in temporal lobe epilepsy: a case-control study. Eur J Neurol 2013;20(6):955–61.

[38] Alper K, Kuzniecky R, Carlson C, Barr WB, Vorkas CK, Patel JG, Carrelli AL, Starner K, Devinsky O, Flom PL. Postictal psychosis in partial epilepsy: a case-control study. Ann Neurol 2008;63(5):602–10.

[38a] Kanner AM. Postictal psychiatric events during prolonged video-electroencephalographic monitoring studies. Arch Neurol 1996;53:258–63.

[38b] Logsdail SJ, Toone BK. Postictal psychosis: a clinical and phenomenological description. Br J Psychiatry 1988;152: 246–52.

[39] Iqbal M, Prasad M, Baxter P. Postictal psychosis: a rare entity in childhood epilepsy. Eur J Paediatr Neurol 2013;17(Suppl 1) S70.

[40] Kanemoto K, Kawasaki J, Mori E. Violence and epilepsy: a close relation between violence and postictal psychosis. Epilepsia 1999;40(1):107–9.

[41] Cleary, RA; Thompson, PJ; Thom, M; Foong, J. Postictal psychosis in temporal lobe epilepsy: risk factors and postsurgical outcome? Epilepsy Res; Sep 2013; vol. 106 (no. 1–2); p. 264–272.

[42] Logsdail SJ, Toone BK. Postictal psychosis: a clinical and phenomenological description. Br J Psychiatry 1988;152: 246–52.

[43] Mendez MF, Grau R. The postictal psychosis of epilepsy: investigation in two patients. Int J Psychiatry Med 1991;21(1):85–92.

[44] Pollak TA, Nicholson TR, Mellers JDC, Vincent A, David AS. Epilepsy-related psychosis: a role for autoimmunity? Epilepsy Behav 2014;36:33–8.

[45] Akanuma N, Kanemoto K, Adachi N, Kawasaki J, Ito M, Onuma T. Prolonged postictal psychosis with forced normalization (Landolt) in temporal lobe epilepsy. Epilepsy Behav 2005;6(3):456–9.

[46] Ceri V, Demirpence D, Sen E, Dogangun B. Efficacy of quetiapine in interictal psychosis of epilepsy. Neuropsychiatr Enfance Adolesc 2012;60(5):S184.

[47] Tufan AE, Yilmaz S, Ozel OO, Ugurlu GK, Bilici R, Namli M. Epilepsi ve sinirda entelektuel islevselligi olan bir ergende interiktal psikoz ve tedavisi: Vak'a takdimi Inter-ictal psychosis and its treatment in an adolescent with epilepsy and borderline intellectual functioning: a case report. Yeni Symposium 2011;49(1):51–3.

[48] Baum P, Kopf A, Hermann W, Wagner A. Postictal paranoid-hallucinatory psychosis in cryptogenic epilepsy. Psychiatr Prax 2007;34(5):249–57.

[49] Brown P, Kashiviswanath S, Huynh A, Allha N, Piaggio K, Sahoo S, Gupta A. Lithium therapy in comorbid temporal lobe epilepsy and cycloid psychosis. Oxf Med Case Reports 2016;2016(12).

[50] Besag F, Caplan R, et al. Psychiatric and behavioural disorders in children with epilepsy (ILAE Task Force Report): epilepsy and psychosis in children and teenagers. Epileptic Disord 2016; [Epub ahead of print].

[51] D'Alessio L, Scevola L, Fernandez LM, Oddo S, Konopka H, Seoane E, Kochen S. Two years follow up after epilepsy

surgery in patients with a history of presurgical psychosis. Epilepsia 2013;54:179.

[51a] Wolf P. Acute behavioral symptomatology at disappearance of epileptiform EEG abnormality: paradoxical or "forced" normalization. In: Smith D, Treiman D, Trimble M, editors. Neurobehavioral problems in epilepsy: advances in neurology. vol. 55: New York: Raven Press; 1991. p. 127–42.

[52] Adachi N, Matsuura M, Okubo Y, Oana Y, Takei N, Kato M, Hara T, Onuma T. Predictive variables of interictal psychosis in epilepsy. Neurology 2000;55(9):1310–4.

[53] Ramani V, Gumnit RJ. Intensive monitoring of interictal psychosis in epilepsy. Ann Neurol 1982;11(6):613–22.

[54] Flügel D, O'Toole A, Thompson PJ, Koepp MJ, Cercignani M, Symms MR, Foong J. A neuropsychological study of patients with temporal lobe epilepsy and chronic interictal psychosis. Epilepsy Res 2006;71(2–3):117–28.

[55] van der Feltz-Cornelis CM. Treatment of interictal psychiatric disorder in epilepsy. II. Chronic psychosis. Acta Neuropathol 2002;14(1):44–8.

[56] Marsh L, et al. Structural brain abnormalities in patients with schizophrenia, epilepsy, and epilepsy with chronic interictal psychosis. Psychiatry Res 2001;108(10):1–15.

[56a] Reith J, Benkelfat C, Sherwin A, Yasuhara Y, Kuwabara H, Andermann F, Bachneff S, Cumming P, Diksic M, Dyve SE, Etienne P, Evans AC, Lal S, Shevell M, Savard G, Wong DF, Chouinard G, Gjedde A. Elevated dopa decarboxylase activity in living brain of patients with psychosis. Proc Natl Acad Sci USA 1994;91:11651–4.

[57] Cifelli P, Grace A. Psychosis in temporal lobe epilepsy and the modulation of dopamine system activity. In: Biological Psychiatry. vol. 65 (8); 2009.

[58] Gattaz WF, Valente KD, Raposo NR, Vincentiis S, Talib LL. Increased PLA2 activity in the hippocampus of patients with temporal lobe epilepsy and psychosis. J Psychiatr Res 2011;45(12):1617–20.

[58a] Suckling J, Roberts H, Walker M, Highley JR, Fenwick P, Oxbury J, Esiri MM. Temporal lobe epilepsy with and without psychosis: exploration of hippocampal pathology including that in subpopulations of neurons defined by their content of immunoreactive calcium-binding proteins. Acta Neuropathol 2000;99(5):547–54.

[59] Yelmo S, Morera-Fumero AL, González PA, Barrau V. Serum S100B levels in first-episode psychosis and juvenile myoclonic epilepsy. Eur Psychiatry 2012;27:1033. https://doi.org/10.1016/S0924–9338(12)75200–8.

[59a] Monji A, Yanagimoto K, Maekawa T, Sumida Y, Yamazaki K, Kojima K. Plasma folate and homocysteine levels may be related to interictal "schizophrenia-like" psychosis in patients with epilepsy. J Clin Psychopharmacol 2005;25(1):3–5.

[60] Scherer EA, Hallak JEC, Leite JP, Gitai DLG, Brusco J, Moreira JE, Lucio-Eterovic AKB, Andrade VDSS, Carlotti Junior CG. Neurotransmitters related to depression and psychosis in patients with temporal lobe epilepsy. Eur Psychiatry 2011;26:909.

[61] Kanner AM, Rivas-Grajales AM. Psychosis of epilepsy: a multifaceted neuropsychiatric disorder. CNS Spectr 2016;21(3):247–57.

[62] Taylor D, Paton C, Kapur S. The South London & Maudsley NHS Foundation Trust Oxleas NHS Foundation Trust. Prescribing Guidelines in Psychiatry 12th ed. Wiley-Blackwell; Chapter 7 p. 632–635

[63] Oner O, Unal O, Deda G. A case of psychosis with temporal lobe epilepsy: SPECT changes with treatment. Pediatr Neurol 2005;32(3):197–200.

[64] Onuma T, Adachi N, Hisano T, Uesugi S. 10–year follow-up study of epilepsy with psychosis. Jpn J Psychiatry Neurol 1991;45(2):360–1.

[65] Hino K, Tanaka S, Miyajima M, Sakamoto K, Hara K, Watanabe Y, Watanabe M, Takahashi S, Kato M, Onuma T. Status of atypical antipsychotic use for epileptic psychosis in the epilepsy ward of our hospital. Epilepsia 2009;50:249.

[66] Langosch JM, Trimble MR. Epilepsy, psychosis and clozapine. Hum Psychopharmacol 2002;17(2):115–9.

[67] Robertson MM, Trimble MR, Townsend HRA. Phenomenology of depression in epilepsy. Epilepsia 1987;28:364–8.

[68] Reutens DC, Savard G, Andermann F, Dubeau F, Olivier A. Results of surgical treatment in temporal lobe epilepsy with chronic psychosis. Brain 1997;120:1929–36.

[69] Marchetti RL, Fiore LA, Valente KD, Gronich G, Nogueira AB, Tzu WH. Surgical treatment of temporal lobe epilepsy with interictal psychosis: results of six cases. Epilepsy Behav 2003;4(2):146–52.

[70] Chen Z, O'Brien TJ, Kwan P, Lusicic A, Velakoulis D, Adams SJ. Psychosis in epilepsy: role of antiepileptic drugs. Neuroepidemiology 2015;45(4):308–9.

[71] Pasini A, Pitzianti M, Baratta A, Moavero R, Curatolo P. Timing and clinical characteristics of topiramate-induced psychosis in a patient with epilepsy and tuberous sclerosis. Clin Neuropharmacol 2014;37(1):38–9.

[72] Trimble M. Patients with epilepsy and psychosis treated with vigabatrin. J Epilepsy 1998;11(2):61–6.

[73] Brandt C, Fueratsch N, Boehme V, Kramme C, Pieridou M, Villagran A, Woermann F, Pohlmann-Eden B. Development of psychosis in patients with epilepsy treated with lamotrigine: report of six cases and review of the literature. Epilepsy Behav 2007;11(1):133–9.

[74] Needham E, Hamelijnck J. Temporal lobe epilepsy masquerading as psychosis—a case report and literature review. Neurocase 2012;18(5):400–4.

[75] Sinclair DB, Snyder T. Psychosis with frontal lobe epilepsy responds to carbamazepine. J Child Neurol 2008;23(4):431–4.

[76] Hirashima Y, Morimoto M, Nishimura A, Osamura T, Sugimoto T. Alternative psychosis and dysgraphia accompanied by forced normalization in a girl with occipital lobe epilepsy. Epilepsy Behav 2008;12(3):481–5.

[77] Calvet E, Caravotta PG, Scévola L, Teitelbaum J, Seoane E, Kochen S, D'Alessio L. Psychosis after epilepsy surgery: report of three cases. Epilepsy Behav 2011;22(4):804–7.

[78] Matsuura M. Psychosis of epilepsy, with special reference to anterior temporal lobectomy. Epilepsia 1997;38:32–4.

[79] Sanguankiat P, Nabangchang C. The paradox of epilepsy surgery and psychosis: report of two cases. J Neurol Sci 2009;285:S257.

[80] Guarnieri R, Hallak JEC, Walz R, Velasco TR, Alexandre Júnior V, Terra-Bustamante VC, Wichert-Ana L, Sakamoto AC. Pharmacological treatment of psychosis in epilepsy. Rev Bras Psiquiatr 2004;26(1):57–61 [Sao Paulo, Brazil: 1999].

[81] Benjaminsen S. Temporal lobe epilepsy and schizophreniform psychosis. Ugeskr Laeger 1980;142(3):168–9.

[82] Arzy S, Schurr R. "God has sent me to you": right temporal epilepsy, left prefrontal psychosis. Epilepsy Behav 2016;60:7–10.

[83] Ito M, Adachi N, Okazaki M, Adachi T, Kato M, Onuma T, Matsubara R, Hara K. Evaluation of psychiatric symptoms in epilepsy psychosis using brief psychiatric rating scale. Epilepsia 2010;51:29.

[84] Mellers JDC, Toone BK, Lishman WA. A neuropsychological comparison of schizophrenia and schizophrenia-like psychosis of epilepsy. Psychol Med 2000;30(2):325–35.

[85] Kandratavicius L, Hallak JEC, Leite JP. Psicose e depressao na epilepsia do lobo temporal psychosis and depression in temporal lobe epilepsy. J Epilepsy Clin Neurophysiol 2007;13(4):163–7.

[86] Clarke MC, Tanskanen A, Huttunen MO, Clancy M, Cotter DR, Cannon M. Evidence for shared susceptibility to epilepsy and psychosis: a population-based family study. Biol Psychiatry 2012;71(9):836–9.

[87] Shrivastava AK. Psychosis in relation to epilepsy—a clinical model of neuro-psychiatry. Indian J Psychiatry 1996;38(3):120–32.

[88] Xenitidis K, Campbell C. Molecular and the relationship between epilepsy and psychosis. Br J Psychiatry 2010;197:75–7.

[89] Banuelos E, Ramsey K, Belnap N, Krishnan M, Balak C, Szelinger S, Siniard AL, Russell M, Richholt R, De Both M, Piras I, Naymik M, Claasen AM, Rangasamy S, Huentelman MJ, Craig DW, Campeau PM, Narayanan V, Schrauwen I. Case Report: novel mutations in *TBC1D24* are associated with autosomal dominant tonic-clonic and myoclonic epilepsy and recessive Parkinsonism, psychosis, and intellectual disability. F1000Res 2017;6:553.

第18章 癫痫和心因性非癫痫发作

Epilepsy and psychogenic nonepileptic seizures

Sofia Markoula　Markus Reuber　著

心因性非癫痫发作（psychogenic nonepileptic seizures，PNES）是对内部或外部因素触发引起的经验和行为反应，表面上类似于或可能被误认为癫痫发作。它们既不与脑电图（electroencephalogram，EEG）的癫痫放电有关，也不与其他易于识别的病理生理变化有关[1, 2]。

PNES 在当前精神病学分类系统中并不确切。大多数符合《国际疾病分类（第10版）》（世界卫生组织，1992）中的解离性（转换）障碍（分离性惊厥）的诊断标准，或《精神障碍诊断与统计手册(第5版)》（DSM-Ⅴ）（美国精神病学协会，2013）中的功能性神经症状（转换）障碍的诊断标准[3]。然而，许多患者也符合心境和焦虑障碍、创伤后应激障碍和间歇性焦躁障碍的标准。其中一些障碍表现出与 PNES 的现象重叠，可能难以可靠地与 PNES 区分开[4]。绝大多数 PNES 并不被视为是或被认为是故意产生的，但少数癫痫发作在客观上与 PNES 难以区分（专家估计 ＜5%）[5]。例如，故意人为编造症状（用以扮演生病的角色去装病，或在有外部激励的情况下捏造），而不视为精神障碍[4, 6]。

PNES 与晕厥和癫痫一起是导致短暂意识丧失的 3 种常见原因，占临床新发抽搐表现的 10%～20%[7]。不幸的是，诊断 PNES 仍是一个严峻的挑战，他们大多数最终得到的结论是被告知患有癫痫。事实上，大多数 PNES 在最初表现几年后才被正确诊断出来[8]。PNES 诊断延迟并不局限混淆于癫痫的复杂情况[9]。

由于误诊，就诊于专家的非常难治的癫痫患者中，PNES 约占 20%，在考虑进行癫痫手术的难治性癫痫患者中高达 30%[10]。同样，25% 难治性癫痫发作而转至神经重症监护病房的患者被证实患有 PNES（假状态）[11]。

诊断的不确定性和延迟可能会导致如下严重后果：误诊癫痫的 PNES 患者使用更高剂量的多种药物治疗，报道的不良反应或过敏比癫痫患者更多，超过 22% 的患者被发现用药剂量超出了通常治疗范围[12]。当患者长期误诊为 PNES 时，风险会特别高，甚至静脉使用抗惊厥药物、全身麻醉和插管不当可导致医源性损伤或死亡[13]。

由于有一部分患者癫痫和 PNES 共患病、并发或者是相继出现，这一事实增加了诊断的困难。如果一种疾病伴随另一种疾病，癫痫几乎总是最初的问题。因此可以认为是 PNES 的一个危险因素[14-17]。关于混合癫痫和非癫痫发作的流行病学数据存在相当大的不确定性；6%～60% 的 PNES 患者被描述为活跃的癫痫共患病[14]。在某种程度上，这种广泛的数据范围可以用特殊案例来解释。例如，已发现伴有智力残疾（intellectual disability，ID）的 PNES 患者并发癫痫的频率更高[18, 19]。另一个重要因素是癫痫和 PNES 使用不同的诊断标准[20]。当 PNES 和癫痫的诊断标准需要视频 – 脑电图记录判断时，发现共患癫痫的数据会下降[21, 22]。

癫痫共患病的 PNES 患者人口学特征与"单

纯"PNES 患者相似。除了特殊的亚群，如儿童、智力低下、老年患者外[18, 23, 24]，女性患者居多，约占患者总人数的 75%[25, 26]。在群体水平上，与单纯 PNES 患者相比，PNES 癫痫共患病患者在诊断时可能更年轻[8]。然而，总的来说，两组年龄分布相似；尽管 PNES 被描述为最初表现在 5 岁的儿童或年龄更大的患者身上[1, 27]，但大多数 PNES 障碍开始于青春期或成年早期[9, 26]。

一、发病机制

（一）病因

PNES 主观和客观表现的多变性及与其相关精神症状的多样性，均提示涉及多种机制，PNES 疾病不是单一同源病[2]。各种各样的环境、生理和心理压力源可能与病因相关[6]。易感和诱发因素发生在症状出现之前，并在症状出现之后起到持续和加重作用。通常不同因素相互作用，只有在其他因素存在的情况下，特定的应激源才可能成为致病因素[28]。

癫痫可作为一种易感、诱发、持续或触发因素：癫痫发作可直接促进 PNES 的发展[29]。例如，没有意识受损的局灶性癫痫可能引发 PNES[30]。癫痫也可能是一种潜在的大脑紊乱的几种表现之一，其他表现使患者患 PNES 的风险增加[31]。更重要的是，癫痫与压力和精神障碍（如焦虑和抑郁）高度相关，可能促进 PNES 的发生[29, 32]。在一些癫痫患者中，与 PNES 发展相关的情绪障碍（或精神症状）可能与抗癫痫药物（antiepileptic drug AED）的使用有关，而抗癫痫药物具有精神方面不良反应[32, 33]。癫痫还可导致被歧视，对社会包容产生不利影响[34]。此外，它还会降低患者的自尊[35]。总之，对癫痫共患病 PNES 患者的病因学特征认识是有限的。创伤和性虐待可能是 PNES 亚组患者中不太重要的病因[23]。与那些以前没有癫痫发作的患者一样，患有癫痫的女性比

男性更容易发生 PNES[16]。晚发的癫痫发作[36]和右侧大脑半球病变已经被认为是癫痫患者进展为 PNES 的额外风险因素[37, 38]，尽管这些发现并没有被 Reuber 等证实[14]。Reuber 等的研究发现，除了女性、精神发育迟滞和低智商是癫痫共患病 PNES 风险增加相关的主要因素外，其中低智商患者更容易患 PNES，因为他们解决问题和沟通的能力更有限，或在表达情绪困扰方面更困难[19]。然而，即使在有癫痫共患病的 PNES 患者中，也发现了"单纯"PNES 患者，解决困难与之相关。

压力或创伤性生活事件已在大多数 PNES 患者中被证实，有证据表明，前期有创伤性经历在 PNES 患者中比其他功能性神经症状的患者更常见[28]。创伤，特别是性虐待，已经被许多作者提出是 PNES 发病的主要因素，并且在 PNES 患者中有很高的创伤后应激障碍（posttraumatic stress disorder，PTSD）发生率的报道[39, 40]。其他可能相关的因素包括严重的环境压力、家庭或亲密的社会环境问题、丧亲之痛、欺凌和分离焦虑[28]。压力或创伤经历也被报道为 PNES 障碍的诱发因素[41]。事实上，Bowman 等在他们的系列中发现了除 9% 以外的所有患者的突发事件[42]。被描述为诱发 PNES 的因素包括强奸[39]、伤害[43]、成年后童年受虐后的"影像性"创伤经历[39]、头部受伤[44]、颅内手术[44, 45]、家庭成员或朋友的死亡或分离[46]、失业[42]、道路交通和其他事故[42]、关系困难、涉及违法行为等[47]。

研究表明，在 PNES 儿童患者中，冲突型家庭环境、在校困难（包括欺凌、特定的学习困难或不切实际的期望）和人际冲突（如欺凌）容易造成 PNES[23, 48]。癫痫或疾病易感（受到有癫痫或精神疾病的直系亲属影响）也经常被认定相关[23]。与成人相比，儿童有癫痫病史似乎是 PNES 出现的一个更重要的危险因素[23]。

PNES 障碍在较大龄患儿中性别差异不大，且不太可能与所报道的情感创伤或性虐待有

关 [27]。在这一患者群体中，身体疾病或健康焦虑似乎是特别重要的因素，他们经常经历身体其他的健康问题（包括癫痫）[24]，导致存在与健康相关的创伤经历 [27, 48]。

PNES 可与脑功能障碍和智力低下（ID）相关，是 PNES 发病的危险因素 [18, 19, 31]。ID 和PNES 患者形成了一个具有特定临床和病因特征的亚群。研究表明，PNES 合并 ID 的患者比例与 PNES 合并癫痫的患者比例相似 [49]。在那些有PNES 和 ID 的人中，发病有一种男性占主导地位的趋势，之前的性虐待相对较少 [18]。情境变化或情绪触发在 PNES 产生之前可能更常见，那些在ID 背景下发生 PNES 的患者，可能很容易出现复发性 PNES [18]。

长远影响来看，一旦 PNES 产生，常对患者的恢复或改善构成重大障碍。许多 PNES 患者经常看病就医，他们频繁地看病就医又可能会加剧问题 [50]。这种频繁接触可能导致与医疗人员发生创伤经历，或通过多种不同医疗人员的参与造成混乱，从而干扰有效的治疗 [50]。据报道，经常有PNES 在扫描检查和会诊期间遭遇医疗创伤。已被证实，过量或不当使用 AED 和 AED 毒性会加重 PNES 障碍 [51]。社会经济保障方面可能会对PNES 提供持久的福利支持。但许多研究表明，在接受经济福利的患者中，得到的结果却较差，尽管这一观察结果反映着这些患者可能存在更不健康的事实 [52]。

（二）精神和人格障碍

无论是否与癫痫共患病，PNES 与精神人格障碍之间共患病存在着复杂的关系。PNES 还可以直接导致其他心理健康症状（包括恐慌、颠倒错乱、更长时间的分离症状、功能性运动症状），或者相反，PNES 可能由心理健康症状（如恐慌或颠倒错乱）直接诱发或触发。PNES 可以通过与精神障碍相关的觉醒或沉默来表现。然而，它

们也可能与同一患者的精神障碍共存，但没有直接的联系。这同样适用于人格障碍的特征，如情绪失调或强迫症状。

研究发现，PNES 患者中出现不同精神和人格障碍的比例很高 [43]，几乎所有 PNES 患者都至少有一种 DSM-IV 分类的当前可识别的额外精神疾病 [2, 53]。根据贝克抑郁量表的测量，抑郁与这种状况的关系在青少年中尤为密切，超过一半的 PNES 患者有明显的抑郁症状 [54]。同样，超过一半的 PNES 患者符合焦虑障碍的标准，包括创伤后应激障碍 [55]。一般来说，PNES 患者在情绪失调测试中的得分高于健康和癫痫对照组，并且更多地具有反社会行为和抑制性 [56]。在一些研究中，多达 75%～90% 的 PNES 患者被认为是病态的人格特征 [56]。有证据表明，某些发病前人格特征和应对方式与 PNES 相关。例如，已发现PNES 与 B 类障碍（边缘型人格障碍和表演型人格障碍）、C 类障碍（依赖型人格障碍）和述情障碍之间存在关系 [57]。

一些研究比较了单纯 PNES 患者与混合癫痫和非癫痫发作患者的精神病学特征，揭示了差异和相似之处 [14, 29, 53]。根据 Kuyk 等的报道，具有分离性症状（分离性失忆、神游、人格解体障碍）、躯体形式症状、广泛性焦虑、恐慌发作、创伤后应激障碍症状（颠倒错乱）、阵发性愤怒和运动激动的单纯 PNES 患者中躯体形式和焦虑障碍的发病率较高。与那些只有 PNES 的患者相比，他们发现癫痫患者和 PNES 患者的人格障碍率更高，这些患者更经常具有 C 类特征，类似于在只有癫痫患者中发现的人格病理模式 [29]。但与单纯癫痫患者相比，PNES 和癫痫患者的人格病理表现更为明显 [29]。根据之前的研究，Devinsky等在 PNES 和癫痫混合组中发现的 DSM-III 中的II 型人格障碍是单纯 PNES 组的 2 倍以上 [16]。尽管如此，Galimberti 等并没有复制这些发现，他们发现单纯 PNES 患者与受 PNES 和癫痫影响的

患者具有相同的心理特征，这与单纯癫痫患者不同[53]。在他们的研究中，大多数 PNES 或 PNES 和癫痫患者被诊断为躯体转换障碍，以转换障碍为最常见，其次是焦虑障碍[53]，而在癫痫患者中，情绪障碍是最常见的诊断。在人格病理水平上，PNES 影响的患者（伴有或不伴有额外癫痫）比单纯癫痫患者更容易被诊断为 B 类人格障碍[53]。

（三）PNES 整合认知模型

前面讨论的因素可能会增加 PNES 疾病进展的风险，但没有一个能必要或充分解释 PNES 的发生。更重要的是，这些不是 PNES 特有的，但也可能与许多其他精神健康障碍有关。Brown 和 Reuber 的整合模型综合了之前的理论，并承认 PNES 是一种异常的表现，其特征也像癫痫发作之间的功能异常[58]。根据这个模型，潜意识激活的异常行为心理特征，由内部或外部诱发的引起抽搐发作的异常心理表征，同样在 PNES 中也都是常见的（除了那些由患者意志行为引起的）。

这些异常行为表征包括认知 – 情感 – 行为行动模式组成，这些程序结合了多种元素（怎样对恐惧作出反应）和跨多种环境的学习和经验的结果相结合。通路的激活可能与异常的觉醒、情绪或认知加工有关，这就解释了广泛不同的 PNES 表现[58]。在这个模型中，共患病或既往促使癫痫诱发的潜在危险，也作为威胁 PNES 反应的触发因素，也是一种导致慢性生理觉醒增加的压力源和一种干扰有效抑制的因素（如通过增加对可能癫痫发作的抑制作用）（图 18-1）。

二、诊断评估

（一）临床特征

PNES 的诊断仍主要是基于临床证据。重要的是，不要把诊断看作是治疗开始前发生的单个事件，而是一个持续的过程。这在 PNES 和癫痫共患病患者中尤其如此，在这些患者中，抽搐和非抽搐发作的频率可能相对会有波动。由于

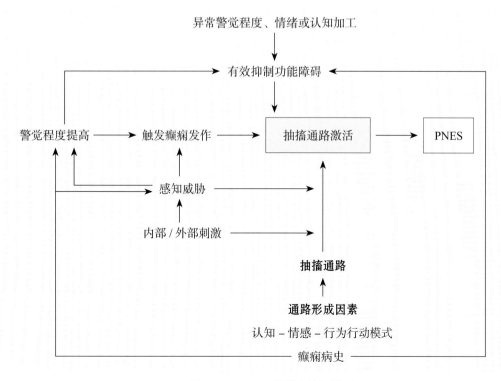

▲ 图 18-1　PNES 的整合认知模型

PNES 几乎都是在抽搐发作后发展起来的[26]，这类患者 PNES 的最初诊断往往是由于一种新的发作类型的出现。另外，诊断医生可能会因抽搐发作频率或严重程度的意外变化而警觉到 PNES 的发展。有时，不寻常的抽搐发作模式可能额外提示 PNES 的诊断，如暑假期间完全没有癫痫发作。

虽然有一些特征应该提醒临床医生注意 PNES 的可能性，但需要重要强调的是，没有单一的症状学特征是这种癫痫症的征兆。PNES 的典型特征包括骨盆上挺或不对称抽搐发作和伴有肢体运动，而某些被认为是癫痫特征的临床特征常出现在 PNES 患者[59]。这些特征包括自主症状（如心动过速、潮红和出汗[60]）、大小便失禁和损伤（包括咬舌[1]）、特定诱因（如闪烁灯光[61]）和夜间发作[62]。

由于这些复杂的运动也可在额叶癫痫（frontal lobe epilepsy，FLE）中出现，因此仅凭拍打或抽打的证据不能区分 PNES 和癫痫发作[63]。PNES 发作期间可发生头部左右运动或身体转动，但也可发生局灶性癫痫发作，尤其是 FLE 发作[63, 64]。然而，多数 FLE 癫痫发作是高度刻板且短暂的（5~45 秒），倾向于夜间发生，且常与突然开始的突出的轴向躯体运动有关[64]。在有时间起源的局灶发作中，发作也可能是"温和的"，仅与意识损伤和行为停止有关[64]。因此，运动特征的缺失不应该是 PNES 和癫痫发作的区分要点。

临床医生必须特别警惕那些只由目击者报道的特征。不幸的是，根据进一步视频－脑电图研究发现，既往的一些诊断经常是错误的。例如，尽管 PNES 很少出现在真正的睡眠中，但由 PNES 患者（及其伴侣/照顾者）描述的睡眠中癫痫发作与癫痫患者很相似（当视频－脑电图描记到睡眠相关的 PNES 时，它们通常出现在"假睡眠"中，即一种患者似乎在睡觉，但实际上是清醒或在患者从睡眠中醒来后不久的状态）[62]。尽管视频－脑电图研究表明，癫痫发作期间持续

保持闭眼是 PNES 的强烈指标[65]，但这一发作迹象经常被目击者误判[66]，因此如果没有被视频捕捉到，它就不能作为一种强烈的诊断指标。抽搐突发损伤在癫痫患者中更为常见，但针对损伤（或失禁）还不能很好地区分[1]。然而，尽管患者病史中单次发作特征的诊断价值有限，但发作表现特征有助于区分癫痫发作和非癫痫发作[9]。当这些表现与目击者观察到的描述相结合时，它们的诊断价值就会增加。

大量的调查分析研究表明，临床医生不仅要注意特定的症状，还要注意患者对这些症状的描述。已发现，癫痫患者更专注于他们的主观发作症状，并努力解释其性质，而 PNES 患者倾向专注于发作过程或发作的后果。当被提示时，PNES 患者拒绝医生将注意力集中在一个特别难忘的发作上（如第一次、最后一次或最严重的发作），并且不提供关于他们自主感觉的任何症状的更多细节[67]。

不幸的是，在某些情况下，即使对患者和证人进行仔细的病史记录，也可能使临床医生和患者无法确定癫痫发作和非癫痫发作的区别。如果临床医生能够在癫痫发作时对患者进行检查或看到典型事件的记录（如视频），PNES 的诊断就能更明确[65]。检查结果表明是 PNES 而不是癫痫发作，包括观察患者对环境刺激的反应（包括他人在场，说话，或眼皮发痒；不鼓励使用痛苦的刺激），持续闭眼，抗拒睁开眼睛，以及正常的瞳孔光线反应。发绀可以不出现。在伴有四肢无力的 PNES 中，将一只手举过患者头部，可以垂向患者一侧，而不是面侧。一项症状学综述指出，可能对区分 PNES 和癫痫发作最有用的证据是长程视频－脑电图记录到癫痫发作、脑电图显示睡眠、清醒状态、波动过程、异步运动、骨盆扭动、头部或身体翻身动作、发作时闭眼、突发哭泣、记忆再现，以及没有发作后混乱[63]。

然而，其他的观察结果也可能很有帮助。例

如，PNES 中的震颤运动通常具有震颤（激动药 / 拮抗药交替活动）的特征，而不是阵挛活动（激动药快速收缩后放松）。这些运动的频率在 PNES 过程中趋于不变（只有振幅变化），而在强直阵挛性癫痫发作时逐渐减少[68]。PNES 通常比癫痫发作停止得更突然。

包括复杂运动（如扭动、捶打和全身捶打）的癫痫发作可能是 PNES，特别是当这种活动持续时间超过 3 分钟时[69]。事实上，45% 的 PNES 患者会出现扭动动作，但只有 17% 的局灶性癫痫发作患者会出现扭动动作[65]。PNES 常出现不同步的身体运动、头或身体左右运动、有节奏的盆腔运动及运动模式不连续的波动过程[69]。在 PNES 患者中，28% 的患者会出现后仰姿势，而在癫痫发作中很少出现[63]。

患者一瘸一拐瘫倒、静止不动或者无反应的状态瘫倒晕厥，不太可能是癫痫发作，尤其时间延长则更不是[3]。

癫痫发作期间呻吟或哭泣在 PNES 中比癫痫发作更常见[60]。如果在 PNES 期间被观察到发作性言语，它往往比癫痫发作有更多的情绪内容。在癫痫发作时，言语有单调的性质，通常是"空洞的"，通常包括重复的无意义短语或声音[64]。在 PNES 期间，说话通常是可理解的（PNES 患者经常在发作期间回答问题）或口吃[4]。

最近研究表明，PNES 患者可见的（或主观的）症状学元素不是随机组合的，但可能区分出几种不同的 PNES 类型。一项基于聚类特征的研究确定了 5 种不同的 PNES 类型，包括伴有原始姿势活动的肌张力障碍发作、伴有反应性保留的少动性发作、假性晕厥发作、伴有换气过度和先兆的长时间多动发作和长时间躯体肌张力障碍发作[70]。其他作者描述了一些不同的类别，并将 PNES 细分为中等数量的离散症状群[71, 72]。关于不同 PNES 患者亚群中看起来有不同的原因，我们知之甚少，尽管有证据表明，至少一些症状表现可由以前的经历解

释，因为性虐待患者更可能出现痉挛性 PNE、夜间发作、发作性损伤、尿失禁、癫痫前驱症状、颠倒错乱和情绪触发[73]。对单纯非癫痫性发作障碍与其他癫痫患者在 PNES 的症状学上可能存在的差异尚不清楚。在整合认知模型的框架下，癫痫发作的经历（或在记录病史过程中的回忆）可能会影响 PNES 构建，并导致至少在癫痫发作的某些方面对 PNES 进行构建。对合并癫痫的 PNES 患者的研究表明，大约 1/3 的病例的 PNES 症状学与癫痫发作相似[14, 16]。这使得在这些患者中很难区分 PNES 和癫痫发作。最近一篇报道强调指出，有癫痫发作和脑内脑电图记录的 PNES 患者，这两种发作类型表现出惊人的相似性[74]。

（二）视频 - 脑电图发现

最终，PNES 的诊断是基于来自一系列不同来源数据的集成，包括从患者、癫痫目击者和调查中获得的信息。虽然家庭录像可能很有用[65]，但它们往往会错过癫痫发作或其他重要的癫痫发作因素，同时记录的脑电图提供的额外信息可能至关重要。即使发作性脑电图变化被肌肉电位所掩盖，该测试也可以通过显示癫痫发作前的脑电活动（例如，局灶性癫痫发作时的癫痫放电或癫痫发作时睡眠时的脑电图表现），并显示癫痫发作活动停止后立即停止了脑电变化。

更重要的是，伴随的心电图记录（通常包括在视频 - 脑电图记录中）在癫痫发作时可能显示比 PNES 预期的更快的心率增加[75-77]。运动性癫痫发作时的发作期峰值心率也大于运动性 PNES 时的发作峰值心率[77]，全面性强直阵挛发作时心率峰值最高[77]。发作期心率升高超过发作前基线 30% 或更高已被证明对癫痫发作有 97% 的阳性预测价值[75]。然而，也有人指出发作期心率并不能区分额叶癫痫发作和 PNES，尽管发作前 PNES 的心率增加和额叶癫痫发作后心率迅速减少可将 PNES 与额叶癫痫区分开来，但发作期心率并不

能区分额叶癫痫和 PNES[76]。

虽然视频 - 脑电图记录是区分癫痫发作和非癫痫发作的最佳手段，但它们仍然会导致解释错误。例如，当非意识丧失的抽搐发作时，可能会过多地强调癫痫样脑电图变化的缺失。即使这些抽搐发作是由癫痫引起的，仍可能会有70%~90% 的头皮脑电图记录不到相关问题[78]。

据报道，将额叶癫痫（FLE）误诊为 PNES 也是一种常见错误，尽管在大多数情况下，只有当诊断人员不知道 FLE 的典型发作特征，并且没有意识到多达 1/3 的额叶癫痫发作在头皮 EEG 记录中无癫痫样活动时，这才应该是一个重大挑战[16]。然而，一些额叶癫痫似乎"奇怪"的自发动作（如呻吟或哼哼声、模仿、恐惧、大笑或哭泣）这一事实可能会导致将非惊厥性额叶癫痫发作误诊为 PNES[36]。然而，与 PNES 相比，FLE 患者的癫痫发作更可能从儿童时期开始，在许多患者主要或完全与睡眠相关，通常为部分意识状态的不对称姿势，有非常短暂、高度刻板，并且有丛集发生的倾向[16]。

将顶叶癫痫误诊为 PNES 的风险可能更大。顶叶症状学具有多样性，包括多感官先兆和异质性运动表现，如肌张力障碍和多动行为，甚至可能导致经验丰富的癫痫学家在缺乏发作性 EEG 放电记录的情况下做出诊断错误。

尽管存在这些诊断挑战，但在大多数情况下，使用头皮电极的无创视频 EEG 记录应能让临床医生清楚地区分癫痫发作和 PNE，尤其是当考虑到患者的主观发作经历，以及进行了发作测试和发作回顾测试时。理想情况下，发作期检查应包括测试对言语和触觉刺激（如睫毛瘙痒）的反应性，鼓励记忆少量单词，以及对发作急症时和发作后检查程序回忆测试（患者在 PNES 期间比明显丧失意识的癫痫发作更有反应，并表现出对测试过程的更多回忆）[79]。对回避的测试，如抗拒睁眼或手掌落在患者脸上时的有控制的下

降，可以在明显的无力对抗的发作中显示肌肉紧张性和意志性运动[1, 80, 81]。

尽管有人认为，在某些情况下，只有颅内脑电图记录才能可靠地区分 PNES 和癫痫发作，但绝大多数情况下不建议使用侵入性脑电图记录，应该留给特殊诊断困难时，以及当被证实癫痫手术将是一种治疗选择时[74, 82]。Wyler 等报道了6 例癫痫发作时头皮 EEG 记录与基线无变化的患者，被认为是 PNES，但在颅内 EEG 时出现额叶或颞叶深电性发作[82]；Ostrowsky-Coste 等报道了2 例癫痫发作患者与 PNES 极为相似[74]。

尤其当患者同时伴有癫痫和 PNES 时，记录具有患者习惯性发作的典型特征尤为重要。为了做到这一点，最好的做法是在视频 - 脑电图记录之前详细记录所有类型的抽搐发作，并向证人出示记录，这可能需要询问患者，并将记录显示给患者、亲属 / 朋友或护理人员[82]，因为护理人员可能比患者更能区分癫痫发作类型[83]，以确认所捕获的抽搐发作是要证实的对象。

（三）暗示和激活技术

大多数 PNES 患者会在视频 - 脑电图记录的最初几个小时内出现一次事件发生[84]。然而，对于那些疑似癫痫和 PNES 的共患病患者，如果记录了所有经常出现的发作类型，并量化了抽搐和非抽搐发作的相对频率，则对患者的进一步治疗有很大帮助，因此捕获到首次发作后，不要停止记录。这也意味着当常规视频脑电图记录中没有捕捉到经常发作的 PNES 时，暗示和诱发技术在涉及 PNES 和癫痫发作的共患病患者中作用会较小，尽管许多中心为了能缩短视频 - 脑电图监测并提高发作"产量"使用癫痫诱发技术，国际抗癫痫联盟 PNES 工作组原则上也认可这些措施[80]。暗示和激活技术包括诱发癫痫发作或增加生理唤醒的措施。详细记录癫痫表现病史这一简单操作就可能会产生暗示作用，如果医生大声

记录和评论阐明细节,可能会增强暗示效果[85]。这种简单的方法可以在 1/3~2/3 的患者中捕获 PNES[86]。例如,通过解释说明常规激活技术(如光刺激或过度换气)可引发典型发作的频率,从而去施加更大暗示性。持续 1~2 小时的相对短暂的门诊脑电图,包括过度换气、光刺激和暗示,已被证明高达 66% 的疑似患者能捕捉到的典型 PNES[87]。

除了脑电图激活程序和口头建议外,医生还使用了一系列安慰剂干预措施,在怀疑 PNE 时诱发癫痫发作,最常用的方法是静脉注射生理盐水。研究表明,这种更具侵入性的措施诊断率可能更高,但这些方法的使用仍存在伦理争议。此外,更有力的暗示技术可能会增加患者非典型发作导致诊断错误的风险[88]。

(四)PNES 生物标志物

许多生物标志物被认为是区分癫痫发作与 PNES 的候选者[89]。然而,所有这些测试在 PNES 的诊断或管理方面的效用有限,特别是在癫痫共患病的背景下。催乳素(propagation,PRL)是目前研究得最好的具有诊断潜力的血液检查。癫痫发作时,癫痫放电从近颞叶结构向下丘脑传播,可导致癫痫发作后 10~20 分钟至约 2 小时血清 PRL 水平升高[89]。虽然癫痫发作后 PRL 水平比非癫痫发作时更有可能升高,特别是当癫痫发作为惊厥时,会出现假阳性和阴性结果,PNES 的诊断绝不应完全基于该测试。一项研究发现,多达 20% 的 PNES 人群的 PRL 水平升高[90],而另一组招募有或没有泛化的复杂局灶性癫痫发作患者,发现癫痫发作和 PNES 人群的 PRL 水平无统计学差异[91]。

三、PNES 和癫痫手术

PNES 可能被认为是癫痫患者的共患病,这些患者被认为是癫痫手术的适应证;PNES 可能在癫痫手术前作为一种未被认识的癫痫共患病存在,但只有在手术干预后才被诊断,或者在癫痫手术后可能新发出现。

当外科手术被认为是药物抵抗性难治癫痫时,癫痫和 PNES 的关联带来了特殊的挑战。首先,对 PNES 的额外诊断提出了一个问题,即癫痫发作对抗癫痫药物治疗的抵抗性究竟有多大,有多少患者的癫痫发作实际上是由于 PNES 障碍而不是癫痫。由于 PNES 的常见共患病,包括焦虑、抑郁、创伤后应激障碍、其他躯体形式、解离性和人格障碍,可能会出现进一步的困难,所有这些都是癫痫手术的相对禁忌证,如果这些禁忌证足够严重,影响了患者处理术前评估过程、手术本身及从手术中成功康复的效果[92]。然而,来自未将 PNES 患者排除在手术干预之外的中心的回顾性癫痫手术病例系列报道称,在接受手术停止癫痫发作的患者中,1.3%~3.2% 的患者术前已知同时存在 PNES[92, 93],来自这些中心的证据表明癫痫手术可能与良好的结果有关,可能包括 PNES 的改善或消失[92]。

到目前为止,还没有明确的指南详细说明应如何决定对难治性癫痫和 PNES 患者进行癫痫手术,以及如何对这些患者进行最佳管理。事实上,鉴于癫痫和非癫痫性发作障碍的异质性,考虑到癫痫性发作和非癫痫性发作对特定患者的致残性,以及心理、医学、手术治疗和不同干预措施的最佳顺序[93]。一项对接受癫痫手术的混合性癫痫患者的回顾性研究表明,如果有证据表明存在慢性和多种躯体症状,且患者表现出暗示人为障碍的行为,那么手术和精神结局可能较差[92]。频繁的 PNES 和非癫痫发作史也被确定为手术预后不良的预测因素[92]。然而,在仔细进行癫痫学、精神病学和心理评估后,癫痫手术也可能被考虑。在某些情况下,在考虑手术前治疗 PNES 和精神疾病共患病可能是重要的。在其他情况下，最初的手术治疗可能更合适。癫痫手术应针对以癫痫性而不是以非癫痫性发作为主的患者。然而，患者术前应被告知癫痫和非癫痫发作的诊断可能，手术是对癫痫的干预，而不是对 PNES 的干预[92]。

已有文献报道脑手术后 PNES 的发生与癫痫发作无关[45]，但该现象更可能发生在癫痫手术后，据报道发生率占癫痫切除手术治疗的 1.8%～8.8%[38, 94-99]。术后 PNES 尚未得到很好的研究。它们很可能诊断不足，并混淆了手术后癫痫发作结果的评估和临床管理。Glosser 报道的发生率最高（8.8%），但有可能一些术后发现有 PNES 的患者在术前也存在混合性癫痫障碍，尽管 PNES 的诊断只有在癫痫手术后才得到证实[38]。

结合文献报道的所有病例数据综述发现，女性是癫痫术后 PNES 最显著的危险因素，其次是术前出现精神障碍。术后 PNES 可能更常见于手术发生肢体并发症的患者[94]。在 Markoula 等发现术前有精神障碍的女性患者有 8.5% 的机会发展为 PNES[94]。此外，研究表明，发生术后并发症的患者可能面临更大的风险。该研究还表明，术后 PNES 的发展与癫痫发作的结局无关[94]，尽管有假设认为，在一些癫痫发作解除后发展为 PNES 的患者中，"正常人的负担"可能与病因有关[100]。

术后 PNES 可能出现在癫痫手术后的 1 年内[38, 93]，但也有报道发生在 10 年后[94]。据报道，术后 PNES 往往类似于"运动性"癫痫发作[94]，而通常不像患者的习惯性癫痫发作[95]。

鉴于癫痫手术后癫痫持续发作或再次发作的患者可能存在 PNES 诊断不足的情况，术后应仔细评估癫痫发作情况。具有运动表现的"非典型癫痫发作"患者，尤其对术前有精神障碍的女性患者，对可能术后出现 PNES 患者提前"亮起红灯"。

四、管理

（一）诊断沟通

对 PNES 患者进行诊断交流往往是具有挑战性的，特别是当 PNES 与癫痫发作共存时。不幸的是，我们对这一点的大部分认识只能从研究推断中来，这些研究完全（或主要）基于对没有其他癫痫发作类型的患者诊断 PNES 的解析。已经发表了许多沟通策略[101-104]，然而，只有一项前瞻性研究证实了患者发现这种方法是可接受的，并且该策略在沟通 PNES 的"心理"病因方面是有效的。但同时癫痫患者被排除在本研究之外[102]。

PNES 患者往往不认为自己需要精神病护理或心理治疗，更突出的表现是对其疾病的心理社会解释有抵抗[52]。由于 PNES 患者不愿意接受精神病标签，一个团队有好的或能阳性诊断测试方法（如视频 – 脑电图）则非常有价值，尤其是如果结果不仅显示为"排除"癫痫，而且显示为 PNES 典型的发作现象。尽可能安全地诊断 PNES 是治疗管理该疾病的第一步。

没有研究表明让患者的家庭成员参与诊断讨论是否更好。然而，在演示过程中有家庭成员在场可以促进理解，并允许神经科医生质疑家庭成员可能对 PNES 持有的无用或不正确的认识。PNES 家庭成员或照顾者已被证明稍微更能接受 PNES 可能与心因性情绪有关的观点，他们可能能够帮助患者理解他们自己不容易理解的联系[105]。

虽然没有研究去探索癫痫共患病 PNES 患者的预后，但对完全非惊厥性癫痫患者的研究发现，约 1/3 的患者抽搐发作在诊断后 3～6 个月停止，无须进一步干预[106]，解释清楚病情后大多数能消除 PNES 的患者会立即停止抽搐发作[107]。单纯 PNES 患者中，持续使用 AED 与停用 AED 相比预后较差[108]。然而，在同时患有 PNE 和癫痫的患者中，由于额外的癫痫，可能无法停止 AED。

除了解释癫痫共患病 PNES 患者的诊断外，卫生保健专业人员还需要投入时间和精力，教育患者（和护理人员）了解 PNES 和癫痫发作之间的区别。例如，向患者和护理人员展示典型癫痫发作的视频记录。同样重要的是，将其诊断清楚地传达给参与患者护理的其他医生。

虽然在纯 PNES 疾病患者中，诊断沟通通常会对医疗保健产生直接（持久）影响，从而减少医疗保健支出和紧急服务的使用[25]，但在那些有额外抽搐的患者中，可能无法建议护理者不要参与紧急医疗服务。话虽如此，护理人员最好能学会区分癫痫紧急情况（需要药物治疗，可能需要拨打急救电话）和非癫痫性抽搐紧急情况，这两种情况应通过保障患者最小受伤风险，然后提供口头建议，避免呼叫救护车或其他可能加剧焦虑的干预措施来管理。建议通过鼓励家属观看他们在家中记录的视频、核实指导过程是否成功，以便验证诊断（并提高家属区分 PNES 和癫痫的能力）。一些患者可能需要反复进行视频 – 脑电图检查。

（二）治疗

应在诊断的早期进行全面的精神方面评估，以检查精神症状学（预计大多数患者会出现共患病精神心理障碍）、发育史、性格特征和心理社会环境[52]。然而，精神科医生并不是许多癫痫专科中心常规护理团队的成员[109]。不熟悉癫痫或 PNES 的心理健康专业人员，可能很难识别出相关但"阈下"潜在的精神障碍，也很难让那些根本不相信自己会从精神病医生那里受益的患者参与进来。

不幸的是，关于 PNES 患者最佳治疗方法的信息非常有限，对于 PNES 共患病癫痫患者的治疗证据更少，这些患者通常被排除在 PNES 治疗研究之外。然而，心理教育或心理治疗干预可能

是最有效的[110, 111]。鉴于相关病因的异质性，个体化方法可能是最合适的，尽管这可能包括一系列脚本化 / 标准化干预。此类干预的计划可能需要进行心理或心理治疗评估，旨在为每位患者制订诊断和治疗方案[5]。如果患者能够清楚地学会区分他们的 PNE 和癫痫发作，PNE 的心理治疗可以按照与无癫痫的 PNE 治疗类似的思路进行[52]。如果不能区分 PNE 和癫痫发作，心理治疗仍然是可能的，但它可能必须专注于不太具体的目标，如改善压力和压力源识别、优化压力管理技术、提高积极的信念或增强对负面情绪的耐受性[112]。

对于 PNES 患者，哪种类型的心理治疗可能达到最好的效果，目前尚无定论，不同的治疗方法可能最适合不同的患者群体[113]。许多治疗方法（如认知行为疗法、心理动力疗法、家庭疗法）已用于 PNES 患者。两种认知行为疗法（CBT）已在开放研究和多中心试点随机对照试验（RCT）中得到评估，显示抽搐发作频率降低，共患病抑郁、焦虑和社会心理功能改善[55, 114, 115]。最近一项针对颞叶癫痫、内侧颞硬化症共患病 PNES 患者的研究表明，进行 CBT 的群体心理干预对情感障碍水平、焦虑 / 抑郁症状、生活质量（主要结局），以及癫痫发作频率（次要结局）有积极影响[109]。

显然，心理教育或心理治疗等也需要考虑患者的智力。在那些患有智力低下的患者中，在那些旨在减少环境压力的方法或纯粹的行为措施可能比传统的心理治疗干预更有效。

虽然心理治疗目前是 PNES 患者的首选治疗方法，但药物治疗可能会发挥作用，尤其是对那些患有额外癫痫的患者。有一些证据表明抗抑郁药物对 PNES 患者（潜在）有效[114]；一项评估舍曲林疗效的小型随机对照试验显示，从基线检查到最后就诊，PNES 频率降低 45%[114]。心理药理学干预也可被视为治疗 PNES 相关的其他躯体

形式症状或这种癫痫症常见的精神共患病[41]。在接受西酞普兰、帕罗西汀或文拉法辛治疗的心因性运动障碍患者中，使用抗抑郁药治疗后，主要的转换症状、抑郁或焦虑有反应[116]。当然，在癫痫患者中使用抗抑郁药时，临床医生应避免高剂量、快速滴定，以及在治疗剂量下具有明显促发抽搐的抗抑郁药（氯丙咪嗪、安非他酮、阿莫沙平和马普替林）。他们还应该考虑抗抑郁药与 AED 之间潜在的药效学和药代动力学相互作用[32]。

也许更重要的是，改变患者的 AED 治疗可能有助于 PNE 和其他癫痫患者。鉴于有证据表明，AED 毒性在 PNES 患者中很常见，并且 AED 会加重 PNES，因此应尽可能减少 AED 治疗的剂量和药物数量[49]。此外，临床医生的目标应该是避免或考虑停用具有负面精神影响的 AED（即托吡酯、左乙拉西坦、唑尼沙胺和吡仑帕奈）[33]。还应尽量减少使用对认知有显著负面影响的药物或镇静药物（包括 GABA 能 AED，如巴比妥类和苯二氮草类，以及阿片类镇痛药）[33]。与之前列出的 AED 相比，其他 AED 可能具有潜在的精神药物有效的作用[32]。这些药物包括具有稳定情绪特性的 AED，如丙戊酸、卡马西平、奥卡西平和拉莫三嗪，以及具有抗焦虑作用的 AED，如丙戊酸、拉莫三嗪、普瑞巴林、氯巴赞和氯硝西泮[33]。

（三）结局

我们对 PNES 患者预后的了解仍然不完全。一些患者在向他们解释了诊断后就不再有 PNES，并且一直未出现。另一些患者则发展为慢性疾病，且 PNES 是致残的主要原因。对于个体患者在这一谱系中的预后，仍有许多需要了解的地方。一般来说，研究结果倾向是短期结果相对令人鼓舞、远期预后不理想。

一项对 PNES 患者的结局研究显示，仅有一半的患者在 PNES 诊断后 3 个月无发作，而在 6 个月时，部分患者复发，44.4% 的患者没有再发作[107]。在一项较长期的研究中，诊断后 4～6 年对 PNES 患者进行了重新评估，22 例患者中有 7 例病情缓解，3 例偶尔出现抽搐发作。

在 PNES 患者中，除抽搐发作频率外的其他预后可能也很重要，如紧急医疗服务的使用[25]和对社会福利的依赖[117]。McKenzie 等报道称，260 名 PNES 患者中，49.7% 在基线时曾使用过紧急医疗服务，15.5% 在诊断后 12 个月时使用过[25]。一项对 164 例 PNES 患者的回顾性队列研究捕获了 PNES 发病后 11.9 年和诊断后 4.1 年的平均时间，71.2% 的患者继续发作，56.1% 依赖于社会福利[117]。短期和长期结果研究之间的差异可能部分是由于远期评估或患者选择[41]的差异造成的。

遗憾的是，大多数 PNES 结果研究都排除了确诊或疑似共患病癫痫的患者[83]。有一种建议认为，病情不那么复杂的患者，如果能迅速诊断出 PNES，预后可能会更好[107]。另一方面，大量的回顾性结果研究发现，单纯 PNES 患者与可能共患病更复杂的混合性癫痫的患者之间的预后并没有显示出明显的差异[117]。

几项研究表明，PNES 儿童的预后优于成人[118]。在成年患者群体中，年龄越小预后越好[117]，这可能与早期干预有关（即使只是以诊断或解释诊断的形式）[118]。这强调了避免诊断延误和防止将 PNES 误诊为癫痫的重要性。短期发病的 PNES 患者预后较好的研究，也证明了早期干预的重要性[107]。

绝大多数 PNES 患者只是 PNES，没有额外的癫痫诊断。然而，癫痫是 PNES 发展的一个危险因素。当 PNES 发生在癫痫的背景下，患者和临床医生面临许多挑战。由于 PNES 和癫痫发作在表型上有许多相似之处，因此在同一患者中对这两种疾病的初步诊断往往会造成困难（并可能显著延迟）。即使在初步诊断后，仍需要对两种发作类型进行区分，因为需要评估不同干预措施的效果并考虑修订治疗。视频-脑电图可以帮助完成这项任务，它提供了一些证据，可以用来教患者和护理人员区分癫痫发作和PNES，但必须使用其他诊断方法，如在随访过程中反复仔细调查病史记录和家庭录像。当患者、护理人员和临床医生能够区分这两种类型的癫痫发作时，

PNES共患病癫痫的治疗就会更容易，也更为具体。然而，非个体化干预，如减少AED毒性或AED的负面精神作用，或旨在提高积极信念或增强对负面情绪耐受性的心理治疗干预，可能有助于患者，即使在PNES和癫痫发作无法区分的情况下。尽管癫痫和PNES的异质性将对研究人员提出重大的方法挑战，但迫切需要对该患者群体的病因、治疗和结果进行更多的研究。

参考文献

[1] Reuber M, Elger CE. Psychogenic nonepileptic seizures: review and update. Epilepsy Behav 2003; 4(3):205–16.

[2] D'Alessio L, Giagante B, Oddo S, Silva WW, Solis P, Consalvo D, Kochen S. Psychiatric disorders in patients with psychogenic non-epileptic seizures, with and without comorbid epilepsy. Seizure 2006;15(5):333–9.

[3] Oto M, Reuber M. Psychogenic non-epileptic seizures: aetiology, diagnosis and management. Adv Psychiatr Treat 2014;20:13–22.

[4] Bodde NM, Brooks JL, Baker GA, Boon PA, Hendriksen JG, Aldenkamp AP. Psychogenic non-epileptic seizures-diagnostic issues: a critical review. Clin Neurol Neurosurg 2009;111(1):1–9.

[5] Doss RC, LaFrance WC. Psychogenic non-epileptic seizures. Epileptic Disord 2016;18(4):337–43.

[6] Brown RJ, Reuber M. Psychological and psychiatric aspects of psychogenic non-epileptic seizures (PNES): a systematic review. Clin Psychol Rev 2016;45:157–82.

[7] Malmgren KR, Appleton R. Differential diagnosis of epilepsy. In: Shorvon S, editor. Oxford textbook of epilepsy and epileptic seizures. Oxford: Oxford University Press; 2012. p. 81–94.

[8] Mari F, Di Bonaventura C, Vanacore N, Fattouch J, Vaudano AE, Egeo G, Berardelli A, Manfredi M, Prencipe M, Giallonardo AT. Video-EEG study of psychogenic nonepileptic seizures: differential characteristics in patients with and without epilepsy. Epilepsia 2006;47(Suppl. 5):64–7.

[9] Reuber M, Fernandez G, Bauer J, Helmstaedter C, Elger CE. Diagnostic delay in psychogenic nonepileptic seizures. Neurology 2002;58(3):493–5.

[10] Angus-Leppan H. Diagnosing epilepsy in neurology clinics: a prospective study. Seizure 2008; 17(5):431–6.

[11] Walker MC, Howard RS, Smith SJ, Miller DH, Shorvon SD, Hirsch NP. Diagnosis and treatment of status epilepticus on a neurological intensive care unit. QJM 1996;89(12):913–20.

[12] Hantke NC, Doherty MJ, Haltiner AM. Medication use profiles in patients with psychogenic nonepileptic seizures. Epilepsy Behav 2007;10(2):333–5.

[13] Reuber M, Baker GA, Gill R, Smith DF, Chadwick DW. Failure to recognize psychogenic nonepileptic seizures may cause death. Neurology 2004;62(5):834–5.

[14] Reuber M, Qurishi A, Bauer J, Helmstaedter C, Fernandez G, Widman G, Elger CE. Are there physical risk factors for psychogenic non-epileptic seizures in patients with epilepsy? Seizure 2003;12(8):561–7.

[15] Cuthill FM, Espie CA. Sensitivity and specificity of procedures for the differential diagnosis of epileptic and non-epileptic seizures: a systematic review. Seizure 2005;14(5):293–303.

[16] Devinsky O, Sanchez-Villasenor F, Vazquez B, Kothari M, Alper K, Luciano D. Clinical profile of patients with epileptic and nonepileptic seizures. Neurology 1996;46(6):1530–3.

[17] Krumholz A. Nonepileptic seizures: diagnosis and management. Neurology 1999;53(5 Suppl. 2): S76–83.

[18] Duncan R, Oto M. Psychogenic nonepileptic seizures in patients with learning disability: comparison with patients with no learning disability. Epilepsy Behav 2008;12(1):183–6.

[19] Silver LB. Conversion disorder with pseudoseizures in adolescence: a stress reaction to unrecognized and untreated learning disabilities. J Am Acad Child Psychiatry 1982;21(5):508–12.

[20] Reuber M, Fernandez G, Bauer J, Singh DD, Elger CE. Interictal EEG abnormalities in patients with psychogenic nonepileptic seizures. Epilepsia 2002;43(9):1013–20.

[21] Lesser RP, Lueders H, Dinner DS. Evidence for epilepsy is rare in patients with psychogenic seizures. Neurology 1983;33(4):502–4.

[22] Martin R, Burneo JG, Prasad A, Powell T, Faught E, Knowlton R, Mendez M, Kuzniecky R. Frequency of epilepsy in patients with psychogenic seizures monitored by video-EEG. Neurology 2003;61(12):1791–2.

[23] Vincentiis S, Valente KD, Thome-Souza S, Kuczynsky E, Fiore LA, Negrao N. Risk factors for psychogenic nonepileptic seizures in children and adolescents with epilepsy. Epilepsy Behav 2006; 8(1):294–8.

[24] Kellinghaus C, Loddenkemper T, Dinner DS, Lachhwani D, Luders HO. Non-epileptic seizures of the elderly. J Neurol 2004;251(6):704–9.

[25] McKenzie P, Oto M, Russell A, Pelosi A, Duncan R. Early outcomes and predictors in 260 patients with psychogenic nonepileptic attacks. Neurology 2010;74(1):64–9.

[26] Baroni G, Piccinini V, Martins WA, de Paola L, Paglioli E, Margis R, Palmini A. Variables associated with co-existing epileptic and psychogenic nonepileptic seizures: a systematic

review. Seizure 2016;37:35–40.

[27] Duncan R, Oto M, Martin E, Pelosi A. Late onset psychogenic nonepileptic attacks. Neurology 2006;66(11):1644–7.

[28] Reuber M, Howlett S, Khan A, Grunewald RA. Non-epileptic seizures and other functional neurological symptoms: predisposing, precipitating, and perpetuating factors. Psychosomatics 2007;48(3):230–8.

[29] Kuyk J, Swinkels WA, Spinhoven P. Psychopathologies in patients with nonepileptic seizures with and without comorbid epilepsy: how different are they? Epilepsy Behav 2003;4(1):13–8.

[30] Devinsky O, Gordon E. Epileptic seizures progressing into nonepileptic conversion seizures. Neurology 1998;51(5):1293–6.

[31] Lelliott PT, Fenwick P. Cerebral pathology in pseudoseizures. Acta Neurol Scand 1991;83(2):129–32.

[32] Kanner AM. The treatment of depressive disorders in epilepsy: what all neurologists should know. Epilepsia 2013;54(Suppl. 1):3–12.

[33] Piedad J, Rickards H, Besag FM, Cavanna AE. Beneficial and adverse psychotropic effects of antiepileptic drugs in patients with epilepsy: a summary of prevalence, underlying mechanisms and data limitations. CNS Drugs 2012;26(4):319–35.

[34] Baker D, Eccles FJR, Caswell HL. Correlates of stigma in adults with epilepsy: a systematic review of quantitative studies. Epilepsy Behav 2018;83:67–80.

[35] Kwong KL, Lam D, Tsui S, Ngan M, Tsang B, Lai TS, Lam SM. Self-esteem in adolescents with epilepsy: psychosocial and seizure-related correlates. Epilepsy Behav 2016;63:118–22.

[36] Henry TR, Drury I. Non-epileptic seizures in temporal lobectomy candidates with medically refractory seizures. Neurology 1997;48(5):1374–82.

[37] Devinsky O, Mesad S, Alper K. Nondominant hemisphere lesions and conversion nonepileptic seizures. J Neuropsychiatr Clin Neurosci 2001;13(3):367–73.

[38] Glosser G, Roberts D, Glosser DS. Nonepileptic seizures after resective epilepsy surgery. Epilepsia 1999;40(12):1750–4.

[39] Bowman ES. Etiology and clinical course of pseudoseizures. Relationship to trauma, depression, and dissociation. Psychosomatics 1993;34(4):333–42.

[40] Harden CL. Pseudoseizures and dissociative disorders: a common mechanism involving traumatic experiences. Seizure 1997;6(2):151–5.

[41] Reuber M. Psychogenic nonepileptic seizures: answers and questions. Epilepsy Behav 2008; 12(4):622–35.

[42] Bowman ES, Markand ON. The contribution of life events to pseudoseizure occurrence in adults. Bull Menn Clin 1999;63(1):70–88.

[43] Bowman ES, Markand ON. Psychodynamics and psychiatric diagnoses of pseudoseizure subjects. Am J Psychiatry 1996;153(1):57–63.

[44] Pakalnis A, Paolicchi J. Psychogenic seizures after head injury in children. J Child Neurol 2000; 15(2):78–80.

[45] Reuber M, Kral T, Kurthen M, Elger CE. New-onset psychogenic seizures after intracranial neurosurgery. Acta Neurochir 2002;144(9):901–7 [discussion 7].

[46] Gardner DL, Goldberg RL. Psychogenic seizures and loss. Int J Psychiatry Med 1982;12(2):121–8.

[47] Guberman A. Psychogenic pseudoseizures in non-epileptic patients. Can J Psychiatr 1982;27(5):401–4.

[48] Duncan R, Oto M. Predictors of antecedent factors in psychogenic nonepileptic attacks: multivariate analysis. Neurology 2008;71(13):1000–5.

[49] Krumholz A, Niedermeyer E. Psychogenic seizures: a clinical study with follow-up data. Neurology 1983;33(4):498–502.

[50] Lacey C, Cook M, Salzberg M. The neurologist, psychogenic nonepileptic seizures, and borderline personality disorder. Epilepsy Behav 2007;11(4):492–8.

[51] Niedermeyer E, Blumer D, Holscher E, Walker BA. Classical hysterical seizures facilitated by anticonvulsant toxicity. Psychiatr Clin 1970;3(2):71–84.

[52] LaFrance Jr. WC, Reuber M, Goldstein LH. Management of psychogenic nonepileptic seizures. Epilepsia 2013;54(Suppl. 1):53–67.

[53] Galimberti CA, Ratti MT, Murelli R, Marchioni E, Manni R, Tartara A. Patients with psychogenic nonepileptic seizures, alone or epilepsy-associated, share a psychological profile distinct from that of epilepsy patients. J Neurol 2003;250(3):338–46.

[54] Ettinger AB, Devinsky O, Weisbrot DM, Ramakrishna RK, Goyal A. A comprehensive profile of clinical, psychiatric, and psychosocial characteristics of patients with psychogenic nonepileptic seizures. Epilepsia 1999;40(9):1292–8.

[55] LaFrance Jr. WC, Miller IW, Ryan CE, Blum AS, Solomon DA, Kelley JE, Keitner GI. Cognitive behavioral therapy for psychogenic nonepileptic seizures. Epilepsy Behav 2009;14(4):591–6.

[56] Reuber M, Pukrop R, Bauer J, Derfuss R, Elger CE. Multidimensional assessment of personality in patients with psychogenic non-epileptic seizures. J Neurol Neurosurg Psychiatry 2004;75(5):743–8.

[57] Bewley J, Murphy PN, Mallows J, Baker GA. Does alexithymia differentiate between patients with nonepileptic seizures, patients with epilepsy, and nonpatient controls? Epilepsy Behav 2005; 7(3):430–7.

[58] Brown RJ, Reuber M. Towards an integrative theory of psychogenic non-epileptic seizures (PNES). Clin Psychol Rev 2016;47:55–70.

[59] Reuber M, Jamnadas-Khoda J, Broadhurst M, Grunewald R, Howell S, Koepp M, Sisodiya S, Walker M. Psychogenic nonepileptic seizure manifestations reported by patients and witnesses. Epilepsia 2011;52(11):2028–35.

[60] Goldstein LH, Mellers JD. Ictal symptoms of anxiety, avoidance behaviour, and dissociation in patients with dissociative seizures. J Neurol Neurosurg Psychiatry 2006;77(5):616–21.

[61] Meierkord H, Will B, Fish D, Shorvon S. The clinical features and prognosis of pseudoseizures diagnosed using video-EEG telemetry. Neurology 1991;41(10):1643–6.

[62] Duncan R, Oto M, Russell AJ, Conway P. Pseudosleep events in patients with psychogenic nonepileptic seizures: prevalence and associations. J Neurol Neurosurg Psychiatry 2004;75(7):1009–12.

[63] Avbersek A, Sisodiya S. Does the primary literature provide support for clinical signs used to distinguish psychogenic nonepileptic seizures from epileptic seizures? J Neurol Neurosurg Psychiatry 2010; 81(7):719–25.

[64] Saygi S, Katz A, Marks DA, Spencer SS. Frontal lobe partial seizures and psychogenic seizures: comparison of clinical and ictal characteristics. Neurology 1992;42(7):1274–7.

[65] Chen DK, Graber KD, Anderson CT, Fisher RS. Sensitivity and specificity of video alone versus electroencephalography

alone for the diagnosis of partial seizures. Epilepsy Behav 2008;13(1):115–8.

[66] Syed TU, Arozullah AM, Suciu GP, Toub J, Kim H, Dougherty ML, Wehner T, Stojic A, Syed I, Alexopoulos AV. Do observer and self-reports of ictal eye closure predict psychogenic nonepileptic seizures? Epilepsia 2008;49(5):898–904.

[67] Schwabe M, Reuber M, Schondienst M, Gulich E. Listening to people with seizures: how can linguistic analysis help in the differential diagnosis of seizure disorders? Commun Med 2008;5(1):59–72.

[68] Vinton A, Carino J, Vogrin S, Macgregor L, Kilpatrick C, Matkovic Z, Kilpatrick C, Matkovic Z, O'Brien TJ. "Convulsive" nonepileptic seizures have a characteristic pattern of rhythmic artifact distinguishing them from convulsive epileptic seizures. Epilepsia 2004;45(11):1344–50.

[69] Devinsky O, Gazzola D, LaFrance WC. Differentiating between nonepileptic and epileptic seizures. Nat Rev Neurol 2011;7(4):210–20.

[70] Hubsch C, Baumann C, Hingray C, Gospodaru N, Vignal JP, Vespignani H, Maillard L. Clinical classification of psychogenic non-epileptic seizures based on video-EEG analysis and automatic clustering. J Neurol Neurosurg Psychiatry 2011;82(9):955–60.

[71] Szabo L, Siegler Z, Zubek L, Liptai Z, Korhegyi I, Bansagi B, Fogarasi A. A detailed semiologic analysis of childhood psychogenic nonepileptic seizures. Epilepsia 2012;53(3):565–70.

[72] Seneviratne U, Reutens D, D'Souza W. Stereotypy of psychogenic nonepileptic seizures: insights from video-EEG monitoring. Epilepsia 2010;51(7):1159–68.

[73] Selkirk M, Duncan R, Oto M, Pelosi A. Clinical differences between patients with nonepileptic seizures who report antecedent sexual abuse and those who do not. Epilepsia 2008;49(8):1446–50.

[74] Ostrowsky-Coste K, Montavont A, Keo-Kosal P, Guenot M, Chatillon CE, Ryvlin P. Similar semiology of epileptic and psychogenic nonepileptic seizures recorded during stereo-EEG. Seizure 2013;22 (10):897–900.

[75] Opherk C, Hirsch LJ. Ictal heart rate differentiates epileptic from non-epileptic seizures. Neurology 2002;58(4):636–8.

[76] Reinsberger C, Perez DL, Murphy MM, Dworetzky BA. Pre- and postictal, not ictal, heart rate distinguishes complex partial and psychogenic nonepileptic seizures. Epilepsy Behav 2012;23(1):68–70.

[77] Tatum WO, Acton EK, Langston ME, Yelvington K, Bowman C, Shih JJ, Shih JJ, Cheshire WP. Multimodality peak ictal vital signs during video-EEG monitoring. Seizure 2016;40:15–20.

[78] Verma A, Radtke R. EEG of partial seizures. J Clin Neurophysiol 2006;23(4):333–9.

[79] Reuber M, Kurthen M. Consciousness in non-epileptic attack disorder. Behav Neurol 2011; 24(1):95–106.

[80] LaFrance Jr. WC, Baker GA, Duncan R, Goldstein LH, Reuber M. Minimum requirements for the diagnosis of psychogenic nonepileptic seizures: a staged approach: a report from the International League Against Epilepsy Nonepileptic Seizures Task Force. Epilepsia 2013;54(11):2005–18.

[81] Lesser RP. Psychogenic seizures. Neurology 1996;46(6): 1499–507.

[82] Wyler AHB, Blumer D, Richey ET. Pseudopseudoepileptic seizures. In: Rowan AJ, Gates JR, editors. Nonepileptic seizures. Boston: Butterworth-Heinemann; 1993. p. 73–84.

[83] Gordon PC, Valiengo Lda C, Proenca IC, Kurcgant D, Jorge CL, Castro LH, Marchetti RL. Comorbid epilepsy and psychogenic non-epileptic seizures: how well do patients and caregivers distinguish between the two. Seizure 2014;23(7):537–41.

[84] Ettinger AB, Devinsky O, WeisbrotDM, Goyal A, Shashikumar S. Headaches and other pain symptoms among patients with psychogenic non-epileptic seizures. Seizure 1999;8(7):424–6.

[85] Whitehead KKN, Wardrope A, Kandler R, Reuber M. Proposal for best practice in the use of video-EEG when psychogenic non-epileptic seizures are a possible diagnosis. Clin Neurophysiol Pract 2017;2:130–9.

[86] McGonigal A, Russell AJ, Mallik AK, Oto M, Duncan R. Use of short term video EEG in the diagnosis of attack disorders. J Neurol Neurosurg Psychiatry 2004;75(5):771–2.

[87] Benbadis SR. Provocative techniques should be used for the diagnosis of psychogenic nonepileptic seizures. Epilepsy Behav 2009;15(2):106–9 [discussion 15–8].

[88] Walczak TS, Williams DT, Berten W. Utility and reliability of placebo infusion in the evaluation of patients with seizures. Neurology 1994;44(3 Pt 1):394–9.

[89] Sundararajan T, Tesar GE, Jimenez XF. Biomarkers in the diagnosis and study of psychogenic nonepileptic seizures: a systematic review. Seizure 2016;35:11–22.

[90] Alving J. Serum prolactin levels are elevated also after pseudo-epileptic seizures. Seizure 1998; 7(2):85–9.

[91] Shukla G, Bhatia M, Vivekanandhan S, Gupta N, Tripathi M, Srivastava A, Pandey RM, Jain S. Serum prolactin levels for differentiation of nonepileptic versus true seizures: limited utility. Epilepsy Behav 2004;5(4):517–21.

[92] Reuber M, Kurthen M, Fernandez G, Schramm J, Elger CE. Epilepsy surgery in patients with additional psychogenic seizures. Arch Neurol 2002;59(1):82–6.

[93] Gonzalez Otarula KA, Tan YL, Dubeau F, Correa JA, Chang E, Hall JA, Knowlton RC, Kobayashi E. Psychogenic nonepileptic seizures in patients with surgically treated temporal lobe epilepsy: presurgical and de novo postsurgical occurrence. Epilepsy Behav 2017;75:252–5.

[94] Markoula S, de Tisi J, Foong J, Duncan JS. De novo psychogenic nonepileptic attacks after adult epilepsy surgery: an underestimated entity. Epilepsia 2013;54(12):e159–62.

[95] Parra J, Iriarte J, Kanner AM, Bergen DC. De novo psychogenic nonepileptic seizures after epilepsy surgery. Epilepsia 1998;39(5):474–7.

[96] Krahn LE, Rummans TA, Sharbrough FW, Jowsey SG, Cascino GD. Pseudoseizures after epilepsy surgery. Psychosomatics 1995;36(5):487–93.

[97] Montenegro MA, Guerreiro MM, Scotoni AE, Stella F, Leone AA, Honorato DC, Damasceno BP, Guerreiro CA, Cendes F. De novo psychogenic seizures after epilepsy surgery: case report. Arq Neuropsiquiatr 2000;58(2B):535–7.

[98] Ferguson SM, Rayport M. The adjustment to living without epilepsy. J Nerv Ment Dis 1965;140:26–37.

[99] Ney GC, Barr WB, Napolitano C, Decker R, Schaul N. New-onset psychogenic seizures after surgery for epilepsy. Arch Neurol 1998;55(5):726–30.

[100] Wilson S, Bladin P, Saling M. The "burden of normality": concepts of adjustment after surgery for seizures. J Neurol Neurosurg Psychiatry 2001;70(5):649–56.

[101] Duncan R. Psychogenic nonepileptic seizures: diagnosis and initial management. Expert Rev Neurother 2010;10(12):1803–9.

[102] Hall-Patch L, Brown R, House A, Howlett S, Kemp S,

Lawton G, Mayor R, Smith P, Reuber Ml. Acceptability and effectiveness of a strategy for the communication of the diagnosis of psychogenic nonepileptic seizures. Epilepsia 2010;51(1):70–8.

[103] Mellers JD. The approach to patients with "non-epileptic seizures" Postgrad Med J 2005; 81(958):498–504.

[104] Shen W, Bowman ES, Markand ON. Presenting the diagnosis of pseudoseizure. Neurology 1990; 40(5):756–9.

[105] Whitehead K, Stone J, Norman P, Sharpe M, Reuber M. Differences in relatives' and patients' illness perceptions in functional neurological symptom disorders compared with neurological diseases. Epilepsy Behav 2015;42:159–64.

[106] Arain AM, Hamadani AM, Islam S, Abou-Khalil BW. Predictors of early seizure remission after diagnosis of psychogenic nonepileptic seizures. Epilepsy Behav 2007;11(3):409–12.

[107] Duncan R, Razvi S, Mulhern S. Newly presenting psychogenic nonepileptic seizures: incidence, population characteristics, and early outcome from a prospective audit of a first seizure clinic. Epilepsy Behav 2011;20(2):308–11.

[108] Oto M, Espie CA, Duncan R. An exploratory randomized controlled trial of immediate versus delayed withdrawal of antiepileptic drugs in patients with psychogenic nonepileptic attacks (PNEAs). Epilepsia 2010;51(10):1994–9.

[109] de Barros ACS, Furlan AER, Marques LHN, de Araujo Filho GM. Effects of a psychotherapeutic group intervention in patients with refractory mesial temporal lobe epilepsy and comorbid psychogenic nonepileptic seizures: a nonrandomized controlled study. Seizure 2018;58:22–8.

[110] Kuyk J, Siffels MC, Bakvis P, Swinkels WA. Psychological treatment of patients with psychogenic non-epileptic seizures:

an outcome study. Seizure 2008;17(7):595–603.

[111] LaFrance Jr. WC, Rusch MD, Machan JT. What is "treatment as usual" for nonepileptic seizures? Epilepsy Behav 2008;12(3):388–94.

[112] Dewhurst E, Novakova B, Reuber M. A prospective service evaluation of acceptance and commitment therapy for patients with refractory epilepsy. Epilepsy Behav 2015;46:234–41.

[113] Reuber M, House AO, Pukrop R, Bauer J, Elger CE. Somatization, dissociation and general psychopathology in patients with psychogenic non-epileptic seizures. Epilepsy Res 2003;57(2–3):159–67.

[114] LaFrance Jr. WC, Baird GL, Barry JJ, Blum AS, Frank Webb A, Keitner GI, Machan JT, Miller I, Szaflarski JP. Multicenter pilot treatment trial for psychogenic nonepileptic seizures: a randomized clinical trial. JAMA Psychiat 2014;71(9):997–1005.

[115] Goldstein LH, Chalder T, Chigwedere C, Khondoker MR, Moriarty J, Toone BK, Mellers JD. Cognitive-behavioral therapy for psychogenic nonepileptic seizures: a pilot RCT. Neurology 2010;74(24):1986–94.

[116] Voon V, Lang AE. Antidepressant treatment outcomes of psychogenic movement disorder. J Clin Psychiatry 2005;66(12):1529–34.

[117] Reuber M, Pukrop R, Bauer J, Helmstaedter C, Tessendorf N, Elger CE. Outcome in psychogenic nonepileptic seizures: 1 to 10–year follow-up in 164 patients. Ann Neurol 2003;53(3):305–11.

[118] Wyllie E, Friedman D, Luders H, Morris H, Rothner D, Turnbull J. Outcome of psychogenic seizures in children and adolescents compared with adults. Neurology 1991;41(5):742–4.

第 19 章　癫痫合并症管理中的护理事项

Nursing issues in managing comorbidities of epilepsy

Shelly Brett　著

缩略语

AED	antiepileptic drug	抗癫痫药物
CBZ	carbamazepine	卡马西平
ESN	epilepsy specialist nurse	癫痫专科护士
ID	intellectual disability	智力障碍
MCM	major congenital malformation	严重先天畸形
MHRA	Medication and Healthcare products Regulatory Authority	英国药品和保健品监管局
NICE	National Institute of Clinical Excellence	英国国家卫生与临床优化研究所
PHT	phenytoin	苯妥英
QoL	quality of life	生活质量
SVP	sodium valproate	丙戊酸钠
WWE	women with epilepsy	癫痫女性

癫痫是一种很常见的神经系统疾病，全球患者数大约 6500 万，其中高达 75% 的患者生活在发展中国家，很少或无法获得诊断或治疗，不同国家的治疗存在巨大差距。在发达国家，癫痫的年发病率约为 50/10 万，但在发展中国家，年发病率可能增加到 190/10 万[1]。

医生应该确信，如果有先进的诊断工具（MRI、EEG），癫痫的诊断是安全的，并且在开始治疗和监测患者对治疗的反应一段时间后，结果应该是可以合理预测的，这些判断都基于对治疗反应的研究[2]。然而，癫痫的管理并不简单，许多患者对治疗没有反应，或者他们并发了可能对其生活质量（quality of life，QoL）产生严重负面影响的共患病。此外，原始诊断可能不安全，当患者对治疗无反应时应考虑鉴别诊断。到目前为止，癫痫是不可治愈的，个体对诊断和治疗的反应是不可预测的和多因素的。许多共患病与年龄相关、可预测和可控制，癫痫专科护士（epilepsy specialist nurse，ESN）的关键作用是了解个体对疾病的反应并识别最初可能并不明显的潜在共患病。

一、癫痫专科护士：背景信息

在英国，第一批癫痫专科护士（ESN）出现于 1988 年的唐卡斯特地区。然而过了一段时间，他们的作用才得到认可，资金才更广泛地用于在全英国发展新职位。癫痫专科护士没有被列入计划，英国许多地方和医疗保健机构仍然不雇佣他们。很明显，需要更多的研究来明确她们的价值[3]。国际上，一些国家根本不认可癫痫专科护士的价值。全球经济危机迫使世界各国政府重新评估其医疗保健支出，而专科护士在癫痫患者的管理中发挥的巨大作用及其成本效益越来越被广泛认可。Ridsdale 等在研究了癫痫专科护理的有效性后得出以下结论，尽管与常规护理（全科医生和神经科医生）相比，以护士为主导的诊疗没有使癫痫发作频率或严重程度降低，但却降低了抑郁症的发生率，改善了患者的满意度[4]。在英国，大多数癫痫护士在护士主导的诊所从事二级护理工作，而这些工作需要在神经科医生的监督下才能进行，但是这名医生对癫痫是否有特殊兴趣不是必需的。在初级保健中工作的癫痫专科护士会在适当的时候自主转回二级保健工作。儿科专科护士需要非常专业的技能来管理癫痫患儿以满足其特殊需求，但本章将重点关注成人的护理。癫痫专科护士没有特定的资质要求，但一旦在岗位上开始工作，他们就有责任拓展他们的知识和技能，以便在工作中能够提供专业的护理知识，而这些常常与工作经验息息相关。许多癫痫专科护士也有处方资质，他们可以管理药物滴定，这对癫痫治疗至关重要。癫痫专科护士的一个关键作用是提供信息并教育患者本人及其家人和看护者，以帮助他们与癫痫患者共同生活，特别是对于那些癫痫控制不佳的人。医疗保健是多学科合作的。癫痫患者在治疗过程中会接触到各种医疗保健专业人员，包括第一次就诊的护理人员、MRI 技师、脑电图神经生理学家，以及提供诊断和治疗的专家顾问。癫痫专科护士通常是他们遇到的最后一个人，但专科护士能够给予患者持续的护理。他们还应该能够在适当的时候接触其他团队成员和医疗保健专业人员。英国国家卫生与临床优化研究所（National Institute of Clinical Excellence，NICE）建议如下。

癫痫专科护士应成为癫痫儿童、青少年和成人护理网络的组成部分。他们的关键作用是支持癫痫专家和全科医生，确保获得社区和多机构服务，并为儿童、青少年或成人、家庭、看护者及从事儿童教育、福利的工作人员提供信息、培训和支持[5]。

传统上，护士一直是一个有爱心的角色，并且这种爱心仍在持续。癫痫专科护士的作用将在很大程度上取决于他们的经验以及他们工作场所的设施。对这个角色的批评之一是没有公认的工作培训，也没有明确的框架或指导方针来推进其发展。Roach 将胜任力定义为"具备充分响应个人职业责任要求所需的知识、判断力、技能、精力、经验和动力的状态。"英国与皇家护理学院共同制订了一个框架，将癫痫专科护士提供的关键护理领域定义为新手、有能力或高级护士从业者[6]。神经科医生需要了解，癫痫专科护士的主要作用是支持癫痫患者及照顾他们的家人和护理人员。

二、并发症的护理评估

每次临床预约都应该是癫痫专科护士完成对患者评估的机会。大多数患者互动发生在医院门诊，但也可能发生在社区中。预约时间为 15 分钟至 1 小时。如果可能，临床模板应该给予复杂患者更多的时间。病史询问应该是制式的并采用明确的提问和记录方法[7]。除了询问患者癫痫相关事宜外，还应包括个人的一般健康状况，重点关注潜在共患病的高风险因素。评估应包括既往病史、家族史和社会状况。随着时间的推移，癫痫专科护士将确定癫痫患者的病例数量，其作用的关键之一就是护理的连续性及与大多数患者建立协作治疗关系。该队列将包括各种在管理方面有特殊需求的人，特别是共患病。莎士比亚在他的戏剧《皆大欢喜》中描述了人类的七个阶段（见附录），癫痫在每个阶段都能呈现出来。从婴儿、儿童和青少年全身性癫痫到后来发作的局灶性或症状性癫痫，需要特别注意和护理以避免不必要的共患病。癫痫发病广泛，无任何特异性，可在任何年龄和种族中发病，这使得癫痫的管理既有挑战性又充满乐趣，其发生的每个阶段往往伴有可识别的特定风险[8]。

三、躯体共患病

牛津大学英语词典将共患病定义为"患者同时存在的两种慢性病"。严格地讲"共患病"是指在癫痫诊断之前存在或在疾病过程中出现但并不是由癫痫而导致的疾病[9]。然而，正如本书所讨论的，这种关系远比这更复杂。每个系统都有可能发展出一种疾病，如果发生在癫痫患者身上，可能会造成共患病。共患病大体可分为两类，第一类是不可避免的，主要是遗传的；第二类是可预防的，主要是后天获得的。这些共患病可能是慢性的、急性的或偶发的。部分癫痫患者可能伴有共患病，这在前几章中已经进行了深入探讨。注册护士接受过专业培训，他们熟悉其他健康状况并能够识别癫痫患者新发或其他可预防的共患病（表 19-1）。

如果不及时发现和治疗，所有共患病都可能造成严重后果。肾脏和肝脏疾病需要特别考虑；由于抗癫痫药物的药代动力学和药效学的复杂性，为肾衰竭患者开具药物可能会存在潜在风险，开处方者需要保持警惕，以减少对患者的伤害。神经系统共患病（如卒中、脑肿瘤和动静脉

畸形）可能是癫痫的根本病因，并且可被认为是疾病的一部分（即局灶性癫痫）。癫痫发作可能是潜在神经系统疾病的第一个表现。任何破坏生化的内分泌疾病都可能对癫痫发作频率有影响；例如，同时患有癫痫和糖尿病的人可能会发现他们的血糖水平与癫痫发作之间存在相关性。甲状腺功能障碍是疲劳的常见原因，可能被错误地认为是抗癫痫药物所致。所有自身免疫性疾病，如类风湿关节炎或银屑病，都可能需要使用可与抗癫痫药物相互作用的生物疗法进行治疗。由于激素对癫痫发作的影响，治疗女性患者需要特别注意。药物相互作用对于有躯体共患病的癫痫患者，他们的医疗保健人员应建立有效的沟通渠道，尤其是在药物调整时，以防由于药物的相互作用发生潜在的风险。在英国，初级保健中医生负责协调这方面，但国际上不一定都是如此。在发达国家有人建议患者负责自己的电子记录，因为很多人拥有智能手机，这是未来研究和开发的一个领域，以确保数据的质量和安全性[10]。

四、精神并发症

流行病学研究证实生活质量的主要决定因素包括就业、社会交往、家庭关系和体验活动，这些都是癫痫患者的风险因素，并且呈现出多方面的表现。存在心理问题的癫痫患者通常比癫痫本身更容易致残[11]。此外，不良的心理状态会对癫痫发作的控制产生负面影响。我们知道癫痫患者存在精神共患病的可能性比正常人群要高出 2~3 倍，这其中多达 50% 的癫痫患者终身伴有心理状态低下，其中抑郁症最常见[12]。有证据表明，某些认知和精神疾病可能先于癫痫发作，并且可能存在共同的机制导致患者出现癫痫和精神疾病[13]。与全身性癫痫综合征患者相比，局灶性癫痫患者伴有精神并发症的风险似乎更高[14]。发作和发作后精神病本身并不是一种共患病，但经历

表 19-1 癫痫患者潜在躯体并发症风险因素

系　统	潜在并发症	风险因素
神经系统	• 血管疾病、卒中 • 头痛、偏头痛 • 痴呆 • 脑肿瘤 • 智力障碍	• 年龄、体重、吸烟 • 年龄、性别、精神压力 • 年龄、遗传因素 • 无法预测 • 综合因素、脑外伤
心血管系统	• 高血压 • 心脏病	• 年龄、体重、吸烟 • 遗传因素、年龄
胃肠系统	• 乳糜泻 / 肠易激综合征 • 胃肠道出血 • 肥胖 / 神经性厌食症	• 遗传因素 • 药物、精神压力 • 心理因素
呼吸系统	• 哮喘 • 肺癌 • 肺结核	• 遗传因素、环境因素 • 吸烟、环境因素
肌肉骨骼系统	• 类风湿关节炎 • 骨关节炎 • 骨质缺乏 / 骨质疏松 • 纤维肌痛症	• 遗传因素、环境因素 • 年龄、肥胖 • 药物、年龄、遗传因素 • 不详
皮肤	• 过敏 • 神经皮肤（结节性硬化症） 　– 银屑病	• 钠离子通道阻滞药 • 遗传因素 　– 遗传因素、环境因素
内分泌系统	• 糖尿病 • 甲状腺功能障碍	• 遗传因素、肥胖 • 遗传因素
生殖系统	• 性功能障碍 • 妊娠并发症	• 心理因素、药物 • 强直性痉挛

过这种情况的人经常会感受到后果并伴有发作后焦虑，特别是如果他们对发作有一定的认知。抑郁症不仅会影响生活质量，还会增加自杀风险。

精神分裂症和人格障碍等精神疾病对癫痫保健从业者来说具有很大挑战，并且常常需要精神科医生参与并协助。通常精神科使用的许多药物与抗癫痫药物具有很强的相互作用，从而降低了癫痫发作的阈值。

患者往往首先会和癫痫专科护士谈及他们的感受。癫痫患者被问及的最重要的问题是："你感觉如何？"这是个体具有良好生活质量的一个指标。如果怀疑患者伴有抑郁症，可以使用更正式的筛选工具。在英国癫痫专科护士经常使用的是癫痫患者神经障碍抑郁量表，即使在繁忙的诊所里使用起来也比较方便[15]。

得分超过 15 分就可以被认为抑郁症阳性，第 4 个问题（如"我最好是去死"）是有效的自杀倾向筛查工具[16]。这可以敞开心扉去讨论他们的幸福感和生活质量。虽然癫痫专科护士的主要工作是患者管理，但很多护士愿意给这些患者提供一个场所去讨论他们遇到的问题。做一个好的倾听者至关重要；有时人们所需要的只是一个富有同情心的耳朵来倾听他们的感受并帮助他们寻求可能的专业帮助。

　　压力和焦虑也非常普遍。发达国家和发展中国家环境差异较大，这些都有可能引发焦虑，进而导致重度残疾。焦虑可表现为躯体症状，人们可能会出现呼吸困难、心悸、恶心、腹部翻腾、口干、头晕和出汗[17]。人们认为压力和焦虑是癫痫发作的明显诱因，而癫痫发作的频率通常会在人们面临生活压力时期增加。虽然压力是主观的，但对于癫痫患者来说寻求减压方法和咨询治疗师是标准治疗的合理补充[18]。

　　癫痫对人们的生活影响深远；由于持续的癫痫发作、缺课以及药物的不良反应，癫痫患者可能无法正常完成其教育经历。癫痫患者可能很难找到工作，他们可能会因此而感到耻辱。这也会对他们的住房和独立生活产生影响。应该鼓励他们去发展技能并寻求进一步的教育或志愿者工作经验，为他们的生活提供新的构架结构和意义，并帮助他们建立信心。许多癫痫患者能够建立良好的人际关系和社交网络，但对于那些抑郁、焦虑、悲伤和孤独的人来说，这似乎是不可能的，因为他们对自我价值的负面认知导致缺乏自信并感到自卑。癫痫专科护士通常能识别潜在的精神并发症并尽早将这些患者转诊给合适的医务人员，早期干预更有可能对结果产生积极影响。

五、非癫痫发作

　　有必要讨论一下非癫痫发作。神经科医生、精神科医生和癫痫专科护士对这一复杂情况比较了解，并在第 18 章 "癫痫和心因性非癫痫发作"中进行了探讨。癫痫专科护士与癫痫患者建立练习，尤其是那些癫痫控制不佳的人，因为他们会经常需要去诊所。根据经验，癫痫专科护士会考虑这些患者是否伴有非癫痫发作。非癫痫发作通常表现为治疗抵抗。如果患者对治疗没有反应并且有其他迹象表明没有器质性原因（EEG/MRI 阴性）且癫痫发作描述不一致，则怀疑非癫痫发作。如果是这种情况，请立即将患者转诊至具有非癫痫发作治疗经验的神经精神科医生，这可能是最有效的方法。癫痫专科护士应支持患者并帮助他们接受该诊断，因为在接受之前通常有一个拒绝期，有效的管理可能有助于改善预后。

六、认知功能障碍

　　认知功能障碍是癫痫患者的常见共患病，并且是多因素的。癫痫发作时年龄较小可能与较差的认知功能障碍有关，而早期癫痫发作可能与较低的智商、发育迟缓和学习成绩不理想有密切相关性[13]。在没有智力障碍的患者中，记忆力差是医生经常听见的主诉之一。记忆缺陷可分为 4 个主要领域，如表 19-2 所示。

表 19-2　癫痫患者记忆障碍

- 导致记忆编码和存储受损的潜在病理，包括创伤后、手术后和癫痫综合征
- 持续的癫痫发作和癫痫持续状态可能会干扰记忆过程的巩固
- 抗癫痫药物的不良反应
- 导致记忆障碍的心理和社会共患病

　　早期识别和评估认知功能障碍可能会改善结果，因为确定病因是治疗认知功能障碍的最重要因素。简单的评估工具，例如小型精神状态评估检查，可供医生使用，并且快速且易于执行。这些是癫痫专科护士能够在护士主导的诊所中进行的评估。将怀疑认知功能障碍的患者进行心理测量并评估可以判断其严重程度并寻找潜在病因；

不幸的是，没有足够多的心理科医生来提供这项服务。癫痫发作控制不佳仍是认知功能障碍的主要病因，并且可导致记忆力受损[19]。

如果认知障碍与药物有关，应考虑减量或停药。在某些情况下，这是一个很难的决定，因为药物可能正用于控制癫痫发作。对患者仔细询问并评估风险与收益，许多人愿意接受良好的癫痫控制，尽管可能认知功能会有一定受损。或者某些人对治疗有抵抗并且认知障碍会影响他们的生活质量，他们可能会接受癫痫发作（主要是简单的局灶性发作）。认知障碍的治疗选择仍然非常有限。

七、智力发育障碍

智力发育障碍是指 IQ 低于 70 的人，它是由一系列不同的病理过程和综合征引起。智力障碍在癫痫患者中的发病率远高于普通人群，大约 6% 的癫痫患者伴有轻度智力障碍（IQ 50～70）、24% 为重度智力障碍（IQ <50），另有 50% 的患者为极重度智力障碍（IQ <20）[20]。许多有智力障碍的患者往往伴有复杂的共患病，这些共患病一直伴随其到成年和老年。癫痫患者合并严重和极重度智力障碍可能会被诊断为伴有相关共患病的综合征。这些通常在童年时期就已经显现出来，但一些问题可能会随着年龄的增长而出现。如果患者不能说话，那么家庭成员、看护者和专职医疗保健人员有责任对患者定期进行健康检查。体重的波动可能暗示潜在的身体健康状况，如癌症或肥胖症。应定期进行胆固醇、糖尿病和骨骼健康的血液筛查，以便及早发现问题。智力障碍患者不应该排除在一般健康体检之外，如牙科检查、视力检查和女性乳房 X 线检查。如果他们住在家庭护理机构，工作人员不一定是注册护士；这些工作人员不仅应该接受有关癫痫管理的培训，如急救和癫痫发作时的观察和记录，还

应该学会对患者进行定期体检以监测潜在的共患病。智力障碍患者通常会表现出行为改变或表现出痛苦的非语言线索，护理人员应保持警惕，注意观察，以便在需要时寻求专业帮助。

八、药物相互作用和不良反应

癫痫是一种长期疾病，大多数癫痫患者需要终身治疗，许多人会出现一种或多种需要药物治疗的共患病。正式的药物相互作用研究现已成为临床试验的一项要求[21]。参与和预测药物代谢的相互作用是癫痫专科护士的一项关键技能，这样可以避免由于处方错误而降低癫痫发作阈值或由于抗癫痫药物血清水平升高而导致不良反应。电子处方时代，应向处方者发出潜在相互作用的警告，并应在适当时候包含监测肝病的提示。电子系统正在全球范围内快速普及，Anneworth 等进行了系统回顾，得出的结论是，电子系统有助于减少 25% 的用药错误。然而，该研究没有确定其中哪些是潜在的交互错误，他们计划开展进一步的研究[22]。应告知患者潜在的相互作用，尤其是非处方药可能发生的相互作用，如圣约翰草，这是一种治疗抑郁症的草药，也是一种强大的酶诱导药，它可能会降低癫痫发作阈值。

癫痫患者可能会出现药物的不良反应，而无须同时服用其他药物，但如果该人正在服用其他药物，这种可能性会增加。所有抗癫痫药物都有可能产生不良反应，并且是不可预测的；中国汉族人群由于遗传因素在使用卡马西平时可能会导致 Stevens-Johnsons 综合征，在开处方前应进行筛查[23]。

常见药物不良反应的发生率为 1/10，罕见不良反应的发生率为 1/1000[24]，一旦患者开始服药就可能发生不良反应。处方者有责任确保患者清楚地了解潜在的不良反应，尤其是严重的不良反应，如皮疹。在英国，所有处方药都有一份描述

所有潜在不良反应的患者手册。尽管这是个很好的办法，但许多患者不了解这些数据，并且在看到不良反应列表时可能会害怕服用该药物，因此需要进一步明确解释。许多药物对情绪有不良影响，可能是导致抑郁、焦虑以及极少数情况下导致精神病和自杀的原因（表 19-3）。

对于不能说话的智力障碍患者来说，行为改变通常表明他们正在经历不良反应。如前所述，认知障碍是许多药物的常见不良反应，可能与剂量相关或与服用该药物的时间相关。当开具抗癫痫药物时必须仔细考虑患者现有的共患病。所有医务人员都应该注意患者的骨骼健康状况，并在适当情况下筛查维生素 D。维生素 D 价格便宜且耐受性好，所有服用酶诱导抗癫痫药物患者应补充维生素 D[25]。

我们也应该关注抗癫痫药物的积极作用，而人们往往侧重于关注其不良反应。丙戊酸钠、卡马西平和拉莫三嗪可以改善情绪，它们可以通过提高幸福感来改善生活质量。高 BMI 患者或患有偏头痛的患者能可能会从托吡酯或唑尼沙胺的使用中获益。加巴喷丁可能对合并有神经性疼痛的患者有益[26]。

九、性别因素：妊娠和分娩

女性癫痫患者（Women with epilepsy，WWE）中大约 25% 为育龄女性，虽然不能算作共患病，但是 WWE 会出现特定的问题。避孕、孕前护理、孕期管理、分娩及产后护理都会出现一些挑战性的问题，而这些都有可能增加孕妇和新生儿的风险。向 WWE 提供避孕建议可能很有挑战性，因为有很多问题需要仔细考虑，特别是一些抗癫痫药物和口服避孕药之间可能存在一些相互作用，并且随着新的避孕方式的出现，癫痫专科护士要仔细研究并能即时给予患者新的建议。

在 20 世纪 90 年代早期，越来越多的证据表明，服用抗癫痫药物的 WWE 生育患有严重先天性畸形（major congenital malformation，MCM）患儿的风险高于普通人群，并从 2%～3% 增至 4%～7%，这些数据主要来自服用丙戊酸钠的患者[27]。大约在同一时间，研究发现女性患者服用某些抗癫痫药物（卡马西平和苯妥英）可能会导致新生儿智力低下，最终只能接受特殊教育[28]。20 世纪 90 年代，随着抗癫痫药物的增多，对潜在问题的认识也有所提高。这最终促使了对 WWE 进行妊娠登记，旨在为这些患者提供大量的相关数据。所有注册登记的数据均已确认丙戊酸与生育风险相关，6%～14% 的孩子可能会伴有 MCM[29]。相关风险有明确的剂量依赖性，24 小时剂量超过 800mg 相应风险明显增加。但没有公式去计算这种相关性，这种风险与每日剂量相关而不是峰值效应[30]。此外，有研究表明，服用 5mg 叶酸可显著降低幼儿先天畸形风险，尤其是神经管缺陷，另外叶酸也可能具有神经保护作用而使新生儿智力正常。虽然结果不一致，需进一步研究证实，但是仍建议常规服用叶酸，尤其是在围产期和产后前 3 个月[31]。所有照顾妊娠癫痫患者的医务人员都应该鼓励患者登记入册，只要这样才可以最终获得大量的可靠数据。有了这些证据，我们就可以在女性早期诊断癫痫后考虑其相关妊娠事宜。在英国药品和保健品监管局已对开具丙戊酸钠的医务人员发出警示。药物发放时明确提示孕妇相关风险，相关的媒体宣传活动也促进了人们对这个问题的认识。所有育龄女性都应记录在案，加入孕期保护计划，这不仅是保护女性患者，也会保护处方开具者免于诉讼[32]。癫痫专科护士的一个重要作用就是提供前孕前咨询，以便在孕前调整药物，一旦妊娠可能就太晚了。

癫痫患者妊娠可能会给母亲和胎儿带来风险。这些问题的出现一般是可预测的，需要有效管理这些问题以减少对母亲和婴儿的风险。减

表 19-3　常见抗癫痫药物的不良反应

药　物	常　见	罕见 / 特异性	长期使用
卡马西平	• 头晕 　– 镇静 　– 复视 　– 认知问题	• 皮疹 　– Stevens-Johnson 综合征 　– 再生障碍性贫血 　– 性功能障碍	• 骨质疏松症 　– 肝细胞毒性 　– 低钠血症 　– 骨质流失
氯巴占	• 乏力 　– 嗜睡	• 皮疹	• 取决于服药时间
氯硝西泮	• 乏力 　– 嗜睡	• 皮疹	• 取决于服药时间 　– 血小板减少症
乙琥胺	• 恶心	• 红斑狼疮、精神病发作	• 再生障碍性贫血
加巴喷丁	• 乏力 　– 体重增加 　– 恶心	• 共济失调 　– 水肿	• 控制不佳 　– 癫痫发作
拉科酰胺	• 头晕	• PR 间期延长 　– 皮疹	
拉莫三嗪	• 皮疹 　– 嗜睡 　– 失眠	• Stevens-Johnson 综合征 　– 红斑狼疮	• 再生障碍性贫血
左乙拉西坦	• 抑郁症 　– 易怒	• 精神病 　– 自杀意念	
苯巴比妥	• 乏力 　– 易怒（儿童）	• 皮疹 　– Stevens-Johnson 综合征 　– 运动功能亢进 　– 性功能障碍	• 骨软化 　– 肝细胞毒性
苯妥英	• 眼球震颤 　– 恶心 　– 共济失调	• Stevens-Johnson 综合征 　– 红斑狼疮 　– 心动过缓	• 牙龈增生 　– 皮肤粗糙 　– 血液恶病质 　– 肝细胞毒性 　– 骨质流失
丙戊酸钠	• 体重增加 　– 脱发 　– 认知功能障碍	• 胰腺炎 　– 肝细胞毒性	• 震颤（剂量相关） 　– 多囊卵巢 　– 血小板减少症 　– 骨质流失
托吡酯	• 体重减轻 　– 认知问题 　– 情绪障碍 　– 语言功能下降 　– IQ	• 重度言语障碍症 　– 肾脏结石 　– 代谢性酸中毒	• 骨软化 　– 肝细胞毒性
氨己烯酸	• 视野缺损	• 共济失调	• 震颤
唑尼沙胺	• 头晕	• 肾脏结石 　– 骨髓瘤 　– 多汗 / 高热	• 再生障碍性贫血

少妊娠期间癫痫发作频率，特别是强直阵挛发作。这虽然是目标，但可能无法实现。有证据表明，由于药代动力学改变，包括分布容积增加、肾清除率升高，一些药物的血清水平可能会降低[33]。分娩时可能会出现问题，但实际上分娩时癫痫发作的风险很低。尽管母乳中可检测到药物，但是由于婴儿在子宫内时已经接触药物，所以母乳喂养并非禁忌，且应予以鼓励[34]。为女性提供医疗保健的组织应制订女性癫痫患者管理指南。在英国，国家卫生服务中心使用 NICE 指南，这是一个免费的在线资料，所有医生均可方便获取[35]。

十、死亡

癫痫患者的死亡率是普通人群的 3 倍。由于方法上的困难，癫痫死亡率的分析很复杂。死亡证明可能不是可靠的数据来源，死因可能不代表与癫痫的关联[36]。概括地说，这些风险主要包括如下类别：与癫痫直接相关的事故、与癫痫不直接相关的事故和癫痫猝死（sudden unexpected death in epilepsy，SUDEP）（表 19-4）。

许多死亡是可以预防的，医务人员有责任坦率地和患者及其家人、护理人员讨论这些风险，最终降低风险的发生。癫痫患者的教育和咨询将在后面讨论。癫痫专科护士在这项活动中扮演着重要的角色。关于死亡的讨论可能很困难，但临床医生不能因为自己的不适而避讳这些信息[8]。癫痫发作导致的事故和伤害很常见，特别是对于强直阵挛或失张力发作控制不佳的患者，这些患者应被告知相关安全指南。一旦患者确诊癫痫，最好是在第一次癫痫发作后立即告知他们相关潜在风险，以降低这些风险的发生率。高危患者的死亡风险可能要高很多，尤其是有共患病的患者。伴有精神疾病的患者死于自杀和过量服用镇静药物的风险显著增加[37]。癫痫猝死可能无法预

表 19-4　癫痫患者意外和死亡的预防措施

风　险	诱　因	预防措施
意外	溺亡	淋浴且需有人陪伴
	游泳	不单独游泳，使用漂浮设备
	高处坠落	禁止攀爬梯子、攀岩
	烧伤	遵守厨房安全指南
	机械损伤	禁止使用动力工具
	交通事故	遵守交通规则
	头部外伤	佩戴头部护具
	跌落	远离水边、路边、站台
	极限运动	禁止潜水、跳伞、滑翔伞、漂流
与癫痫直接相关	癫痫持续状态	最大限度治疗强直阵挛发作 　– 紧急就地及早治疗
	心血管	规律监测治疗
	医疗活动 – 并发症 – 药物反应	建议患者及早报告不良反应
与癫痫不直接相关	自杀	观察是否有抑郁症，发现后应尽早向精神病医生咨询
	共患病	仔细观察
癫痫猝死	不详	控制强直阵挛发作，陪伴

防，因为死后并不总是能找到明确死因，并且可能有也可能没有癫痫发作的证据。通常情况下，这些事件是没有目击者的，因为患者平时表现良好，这些事件大多数发生在晚上，而第二天被发现死在床上。可悲的是，强直阵挛发作控制不佳的年轻人发生意外的风险要高得多。独居的年轻男性风险最高，这可能是其他因素造成的，如对

药物的依从性差（通常是综合疗法）和酗酒或滥用药物。Nashef 等调查了癫痫猝死的危险因素并得出结论，应扩大研究 ECG 变化、Q-T 间期变化与晕厥的关联，以及与心律失常的关联，并且所有癫痫患者都应接受 ECG 筛查[38]。

十一、实用建议和危机管理

癫痫专科护士的角色不仅仅局限于诊所和医院预约。癫痫患者的生活中常伴有一些不可预测的情况，时常在两次常规预约之间发生一些意外，他们需要一个联系点来获得帮助和支持。癫痫专科护士的一个关键作用就是为癫痫患者提供服务，尤其是在危机时刻。我们生活在数字时代，如果技术允许的话，电话问诊甚至 FaceTime 或 Skype 预约将更方便更灵活，尤其是对于那些不会开车或住在偏远或农村地区的患者，这些人通常去医院很困难。对远程医疗提供医疗服务的系统进行评价得出的结论是：该方法可以改善患者预后并且对医疗工作者也大有裨益[10]。

癫痫护理计划在应对特定问题上发挥着非常重要的作用，特别是对弱势群体和有特殊需求的个人，如当癫痫发作时间较长时紧急口服苯二氮䓬类药物予以控制。制订护理计划是癫痫专科护士的重要工作。

癫痫日记对控制难治性癫痫症至关重要，除了监测癫痫发作活动外，日记条目还应包括识别感觉及潜在的诱发原因（表 19-5）。诊所就诊时查看癫痫日记有助于识别患者的心理共患病。这些日记本可以从癫痫慈善机构或制药公司获得，

也可以打印出来提供给患者。

千禧一代随着科技长大，都能熟练使用智能手机，癫痫慈善机构提供免费应用程序来监测癫痫发作并提供药物警报。未来的技术将包括腕带等安全设备，这些设备将用于监控癫痫并向家人或护理人员发送警报。

十二、教育和培训

癫痫的诊断虽然是针对个人的，但会影响整个家庭、伴侣关系、合作伙伴和朋友。研究表明，癫痫患者希望更多地了解自己的病情，因为他们通常对癫痫了解很少，而且往往不准确。Linsdale 等询问患者护士干预是否可以帮助新诊断的癫痫患者，患者说如果癫痫护士能够提供更多时间时，那么他们对癫痫的了解可能会更容易些[39]。对癫痫患者及其护理人员和家人进行教育至关重要，这样他们才能成为健康管理的合作者。每次预约都是进一步教育的机会，这需要有文化素养和文化敏感性。由于大多数临床领域都可以使用计算机和互联网，因此可以使用视觉辅助工具。建议人们谨慎对待来自互联网的不受监管的信息，并引导他们访问适当的网站。癫痫患者如果对自己的病情有更好的了解，他们的生活质量会有所提高，这也可能会减少住院率。在英国，癫痫慈善机构提供给患者的信息手册和小册子涵盖了与癫痫患者共同生活的许多细节[40]。癫痫患者在线自我管理程序正在开发中，这样癫痫患者就可以更好地了解自己的病情。在英国，有许多区域团体得到癫痫慈善机构的支持，如"癫痫行动"，这样癫痫患者可以在非临床环境中会

表 19-5　癫痫日记条目模板

日　期	时　间	发作持续时间	发作情况描述	患者感受、诱因

面并进行非正式讨论。癫痫专科护士应该熟悉他们当地的情况，并帮助患者访问他们可以使用的内容。在英国，家庭和寄宿护理机构可能会接受紧急苯二氮䓬类药物的使用培训，以预防高危个体的癫痫持续状态。在安全管理方面培训家庭和护理人员，该指导方针通常由癫痫专科护士负责编写（表 19-6）。

除了指导患者，一旦在岗位上建立并获得了癫痫患者管理方面的专业知识，癫痫专科护士应该进一步教育和培训缺乏经验或需要更多了解癫痫的其他人员。急诊科、学校、寄宿机构、护士和专职医疗人员如果在社区为癫痫患者提供护理，他们都有学习的需求，癫痫专科护士应该制订教育培训项目并参与其中[41]。

表 19-6　癫痫自我管理需要的知识和技能

癫痫特异性	知识和技能
癫痫发作	• 知识：特定的癫痫类型和急救反应 • 癫痫突发事件的识别和治疗计划 • 技能：癫痫发作记录；记录癫痫发作日记 • 识别诱发因素
药物和治疗	• 知识：药物名称、剂量、可能的药物相互作用和不良反应 • 遗漏剂量、酒精、药物相互作用的后果 • 技能：记录药物摄入，记录药物剂量变化和滴定，管理处方再配药，及时响应并处理不良反应和过敏反应
安全性	• 知识：与癫痫发作和治疗相关的风险 • 减少伤害、死亡风险（包括癫痫猝死）的策略 • 技能：评估环境风险 • 改变生活方式以降低风险，同时维持生活质量
共患病情况	• 知识：常见共患病的症状 • 技能：识别症状并知道何时寻求帮助 • 管理共患病的治疗
长期	知识和技能
维护健康生活方式 • 体育活动 • 足够的睡眠 • 愉快活动 • 身体健康 • 情绪健康	• 知识：癫痫发作和日常生活如何相互影响 • 健康生活方式和行为的重要性 • 不健康生活方式的后果 • 技能：评估癫痫对日常生活的影响并适时修改 • 制订保持健康生活方式的战略 • 学会应对压力 • 在需要时寻求帮助和支持
与医疗团队积极合作	• 知识：需要与医护人员建立积极的伙伴关系 • 有效的沟通策略 • 技能：有效沟通、解决问题、决策、目标设定和护理计划
独立生活	• 技能：环境支持，资源，必要时实施社会服务，评估资源，处理紧急情况，并确保行动计划到位

十三、卫生保健经济学

在当今全球金融不平等的情况下，提供具有成本效益的医疗保健服务至关重要。在英国，我们有国家医疗服务体系，所有护理服务都免费提供，因此患者不必担心护理费用或是否有保险。这种模式可能会给政府和纳税人带来负担，但可以确保所有人享有平等的医疗保健服务。癫痫是一种花费较高的疾病，因为其需要终身接受药物治疗、持续监测和干预。与癫痫有关的关键问题是："它要花多少钱？"和"我们能不能更经济有效地做到这一点？"除了医院诊疗、调查、药物、急诊和护理人员等直接成本外，还有间接成本，包括失业、生产力下降和共患病的成本[42]。

由于数据分析编码质量很差，而且许多可能由癫痫发作引起的意外事件，如头部外伤、烧伤或骨折等，有可能不会得到准确记录，因此很难得出癫痫患者发病后在急诊室就诊的准确数字。医护人员不会将诊断代码补充到他们的数据中。但是，我们知道癫痫发作的患者经常去急诊室就诊，这可能是由于受伤，但通常是由于护理人员对处理癫痫发作没有信心，而是倾向于将患者带到医院进行"检查"[43]。咨询癫痫专科护士是否可以减少急诊室就诊次数，Ridsdale 等对此问题进行调查后发现这并没有减少入院率[44]。

对于无法访问癫痫专科护士的读者，可以考虑通过商业计划来开发一个工作岗位，网上有在线指南可作为参考[45]。人们普遍认为所有专业的临床护理专家都很有价值，特别是对于具有潜在共患病的长期病患。然而，由于预算限制和财政削减，设立新的岗位可能很困难。定量研究证实了成本效益，定性研究和患者调查证实了护士在管理中的价值。责任是双重的：护士应该更积极地拓展职业道路，以便能够发挥作用，而医生需

要在临床监督方面提供支持。为长期病患提供医疗服务的组织应该着眼于成功的医疗保健模式，癫痫专科护士就是一个很好的例子。

在印度，由于缺乏神经科医生，特别是在农村地区，存在巨大的治疗缺口，一项由癫痫护士主导的诊所的试点研究得出结论，护士开办癫痫随访诊所是可行的，患者很可能对此感到满意[46]。

我们已经看到共患病对癫痫患者的影响，身心健康都会受到影响，这将对生活质量和幸福感产生深远影响。需要进一步的研究来确定癫痫共患病的危险因素。癫痫是一种没有明确疾病进展过程的谱系障碍，其管理复杂且漫长。目前，成人癫痫是一种终身性疾病，需要持续使用抗癫痫药物进行治疗，其后续影响是多方面且长远的。癫痫患者将与各种不同的医疗保健人员互动，这些人来自于从诊断到长期管理的不同阶段。然而，作为多学科团队的一份子，癫痫专科护士可以发挥重要作用。癫痫专科护士能够与患者及其家人建立积极的治疗关系，了解患者健康状况的基线，以便及早识别和管理健康状况的变化及潜在的共患病，同时尽快启动治疗最终改善预后并防止病情进一步恶化。

研究表明，在医疗保健的各个领域，临床专科护士可以为患有长期疾病的人提供一种具有成本效益的医疗保健方式。应鼓励注册护士提高其临床技能，获得研究生教育和导师项目，成为高级从业者。在英国，癫痫专科护士协会是公认的护士专业团体，它提供持续的教育和研究，以确保该角色保持活力。

此外，我们了解到，由于医生短缺，全球在为癫痫患者提供护理方面存在巨大治疗差距，特别是在发展中国家的农村地区。加强癫痫专科护士可能是消除这一差距的最佳方式，并最终提高全球癫痫患者的医疗保健水平。

附：莎士比亚《人生的七个阶段》

全世界是一个舞台，
所有的男男女女不过是一些演员；
他们都有下场的时候，也都有上场的时候。
一个人一生中扮演着好几个角色，
他的表演可以分为七个时期。

最初是婴孩，
在保姆的怀中啼哭呕吐。

然后是背着书包、满脸红光的学童，
像蜗牛一样慢腾腾地拖着脚步，
不情愿地呜咽着上学堂。

然后是情人，
像炉灶一样叹着气，
写了一首悲哀的诗歌咏着他恋人的眉毛。

然后是一个军人，
满口发着古怪的誓，胡须长得像豹子一样，
爱惜着名誉，动不动就要打架，
在炮口上寻求着泡沫一样的荣名。

然后是法官，
胖胖圆圆的肚子塞满了阉鸡，
凛然的眼光，整洁的胡须，
满嘴都是格言和老生常谈；
他就这样扮了他的一个角色。

第六个时期，
变成了精瘦的趿着拖鞋的龙钟老叟，
鼻子上架着眼镜，腰边悬着钱袋；
他那年轻时候节省下来的长袜子，
套在他皱瘪的小腿上显得宽大异常；
他那朗朗的男子口音，
又变成了孩子似的尖声，
像是吹着风笛和哨子。

终结着这段古怪的多事的历史的最后一场，
是孩提时代的再现，全然的遗忘，
没有牙齿，没有眼睛，没有口味，
没有一切。

摘自威廉·莎士比亚，《皆大欢喜》第二场第七幕。

参考文献

[1] Neligan A, Sander SL. The incidence and prevelance of epilepsy. In: ILAE, from bedside to benchside. Oxford Press; 2009. p. 15–9 [Chapter 1].

[2] Brodie MJ, S B. Patterns of treatment response in newly diagnosed epilepsy. Neurology 2012; 78(20):1548–54.

[3] Goodwin M, Higgins S. The role of the clinical nurse specialist in epilepsy. A national survey. Seizure 2004;13:87–94.

[4] Ridsdale L, McCrone P, Morgan M. Can an epilepsy nurse specialist-led self management intervention reduce attendance at emergency departments and promote well-being for people with severe epilepsy? A non-randomised trial with a nested qualiativ ephase. London: NIHR; 2013.

[5] NICE. Epilepsies: diagnosis and management [CG137. 1.8.3 Management]. National Institute of Ciinical Excellence; 2017.

[6] Leavy Y, Goodwin M, Higgins S, Myson V. The adult epilepsy specialist nurse competency framework. London: Royal College of Nursing; 2013.

[7] Bickley S, Szilasyi P. Bates guide to physical examination and history taking. Philadelphia: Lippincott, Williams and Wilkins; 2017.

[8] England MJ, Liverman CT, Schultz AM, Strawbridge L, editors. Epilepsy across the spectrum. Promoting health and understanding. Washington, DC: Institute of Medicine; 2012 [Public health report].

[9] Ording AG, Sorenson HT. Concepts of comorbidities, multiple morbidities, complications and their clinical epidemiologic analogs. Clin Epidemiol 2013;(5):199–2013. https://doi.org/10.2147/CLEP. S34305.

[10] Krishna S, Boren S, Bales EA. Healthcare via cell phones: a systematic review. Telemed J E Health 2009;15(3):231–40.

[11] Sherman E. Maximizing quality of life for people living with epilepsy. Can J Neurol Sci 2009;36(Suppl. 2):S17–24.

[12] Josephson C, Jette N. Psychiatric comorbidities in epilepsy. Int Rev Psychiatry 2017; 29(5):409–24.

[13] Lin J, Mula M, Hermann B. Uncovering the neurobehavioral comorbidities of epilepsy over the lifespan. Lancet 2012;380:1180–92.

[14] Edeh J, Toone B. Relationship between interictal psychopathology and the type of epilepsy. Results of a survey in gerneral practice. Br J Psychiatry 1987;151:95–101.

[15] Friedman D, Kung D, Lowattana KJ. Identyfying dperession in epilepsu in a busy clinical setting is enhanced with systematic screening. Seizure 2009;03:001.

[16] Mula M, McGonigal A, Micoulud-Franchi J-A, May TW, Labudda K, Brandt C. Validation of rapid suicidality screening in epilepsy using the NDDIE. Epilepsia 2016;57(6):949–55.

[17] Moriarty J. Introduction to epilepsy: Chapter 112. Anxiety disorders and epilepsy. Cambridge University Press; 2012.

[18] McKee H, Privitera M. Stress as a seizure precipitant: identification, associated factors and treatment options. Seizure 2016; https://doi.org/10.1016/j.seizure.2016.12.009.

[19] Elwes R, Johnson A, Reynolds EH. The course of untreated epilepsy. BMJ 1988;297:948–50.

[20] Lhatoo SD, SAnder JW. The epidimiology of epielpsy and learning difficulty. Epilepsia 2007; https://doi.org/10.1046/j.1528–1527.2001.00501.

[21] Patsalos PN. Antiepileptic drug interactions. A clinical guide. 2nd ed. Chalfont: Springer; 2013.

[22] Ammerworth E, Schnell-Indest P, Machan C, Siebert U. The effect of electronic prescribing of medication errors and adverse drug events: a systematic review. J Am Med Inform Assoc 2008;15:585–600.

[23] Locharerernkul C, Loplumlert J, Limotai C, Korkij W, Desudchit T. Carbamazepine and phenytoin induced Stevens-Johnson syndrom is associated with HLA-B* 1502 allele in Thai population. Epilepsia 2008;49(12):2087–91.

[24] The Royal Pharmaceutical Society. Adverse reactions to drugs. In: The British National Formulary. 2018.

[25] Cock H. Bone health in eplepsy. London: International League Against Epilepsy; 2009 [From Benchside to Bedside].

[26] Walia K, Khan E, Ko DH, Raza S, Khan Y. Side effects of antiepileptics a review. Pain Pract 2004; 4(3):194–203.

[27] Devinsky O, Feldmann E, Hainline B. Epilepsy and pregnancy. In: Neurological complications in pregnancy. Raven Press; 1994 [Chapter 5].

[28] Scitnik D, Nulman I, Rover J, Gladstone D, et al. Neurodevelopment of children exposed in utero to phenytoin and carbamazepine monotheraly. JAMA 1994;271:767–70.

[29] Campbell E, Kennedy F, Russell A, Smithson W, Parsons L, Morrison PJ, Liggan B, Irwin B, Delanty N, Hunt SJ, Craig J, Morrow J. Malformation risks of antiepileptic drugs monotherapies in pregnancy:updated results from the UK Pregnancy register. J Neurol Neurosurg Psychiatry 2014;85:1029–34.

[30] Tomson E, BAttino D, Bonnizzoni E, Craig J, Lindhout D, et al. Dose dependent risk of malformation with anti epileptic drugs:an analysis of the data from the EURAP pregnancy register. Lancet Neurol 2011;10:609–12.

[31] Morrow J, Hunt SJ, Russell AJ, et al. Folic acid use and major congenital malformations in offspring of women with epilespy:a prospevtive study from th eUK epilepsy and pregnancy register. J Neurol Neurosurg Psychiatry 2009;80:506–11.

[32] MHRA. Valproate and developmental disorders:new alert for review and further consideration or risk minimisation measures. London: Drug Safety Update; 2018 [Issued 24th April].

[33] Venescu P. Leviteracetam, topirimate and oxcarbazepine clearance changes during pregnancy. Neurology 2018;90(15 Suppl).

[34] Page B. Antiepileptic drug pharmokintetics during pregnancy and lactation. Neurology 2003; 61(6 Suppl. 2):S35–42.

[35] NICE. Epilepsies: diagnosis and management [CG137. 1.15.3 Pregnancy]. London: National Institute of Clinical Excellence; 2017.

[36] Nashef L. Mortality in epilepsy. In: Valantino A, Alarcon G, editors. Introduction to epilepsy. Cambridge: Cambridge University Press; 2012. p. 340–3 [Chapter 62].

[37] Gorton C, Webb R, Carr M. Risk of unnatural mortality in people with epilepsy. JAMA Neurol 2018; https://doi.org/10.1001/jamaneurol.2018.0333.

[38] Nashef L, Hindocha MA. Risk factors in sudden death in epilepsy (SUDEP): the quest for mechanisms. Epilpepsia 2007;48(5):859–71.

[39] Ridsdale L, Kwan I, Morgan M. How can a nurse intervention help people with newly diagnosed epilepsy? Seizure 2003;12:69–73.

[40] Altrup U, Elgar CE, Reuber M. Epilepsy explained. A book for people who want to know more about epilepsy. Lienen: Medicine Explained Publishing; 2005.

[41] Hayes C. Clincal skills; a practical guide for managing adults with epilepsy. Br J Nurs 2004;13(7):380–7.

[42] Heaney D, Begley CE. Health economic evaluation of epilepsy treatment:a review of the literature. Epilepsia 2002;43(Suppl. 4):10–7.

[43] Burrell L, Noble A, Ridsdale L. Decision making by ambulance clinicians in London when managing patients with epilepsy; a qualiative study. Emerg Med J 2012;30:236–40 [Published online: 20.3.12].

[44] Ridsdale L, McCrone P, Morgan M, Goldstein L, Seed P, Noble A. Can an epilepsy nurse specialist-led self management intervention reduce attendance at emergency departments and promote well-being for people with severe epilepsy? A non-randomised trial with a nested qualiativ ephase. In: Health services delivery and research. London: NIHR; 2013.

[45] Long Term Conditions Delivery Support. Guide to writing a business case for an epilepsy nurse specialist, https://www.epilepsy.org.uk.

[46] Paul P, Agrawal M, Bhatia R, Vishnubhatoa, Singh M. Nurse-led epilepsy follow up clinic in India: is it feasible and acceptable to patients? A pilot study. Seizure 2014;23(1):74–6.

相 关 图 书 推 荐

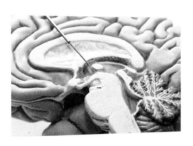

原著　[美] Gordon H. Baltuch 等

主译　栾国明　周健

定价　198.00 元

　　本书引进自 Thieme 出版社，由美国宾夕法尼亚大学的神经外科教授 Gordon H. Baltuch 和巴西圣保罗癫痫中心主任 Arthur Cukiert 博士，在 Baltuch 教授与 Villemure 教授合著第 1 版的基础上，结合新的技术进展与多年临床实践经验精心打造，是一部细致全面、专注系统的癫痫外科手术技术实用参考书。相较于其他癫痫外科著作，本书著者将手术技巧与科学原理相结合，每种手术技术均"有点有面"，既有技术发展规律的系统描述，又有具体手术案例展示细节，可帮助读者更好地理解每项手术技术。全书共七篇 30 章，编排简洁、阐释明晰、图文并茂，非常适合广大同道学习癫痫外科手术时参考，是一部不可多得的癫痫手术技术案头工具书。

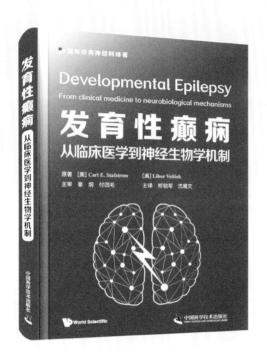

原著　[美] Carl E. Stafstrom

主审　秦　炯　付四毛

主译　郑铠军　沈雁文

定价　228.00 元

　　本书引进自 World Scientific 出版社，由约翰斯·霍普金斯大学的 Carl E. Stafstrom 教授和纽约医学院的 Libor Velíšek 教授主编，邀请了 20 余位神经发育学、神经病学、小儿神经病学、细胞生物学等专业领域内的专家共同参与完成。著者以神经系统的总体发育、神经发育的基本原理和规律、发育中大脑的特点开篇，对新生儿癫痫、不同年龄段发育性癫痫的治疗策略进行了阐述，对热性惊厥与颞叶癫痫及认知障碍的关系、BRD2 基因的研究进展、发育中大脑的表观遗传学原理、癫痫性脑病的动物模型、围产期及产前因素对发育性癫痫的影响、神经免疫与炎症、皮质发育不良、mTOR 通路、认知缺陷、性别差异对大脑和癫痫的影响等不同方面的新进展进行了详细介绍。

该书着眼于发育性癫痫这一重要命题，帮助我们从神经生理学、神经病理生理学、分子生物学、模式动物、临床遗传学等方面建立临床与基础的联系，更新现代分子生物学快速发展背景下对儿童发育期内癫痫的认识及新理念，而这方面恰恰是国内儿科神经科学临床医学教育的薄弱环节。

相 关 图 书 推 荐

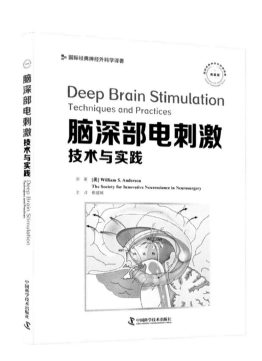

原著　[美] William S. Anderson 等

主译　张建国

定价　128.00 元

　　本书引进自 Thieme 出版社，是一部深入浅出介绍脑深部电刺激（DBS）技术相关理论和技术的专业参考书。书中所述涵盖了传统 / 先进的 DBS 机器人辅助植入、不同核团的 MER 技术、先进的影像学定位技术、闭环电刺激术、传统头架与现代无头架操作、常见功能神外疾病（如帕金森病、震颤、肌张力障碍、强迫症、癫痫、抑郁、抽动秽语综合征等）治疗的理念与技术、DBS 术后程控相关理论等内容。本书内容系统，深入浅出，图表明晰，非常适于 DBS 领域各层次神经外科医师参考阅读，亦可作为该领域学者的案头参考书。

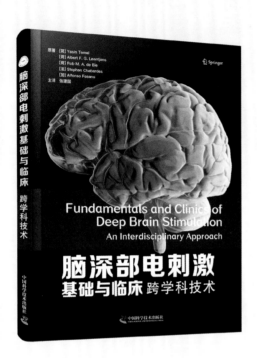

原著 [荷] Yasin Temel 等

主译 张建国

定价 158.00 元

　　本书引进自 Springer 出版社，是一部介绍脑深部电刺激（DBS）相关理论和实践的专业参考书。书中所述融合了不同国家不同学科的专家意见，提供了适合 DBS 治疗的神经及精神性疾病的发病机制、脑解剖与功能、症状学方面的最新见解，涵盖了刺激方案的基本概念和最新概念，以及必要的硬件和软件知识等内容，还对特定患者的管理技巧和 DBS 治疗策略进行了总结。本书内容系统全面，深入浅出，图表明晰，非常适合 DBS 领域各层次的神经外科医师参考阅读，亦可作为多学科团队中该领域学者的案头参考书。